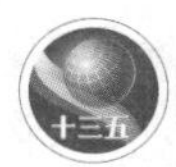

国家卫生健康委员会“十三五”规划教材配套教材

科研人员核心能力提升导引丛书

供研究生及科研人员用

综合评价方法及其医学应用

第 2 版

主　审　孙振球　王乐三

主　编　史静琤　胡　明

副主编　沈敏学　李少波　杨　芳　石武祥　许林勇

人民卫生出版社

·北　京·

图书在版编目（CIP）数据

综合评价方法及其医学应用 / 史静琤，胡明主编
．—2 版．—北京：人民卫生出版社，2023.7
ISBN 978-7-117-35014-3

Ⅰ. ①综…　Ⅱ. ①史…　②胡…　Ⅲ. ①综合评价－应用－医学　Ⅳ. ①R

中国国家版本馆 CIP 数据核字（2023）第 122888 号

综合评价方法及其医学应用

Zonghe Pingjia Fangfa Jiqi Yixue Yingyong

第 2 版

主　　编：史静琤　胡　明
出版发行：人民卫生出版社（中继线 010-59780011）
地　　址：北京市朝阳区潘家园南里 19 号
邮　　编：100021
E - mail：pmph @ pmph.com
购书热线：010-59787592　010-59787584　010-65264830
印　　刷：北京铭成印刷有限公司
经　　销：新华书店
开　　本：850 × 1168　1/16　　印张：23
字　　数：680 千字
版　　次：2014 年 12 月第 1 版　　2023 年 7 月第 2 版
印　　次：2023 年 9 月第 1 次印刷
标准书号：ISBN 978-7-117-35014-3
定　　价：128.00 元

编　　者（按姓氏笔画排序）

王一任　中南大学
王学梅　内蒙古医科大学
王海琴　中南大学湘雅二医院
艾自胜　同济大学
石武祥　桂林医学院
龙鼎新　南华大学
史静琤　中南大学
宁佩珊　中南大学
许传志　昆明医科大学
许林勇　中南大学
李少波　三诺生物
李秀央　浙江大学
杨　芳　中南大学
吴　建　郑州大学
余小金　东南大学
沈敏学　中南大学
张志将　武汉大学
罗　红　中南大学湘雅二医院
孟　琼　昆明医科大学
胡　明　中南大学
胡国清　中南大学
郭　洁　湖南省医学会
郭海强　中国医科大学
唐咸艳　广西医科大学
黄　鹏　南昌大学
彭丽丽　湖南中医药大学
曾　艺　中南大学湘雅二医院
谢冬华　湖南省妇幼保健院
虞仁和　中南大学

学术秘书　杨　芳（兼）　中南大学
　　　　　　虞仁和（兼）　中南大学

前　言

随着社会进步和决策目标不断丰富，医学科研领域多目标决策新时代已经来临，即综合评价辅助多目标决策具有广泛的应用前景。在此背景下，《综合评价方法及其医学应用》于2014年出版，在近十年的教学与科研实践中，深受广大医药院校师生和科技工作者的欢迎和好评。

为适应医学科技的发展与医学教学实践的需要，在征求广大医药院校对本书的修订意见，并谋求进一步完善和优化本书知识结构的基础上，《综合评价方法及其医学应用》第2版对第1版进行了如下修订：

1. 在保持和发扬《综合评价方法及其医学应用》第1版编写风格的基础上，将主要内容分为四个部分，形成基本理论（概论篇）、常用方法（方法篇）、应用实例（应用篇）和操作实现（软件篇）的体系。概论篇主要涵盖医学综合评价基本概念、指标筛选方法、权重估计方法和不确定性分析，旨在使读者掌握医学综合评价的基本原理和步骤。方法篇介绍了综合评价常用的分析方法，旨在使读者掌握医学综合评价的常用方法与过程。应用篇主要涵盖常用综合评价方法在医学各领域的应用背景和实例，旨在使读者具备利用医学综合评价解决实际问题的能力。软件篇旨在为学生提供借助软件进行医学综合评价数据分析的路径。

2. "纸上得来终觉浅，绝知此事要躬行"。基于综合评价方法学的不断完善和在第1版使用过程中的反馈，第2版概论篇新增了"不确定性分析"一章；应用篇新增了"综合评价方法在医学管理中的应用""综合评价方法在糖尿病转归风险评估中的应用""综合评价方法在中医药研究中的应用""综合评价方法在临床实践中的应用""综合评价方法在心理和精神卫生领域中的应用""综合评价方法在公共卫生与预防医学领域中的应用"部分；软件篇为再版新增篇章，主要涵盖医学综合评价操作数据库和常用的IBM SPSS和R应用软件实现过程。

在对第1版传承的基础上，作为国家卫生健康委员会"十三五"规划教材、科研人员核心能力提升导引丛书《医学统计学》（第5版）的配套教材，本书的主要特色是集理论方法、实际应用和软件操作为一体，更好地适应各高等医药院校研究生学位课程设置和医学统计学教学内容改革，使读者在学习理论方法的基础上，能够迅速应用和转化。本书亦适合高等医药院校教师及广大医学科技工作者作为参考书或工具书使用。

本书修订过程中，得到中南大学研究生院、湘雅医学院和湘雅公共卫生学院有关领导高度重视和大力支持。来自全国18所知名高等医药院校与医疗机构的全体编委和编写人员为本书的修订付出了艰辛的劳动。中南大学湘雅公共卫生学院流行病与卫生统计学系在读硕士研究生赖静敏、万姝倩、童卓雅、马艺涵、王仕文、宋娟、肖桂真、周浩、杨宁等分别为书稿的审核、复核、校对等做了大量深入细致的工作。本书学术秘书杨芳、虞仁和在联系各位编委、筹备与组织会议和编排定稿等方面付出了忘我劳动，谨在此一并表示感谢。

金无足赤，受能力与水平所限，本书中不足之处在所难免，恳请广大师生及医学界同仁拨冗斧正。

史静琤　胡　明

2023 年 1 月于长沙

目 录

第一篇 概 论 篇

第二篇 方 法 篇

第三篇　应　用　篇

第四篇　软　件　篇

第一篇 概 论 篇

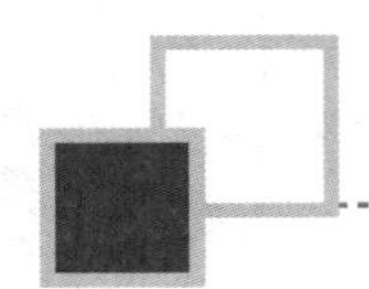

第一章　综合评价概论

第一节　基本概念

一、评价与综合评价

随着决策科学的发展，评价科学也在不断发展。所谓评价（evaluation），是基于特定目标，通过对照某些标准来判断观测结果，并赋予这种结果以一定的意义和价值的系统过程。一般而言，观测结果仅能反映现状，只有通过评价之后，才能对现状的意义加以判断。例如，身高140cm，体重35kg，仅就这两个数字而言，并没有什么实际意义，而当与某一年龄的生长发育标准进行对比时，就能看出其意义与价值了。

评价应用于人类的生产生活实践已有数千年的历史，但关于评价的第一篇正式记载是1792年William Farish使用定量分数来评估学生的表现。经过200多年的发展，评估已经发展成为一个成熟的研究领域。

单一因素的评价易于实现，只要按一定的准则分别依据该因素给研究对象一个评价等级或分数，依等级或分数高低，便可排出优劣顺序；但是在医疗卫生实际工作中，对于复杂的状况，因同时受到多种因素的影响，必须综合考察多个有关因素，依据多个有关指标对评价对象进行评价，并排出优劣顺序。综合评价（synthetical evaluation）指基于特定的决策目标，从两个或多个方面收集相关信息，按照一定的评价标准，采用适当的方法和技术，对各备选方案的价值或优劣进行系统的评估，从而为决策提供有效证据。例如，某儿童的营养状况评价，就是综合分析所摄入的食物种类、数量、配比、吸收、疾病情况，以及身体发育、形态、功能、智力、遗传等有关因素，而得到的总的印象或总体评价。

综合评价不同于多个指标分析的简单相加，而是在掌握有关历史资料的基础上，将各种有关因素的信息集中，依据其内在联系进行适当加工提炼，并密切结合医疗卫生工作实践，用数理统计方法构建恰当的评价模型，以谋求对评价对象的类别及其优劣等级进行较为客观的判断，为医疗卫生工作决策提供依据。

作为当代的医疗卫生工作者，在总结经验、考核效果和进行科学研究过程中，经常会遇到综合评价问题。医疗保健决策基于不同人群的视角通常会有不同的回答，即使是同一人群，往往也需兼顾决策的多个方面，这类决策往往错综复杂。无论是宏观决策，例如：政府预算分配，医改方案的选择；还是微观决策，例如：患者最佳治疗方案的选择，某地中学生心理健康教育模式的选择等，影响这些决策的因素是多方面的，也往往存在多个备选方案。在实践中，依据相关信息评估备选方案以做出明智的决策，尚需付出巨大努力。对这类涉及多个目标的决策，采用综合评价的系列方法，对各个可能的备选方案进行优劣评价和排序，通过结构化、清晰的方法辅助决策，可增强决策的一致性、透明度和有效性，提高决策质量，更好地指导医学实践。

医疗卫生工作的理论和实践是一个广泛的领域，因而有关的综合评价必然涉及各个方面，有着十分丰富的内容。

根据评价手段，可分为定量评价（quantitative evaluation）与定性评价（qualitative evaluation）。定量评价较为客观、全面，易为人们所接受。对于一些缺乏客观、定量评估指标的情形，定性评价是很好的补充。

在医学研究中，根据评价的领域，可分为临床评价（clinical evaluation）、卫生评价（health evaluation）和管理评价（administrative evaluation）等。

临床评价包括诊断性试验和方法评价，用以评估某种诊断手段的应用价值，通常结合考察其敏感性、特异性与准确性进行综合评定，例如心电图运动试验对诊断冠状动脉狭窄的应用价值评估；包括疗效评价，用以评估各种临床治疗药物或疗法对某种或某类疾病的治疗效果，往往根据选定的多个疗效指标，对其有效性及安全性进行综合评价，例如内科疗法与外科疗法对颈总动脉病变所致一过性脑缺血的疗效评价；包括预后及转归评价，用以评估某些临床措施或病程中呈现的某些征象对疾病预后和转归的影响等。

卫生评价包括环境评价，用以对生活环境或生产环境的优劣进行评估，例如，大气质量、水质、土质污染程度的评价；包括营养评价，用以评估群体或个体营养状况以及某些食品或营养素的营养价值等，例如，婴幼儿营养状况的评价、老年人群蛋白质消化吸收状况评价等；包括生长发育评价，用以对不同发育阶段的儿童及青少年体格发育、行为智力发育与心理状况进行评价；还包括疾病防控效果评价、生活质量评价等。

管理评价包括事前需求评价（needs assessment），用以评估新方案在实施之前的需求程度和方案的可行思路，例如通过收集人群的意愿数据和利益相关者（stakeholder）的意见等评估肥胖预防措施的需求和相关政策的可行性；包括过程或实施评价（process or implementation evaluation），用以评估方案是否按计划实施，例如评估肥胖预防措施实施后干预对象是否被动员，以及相关意识是否有提升；包括结果评价（outcome evaluation），通过评估方案完成后的结果或结果的进展来衡量方案在目标人群中的效果，例如评估肥胖预防措施所引起的目标人群态度、行为、健康结局，甚至相关政策的改变；包括影响评价（impact evaluation），通常用以评估方案对于人群水平或远期的影响，例如评估肥胖预防措施对目标人群远期健康结局的影响。

按评价阶段，可分为预评价（pre-event evaluation）、中期评价（interim evaluation）和终结评价（after-event evaluation）。

预评价，是在制订某项医疗措施计划时进行评价，这时还未开展大量的试验研究工作，还缺乏来源于实践的数据，主要是参考有关资料，汇集各方面意见，通盘考虑方案中的各种问题，制订切实可行的方案，这种评价具有预测性，属探索性评价。

中期评价，是在大量进行试验研究工作之后进行的，着重验证设计或方案的正确性与可行性，研究暴露出来的问题，并采取必要的措施或对策，以决定在原计划或方案中应保留的部分、应改进的部分及应摒弃的部分。

终结评价，是在试验研究工作全部完成以后进行的，属于推广应用前的评价，着重全面审查研究成果，并与同类成果或技术在科学性、先进性、实用性、经济性等各方面进行综合比较，以决定优劣取舍。

对某一具体事件的评价，可能既涉及前一种分类的内容，又涉及后一种分类的内容；既包括对整个系统的评价，也包含对可靠性、可行性方面的评价；而且对于同一事件，依不同目的往往有不同的评价标准，这就使得评价工作复杂化和评价结果多样化。

二、综合评价的数据准备

（一）高质量的内容丰富的数据信息是综合评价的基本前提

信息的缺乏，将无法认识事物间的相互联系，也无法探求事物的规律。这些信息，有反映现状的，有反映历史的，有定量的，也有定性的……从某种意义上讲，综合评价就是信息管理的全过程，即信息的收集、处理和分析的过程，只有在充分掌握有关评价对象相关因素信息的基础上，才有可能作出科学可靠的评价。

1. 数据的收集 是一项至关重要的基础工作，有的信息来自第一手数据，有的来自第二手数据。

第一手数据，包括以各种形式直接收集到的数据，主要来源于三个方面：各种统计报表，各种医疗卫生工作记录和报告卡，以及专题调查或实验（包括各种形式的抽样调查，普查和典型调查），获取第一手资料往往需时较长，费用较高，但较为可靠。

第二手数据，多为已经公布或发表的有关资料。随着信息技术的高速发展，医疗卫生工作者有越来越多的机会获取公共数据，用于综合评价。这类数据易于获取，可以节省大量的人力、物力和财力。其缺点亦显而易见：一方面不是为某项研究量身定制，未必能够获取所需的全部数据信息；另一方面，二手数据质量良莠不齐，需进行仔细的数据核查与筛查。

收集的数据，应符合以下要求：

（1）完整：内容全面，无遗漏，范围齐全，时间连续。

（2）准确：这是最重要也是最基本的要求。资料应准确反映实际情况，各项目之间无矛盾，各数字无不合理现象。

（3）及时：有良好的时效性，从某种意义上说，信息的价值取决于提供信息的时间。

（4）适用：信息能反映本质问题，包括那些实际上能产生潜在影响的信息，有利于提高工作效率。

（5）经济：以较低的投入获取所需的信息，保证评估的经济可行。

2. 数据的预处理 信息的准确和可靠性直接影响到评价的客观性，由于多方面的原因，我们收集到的资料不可避免地会受到某些干扰。同时，考虑到资料使用的方便，有必要对数据进行预处理。

数据预处理，即用各种方法对原始资料进行核查与筛查，确保其准确、完整，并使之条理化、系统化的过程。包含数据的准确性核查，通过人工核验或统计量、统计图表来检验数据的准确性；包含识别与处理可疑的离群值（outlier），从而改善资料分析条件的过程；包含缺失数据（missing data）性质与数量的评价，并按照科学原则进行相应处理，从而保证资料完整性的过程；也包含定性资料或等级资料与定量资料间的相互转换，尤其是定性或等级资料定量化，从而适于进一步分析的过程；也包含由已知信息来推算有关的未知信息，从而获得新的信息的过程。

（1）数据准确性核查与整理：可通过双人核对或录入数据统计描述的方法核验数据中的错误或遗漏，对各项目之间存在的矛盾与不合理现象，应根据实际情况予以纠正、补充，或删除；在此基础上，根据研究设计中整理分析计划的要求进行合理的分组汇总。

（2）离群值的查找与处理：在一组观测值中单变量极端取值（单变量离群值）或两个或多个变量的极端组合（多变量离群值），即为可疑的离群值，这样的离群值会使综合评价结果失真。

通常情形下，对单变量计量资料离群值的查找，当定量资料服从正态分布时，可使用拉依达准则、格鲁布斯法进行单变量离群值的识别；当资料不服从正态分布时，可采用 Q 检验法查找单变量离群值。此外，也可借助于直方图、箱式图、P-P 图和 Q-Q 图等发现潜在的离群值；对多变量离群值的查找，可计算马氏距离（Mahalanobis distance）、杠杆值（leverage value）与影响值（influence value）等，读者可以参考有关专著。

导致离群值的原因可能是数据录入错误（予以纠正）、缺失值的录入代码没有专门定义（标记）、观察单位不属于目标人群（删除）、测量值为非正态分布中的一些极端值（变量转换），应根据情况予以相应处理。

（3）缺失数据处理：数据缺失是评估中常见的问题之一，可由各种原因引起，如：动物死亡、设备故障、调查对象的退出、失访或人为的失误等。

在完全随机缺失或随机缺失的情形下，如果缺失值数量不大（不足 5%），对缺失数据可予删除或进行缺失值估计。常用的缺失值估计方法有经验法、均值替代法、回归法、期望最大法（expectation maximization algorithm，EM 法）等，读者可以参考有关书籍。

（4）各种类型资料间的数量转换：在进行综合评价时，必然涉及多个评价指标，有些是定量的，有些是定性的或等级的。为了满足某些评价方法的要求，在某些情况下，需要把一种类型的资料转换成另一种类型的资料。

计量资料转换成计数资料或等级资料的过程较易实现，只要依据有关专业知识，合理制订不同类别（或等级）间的数量界限，并对各观察单位进行清点计数，便可将一组计量资料转变成计数资料或等级资料。例如，脉搏次数（次/min）本为定量指标，如果规定脉搏数少于 60 次/min 为缓脉，60～100 次/min 为正常，多于 100 次/min 为速脉，则该定量指标就转换成了有 3 个等级的等级资料，可按缓脉、正常、速脉 3 个级别来清点观察单位数。

计数资料与等级资料转换成计量资料的过程较为复杂。一方面，某些定性指标本身难以量化；另一方面，对那些半定量的等级资料，如何对各等级进行恰当的赋值，使得这种定量能较为准确地反映各等级间的差别，也是一个值得探索的问题。医学现象本身是一个极其复杂的过程，目前很多医疗卫生评价指标都缺乏进行客观度量的有效手段，例如，头痛或腹痛程度，就只能凭患者的主诉与医生的判断加以度量。与医学有关的社会、政治、文化等诸方面评价指标的客观度量就更为困难了。因此，医学现象的数量化过程，是计量医学发展中的一个问题，也是评价科学发展中的一个问题。

对于按性质分类的计数资料，如果研究的属性限于两类，则一般用 0 和 1 将其转换成（0，1）变量；如果研究的属性多于两类，一般说来，一个有 m 种属性分类的定性指标，可转换成（$m-1$）个（0，1）变量。如血型，有 O 型、A 型、B 型、AB 型 4 个分类，则可以用 X_1、X_2、X_3和 3 个哑变量进行赋值，可规定 O 型为 $X_1=1$，其他型为 $X_1=0$，A 型为 $X_2=1$，其他型为 $X_2=0$，B 型为 $X_3=1$，其他型为 $X_3=0$，即 O 型用 $X_1=1$，$X_2=0$，$X_3=0$ 表示；A 型用 $X_1=0$，$X_2=1$，$X_3=0$ 表示；B 型用 $X_1=0$，$X_2=0$，$X_3=1$ 表示；AB 型用 $X_1=0$，$X_2=0$，$X_3=0$ 表示。

对于等级资料，常按照各等级由低到高的排列顺序转换成取值由小到大排列的一个变量 X，各等级间的数量差异应酌情而定，可取公差相等或不等的等差级数，甚至可取等比级数。例如：腹痛分成不痛、轻度痛、中度痛和重度痛 4 个等级，则可规定不痛为 $X=0$，轻度痛为 $X=1$，中度痛为 $X=2$，重度痛为 $X=3$ 等。

（5）常用的信息推算法：依据已掌握的信息及其与客观事物间的联系，我们可以间接推算出由于各种原因不能直接测定的所需信息。

1）平衡法：利用平衡关系式推算某些短缺资料。例如，在“某年人口数=上年人口数+同年出生数-同年死亡数+同年迁入人口数-同年迁出人口数”的平衡关系式中，如果缺少迁出人口数，其他数据均为已知，则可由以上关系式推出：同年迁出人口数=上年人口数+同年出生数-同年死亡数+同年迁入人数-某年人口数。

2）几何增长速度法：在已知历史数据按等比级数增长的条件下，可用此法推算两个历史数据之间所短缺的某些历史资料。设已知某事物的平均发展速度 $x=\sqrt[n]{a_n/a_0}$ 其中 a_n 为资料中最后一年的某指标量，a_0为第一年的某指标量，n 为年份差数，则可据此推算 a_0 至 a_n 年间任意一个年份的某指标量，设为 a_k，则 a_k 为：

$$a_k=a_0(1+x)^y \tag{1-1}$$

式中 y 为推算年份与 a_0 之差值。

3）因素推算法：利用现象内部各构成因素之间的变化关系进行资料推算。例如，由某年龄组人口数=总人口数×该年龄组人口构成比，便可在已知某地总人口数及人口构成的历史资料的基础上，推算某地各年龄组人数。

（二）提倡现成历史资料的综合利用

不少医疗卫生单位长期以来在利用各种现成的历史资料方面存在着调查研究多，资料分析少；登记材料与表格多,科学结论少;单指标分析多,多指标综合评价少等现象。这使得现有的信息得不到充分利用,因此,提倡对现有历史资料的综合利用,甚至着手实现信息的区域性合作与国际合作,充分利用现有的计算机软件,提倡专业工作者与卫生统计工作者进行广泛深入的协作,将使得通过各种途径而获取的多方面信息发挥最大的作用,也将使得各种形式的综合评价模型更加稳定可靠。

第二节 综合评价的一般步骤

对某事件进行多因素综合评价的过程,实质上就是一个科学研究与决策的过程,原则上应当包括设计、收集资料、整理资料和分析资料几个基本阶段,在实施中应着重注意以下几个基本环节:

1. 定义决策问题,明确评价目标 清晰明了地阐述决策问题,准确清楚地定义评价目标是确保综合评价后续步骤顺利进行的关键环节。综合评价方法是解决多准则决策(multiple criteria decision analysis,MCDA)问题的有效途径。MCDA 最早由法国经济学家 Pareto 于 1896 年从政治经济学角度提出,是决策理论的扩展,涵盖了任何具有多个目标的决策。将多个评价标准,通常是相互冲突的标准,组合成一个整体评估,来评估备选方案,辅助决策。

根据评价目标,可以明确决策者和利益相关者。决策者指在各个备选方案之间作出选择的组织或个人。利益相关者是对各备选方案提供偏好信息的相关人员。利益相关者的确定应基于评价目标,可包括临床医护人员、患者、医疗支付方(如:医疗保险机构、患者等)、相关专业人员和一般人群,利益相关者亦可是决策者本身(例如,参与共同决策的患者)。基于决策问题,也可以确定各可能的备选方案。

2. 选择评价指标 综合评价指标(evaluation indicator)可以是定量、定性、或等级的。根据评价目的,评价指标可以来源于文献回顾、核心工作组讨论、专家咨询等多种途径。研究者亦可以采用目标树图(详见第七章)的思路将评价目标逐级分解,得到各级评价指标。进而,应对可选指标进行筛选,力图分清主次,抓住主要指标,剔除次要指标。一方面使得建立的评价模型简单化,能就事件的主流或本质进行评价;另一方面,还可以节省计算量,并有利于提高评价模型的精度与准确度。

目前,筛选评价指标主要根据有关的专业理论和实践,来分析各评价指标对结果的影响,挑选那些代表性、确定性好,有一定区别能力又互相独立的指标组成评价指标体系,体系应具有完整性。所谓代表性,指各层次的指标对所选的各层次特征能最好地表达;所谓确定性,即指标值确定,而且其高低在评价中有确切的含义;所谓区别能力,或灵敏性,即指标值有一定的波动范围,不同评价等级间有一定的差距;所谓独立性,即选入的指标各有所用,相互不能替代。所谓完整性,是指评价指标体系全面,能很好地契合评价目标,回答决策问题,没有重要的方面被遗漏。

3. 评价数据的获取与预处理 为保证评价的科学与客观,应采用严谨的方法采集评价数据并进行预处理(详见本章第一节)。

4. 各备选方案评估指标赋值 选定的评价指标应给予明确的定义,按照指标的实际意义分为高优(指标取值越高越优,如:治愈率)、低优(指标取值越低越优,如:病死率)和中优(指标取值为某个区间较优,越靠近这个区间越优,如:患者自付比例)等类别,并给出具体的评分规则。基于评价指标各备选方案的实测情况,按照评分规则进行赋值。若需要,可合理确定各单个指标的评价等级(evaluation grade)及其界限。

5. 确定评价指标的权重 评价指标权重(weight)是指利益相关者对于各评价指标的偏好。权重代表利益相关者在各评价指标之间的"权衡",即根据评价目的,确定诸评价指标在对某事物评价中的相对重要性。

权重的确定,归纳起来有主观定权法和客观定权法两类,前者主要包括专家评分法、成对比较法、Saaty 权重法等;后者主要包括模糊定权法、秩和比法、熵权法、相关系数法等。不同方法确定的权重分配,可能不尽一致,这将导致权重分配的不确定性,最终可能导致评价结果的不确定性。因而在实际工作中,不论用哪种方法确定权重分配,都应当依赖于较为合理的专业解释。

6. 建立综合评价模型 根据评价目的,数据特征,选择适当的综合评价办法,建立综合评价模型(evaluation model),计算综合指标。

广义来说,目前常用的多种医学统计学方法及其衍生的方法似乎都可用于进行综合评价。因为任何统计指标都综合了一定的有关信息,例如,期望寿命这个统计指标,就综合了某地某年居民健康状况、卫生状况、环境状况、经济文化状况以及社会政治因素等多方面的信息,或者说,这个指标可用于对某人群上述几方面的状况进行综合评价。此外,如多维列联表分析方法、析因试验设计分析方法、正交试验设计分析方法等,都可综合多个因素对某一结果进行综合评价。

近年来随着电子计算机的发展而发展起来的多元统计分析方法,如多元回归和逐步回归分析、判别分析、logistic 回归分析、因子分析与主成分分析、聚类分析、时间序列分析、广义线性混合效应模型等,已经在很多疾病的诊断、治疗、预后估计、危险因素分析以及少年儿童生长发育分析等方面得到成功应用,无疑可作为综合评价的方法加以运用。20 世纪 60 年代以来,随着模糊数学的发展而发展起来的模糊多元分析方法,如模糊聚类、模糊判别、模糊综合评价等方法,也大大丰富了综合评价方法学的内容。当然,鉴于评价通常服务于决策,因而诸多决策分析方法也可用来进行评价,例如决策树法等。

此外,在医疗卫生工作实践中,人们还采用了一些较为简单、快速、实用而具有非参数色彩的综合评价方法,如综合指数法、综合评分法、秩和比法、包络分析法、TOPSIS 法、密切值法、功效系数法、交叉积差法、综合图形法、优序法、普通相关法、灰色模型法、层次分析法等。这些方法已经广泛应用于医疗卫生的各个领域。在模型建立后的应用实践中,应对选用的评价模型进行考察,并不断修改补充,使之具有一定的科学性、实用性与先进性,然后推广应用。

7. 不确定性分析 在综合评价的过程中,选择不同评价指标、指标权重和利益相关者,都可能影响备选方案的排序,即使得评价结果具有不确定性。如前文所述,指标和权重的选择应以较好的专业解释为依据。即便如此,了解这种不确定性对综合评价结果的影响,以评估决策结果的稳健性仍尤为重要。参数不确定性(例如:指标权重赋值的不确定性)可以使用概率敏感性分析技术来解决,结构不确定性(例如:评价指标的选择)可以通过情景分析来解决,例如:可以使用不同的评价指标集来分析综合评价结果是否不同。在综合评价模型中,亦可以使用从不同利益相关者群体获得的权重得分来研究亚组间偏好的异质性。

8. 报告结果与辅助决策 综合评价结果可以表格或图形的形式呈现。通常按照综合指标对各备选方案进行优劣排序,为决策提供信息,并指导后续实践。在前述步骤中,成本数据亦可作为评价指标之一,来进行经济学综合评价,以支持资源分配决策。

上述各步骤操作建议详见表 1-1。

表 1-1 综合评价操作步骤建议

步骤	推荐
1. 定义评价问题	(1) 明确评价目标 (2) 确定评价者和各备选方案
2. 选择评价指标	(1) 基于评价目标,构建综合评价指标体系 (2) 明确各指标的定义和测量方法
3. 评价数据的获取与预处理	(1) 收集评价数据 (2) 评价数据预处理
4. 评估指标赋值	(1) 对各备选方案的评价指标赋值 (2) 形成综合评价原始数据集 (3) 若需要,确定各单个指标的评价等级及界限

续表

步骤	推荐
5. 确定指标权重	（1）优选加权方法 （2）确定评价指标权重
6. 构建综合评价模型	（1）选择恰当的综合评价模型，计算综合指标 （2）对评价对象进行优劣排序
7. 不确定性分析	明确评价结果的稳健性
8. 报告结果与辅助决策	（1）报告综合评价的方法和结果 （2）支持多准则决策

需要说明两点：

其一，上述步骤建议为读者提供了一个进行综合评价的范式，但并不意味着每一个评价都需要按清单里的所有步骤，或清单步骤的特定顺序进行。研究者可以根据实际情况，进行选择。例如：在某些研究中，提出决策问题、明确评价目标、筛选评价指标、获取评价数据、确定权重（例如：各指标等权），并计算综合指标，就足以很好地指导实践工作。

例如：评估新生儿缺氧状况的 Apgar 评分方法，就是综合评价方法成功应用的例证之一。20 世纪 30 年代新生儿死亡率居高不下，美国麻醉科医生 Virginia Apgar 发现医生们没有办法判断那些先天不足新生儿的状况，从而无法进行合理救治，更多选择放弃，是导致新生儿死亡率持续高位的主要原因。

Apgar 守着产房，记录救助婴儿的数据，琢磨如何对新生儿缺氧状况进行评价，判断哪些孩子能救得活。就在这些成堆的数据中，Apgar 找到了规律，并将其简化，总结成评估新生儿缺氧状况的 Apgar 评分，通过五个方面快速打分判断婴儿的情况辅助临床决策，一个有经验的医生完成一次评分甚至不需要一分钟。首先根据医学理论与临床经验，选择肌张力（activity）、脉搏（pulse）、皱眉动作即对刺激的反应（grimace）、外貌（肤色）（appearance）、呼吸（respiration）5 个体征作为评价指标，并赋予相等的权重；然后依据理论与实践，确定各单指标三个评价等级的界限及 0、1、2 三个分值的评分标准，建立如表 1-2 所示的评价模型；最后确定以累加法累计某评估对象各指标评分，并确定正常、轻度缺氧、重度缺氧三个等级的数量界限。Apgar 采集了更多数据，开始结合评分制定对应的救助方案。

表 1-2 新生儿 Apgar 评分标准*

体征	生后 1 分钟内评分		
	0	1	2
肌张力	松弛	四肢稍屈曲	四肢屈曲，活动好
心率	无	<100 次/min	≥100 次/min
反射	无	皱眉	啼哭
皮肤颜色	青紫、苍白	躯干粉红、肢端紫	全身红润
呼吸	无	浅慢，不规则	佳，哭声响

* 以累加法累计总分：8~10 分为正常；4~7 分为轻度缺氧；0~3 分为重度缺氧

通过实践检验，该模型仍然是产科临床用以判断新生儿有无窒息及窒息程度的常用方法。“患者将生命交给你，你应该明白怎么做。”是 Virginia Apgar 一生所恪守的原则，这也体现了评价与决策在医疗卫生实践中极其重要的作用。

其二，综合评价方法亦有其局限性，主要表现为：①综合评价目前仍是一个不断发展和完善的分析过程，本书所介绍的相关方法很多只涉及统计描述，无法进行统计推断；②可以采用多种客观或主观的方法筛选评价指标、确定指标权重，用不同的方法确定的指标或权重分配可能不一致，这将导致分析结果的不确定性；③不同的综合评价方法对同一批对象评价的结果亦可能不一致。对于②和③所产生的评价结果的不确定性可根据专业知识、不确定性分析结果与实践经验加以解释和决策。

第三节　综合评价方法的主要应用

随着社会发展，世界联系越来越紧密，人群健康状况所带来的影响往往是多维度、多层面的。很多情形下，单一的评价目标和评估指标无法很好指导实践。例如：2019 年 12 月以来，新型冠状病毒肺炎给全世界每个人生活的方方面面都带来了不同程度的影响。疾病及其防控措施带来了医疗服务模式的转变（基层卫生服务数量的增加、远程医疗的发展等），教学、办公方式的革新（网络课程、网络会议数量激增），带给人们心理的冲击（人与自然的观念、人生的意义与面对死亡的态度等），造成全球经济的低迷（尤其是出口贸易、旅游、服务业）等。

越来越多的研究者认识到，当我们在对健康及其干预措施进行评价时，除了考虑与健康维度相关的结果外，还有必要考虑更多方面。Richard D. Smith 和 Mark Petticrew 指出目前宏观干预与微观评估并存的矛盾，提出公共卫生评价发展的重点应该是拓展评估的空间与广度。2014 年世界卫生组织也强调，中低收入国家制定卫生保健优先事宜不仅要考虑成本效益，也需要充分解决卫生系统的全部目标。可以预见，综合评价方法在医疗卫生领域的应用将得到长足的发展。

目前，医疗卫生领域工作者应用综合评价方法面临的主要挑战包括：①何谓医学综合评价“规范的”过程？在综合评价辅助医疗卫生决策过程中需要统筹考虑哪些问题？②在错综复杂的决策问题面前，有哪些常用的综合评价方法？各综合评价方法基于不同的理论基础，有各自的优势和局限，我们该如何进行选择？缺乏系统的参考，实践中可能导致方法的误用，甚至误导决策。③在医疗卫生不同的领域，综合评价方法该怎样应用，可以为工作和决策提供怎样的支持？有怎样的应用实例可供参考？④尽管很多综合评价方法并不复杂，但一些常用的专业统计软件缺乏相关模块，如何借助软件实现综合评价过程？

本书将按概论篇、方法篇、应用篇和软件篇四个部分对综合评价进行全面介绍。第一部分概论篇，是方法论的部分，共 3 章，主要介绍综合评价方法的理论体系、基本概念、与主要步骤。方法步骤中最为关键的评价指标选择与权重估计，和国内医疗卫生领域报道较少的不确定性分析方法各自单列一章。第二部分方法篇，共 13 章，从统计方法的视角介绍各常用的综合评价方法，包括：综合评分法、综合指数法、秩和比法、层次分析法、TOPSIS 法、模糊综合评价方法、数据包络分析法、人工神经网络法、多变量统计分析方法、卫生经济学评价、空间分析方法、meta 分析方法，以及综合评价其他方法。第三部分应用篇，共 9 章，从医学应用的视角介绍综合评价方法如何应用于医学管理、糖尿病转归风险评估、中医药研究、临床实践、心理和精神卫生领域、公共卫生与预防医学领域、突发公共卫生事件应对，以及生活质量评价等各个领域。第四部分软件篇，共 2 章，主要介绍常用综合评价方法在 R 语言和 SPSS 中的实现过程。

（史静琤　孙振球）

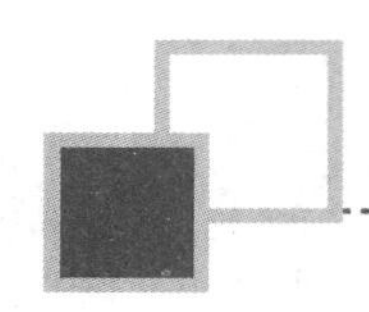

第二章　评价指标选择与权重估计

第一节　评价指标的选择

一、评价指标选择的原则

在对事物进行评价时，通常要综合考察诸多因素的影响，确定评价的指标体系是基础。指标是根据研究目的和研究对象特征选取的，是能够表征研究对象某一方面特征的依据。评价指标体系是指由表征评价对象各方面特性及其相互联系的多个指标所构成的具有内在结构的有机整体。它能够综合反映研究对象根据研究目的确定的各个方面特征。指标体系的建立，要根据具体的研究目的和研究问题来确定。只有建立科学合理的评价指标体系，才有可能得出科学公正的综合评价结论。建立评价指标体系时，以下几条原则可供参考：

1. 指标应具有简约性　指标宜简不宜繁。评价指标并非多多益善，过于冗长的指标体系，会增加评价的时间和成本，也可能会降低评价质量。

2. 指标应具有独立性　指标要内涵清晰、相对独立。同一级别的各指标之间应尽量不相互重叠，不具相关性。

3. 指标应具有代表性　指标应能很好地反映研究对象某方面的特征。研究对象通常包含若干特征，每一个特征可能由若干指标来表征。指标应对其所属特征具有较好的代表性。

4. 指标应具有可比性　指标应能反映不同特征研究对象之间的差异。评价指标和评价标准的制定要能够体现不同特征对象的差异，便于比较。

5. 指标应具有可行性　指标应具有可测性、可获得性。指标收集应易于操作和测量。评价指标含义要明确，数据要规范，资料收集要简便易行。

二、评价指标选择的方法

选择评价指标的方法有很多，大致分为主观选择法和客观选择法，本章介绍以下几种常见方法。

（一）凭经验选择评价指标

即根据有关的理论和实践知识，来分析各个指标对评价结果的影响，“系统分析法”是一种常用的凭经验挑选指标的方法，这种方法从整体出发，将与评价结果有关的诸指标按系统（或属性、类别）划分，在对各系统的指标进行分析的基础上，通过座谈的方法或填写调查表的方法获得各指标的专家评分，确定其主次，再从各系统内挑选主要的指标作为评价指标。在缺乏有关历史资料，或指标难于数量化时，此法可较简便地确定评价指标集。此外，尚可采用“文献资料分析优选法”，即全面查阅有关评价指标设置的文献资料，分析各指标的优缺点并加以取舍。

（二）用单因素分析法挑选评价指标

在掌握有关历史资料的基础上，对所有可能的指标逐个进行单因素分析，依据可能的评价结果进行分组，并逐个进行单因子的假设检验，挑选那些在某一概率水准上有统计学意义的指标作为评价指标。或者将各指标与可能的评价结果进行简单相关分析，挑选那些与所属概念相关性较好的指标作为评价指标。该法较为直观简便，但缺乏对所有影响因子的全盘考虑，忽略了评价指标间的相互作用，因此最好结合其他方法使用。

（三）用多元相关分析法挑选评价指标

即所谓相关度分析。在掌握有关历史资料的基础上，以全体可能的评价指标作为自变量，以可能的评价结果作为应变量进行多元线性相关分析，计算各指标的标准化偏回归系数。一方面，可根据偏相关系数的绝对值大小将各指标排序，另一方面，可逐个对这些偏相关系数进行假设检验，挑选那些偏相关系数在某一概率水准上有统计学意义的影响因子作为评价因子。这种方法既考虑到各影响因素的单独作用，又考虑到各影响因素间的相互关系，无疑是一种效率较高的指标选择方法。

（四）用多元回归与逐步回归方法挑选评价指标

在掌握有关历史资料的基础上，以全体可能的评价指标作为自变量，以可能的评价结果作为应变量进行多元线性回归分析，计算诸影响指标的标准化偏回归系数，依据其绝对值大小，可将诸影响指标排序；或对计算出的偏回归系数逐个进行假设检验，在某一概率水准上挑选那些对评价结果作用显著的指标作为评价指标。逐步回归是多元回归的发展和深化。它是在考虑对回归平方和贡献大小的基础上，逐个选入或剔除自变量，在最终建立的回归方程中，只包含那些对应变量作用显著的自变量，因而本方法有自动挑选主要影响指标的功能，是目前最常用的指标挑选方法。

（五）用岭回归方法挑选评价指标

所谓多重共线性是指一些自变量之间存在较强的线性关系，这种情况在实际应用中非常普遍，如研究高血压与年龄、吸烟年限、饮白酒年限等因素的关系，这些自变量通常是相关的，如果这种相关程度非常高，使用最小二乘法建立回归方程就有可能失效，引起下列一些不良后果：参数估计值的标准误变得很大，从而 t 值变得很小；回归方程不稳定，增加或减少某几个观察值，参数估计值可能会发生很大的变化；t 检验结果不准确，误将应保留在方程中的重要变量舍弃；估计值的正负符号与客观实际不一致。在这种情况下，岭回归方法将是进行数据处理的较为理想的方法。

多重共线性是一种近似的线性相关现象，假定存在不全为零的常数 $C_i(i=1,2,\cdots,m)$，使得公式(2-1)成立：

$$\sum_{i=1}^{m} C_i x_i \approx 0 \tag{2-1}$$

则称变量 $X_1,X_2,\cdots,X_m$ 具有多重共线性。

对于成对变量的共线性，可用简单相关系数来考察，当简单相关系数值高达 0.70 以上时，就有共线性的可能；但多个变量的共线性，却不宜用此法识别，因为在任何两个变量间的简单相关系数都不大的情况下，仍有可能存在多重共线现象。检测数据中是否存在多重共线性的一般方法是，先求解自变量相关矩阵的特征值。如果出现特别小的特征值，例如比 0.01 还小，或者所有特征值倒数之和为自变量数的 5 倍以上时，就表明存在多重共线性。一个基于特征值的常用量称为条件数 k，定义为$(\text{最大特征值}/\text{最小特征值})^{1/2}$，大的 k 值示意共线性，例如 $k\geqslant30$ 时，认为有共线性。此时不宜采用基于最小二乘法的回归分析，而应采用岭回归分析。

简单说来，岭回归就是用“$1.0+K$”($K>0$)代替自变量相关矩阵中的主对角线元素“1.0”，以降低多元共线现象的影响。只要 K 值选择得当，岭回归不仅能减小多元共线性效应，而且岭估计比最小二乘估计可能更接近于真实的回归系数。

（六）用 *AIC* 信息量准则挑选评价指标

这是 20 世纪 70 年代初期提出的一种选择模型的方法，这个方法基于所谓 *AIC* 统计量：

$$AIC=-2\ln(\text{模型最大似然度})+2\times(\text{模型中独立参数个数}) \tag{2-2}$$

所谓“模型最大似然值”，理解为 $Supf_{\theta}(x,\theta)$，此处 $f(x,\theta)$ 表示模型参数为 θ 时，观察结果 x 的密度函数。不同模型的选择，意味着 θ 的形状不同，因而 $Supf_{\theta}(x,\theta)$ 也不同。式中第二项对模型中参数个数起约束作用，在“模型最大似然度”接近时，参数个数越少越好。

对满足正态假定的线性回归模型而言，上式经变换可得到：

$$AIC=n\cdot\ln(RSSp)+2p \tag{2-3}$$

式中 n 为观测次数或样品数；$RSSp$ 为模型中含 p 个自变量时的剩余平方和；p 为模型中包含的自变量个数。

AIC 准则归结为：选择评价指标子集 p，使(2-3)式达到最小值。或者说，在各种自变量的组合中，挑选使 AIC 为最小的那个组合作为挑选的评价指标子集。

（七）用指标聚类法挑选评价指标

在存在众多指标的情况下，可将相近指标聚成类，然后每类找一个典型指标作为该类指标的代表，从而用少量几个典型指标作为评价指标代替原来众多的指标建立评价模型。具体实施步骤请参考有关专著。

在实际工作中，我们往往综合使用多种方法进行指标筛选，在获得较为满意的专业解释的基础上，优先考虑那些被多种方法同时选入的指标。

第二节　评价指标的权重估计

在利用挑选出来的评价指标建立综合评价模型时，还应当考虑各指标对评价结果的影响大小，即各个评价指标在评价模型中的权重问题。权重是指某一评价指标相对于评价目标的重要程度，其不同于一般的比重，体现的不仅仅是某一因素或指标所占的百分比，更强调因素或指标的相对重要程度。

通常用于确定指标权重的方法很多，归纳起来，有主观赋权法、客观赋权法和主客观结合赋权法三类，主观赋权法主要包括专家评分法、成对比较法、Saaty 权重法等；客观赋权法主要包括模糊定权法、秩和比法、熵权法、相关系数法等。不论哪一种方法所定权重分配既有相对合理的一面，又有局限的一面，这表现为：主观定权指在权重形成过程中因渗入人的主观因素而可能产生因人而异的差异性。客观权重的形成则受样本和数据的代表性影响，因此用不同方法确定的权重分配，可能不尽一致，这将导致权重分配的不确定性，最终可能导致评价结果的不确定性。因而在实际工作中，不论用哪种方法确定权重分配，都应当依赖于较为合理的专业解释，也可以通过不确定性分析（详见本书第三章）进行可靠性的评估。

以下介绍几种较为常用而简便的赋权方法。

（一）专家评分法

这是一种依靠有关专家，凭借他们在某一学科领域内的理论知识和丰富经验，以打分的形式，对各评价指标的相对重要性进行评估，然后借助统计手段，以确定各评价因子权重大小的方法。

1. 评估专家的选择　所谓专家，应当是在自己所擅长的领域很少犯错误的专门人才。擅长领域 A_i 是大系统 S 中某个子系统 S_i 的组成部分，评估专家在 A_i 领域拥有专门的知识和经验。例如，在临床医学系统中，A_i 领域可能是内科、外科、妇产科或儿科等。在 A_i 领域，评估专家应当拥有一定的信息贮备量，例如：一般方法学和基础；理论规律性与基本趋势的知识；A_i 领域及其相近领域的交叉学科知识；以往评估的经验；对该部门其他评估专家不同观点的独立见解等。

在实际工作中，常用专家擅长系数和专家意见一致性系数等指标来估计专家评分方法所定权重分配的相对合理性。

某一评估专家的水平可以用“擅长系数”来表示。

$$q = 1 - 2p \tag{2-4}$$

式中 q 为擅长系数；p 为答错的概率。

若答对与答错的概率相等（$p=0.50$），则 $q=0$；理想的“绝对正确”评估专家，$p=0$，$q=1$。当然，错答的概率还取决于提问的复杂性与重要性。通常在选择评估专家时，其擅长系数不应低于0.80。

专家组人数取决于评估问题的规模。人数太少，限制学科代表性；人数太多，难以组织与进行结果处理。据研究，对于评价而言，评价精度与参加人数呈函数关系，即随人数增加精度提高，但当人数接近15时，进一步增加专家人数对评价精度影响不大，此点似可供确定评估专家人数时借鉴。有人提出以10~50人为宜。

2. 几种主要的专家评估方法

（1）直接评分法

1）评分方式：可分别采用专家个人判断、专家会议、“头脑风暴”等各种方式。

个人判断，即分别征求专家个人意见，在专家各自单独给评价因子的相对重要性打分的基础上，进行统计处理，以确定各因子的权重。该法主要优点是专家打分时不受外界影响，没有心理压力，可以最大限度地发挥个人创造能力；主要缺点在于仅凭个人判断，易受专家知识深度与广度的影响，难免带来片面性。

专家会议，即召集所有被挑选的专家开会，以集体讨论的方式进行评分，然后再借助统计方法确定各指标的权重。该法目前较为常用，其主要优点是可以交换意见，相互启发，弥补个人之不足。然而专家会议也有明显的缺点，主要表现在易受心理因素的影响，如不愿公开修正已发表的意见等。为了克服以上缺点，近年来有人提出召开“头脑风暴”式的专家会议。所谓“头脑风暴”，是通过专家间的相互交流，使专家的意见不断集中和精炼。该方法作为一个创造性思维方法，已在预测与评价中得到广泛应用。这种方法对参与会议的专家及专家发表意见的方式都有一些相应的规定，例如，当参加会议的专家相互认识时，要从同一职位人员中选取，领导人员不应参加，否则下属人员将产生心理压力；当参加者互不认识时，可在不同职位的人员中选取，这时不论成员的职务与职称等级，都给以同等对待；而且提倡会议参加者即席发言，不对别人的意见提出质疑和批评等。这样将有助于克服一般专家会议的短处，而发扬其长处。

2）评价指标权重的确定：首先由参加评估的专家给各评价指标的相对重要性一个评价分数，通常用100分制或10分制评分法；有时也可根据需要采用等差或等比级数评分法。例如将权重分为极重要、重要、一般和不重要四级时，各级权重评分之比可按等差（例如4、3、2、1）给分，或按等比（例如16、8、4、2）给分。然后计算每一评价指标的平均分数，如果不考虑专家的权威程度，则根据各评价指标的平均分数便可确定各指标的权重；如果考虑专家的权威程度，则应计算每一指标的加权平均分数，并以此确定各指标的权重。

例2-1 医学教育是卫生健康事业发展的重要基石，高质量医学人才是推进高质量卫生健康事业发展的重要保证。为推动高等医学教育高质量发展，需要制订临床教学基地评审标准。遵循科学性、导向性、可操作性等原则，建立普通高等医学教育临床教学基地评审标准，包含7个一级指标，选定10个专家对评审标准指标体系进行权重评估，各级评价指标见表2-1，各评价指标得分见表2-2。

如不考虑各专家权威程度，则各评价指标的权重比例为：

$W_1' : W_2' : W_3' : W_4' : W_5' : W_6' : W_7' = 5.8 : 7.4 : 9.4 : 7.2 : 6.1 : 7.0 : 5.8$，经归一化处理后，权重分配为 $W_1 : W_2 : W_3 : W_4 : W_5 : W_6 : W_7 = 0.12 : 0.15 : 0.19 : 0.15 : 0.13 : 0.14 : 0.12$。

如果考虑各专家的权威程度，则应计算另一个指标：各专家权威程度系数。

专家的权威程度一般由两个因素决定，一个是专家水平及其打分的判断依据，用 A_i 表示；另一个是专家对问题的熟悉程度，用 A_s 表示。专家权威程度以自我评估为主，有时也可相互评估。自我评估时，应填写判断依据及其影响程度表和对问题熟悉程度表（表2-3、表2-4）。

表 2-1 各级评价指标

一级评价指标	二级评价指标
教学地位*	教学定位
	教学发展与建设
	领导重视
教学管理	教学机构和人员
	教学规章制度及文档
	课程与教材
	学生管理
	质量监控
师资队伍	师资结构与资质
	队伍建设
教学条件	科室与学科
	医院设施
	经费投入
教学实施	理论与见习教学
	临床实习
教学效果	专业素质教育
	思想素质教育
教学改革与科研	教学改革
	教学科研

* 教学地位指教学医院对临床教学的重视程度

表 2-2 各一级评价指标得分

一级评价指标	专家										平均分
	1	2	3	4	5	6	7	8	9	10	
教学地位	7	6	8	6	4	4	4	3	8	8	5.8
教学管理	10	8	10	8	6	6	5	7	10	4	7.4
师资队伍	9	10	9	10	10	10	10	9	10	7	9.4
教学条件	8	9	7	5	9	5	8	8	7	6	7.2
教学实施	5	4	6	7	8	8	6	6	6	5	6.1
教学效果	6	7	4	9	7	9	9	5	5	9	7.0
教学改革与科研	4	5	5	3	5	7	7	4	8	10	5.8

表 2-3 专家判断依据及其影响程度

打分判断依据	对专家判断的影响程度		
	大	中	小
理论分析	0.30*	0.20	0.10
实践应用	0.50	0.40*	0.20
专业了解	0.05*	0.05	0.05
直觉分析	0.05*	0.05	0.05

表 2-4 专家对问题的熟悉程度系数

专业领域	熟悉程度分值									
	0.1	0.2	0.3	0.4	0.5	0.6	0.7	0.8	0.9	1.0
普通高等医学教育临床教学基地							*			

然后分别据表 2-3 和表 2-4 求出某专家的判断系数 A_i 与熟悉程度系数 A_s，则某专家权威程度系数为：

$$A_a=(A_i+A_s)/2 \tag{2-5}$$

A_a 求出后，把它作为权重，对各评价指标的评分值进行加权平均，即可得到加权后的权重分配。

设上面讨论的问题主要涉及普通高等医学教育临床教学基地方面的问题，某专家填表结果如表2-3和表 2-4 中“ * ”所示，则该专家：

$A_i=0.30+0.40+0.05+0.05=0.80$

$A_s=0.70$

$A_a=(0.80+0.70)/2=0.75$

并按此法分别求得其他 9 位专家的 A_a 为：0.85，0.95，0.80，0.85，0.95，0.85，0.85，0.80，0.80，那么加权后的权重分配为：

$W_1' : W_2' : W_3' : W_4' : W_5' : W_6' : W_7'=4.9 : 6.2 : 8.0 : 6.0 : 5.2 : 5.9 : 4.9$，经归一化处理后，权重分配为：

$W_1 : W_2 : W_3 : W_4 : W_5 : W_6 : W_7=0.12 : 0.15 : 0.19 : 0.15 : 0.13 : 0.14 : 0.12$

3）专家意见协调系数：设参与权重评估的专家数为 n，待评估指标数为 m，则反映 n 个专家对全部 m 个指标权重评估的协调程度（或一致程度）的指标称为协调系数，以 ω 表示。首先根据专家评分对各指标评分编秩（R_{ij}），并计算各指标秩和（T_i），然后再计算各指标的平均秩和（$\overline{T}$），根据各指标的离均差平方和求出一致性系数。现以上题为例，说明其计算方法（表 2-5）。

①按专家对各指标评分排秩，遇相等评分时，取平均等级，并按指标计算秩和，然后再计算各指标的平均秩和：

$$T_i=\sum_{i=1}^{n} R_{ij} \tag{2-6}$$

式中 T_i 为第 i 个评价指标之秩和；R_{ij} 为第 j 个专家对第 i 个指标的评分等级。

表 2-5 专家协调系数计算表

评估指标	专家										秩和
	1	2	3	4	5	6	7	8	9	10	
教学地位评分	7	6	8	6	4	4	4	3	8	8	
等级	4	5	3	5	7	7	7	7	3.5	3	51.5
教学管理评分	10	8	10	8	6	6	5	7	10	4	
等级	1	3	1	3	5	5	6	3	1.5	7	35.5
师资队伍评分	9	10	9	10	10	10	10	9	10	7	
等级	2	1	2	1	1	1	1	1	1.5	4	15.5
教学条件评分	8	9	7	5	9	5	8	8	7	6	
等级	3	2	4	6	2	6	3	2	5	5	38.0
教学实施评分	5	4	6	7	8	8	6	6	6	5	
等级	6	7	5	4	3	3	5	4	6	6	49.0
教学效果评分	6	7	4	9	7	9	9	5	5	9	
等级	5	4	7	2	4	2	2	5	7	2	40.0
教学改革与科研评分	4	5	5	3	5	7	7	4	8	10	
等级	7	6	6	7	6	4	4	6	3.5	1	50.5

$$\overline{T}=\sum_{i=1}^{n} T_i/n \tag{2-7}$$

式中 $\overline{T}$ 为各指标平均秩。

本例教学地位指标秩和为：$T_1=\sum_{j=1}^{10} R_{1j}=4+5+3+\cdots+3=51.5$，余类推。

各指标平均秩和为：$\overline{T}=\sum_{i=1}^{7} T_i/n=(51.5+35.5+15.5+38.0+49.0+40.0+50.5)/7=40$

②计算协调系数：

$$\omega=\sum_{j=1}^{m} d_j^2/\left(\sum_{j=1}^{m} d_j^2\right)_{\max} \tag{2-8}$$

式中

$$\sum_{j=1}^{m} d_j^2=\sum_{j=1}^{m}(T_j-\overline{T})^2 \tag{2-9}$$

$$\left(\sum_{j=1}^{m} d_j^2\right)_{\max}=\frac{1}{12}m^2(n^3-n) \tag{2-10}$$

当有相同秩次时，要对 ω 进行校正

$$\omega_c=\frac{12}{m^2(n^3-n)-m\sum_{k}(t_k^3-t_k)}\sum_{j=1}^{m} d_j^2 \tag{2-11}$$

式 t_k 为相同秩次的个数。

协调系数在 0~1 之间取值，越接近 1，表示所有专家对全部指标评分的协调程度较好，反之，则意味着专家们协调程度较差，说明专家之间对各评价指标相对重要性的认识存在较大的不一致性。当然，我们希望协调系数越大越好，这说明各评价指标的权重估计较为稳定可靠。本例，

$$\omega_c=\frac{12}{10^2\times(7^3-7)-10\times[(2^3-2)+(2^3-2)]}\times$$
$$[(51.5-40)^2+(35.5-40)^2+\cdots+(50.5-40)^2]=0.340$$

（2）成对比较法：专家组根据评价目的，将每一评价指标分别与其他评价指标成对比较，其中较重要的记 1 分，较不重要的记 0 分；在建立成对比较矩阵的基础上，建立评价指标权重矩阵，以确定权重。

例 2-2　拟选用 5 个指标对某医疗仪器进行质量综合评价，试确定各指标的权重。

首先将各指标进行一一对比打分，并列出成对比较矩阵，如表 2-6 所示。

表 2-6　成对比较判断矩阵

指　标	*A*	*B*	*C*	*D*	*E*	比较得分
精确性 *A*		0/1	0/1	1/0	1/0	2
灵敏性 *B*	1/0		1/0	1/0	1/0	4
稳定性 *C*	1/0	0/1		1/0	1/0	3
安全性 *D*	0/1	0/1	0/1		1/0	1
造型 *E*	0/1	0/1	0/1	0/1		0

表 2-6 的最左边纵向列出的指标称为列指标，表的最上边横向列出的指标为行指标。当专家组认为列指标优先于行指标时，相应格子中斜线的上半部记 1，下半部记 0，反则反之。显然，当列指标与行指标系同一指标时，相应格子的斜线上下不作任何标记。对于本例，经专家组比较后确认：*B* 比 *A* 重要，*A* 得 0 分，*B* 得 1 分；*A* 比 *E* 重要，*A* 得 1 分，*E* 得 0 分；……所有各种组合的成对比较结果见表 2-6，并累积各评价指标总分，见表 2-6 最右边一栏。

为确定各评价指标的权重，必须建立如表 2-7 所示的权重矩阵。该表中，首先按得分高低排序；而后由专家组确定各评价指标间的相对重要程度，如 *D* 为 *E* 的 1.2 倍，*A* 为 *D* 的 1.5 倍，*C* 为 *A* 的 1.5 倍，*B* 为 *C* 的 1.2 倍等，如表中第（3）栏所示；然后计算各指标的初始权重，令得分最低指标 *E* 的初始权为1.0，再结合第（3）栏数据求出各指标的初始权重。例如 *D* 的初始权重为 1.0×1.20＝1.20，*A* 的初始权重为 1. 20×1. 50＝1. 80，……，为计算方便，最后将各指标的初始权重进行归一化处理，便得到各指标的权重分配，如第（5）栏所示。

表 2-7 用成对比较法确定各指标权重

指标 (1)	比较得分 (2)	相对重要性 (3)	初始权重 (4)	归一化权重 (5)
B	4	1.2	3.24	0.32
C	3	1.5	2.70	0.28
A	2	1.5	1.80	0.18
D	1	1.2	1.20	0.12
E	0	1.0	1.00	0.10
合计	—	—	9.94	1.00

（3）Saaty 权重法：系 Saaty 在层次分析法中提出的权重计算方法。其主要步骤如下。

1）将评价指标进行对比打分，评分标准见表 2-8。

表 2-8 目标树图各层次评分标准*

对比打分	相对重要程度	说明
1	同等重要	两者对目标的贡献相同
3	略为重要	根据经验一个比另一个评价稍有利
5	基本重要	根据经验一个比另一个评价更为有利
7	确实重要	根据经验一个比另一个评价有利，且实践中证明
9	绝对重要	重要程度明显
(2,4 6,8)	两相邻程度 的中间值	需要折中时用

*目标树是按照树形结构对评价目的进行组织的方法，它把不同的评价指标均归类到更高层次的评价指标之下。通过可视化的方式和分支层次来表示指标之间的逻辑关联

2）根据各指标对比打分值，建立判断矩阵。例如：拟据医疗工作、护理工作、膳食供应三个评价指标评价医院工作质量，试用 Saaty 法估计各指标的权重分配，见表 2-9。矩阵中的各数值代表行指标与各列指标相比较时的相对重要程度，例如第一行第二列元素为 3，表示医疗工作（行指标）之重要性略大于护理工作（列指标）；第二行第一列元素则为第一行第二列元素的倒数，表示护理工作（行指标）的重要性略次于医疗工作（列指标），依此类推。

表 2-9 第一个子目标分层成对比较判断优选矩

	医疗工作	护理工作	膳食工作
医疗工作	1(a_{11})	3(a_{12})	5(a_{13})
护理工作	1/3(a_{21})	1(a_{22})	3(a_{23})
膳食工作	1/5(a_{31})	1/3(a_{32})	1(a_{33})

3）求判断矩阵的最大特征，根据 λ_{max} 及其相应的特征向量 W_{max}，W_{max} 中的各分量即各指标的权重。

实际计算时,先用近似解法求各指标的权重:

$$W_i'=\sqrt[m]{a_{i1},a_{i2},\dots,a_{im}} \tag{2-12}$$

式中 W_i'表示第 i 个指标的权重;$a_{i1},a_{i2},\cdots,a_{im}$分别表示判断矩阵中第 i 行各元素;m 表示评价指标个数。本例:

$$W_1'=\sqrt[3]{1\times3\times5}$$

$$W_2'=\sqrt[3]{1/3\times1\times3}$$

$$W_3'=\sqrt[3]{1/5\times1/3\times1}$$

经归一化处理后:$W_i=W_i'/\sum_{i=1}^{m}W_i'$可得到权重向量为:$W_1=0.637\ 0$, $W_2=0.258\ 3$, $W_3=0.104\ 7$,即权重分配为:医疗工作:护理工作:膳食供应=0.637 0 : 0.258 3 : 0.104 7。

亦有学者提出计算各指标权重更简便的方法,见表 2-10。

表 2-10 各指标权重计算

评价指标	医疗工作	护理工作	膳食供应	合计	归一化权重
医疗工作	1	3	5	9.00	0.605 7
护理工作	1/3	1	3	4.33	0.291 4
膳食供应	1/5	1/3	1	1.53	0.102 9
合计	—	—	—	14.86	1.000 0

4)用一致性指标 CI 检验该项目的相对优先顺序有无逻辑混乱,一般认为,当 $CI=\frac{(\lambda_{max}-m)}{m-1}<0.10$ 时,可能无逻辑混乱,即计算得的各项权重可以接受。其中:

$$\lambda_{max}=\sum_{i=1}^{m}\lambda_i\ /m \tag{2-13}$$

$$\lambda_i=\sum_{j=1}^{m}a_{ij}W_j\ /W_i \tag{2-14}$$

当判断矩阵阶数>2 时,用同阶平均随机一致性指标(random consistency index,RI)对 CI 进行修正,计算随机一致性率(consistent ratio,CR):$CR=\frac{CI}{RI}$。

表 2-11 为 3~9 阶判断矩阵对应的 RI 的理论值。当随机一致性比率 CR 小于 0.10 时,通常认为判断矩阵具有满意的一致性,否则就需要调整判断矩阵,再次进行检验,直到通过一致性检验。

表 2-11 3~9 阶平均随机一致性指标 *RI* 的取值

阶数	3	4	5	6	7	8	9
RI	0.58	0.90	1.12	1.24	1.32	1.41	1.45

本例

$\lambda_1=(1\times0.637\ 0+3\times0.258\ 3+5\times0.104\ 7)/0.637\ 0=3.024$

$\lambda_2=(1/3\times0.637\ 0+1\times0.258\ 3+3\times0.104\ 7)/0.258\ 3=3.016$

$\lambda_3=(1/5\times0.637\ 0+1/3\times0.258\ 3+1\times0.104\ 7)/0.104\ 7=3.074$

$\lambda_{max}=(3.024+3.016+3.074)/3=3.038$

$CI=(3.038-3)/(3-1)=0.019<0.10$

$CR=0.019/0.58=0.032\ 8<0.10$

认为各项权重判断无逻辑错误,可以接受。

(4) 关于组合权重问题:当评价指标可分层时,即某项或某几项评价指标可再分为次级评价指标时,则次级评价指标的权重既应考虑其本身在所有次级评价指标中的权重分配,又要考虑其高层评价指标在所有评价指标中的权重分配,即所谓组合权重。本文介绍以下两种求法:

1) 代数和法:仍以医疗仪器质量评估为例说明。设前述五个评价指标又可分为三个次级评价指标,即装置 A、装置 B 和装置 C,试计算次级指标的组合权重。

①用成对比较法确定评价指标及次级评价指标的权重分配,见表 2-12。

②计算各次级指标的组合权重,见表 2-12 最下面一行(合计)。

表 2-12 组合权重计算

评价指标	权重 q	装置 A		装置 B		装置 C	
		权重 S_1	$q \cdot S_1$	权重 S_2	$q \cdot S_2$	权重 S_3	$q \cdot S_3$
精确性	0.18	0.4	0.072	0.3	0.054	0.3	0.054
灵敏性	0.32	0.6	0.192	0.3	0.096	0.1	0.032
稳定性	0.28	0.3	0.084	0.4	0.112	0.3	0.084
安全性	0.12	0.2	0.024	0.2	0.024	0.6	0.072
造型	0.10	0.1	0.010	0.5	0.050	0.4	0.040
合计			0.382		0.336		0.282

例如:装置 A 的组合权重$=0.18\times0.4+0.32\times0.6+0.28\times0.3+0.12\times0.20+0.1\times0.1=0.382$。

2) 乘积法:Saaty 在层次分析法中提出了计算各层评价指标组合权重的方法。例如,拟对某市 6 所综合医院进行质量评估,用 Saaty 法求得各层次评价指标权重及最后评价指标的组合权重,如图 2-1 所示。对"医疗工作"而言,最后一层评价指标的组合权重等于各层指标权重的连乘积。例如,有效率的权重=医疗工作权重×医疗质量权重×疗效权重$=0.637\ 0\times0.539\ 6\times0.667\ 0=0.229\ 3$。

(二) 统计计算法

用某些统计方法进行资料分析时,可得到有关因素权重分配的信息,例如在多元回归分析及逐步回归分析中,各自变量的标准化偏回归系数值,即可视为各指标权重分配的依据;此外,如计数资料判别分析中的指数,计量资料判别分析中各因子的贡献率,主成分分析中得到的因子载荷和贡献率等,都可为确定指标权重提供必要的信息;某些特定的统计方法,例如去某死因后期望寿命的增量,*PYLL* 计算中各年龄组尚可生存年数等,都可为各死因的相对重要性提供有关权重分配的信息;还可根据专业需要,自行设计权重计算的公式。例如拟选用 *DO*、*BOD*、*COD*、酚、*CN* 五项指标进行水污染程度综合评价,考虑到各单项指标在总体污染中的作用,对于不同用途的水,应有不同侧重,因而对各单项指标应给予一定的权重。某单位采用根据分指标超标情况进行加权的方法,其计算公式为:

$$W_i=C_i/S_i \tag{2-15}$$

式中:C_i 为 i 种污染物在水中的浓度;S_i 为 i 种污染物对于某种用途水的浓度标准值;W_i 为该污染物,或该项评价指标在综合评价中的权重。

由于 *DO* 指标与其他指标相反,其值愈大说明水质愈好,故计算权重时取其倒数。为了评价的方便,最后将各指标的权重值进行归一化处理。

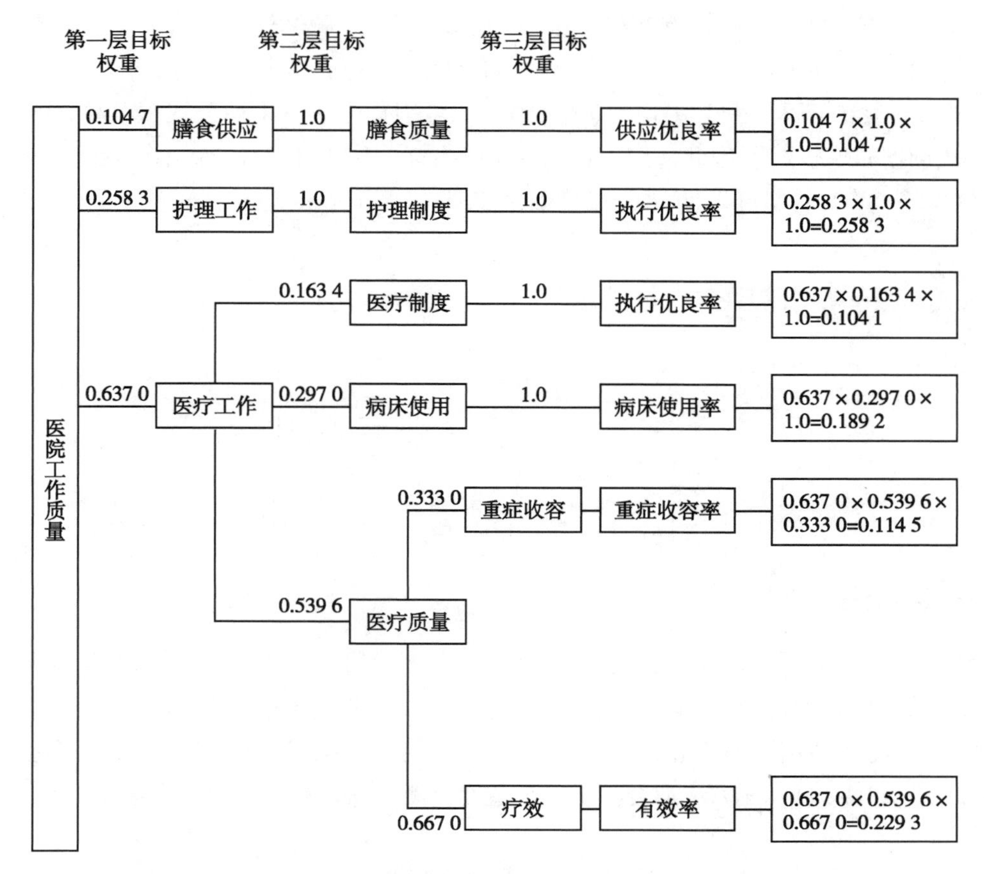

图 2-1 乘积法求各层次评价指标的组合权重

第三节 评价指标的处理

综合评价或多目标决策问题中，评价指标可分为高优指标、低优指标和中优指标。顾名思义，指标值越大越好的指标称为高优指标或正指标，例如收益率、治愈率、有效率等。相反，指标值越小越好的指标称为低优指标或负指标，例如死亡率、误诊率、人均诊疗费用等。而处于一定范围或特定值时达到最优的指标称为中优指标或适度指标，例如某些临床指标处于医学参考值范围内时为正常值，超出该范围则可能为异常值；又如人口数、平均病床使用率、门诊医师每小时工作量、试卷难度、照明强度等，不应过大或过小，而应趋于一个适度点。如果忽略中优指标，将其作为高优或低优指标处理，则会降低排序结果的可靠性和科学性。本节介绍几种中优指标转化为高优指标并进行无量纲化处理的方法。

由于不同评价指标的属性和量纲不一致，按照评价模型和特定权重进行排序之前，必须对各评价指标进行转化，以消除不同量纲、数量级和属性类型对排序结果的影响，包括评价指标的同趋势化和无量纲化。同趋势化是指将所有评价指标的属性转化为一致的方向，通常的做法是将低优指标和中优指标转化为高优指标。无量纲化是指将各评价指标的测量值转化为同一区间的数值，例如[-1,1]，以消除量纲和数量级对评价结果的影响。中优指标常见的转化方法包括线性函数法、绝对距离法、隶属函数法和插值法等，研究者可根据决策指标的具体特征选择不同方法。

一、线性函数法

构建一个分段线性函数，当测量值处于一个适度区间内时（如医学参考值范围），将这些测量值全部判定为正常，并取值为0，即与最优方案的距离为0。若测量值超出参考范围，则计算该值与参考值范围边界的距离，见公式(2-16)。式中，X_{ij}为第 i 个评价对象的第 j 个指标值，R_{upper}和 R_{lower}分别表示该指标参考值范围的上限和下限。由于 d_{ij}均为正值，因此无量纲化方法可采用公式(2-17)，由 Z_{ij}构成无量纲化矩阵。该转化方法为线性，因此适用于正态分布的指标。显然，该方法首先将中优指标转化为低优指标 d_{ij}，再将其转化为高优指标 Z_{ij}并进行无量纲化处理。

$$d_{ij}=\begin{cases} X_{ij}-R_{upper}, & X_{ij}>R_{upper} \\ R_{lower}-X_{ij}, & X_{ij}<R_{lower} \\ 0, & X_{ij}\in[R_{lower},R_{upper}] \end{cases} \tag{2-16}$$

$$Z_{ij}=\begin{cases} 1-\dfrac{d_{ij}}{\sum\limits_{i=1}^{n} d_{ij}}, & X_{ij}\notin[R_{lower},R_{upper}] \\ 1, & X_{ij}\in[R_{lower},R_{upper}] \end{cases} \tag{2-17}$$

二、绝对距离法

如果不考虑参考值范围内外的差别，则可计算每一个测量值与适度值的绝对距离，并取倒数，见公式(2-18)。式中，X_{ij}为初始值，X_{ij}'为同趋势化值，μ 为适度值或测量值的均数，a 是一常数，可避免出现分母为0的情形。也可使用本书第五章公式(5-2)的方法对中优指标进行转换。无量纲化方法采用向量规范化法，见公式(2-19)。该方法适合具有单个适度值而无确切参考范围的指标。

$$X_{ij}'=\frac{1}{|X_{ij}-\mu|+a} \tag{2-18}$$

$$Z_{ij}=\frac{X_{ij}'}{\sqrt{\sum(X_{ij}')^2}} \tag{2-19}$$

三、隶属函数法

隶属函数是模糊推论模型中的一个概念。经典集合论认为，论域 **U** 中的每一个元素 X，是否从属于子集 **A**，都可用特征函数{0,1}表示，即0表示 X 不属于集合 **A**，1则表示属于 **A**。但模糊数学理论则认为，X 可以同时属于和不属于模糊子集 **A**，其隶属于 **A** 的程度用 $\mu(X)$ 表示，称为 **A** 的隶属函数，值域为[0,1]的连续区间，$\mu(X_i)$则是元素 x_i 属于模糊子集 **A** 的隶属度。

以一个简单的例子说明隶属函数的概念：现有同一班级3门考试科目的平均成绩构成集合 **U**={95，80，65}。“考试难度的合理性”是一个模糊概念，此处我们将模糊子集 **A** 定义为“考试难度合理”。此时要判定一门考试的难度是否合理，可构造一个隶属函数 $\mu(x)$，将平均分转化为该函数值域范围[0,1]内的一个值。假设转化后这3门考试隶属于模糊子集 **A** 的程度分别为0.5、0.9和0.5，即3门考试难度合理的程度是不同的。均分为80的科目考试合理性最高，而另外2门考试难度的合理性相对较低(一门过于简单，另一门则过难)。

在综合评价的TOPSIS法当中，可将模糊子集 **A** 视为“最佳方案集”或“理想状态集”，评价对象的某指标值接近正理想解的程度，就是它对子集 **A** 的隶属度。处理中优指标时，可构建一个隶属函数，将测量值转化为隶属度。公式(2-20)是隶属函数模型的一个简单例子，是对数函数和极差无量纲化法的结合。X_{max}和 X_{min}分别表示测量值中的最大值和最小值，X_{opt}是适度值。k 为一常数，用于调节隶属函数的值域，可令 $X_i=X_{opt}$，$f(X_i)=1$ 来反推 k 值。隶属函数的构造方法并不唯一，研究者可根据实际情况修改函数。

$$f(X_i)=\begin{cases}k_1\times\exp\left[\dfrac{2(X_i-X_{\min})}{X_{\max}-X_{\min}}\right], & x_i\in[X_{\min},X_{\mathrm{opt}})\\ k_2\times\exp\left[\dfrac{2(X_{\max}-X_i)}{X_{\max}-X_{\min}}\right], & x_i\in(X_{\mathrm{opt}},X_{\max}]\end{cases}\tag{2-20}$$

四、插值法

插值法是离散函数逼近的方法，原理是在离散数据的基础上补插形成连续函数，使得这条连续函数通过给定的离散数据点。设$f(X)$是一个表达式未知的函数，并已知$f(X)$在区间$[a,b]$上的$n+1$个互异点X_0，X_1，X_2，…，X_n处的函数值分别为$f(X_0)$，$f(X_1)$，$f(X_2)$，…，$f(X_n)$。现构建一个函数$p(X)$，使$f(X_k)=p(X_k)$，在一定取值区间内利用$p(X)$近似表示$f(X)$。

函数$f(X)$关于节点X_0，X_k的一阶均差，记为$f(X_0, X_k)$：

$$f[X_0,X_k]=\frac{f(X_k)-f(X_0)}{X_k-X_0}\tag{2-21}$$

一阶均差$f(X_0, X_k)$和$f(X_0, X_1)$的均差则称为函数$f(X)$关于节点X_0，X_1，X_k的二阶均差，记为$f(X_0, X_1, X_k)$：

$$f[X_0,X_1,X_k]=\frac{f[X_0,X_k]-f[X_0,X_1]}{X_k-X_1}\tag{2-22}$$

类似地，$f(X)$关于$k+1$个节点的k阶均差为：

$$f[X_0,X_1,\cdots,X_k]=\frac{f[X_0,\cdots,X_{k-1},X_k]-f[X_0,\cdots,X_{k-2},X_{k-1}]}{X_k-X_{k-1}}\tag{2-23}$$

特别地，对于三个互异的插值点，即适度点和参考范围的上下限，其插值见公式（2-24）。适度值（参考值范围均数或中位数）所对应的函数值记为$f(X_0)$，参考值范围上下限所对应的函数值记为$f(X_1)$和$f(X_2)$，通常$f(X_1)=f(X_2)$，以$[X_0,f(X_0)]$，$[X_1,f(X_1)]$和$[X_2,f(X_2)]$三个点作为插值点，利用牛顿插值法公式获得函数。

$$f(X)=f(X_0)+f[X_0,X_1](X-X_0)+f[X_0,X_1,X_2](X-X_0)(X-X_1)\tag{2-24}$$

五、应用实例

例 2-3　在某次调查中，研究者抽取了海南省10家三级甲等医院，进行“绿色医院”的综合评价。评价模型中，病床使用率和病房夜间照明强度属于中优指标，其原始数据见表2-13。试用上述方法对其进行同趋势化和无量纲化处理。

表 2-13　“绿色医院”综合评价模型中的中优指标

医院编号	病床使用率/%	病房夜间照明强度/lx
A	122.7	20.57
B	82.9	34.82
C	64.8	50.16
D	92.4	245.60
E	90.7	8.68
F	110.0	17.17
G	116.5	21.69
H	104.0	342.99
I	103.2	22.86
J	84.1	33.86

根据文献和国家标准，病床使用率具有一个适度范围，即85%～93%，而病房照度是一个适度值，即100lx。在本例中，我们采用线性函数法和牛顿插值法对病床使用率进行转化，并采用绝对距离法和隶属函数法对病房照度值进行转化，并统一转化为高优指标，具体如下。

1. 线性函数法 病床使用率适度范围的上下限分别为$R_{upper}=93\%$，$R_{lower}=85\%$，代入公式(2-16)得下式

$$d_{ij}=\begin{cases}X_{ij}-0.93, & X_{ij}>0.93\\0.85-X_{ij}, & X_{ij}<0.85\\0, & X_{ij}\in[0.85,0.93]\end{cases}$$

将初始值依次代入，得到原值与适度范围上限或下限的距离，即d_{ij}(低优)，再代入公式(2-17)得到无量纲化值Z_{ij}(高优)，见表2-13。

例如医院A，$X_{ij}=1.227$，大于适度范围的上限，因此：

$$d_{ij}=1.227-0.93=0.297$$

$$Z_{ij}=1-\frac{d_{ij}}{\sum_{i=1}^{n}d_{ij}}=1-\frac{0.297}{0.297+0.021+0.202+\cdots+0.009}=0.741$$

2. 插值法 以三个点进行插值时，将得到一个二次函数。为使函数在当前取值范围内的值域介于[0,1]之间，病床使用率取适度范围中位数89%时，令函数值为1；病床使用率为85%和93%时，令函数值为0.99，因此3个插值点$[X_0,f(X_0)]$，$[X_1,f(X_1)]$，$[X_2,f(X_2)]$的取值分别为[0.89, 1]，[0.85, 0.99]，[0.93, 0.99]。将插值点代入公式(2-24)后得到下式：

$$\begin{aligned}f(X)&=f(X_0)+f[X_0,X_1](X-X_0)+f[X_0,X_1,X_2](X-X_0)(X-X_1)\\&=f(X_0)+\frac{f(X_1)-f(X_0)}{X_1-X_0}\times(X-X_0)+\frac{\frac{f(X_2)-f(X_0)}{X_2-X_0}-\frac{f(X_1)-f(X_0)}{X_1-X_0}}{X_2-X_1}\times(X-X_0)(X-X_1)\\&=1+\frac{0.99-1}{0.85-0.89}\times(X-0.89)+\frac{\frac{0.99-1}{0.93-0.89}-\frac{0.99-1}{0.85-0.89}}{0.93-0.85}\times(X-0.89)(X-0.85)\\&=-6.25X^2+11.125X-3.950\ 6\end{aligned}$$

再将初始值依次代入该式，可直接得到高优的无量纲化值$f(X)$，见表2-14。

表2-14 病床使用率的同趋势化及无量纲化结果

医院编号	原始值(中优)	线性函数法		插值法
		d_{ij}(低优)	Z_{ij}(高优)	$f(X)$(高优)
A	1.227	0.297	0.741	0.289
B	0.829	0.021	0.981	0.976
C	0.648	0.202	0.824	0.634
D	0.924	0.000	1.000	0.993
E	0.907	0.000	1.000	0.998
F	1.100	0.170	0.852	0.725
G	1.165	0.235	0.795	0.529
H	1.040	0.110	0.904	0.859
I	1.032	1.020	0.911	0.873
J	0.841	0.009	0.992	0.985

3. 绝对距离法　根据公式(2-18),取病房照明强度的适度值 $\mu=100$,常数 $a=0$ 得到下式,将初始值代入后得到绝对距离的倒数,即 X_{ij}(高优),再代入公式(2-19)得到无量纲化值 Z_{ij}(高优),见表 2-15。

$$X_{ij}'=\frac{1}{|X_{ij}-100|}$$

例如,对于医院 A,首先进行同趋势化

$$X_{ij}'=1/|20.57-100|=0.012\ 6$$

然后进行无量纲化

$$Z_{ij}=\frac{X_{ij}}{\sqrt{\sum_{i=1}^{n}X_{ij}^2}}=\frac{0.012\ 6}{\sqrt{0.012\ 6^2+0.015\ 3^2+\cdots+0.015\ 1^2}}=0.307$$

表 2-15　病房夜间照明强度的同趋势化及无量纲化结果

医院编号	原始值(中优)	绝对距离法		隶属函数法 $f(X_i)$(高优)
		X_{ij}(高优)	Z_{ij}(高优)	
A	20.57	0.012 6	0.307	0.622
B	34.82	0.015 3	0.373	0.644
C	50.16	0.020 1	0.489	0.687
D	245.60	0.006 9	0.167	0.419
E	8.68	0.010 9	0.267	0.532
F	17.17	0.012 1	0.294	0.524
G	21.69	0.012 8	0.311	0.659
H	342.99	0.004 1	0.100	0.234
I	22.86	0.013 0	0.316	0.664
J	33.86	0.015 1	0.368	0.709

4. 隶属函数法　将病房照明强度的适度值 $X_i=100$,$f(100)=1$,测量值中的最大与最小值 $X_{min}=8.68$,$X_{max}=342.99$ 代入公式(2-20),计算得到参数 k_1 和 k_2。

$$k_1=\frac{f(X_i)}{\exp\left[\frac{2(X_i-X_{min})}{X_{max}-X_{min}}\right]}=\frac{1}{\exp\left[\frac{2\times(100-8.68)}{342.31-8.68}\right]}=0.579$$

$$k_2=\frac{f(X_i)}{\exp\left[\frac{2(X_{max}-X_i)}{X_{max}-X_{min}}\right]}=\frac{1}{\exp\left[\frac{2\times(342.31-100)}{342.31-8.68}\right]}=0.234$$

将 k_1 和 k_2 回代入公式(2-20),得到下式。再将初始值依次代入下式,直接得到无量纲化值,即表 2-14中的 $f(X_i)$。

$$f(X_i)=\begin{cases}0.579\times\exp\left[\frac{2\times(X_i-8.68)}{334.31}\right], X_i\in[8.68,100)\\ 0.234\times\exp\left[\frac{2\times(342.99-X_i)}{334.31}\right], X_i\in(100,342.99]\end{cases}$$

由以上结果可知,线性函数法和倒数法计算方法简单,适用于测量值为正态分布的指标,但灵活性相对较差,无量纲化后的数值也略为保守。插值法和隶属函数法灵活性较强,可根据实际情况对函数进行修改,同趋势化和无量纲化过程可一步完成,且结果更能体现数据间的差异,但函数的构建具有一定的主观性。

(胡 明 沈敏学 孙 平)

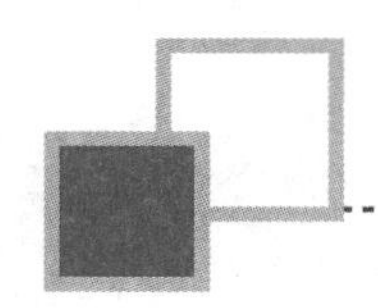

第三章　不确定性分析

在综合评价的过程中,选择不同评价指标、不同指标权重、不同评价方法和不同利益相关者,都可能影响评价对象的排序,使评价结果具有不确定性。因此,分析这些不确定性对综合评价结果的影响,以评估决策结果的稳健性显得尤为重要。本章将介绍综合评价中不确定性的分类及分析方法。

第一节　基本概念

综合评价中的不确定性按来源可分为四类:随机不确定性(stochastic uncertainty)、参数不确定性(parameter uncertainty)、异质性(heterogeneity)和结构不确定性(structural uncertainty)。

随机不确定性又称为一阶不确定性(first-order uncertainty),是指综合评价模型参数的随机性,即专家或决策者给出的评价指标权重的变异程度。可采用标准差、变异系数等反映离散程度的统计量表示,本章不予以详述。

参数不确定性又称为二阶不确定性(second-order uncertainty),是指综合评价模型的指标权重赋值或各指标等级分值等点估计值的不确定性,反映了抽样误差的大小。可采用专家一致性系数、专家意见协调系数等指标反映,并使用确定性敏感性分析、概率敏感性分析等方法予以评价,是不确定性分析的重要任务。

异质性是指可归因于决策者特征的变异,如专家的年龄、职称、权威程度、对评价内容的熟悉程度等对指标权重的影响。可通过亚组分析比较不同特征的决策者给出的指标权重或给待评价对象的打分是否存在差异。异质性与参数不确定性的不同之处在于:异质性可以归因于已知的(被测量的)专家特征,而参数不确定性不能归因于这些特征。

结构不确定性又称为模型不确定性,是指综合评价方法的选择、评价指标的选择、评价体系的完整性、评价体系层次结构的合理性等方面的不确定。可通过情景分析、模型集成等方法予以评价,例如使用不同的评价指标集来分析综合评价结果是否一致。

参数不确定性和结构不确定性是综合评价结果稳健性的关键决定因素。接下来,本章重点介绍这两种不确定性的分析方法。

第二节　参数不确定性的分析方法

本节将介绍几种常见的参数不确定性的分析方法。其中,确定性敏感性分析每次只改变一个参数,容易实现,最为常用;概率敏感性分析要求同时改变多个参数,实现需借助 R、MATLAB 等计算机软件进行蒙特卡罗随机模拟;贝叶斯网络、人工神经网络(详见第十一章)、证据理论等是不确定性信息融合的重要算法,可将参数不确定性融入综合评价模型;模糊集理论(详见第九章)和灰色系统理论(详见第十六章)也是处理参数不确定性的常用方法,可与经典综合评价方法融合为新方法,例如模糊层次分析法。

一、确定性敏感性分析

确定性敏感性分析(deterministic sensitivity analysis, DSA)又称为单因素敏感性分析,包括简单敏感性分析(simple sensitivity analysis)和阈值分析(threshold analysis)。简单敏感性分析是指每次只改变一个参数,如某个指标的权重,并观察排序结果是否改变。若排序不变,则认为评价结果是稳健的。通常,参数的变化范围可取其点估计值的95%可信区间,或点估计值±20%。阈值分析是指使评价结果(排序)发生改变时,某个参数所需的最小变化量。

二、概率敏感性分析

概率敏感性分析(probabilistic sensitivity analysis, PSA)指同时改变多个(或所有)参数并观察评价结果。可按以下步骤进行:①根据统计描述、专家意见或文献,确定模型参数的先验分布;②确定模型参数的取值范围,一般为点估计值的95%可信区间,或点估计值±20%;③进行蒙特卡罗模拟,使各评价指标的权重在事先规定的取值范围内变化,并使其服从特定的概率分布;④完成模拟实验后,观察评价对象的排序结果,计算每种结果的概率。

模型参数的先验分布可通过统计量得到。例如,专家给指标赋予的权重 W 服从正态分布时,即 $W\sim N(\mu,\sigma^2)$,则统计量为均数及方差。若专家从给定方案中选择一套最佳方案,则 n 名专家中选择权重赋值方案 A 的人数刚好为 X 的概率 p 服从二项分布,即 $X\sim B(n,p)$。此外,分布参数的获取也可参考文献。如果无法确定先验分布,则可使用无信息先验(即均匀分布)代替。

三、贝叶斯网络

亦称“信念网络”,它借助有向无环图来刻画属性之间的依赖关系,并使用条件概率表来描述属性的联合概率分布,是目前不确定性分析最有效的理论模型之一。一个贝叶斯网 B 由结构 G 和参数 Θ 构成,即 $B=\langle G,\Theta\rangle$。贝叶斯网假设每个属性与它的非后裔属性独立,给定父结点集 π_i,则 $B=\langle G,\Theta\rangle$将属性 $x_1,x_2,\cdots,x_n$ 的联合概率分布定义为:

$$P_B(x_1,x_2,\cdots,x_n)=\prod_{i=1}^{n}P_B(x_i\mid\pi_i) \tag{3-1}$$

综合评价中,决策者可借助贝叶斯网描述评价指标(准则)之间的关系。若决策者对条件概率无先验知识,则可通过假设先验和训练数据来更新贝叶斯网。贝叶斯网为不确定学习和推断提供了基本框架,因其强大的表示能力、良好的可解释性而广受关注。

四、证据理论

经典概率理论预设了试验所有可能的结果及其发生概率,但难以合适地表达“无知”,难以区分“不知道”和“不确定”。Dempster-Shafer 证据理论(简称 D-S 理论或证据理论)是一种不确定推理的形式化理论,它试图描述决策者在确定事件的发生概率时,证据的不充分性。该理论由 A. P. Dempster 于20世纪60年代首先提出,后由 G. Shafer 进一步进行扩充和完善,形成了用于处理互补信息和不确定性的一种形式化理论。它能够将大量繁杂的、不同方面的、主观的不确定信息,通过 D-S 理论信息融合原理有效地转化为确定性的决策性结果。该理论包含5个基本要素,即识别框架、基本概率分配函数、信念函数、似然函数以及 Dempster 合成法则。由于符号较多,为方便读者辨别记忆,现将各符号的含义总结如下,见表3-1。

表 3-1　证据理论中的符号及含义

符号	意义
Θ(theta)	识别框架,包含所有可能结果的集合
∅	空集
B⊆A	B 是 A 的子集
B∩A	B 和 A 的交集
m	基本概率指派函数
Bel	信念函数
Pl	似然函数
$\bar{A}$	A 的否命题

(一) 识别框架

设 $\Theta=\{\omega_1,\omega_2,\cdots,\omega_n\}$ 为识别框架(frame of discernment),它包含了所有可能结果的集合,该框架中的元素 $\omega_1,\omega_2,\cdots,\omega_n$ 数量有限且互斥。Θ 的幂集 2^Θ 所构成的命题的集合为:

$$2^\Theta=\{\varnothing,\omega_1,\omega_2,\cdots,\omega_n,\omega_1\cup\omega_2,\cdots,\omega_1\cup\omega_2\cup\omega_3,\cdots,\Theta\} \tag{3-2}$$

例如,交通信号灯的颜色只可能为红、黄、绿三种颜色,因此其识别框架为 Θ={红,黄,绿};其幂集所构成的命题集合为 2^Θ={∅,红,黄,绿,红或黄,红或绿,黄或绿,红或黄或绿}。该集合中,“红”“黄”“绿”这一类命题表征的是确定的信息;“红或黄”“黄或绿”“红或绿”表征的是信息的“不确定”;而“红或黄或绿”表征的是“不知道”,因为该命题包含了所有可能的结果。

(二) 基本概率指派

确定了识别框架和命题,接下来要确定各命题的概率。通过先验知识、文献、专家意见等方法,给不同命题赋予一定的概率,称为基本概率指派。设 m 为基本概率指派函数(basic probability assignment, BPA),则对于任意一个隶属于 Θ 的命题 A,有 $m(\mathrm{A})\in[0,1]$,并满足:

$$\begin{cases} m(\varnothing)=0 \\ \sum_{A\subseteq\Theta} m(A)=1 \end{cases} \tag{3-3}$$

式中,空集∅的基本概率指派为 0;Θ 中所有子集的基本概率之和为 1。若 $m(\mathrm{A})>0$,则称 A 是 Θ 上的基本概率指派 m 的焦元(focal element);所有焦元的集合构成该基本概率指派的核(core)。与贝叶斯理论不同的是,D-S 理论将基本概率指派给 Θ 中元素所有可能的组合(即 2^n 个子集);而贝叶斯理论则将概率指派给的 Θ 中的 n 个成员。

(三) 信念函数

信念函数(belief function)表示某个命题为真的信任程度。设 B 是 A 的子集,即 B⊆A;设 $Bel(\mathrm{A})$ 为命题 A 的信念函数,则有:

$$Bel(\mathrm{A})=\sum_{\mathrm{B}\subseteq\mathrm{A}} m(\mathrm{B}) \quad 且 \quad \mathrm{A}\subseteq\Theta \tag{3-4}$$

若 $\mathrm{A}=\{\omega_1,\omega_2\}$,则 A 的子集包括 $\{\omega_1\}$、$\{\omega_2\}$、$\{\omega_1,\omega_2\}$ 和∅。因此,$Bel(\mathrm{A})=m(\{\omega_1\})+m(\{\omega_2\})+m(\{\omega_1,\omega_2\})+m(\varnothing)$。此外,信念函数不满足可加性,即不能由 $Bel(\mathrm{A})$ 来计算其否定命题的 $Bel(\bar{\mathrm{A}})$。换言之,只能用 $Bel(\mathrm{A})$ 来表征命题 A 为真的信任程度,但不能用 $1-Bel(\mathrm{A})$ 来表征命题 A 不为真的信任程度。

（四）似然函数

似然函数(plausibility function)是不否定命题的信任程度,又称不可驳斥函数或上限函数。设命题A和B是Θ的子集;设$Pl(\mathrm{A})$为命题A的似然函数,则有:

$$Pl(\mathrm{A})=\sum_{\mathrm{B}\cap \mathrm{A}\neq\varnothing} m(\mathrm{B})=1-Bel(\overline{\mathrm{A}}) \tag{3-5}$$

用$[Bel(\mathrm{A}),\ Pl(\mathrm{A})]$表示命题A的信任度区间,用$I(\mathrm{A})=Pl(\mathrm{A})-Bel(\mathrm{A})$表示命题A的不确定度,如图3-1。

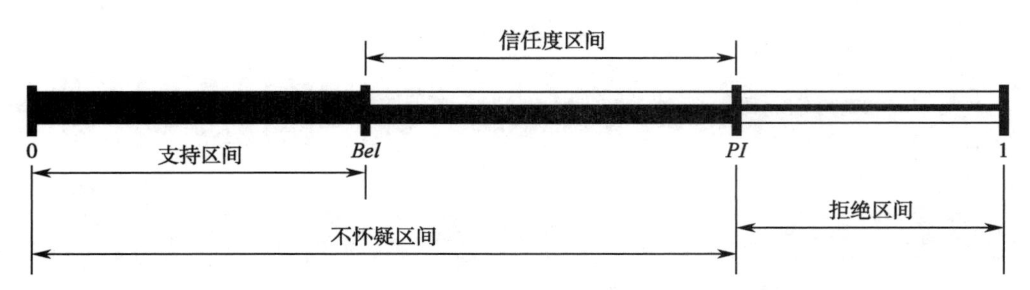

图3-1 信念函数(*Bel*)、似然函数(*Pl*)与信任度区间

例3-1 现有三套备选方案治疗银屑病,依次为外用药T、物理治疗P和系统用药S;其中一种为最优方案,则识别框架Θ={T,P,S}。设命题A={P, S},表示P最优或者S最优,可以理解为某证据支持P和S均优于T,但无法确定P和S哪个更优,以表征不确定性;设命题B={S},表示S最优。根据文献,各命题的基本概率依次为$m(\{\mathrm{T}\})=0.01$,$m(\{\mathrm{P}\})=0.1$,$m(\{\mathrm{S}\})=0.6$,$m(\{\mathrm{P},\ \mathrm{S}\})=0.2$,$m(\{\mathrm{T},\ \mathrm{P},\ \mathrm{S}\})=0.09$;其余命题的基本概率指派均为0。求解命题A和B的信任函数及似然函数。

根据公式3-4,A的信任函数等于识别框架Θ中隶属于A的所有子集的基本概率之和,容易求得:

$$Bel(\mathrm{A})=Bel(\{\mathrm{P,S}\})=m(\{\mathrm{P}\})+m(\{\mathrm{S}\})+m(\{\mathrm{P,S}\})=0.1+0.6+0.2=0.9$$

同理,$B=\{\mathrm{S}\}$中仅包含一个元素,故其信任函数与基本概率指派相等:

$$Bel(\mathrm{B})=Bel(\{\mathrm{S}\})=m(\{\mathrm{S}\})=0.6$$

根据公式3-5,A的似然函数等于1减去A的否定命题,即{T}的信任函数,因此:

$$Pl(\mathrm{A})=Pl(\{\mathrm{P,S}\})=1-Bel(\{\mathrm{T}\})=1-0.01=0.99$$

同理,B的否定命题为{T, P},因此:

$$Pl(\mathrm{B})=Pl(\{\mathrm{S}\})=1-Bel(\{\mathrm{T,P}\})=1-(0.01+0.1+0)=0.89$$

由此可见,命题A的信任区间是0.90~0.99,不确定度为0.09;命题B的信任区间是0.60~0.89,不确定度为0.29。可知命题A较B更为可信,且不确定性更低。

（五）Dempster合成法则

上述概率指派来自同一证据。当存在多个证据、多个评价属性或者多个专家意见时,则需按照Dempster合成法则对证据进行合并。

对于两个证据的情形,令命题S⊆Θ,m_1和m_2分别为Θ上的两个基本概率分配函数,其正交和为:

$$\begin{cases} m(\mathrm{S})=m_1(\mathrm{S})\oplus m_2(\mathrm{S})=\dfrac{\sum\limits_{\mathrm{A}_i\cap \mathrm{B}_j=\mathrm{S}} m_1(\mathrm{A})m_2(\mathrm{B})}{1-k} \\ k=\sum\limits_{\mathrm{A}\cap\mathrm{B}=\varnothing} m_1(\mathrm{A})m_2(\mathrm{B}) \end{cases} \tag{3-6}$$

若$k\neq1$则正交和m也是一个概率分配函数;$k=0$表示证据或专家意见完全一致;$k=1$表示m_1和m_2完全矛盾,不能合成。

对于多个证据,同理有:

$$m(S)=m_1(S)\oplus m_2(S)\oplus\cdots\oplus m_n(A)$$
$$=\frac{\sum_{\cap A_i=S}\prod_{i=1}^{n}m_i(A_i)}{1-k}=\frac{\sum_{\cap A_i=S}\prod_{i=1}^{n}m_i(A_i)}{1-\sum_{\cap A_i=\varnothing}\prod_{i=1}^{n}m_i(A_i)} \tag{3-7}$$

若概率分配函数中所有焦元都是单个假设集，且满足贝叶斯独立条件时，Dempster 证据合成公式就是贝叶斯公式。因此，贝叶斯公式是 Dempster 公式的特例；Dempster 公式是贝叶斯公式的推广。

例 3-2　现要从 Y、Z 两种疫苗中选择一种最优的疫苗进行推广应用，则识别框架 $\Theta=\{Y,Z\}$。根据疫苗的有效性和安全性证据，分别得到基本概率指派函数 m_1 和 m_2，其中：

有效性证据：$m_1(Y)=0.4$，$m_1(Z)=0.5$，$m_1(Y,Z)=0.1$

安全性证据：$m_2(Y)=0.6$，$m_2(Z)=0.3$，$m_2(Y,Z)=0.1$

假定疫苗的有效性和安全性同等重要（权重相等），试合成这两条证据，求解合成后 Y 和 Z 的基本概率指派。

根据 Dempster 合成规则，有：

$$k=\sum_{A\cap B=\varnothing}m_1(A)m_2(B)$$
$$=m_1(\{Y\})\times m_2(\{Z\})+m_1(\{Z\})\times m_2(\{Y\})$$
$$=0.4\times0.3+0.6\times0.5=0.42$$

疫苗 Y 最优的基本概率指派为：

$$m(\{Y\})=\frac{\sum_{A\cap B=Y}m_1(A)m_2(B)}{1-k}$$
$$=\frac{m_1(\{Y\})m_2(\{Y\})+m_1(\{Y\})m_2(\{Y,Z\})+m_1(\{Y,Z\})m_2(\{Y\})}{1-k}$$
$$=\frac{0.4\times0.6+0.4\times0.1+0.1\times0.6}{1-0.42}=0.586\ 2$$

同理，$m(\{Z\})=0.396\ 6$，$m(\{Y,Z\})=0.017\ 2$。根据公式 3-4 和 3-5，容易求得疫苗 Y 最佳的信任区间为 0.586 2~0.603 4，疫苗 Z 最佳的信任区间为 0.396 6~0.413 8。因此，疫苗 Y 最佳的可能性高于疫苗 Z。

（六）D-S 理论的问题与发展

1. 识别框架的构建　D-S 理论要求构建一个包含所有可能命题的完整识别框架；但有学者提出，在实际应用时，研究者常常难以确定一个完备的框架，而框架的不完整是证据冲突的根源。Smets 提出应允许空集的基本概率不为零，即 $m(\varnothing)\geqslant0$，以表征真命题在识别框架之外的可能性；Janez 等提出开放识别框架下信息融合方法；Yaghlane 等提出了一种缩减识别框架中元素的方法。

2. 基本概率指派的生成　生成基本概率指派是 D-S 理论实际应用的第一步，也是关键所在。根据是否利用了先验知识，可将其分为非监督方法和监督方法。非监督方法主要包括：①模糊 C 均值聚类；②模糊数法（构建模糊隶属度函数）。监督方法主要包括：①k 最近邻算法等基于距离的方法（与先验知识或典型样本的相似程度）；②贝叶斯分类器（利用先验概率和样本数据推导出后验概率）；③人工神经网络；④多个分类器的集成算法。

3. 证据冲突的表征与度量　经典 D-S 理论用 k 表征证据冲突程度，但实际上其表征的是子集之间的非包含程度。Jousselme 等提出了一种基于证据间距离的冲突度量方法；Liu 等提出了一种结合 k 与 Pignistic 概率距离的冲突度量方法；蒋雯等提出了一种基于证据关联系数的冲突度量方法。

4. 冲突证据的合成 当各证据高度冲突且 $k \neq 1$ 时，理论上仍然可以合成证据，但会出现与常理相悖的合成结果。国内外学者提出了众多解决方法，大致可归纳为两类：①改进 Dempster 组合规则，如 Smets 等提出的可传递置信模型、Yager 等提出的统一信度函数法、基于集合属性的证据重构法、局部冲突的局部分配法；②基于证据冲突程度或其他方法对原始证据赋予权重，如 Murphy 提出的加权融合算法、Shafer 提出的折扣融合算法。

5. 计算的复杂性 D-S 理论组合规则要求计算识别框架内所有子集之间的正交和，而子集个数为 2^n，因此计算的复杂程度会随着元素数量的增加而呈指数增长。针对该问题，国内外学者提出了一些解决方案，如 Voorbraak 提出信任函数的贝叶斯近似算法、Kreinovich 提出基于蒙特卡罗的随机模拟方法、Denoeux 等提出粗化识别框架以减少焦元数量的方法、王壮等提出基于截断型 D-S 的快速证据组合方法。

五、模糊集理论

经典集合论认为，论域 U 中的每一个元素 x，是否从属于子集 **A**，都可用特征函数$\{0,1\}$表示，即 0 表示 x 不属于集合 **A**，1 则表示属于 **A**。但模糊集理论认为，x 可以同时隶属于多个模糊子集，以表征其不确定性。x 的隶属程度用 $\mu(x)$ 表示，称为隶属函数，值域为$[0,1]$的连续区间。综合评价中，可通过专家咨询法确定指标权重，但专家评分具有不确定性，因此可采用模糊集理论将评分的不确定性融入决策。下面介绍三种常用的模糊数生成方法，更多内容和实例可参考本书第九章。

（一）三角模糊数

若模糊数 A 的隶属度函数为：

$$\mu_A(x)=\begin{cases} 0, & x<a \\ \dfrac{\omega(x-a)}{b-a}, & a\leqslant x\leqslant b \\ \dfrac{\omega(c-x)}{c-b}, & b\leqslant x\leqslant c \\ 0, & x>c \end{cases} \tag{3-8}$$

则称模糊数 A 为三角模糊数。当 $\omega=1$ 时，称 A 为正则三角模糊数，记为 $A=(a,b,c;1)$；当 $0<\omega<1$ 时，称 A 为广义三角模糊数，记为 $A=(a,b,c;\omega)$。

在 Saaty 权重法中，指标之间的重要性比较分为"同等重要""略为重要""基本重要""确实重要""绝对重要"五个等级，分别用数字 1、3、5、7、9 表示，当介于两个相邻程度的中间值时，则用 2、4、6、8 表示。为了表征专家评分的不确定性，可采用三角模糊数 $a_{ij}=(l_{ij},m_{ij},p_{ij})$ 表示指标 i 与指标 j 相比，其重要性的模糊程度（表 3-2）。同理，指标 j 与指标 i 相比，其相对重要性的三角模糊数为 $a_{ji}=a_{ij}^{-1}=(1/p_{ij},1/m_{ij},1/l_{ij})$。

表 3-2 指标重要性两两比较评分标准及三角模糊数

相对重要程度	对比打分	三角模糊数(l_{ij}, m_{ij}, p_{ij})
绝对重要	9	(8, 9, 9)
确实重要至绝对重要	8	(7, 8, 9)
确实重要	7	(6, 7, 8)
基本重要至确实重要	6	(5, 6, 7)
基本重要	5	(4, 5, 6)
略为重要至基本重要	4	(3, 4, 5)
略为重要	3	(2, 3, 4)
同等重要至略为重要	2	(1, 2, 3)
同等重要	1	(1, 1, 2)

以模糊层次分析法为例，按以下步骤计算指标权重：

1. 收集专家的打分，并依据表 3-2（或者先验知识）生成三角模糊数。

2. 综合多名专家打分，依次求取指标 i 相对指标 j 重要性的三角模糊数 l_{ij}、m_{ij}、p_{ij} 的算数均数，得到模糊矩阵。

3. 计算指标 i 相对于其他指标重要性的模糊程度，得到指标 i 的初始权重：

$$Q_i=\sum_{j=1}^{n}\oplus a_{ij}\otimes\left(\sum_{i=1}^{n}\oplus\sum_{j=1}^{n}\oplus a_{ij}\right)^{-1}=\left(\frac{\sum_{j=1}^{n}l_{ij}}{\sum_{i=1}^{n}\sum_{j=1}^{n}p_{ij}},\frac{\sum_{j=1}^{n}m_{ij}}{\sum_{i=1}^{n}\sum_{j=1}^{n}m_{ij}},\frac{\sum_{j=1}^{n}p_{ij}}{\sum_{i=1}^{n}\sum_{j=1}^{n}l_{ij}}\right) \tag{3-9}$$

式中，$\sum_{j=1}^{n}\oplus a_{ij}$ 表示指标 i 相对于指标 j 重要性的三角模糊数的正交和，即：

$$\sum_{j=1}^{n}\oplus a_{ij}=\left(\sum_{j=1}^{n}l_{ij},\sum_{j=1}^{n}m_{ij},\sum_{j=1}^{n}p_{ij}\right) \tag{3-10}$$

同理，$\sum_{i=1}^{n}\oplus\sum_{j=1}^{n}\oplus a_{ij}$ 表示矩阵中所有元素的正交和，其倒数为：

$$\left(\sum_{i=1}^{n}\oplus\sum_{j=1}^{n}\oplus a_{ij}\right)^{-1}=\left(\frac{1}{\sum_{i=1}^{n}\sum_{j=1}^{n}p_{ij}},\frac{1}{\sum_{i=1}^{n}\sum_{j=1}^{n}m_{ij}},\frac{1}{\sum_{i=1}^{n}\sum_{j=1}^{n}l_{ij}}\right) \tag{3-11}$$

4. 进行去模糊化。指标 i 相对于 j 的重要性（$Q_i\geqslant Q_j$）的隶属函数为：

$$\mu(Q_i\geqslant Q_j)=\begin{cases}1, & m_i\geqslant m_j\\ \dfrac{l_j-p_i}{(m_i-p_i)-(m_j-l_j)}, & m_i\leqslant m_j,p_i\geqslant l_j\\ 0, & m_i<m_j,p_i<l_j\end{cases} \tag{3-12}$$

指标 i 相对于其他 k 个指标的重要程度的可能性为：

$$\mu(Q_i>Q_1,Q_2,\cdots,Q_k)=\min\mu(Q_i>Q_j),\quad j=1,2,\cdots,k \tag{3-13}$$

5. 对指标权重进行归一化处理，详见本书第二章。

例 3-3　采用医疗卫生（C_1）、环境健康（C_2）、经济发展（C_3）三个一级指标评价“健康城市”。3 名专家按 Saaty 法对一级指标的相对重要性进行评分，获得如表 3-3 矩阵。试求取各一级指标的权重。

表 3-3　三名专家对一级指标相对重要性评分矩阵

		医疗卫生 C_1	环境健康 C_2	经济发展 C_3
专家 E_1	医疗卫生 C_1	1	2	1
	环境健康 C_2	1/2	1	2
	经济发展 C_3	1	1/2	1
专家 E_2	医疗卫生 C_1	1	3	2
	环境健康 C_2	1/3	1	1
	经济发展 C_3	1/2	1	1
专家 E_3	医疗卫生 C_1	1	2	2
	环境健康 C_2	1/2	1	1
	经济发展 C_3	1/2	1	1

对于本例，若不考虑参数不确定性，则先计算专家评分的均数，再按第二章公式(2-13)用近似解法求各指标权重，最后计算归一化权重，见表3-4。

表3-4 三名专家评分的均数及各指标权重的计算

	医疗卫生 C_1	环境健康 C_2	经济发展 C_3	几何均数	归一化权重
医疗卫生 C_1	1	2.33	1.67	1.57	0.49
环境健康 C_2	0.44	1	1.33	0.84	0.26
经济发展 C_3	0.67	0.83	1	0.82	0.25
合计				3.23	1

若考虑专家评分带来的参数不确定性，则可采用模糊层次分析法估计权重，具体步骤如下：

(1) 根据表3-2和表3-3，给出3名专家(E_1、E_2、E_3)打分的三角模糊数。

$$
\begin{array}{cccc}
 & C_1 & C_2 & C_3 \\
C_1 & (1,1,1) & \begin{bmatrix} E_1:(1,2,3) \\ E_2:(2,3,4) \\ E_3:(1,2,3) \end{bmatrix} & \begin{bmatrix} E_1:(1,1,2) \\ E_2:(1,2,3) \\ E_3:(1,2,3) \end{bmatrix} \\
C_2 & \begin{bmatrix} E_1:\left(\frac{1}{3},\frac{1}{2},1\right) \\ E_2:\left(\frac{1}{4},\frac{1}{3},\frac{1}{2}\right) \\ E_2:\left(\frac{1}{3},\frac{1}{2},1\right) \end{bmatrix} & (1,1,1) & \begin{bmatrix} E_1:(1,2,3) \\ E_2:(1,1,2) \\ E_3:(1,1,2) \end{bmatrix} \\
C_3 & \begin{bmatrix} E_1:\left(\frac{1}{2},1,1\right) \\ E_2:\left(\frac{1}{3},\frac{1}{2},1\right) \\ E_3:\left(\frac{1}{3},\frac{1}{2},1\right) \end{bmatrix} & \begin{bmatrix} E_1:\left(\frac{1}{3},\frac{1}{2},1\right) \\ E_2:\left(\frac{1}{2},1,1\right) \\ E_3:\left(\frac{1}{2},1,1\right) \end{bmatrix} & (1,1,1)
\end{array}
$$

(2) 计算3名专家评分三角模糊数 $a_{ij}=(l_{ij},m_{ij},p_{ij})$ 的算数均数，得到模糊矩阵。

$$
\begin{array}{cccc}
 & C_1 & C_2 & C_3 \\
C_1 & (1,1,1) & (1.33,2.33,3.33) & (1,1.67,2.67) \\
C_2 & (0.31,0.44,0.83) & (1,1,1) & (1,1.33,2.33) \\
C_3 & (0.39,0.67,1) & (0.44,0.83,1) & (1,1,1)
\end{array}
$$

(3) 根据公式(3-10)计算指标 i 相对于 j 重要性的三角模糊数的正交和。

$$
\begin{cases}
C_1:(1,1,1)\oplus(1.33,2.33,3.33)\oplus(1,1.67,2.67)=(3.33,6.00,7.00) \\
C_2:(0.31,0.44,0.83)\oplus(1,1,1)\oplus(1,1.33,2.33)=(2.31,2.78,4.16) \\
C_3:(0.39,0.67,1)\oplus(0.44,0.83,1)\oplus(1,1,1)=(1.83,2.50,3.00)
\end{cases}
$$

(4) 计算矩阵中所有元素的正交和。

$$(3.33,6,7)\oplus(2.31,2.78,4.16)\oplus(1.83,2.5,3)=(7.47,11.28,14.16)$$

(5) 根据公式(3-11)计算其倒数。

$$(7.47,11.28,14.16)^{-1}=\left(\frac{1}{14.16},\frac{1}{11.28},\frac{1}{7.47}\right)$$

（6）根据公式(3-9)计算3个指标的初始权重。

$$\begin{cases} C_1:(3.33,6.00,7.00)\otimes\left(\dfrac{1}{14.16},\dfrac{1}{11.28},\dfrac{1}{7.47}\right)=(0.23,0.53,0.94) \\ C_2:(2.31,2.78,4.16)\otimes\left(\dfrac{1}{14.16},\dfrac{1}{11.28},\dfrac{1}{7.47}\right)=(0.16,0.25,0.56) \\ C_3:(1.83,2.50,3.00)\otimes\left(\dfrac{1}{14.16},\dfrac{1}{11.28},\dfrac{1}{7.47}\right)=(0.13,0.22,0.40) \end{cases}$$

（7）根据公式(3-12)进行去模糊化，对指标的重要程度进行两两比较。

$$\begin{cases} \mu(C_1 \geqslant C_2)=1 \\ \mu(C_1 \geqslant C_3)=1 \\ \mu(C_2 \geqslant C_1)=\dfrac{0.23-0.56}{(0.25-0.56)-(0.53-0.23)}=0.54 \\ \mu(C_2 \geqslant C_3)=1 \\ \mu(C_3 \geqslant C_1)=\dfrac{0.23-0.40}{(0.22-0.40)-(0.53-0.23)}=0.35 \\ \mu(C_3 \geqslant C_2)=\dfrac{0.16-0.40}{(0.22-0.40)-(0.25-0.16)}=0.89 \end{cases}$$

（8）根据公式(3-13)计算指标 i 相对于指标的重要程度的可能性。

$$\begin{cases} \mu(C_1 \geqslant C_2,C_3)=\min\mu(C_1 \geqslant C_2,C_1 \geqslant C_3)=\min(1,1)=1 \\ \mu(C_2 \geqslant C_1,C_3)=\min\mu(C_2 \geqslant C_1,C_2 \geqslant C_3)=\min(0.54,1)=0.54 \\ \mu(C_3 \geqslant C_1,C_2)=\min\mu(C_3 \geqslant C_1,C_3 \geqslant C_2)=\min(0.35,0.89)=0.35 \end{cases}$$

（9）计算归一化权重：指标 C_1 的权重为 $1/(1+0.54+0.35)=0.529$；同理，C_2 为0.286，C_3 为0.185。本例利用三角模糊数处理了专家评分的不确定性，减少了赋权方法的主观性。

（二）梯形模糊数

若模糊数 A 的隶属度函数为：

$$\mu_A(x)=\begin{cases} 0, & x<a \\ \dfrac{\omega(x-a)}{b-a}, & a \leqslant x \leqslant b \\ \omega, & b \leqslant x \leqslant c \\ \dfrac{\omega(d-x)}{d-c}, & c \leqslant x \leqslant d \\ 0, & x>d \end{cases} \tag{3-14}$$

则称模糊数 A 为梯形模糊数。当 $\omega=1$ 时，称 A 为正则梯形模糊数，记为 $A=(a,b,c,d;1)$；当 $0<\omega<1$ 时，称 A 为广义梯形模糊数，记为 $A=(a,b,c,d;\omega)$。

（三）高斯模糊数

三角或梯形模糊数容易受到离群值干扰，稳定性较差。样本量较大时，可基于先验分布构建其他类型的模糊数。以正态分布为例，模糊数 A 的隶属度函数为：

$$\mu_A(x)=e^{-\frac{(x-\overline{X})^2}{2\sigma^2}} \tag{3-15}$$

六、灰色系统理论

灰色系统理论由我国学者邓聚龙教授提出。它是一种研究小样本、信息不足的情形下不确定性问题的方法。该理论用黑数、白数和灰数来表征不确定性：黑数表示完全缺乏知识，范围是 $-\infty$ 到 $+\infty$；白数表示信息完全，可用一个确切的数字表示；灰数则介于这两个极端之间，是指知道大概范围而不知其确切值的数字，用一个区间表示，记为⊗。

灰数可分为以下几类：①仅有下界的灰数，记为$\otimes \in [a, \infty)$；②仅有上界的灰数，记为$\otimes \in [-\infty, b)$；③区间灰数，记为$\otimes \in [a, b]$；若$a=b$，则黑数变为白数；若上下界均为无穷，则灰数变为黑数；④离散灰数，即区间黑数中元素的个数有效；⑤本征灰数，指不能找到一个白数作为其"代表"的灰数，例如宇宙的总能量；⑥非本征灰数，指能够根据先验知识或某种方法，找到一个白数c"代表"的灰数，该白数称为灰数的白化值，记为$\tilde{\otimes} = \otimes(c)$。在综合评价中，灰色系统理论要求决策者提供指标权重或分数的下上界，由此得到各备选方案得分的区间。更多内容和实例可参考本书第十六章。

第三节　结构不确定性的分析方法

结构不确定性是一个非特指性术语，指不能归类于随机不确定性、参数不确定性和异质性的剩余部分。在医学综合评价中，产生结构不确定性的原因很多，例如：评价指标的选择、被评价对象或方案的组成、综合评价模型的选择、临床证据的不确定性等。对于评价指标或模型的选择对结果造成的不确定性，可采用情景分析、模型选择、模型集成等方法予以分析。

一、情景分析

情景分析（scenario analysis）是指在不同的假设下，选择不同的评价指标，或设置不同的参数，观察和比较不同情景下的评价结果。例如，阿司匹林、氯吡格雷等抗凝药物可以预防缺血性脑卒中，进行效果评价或成本效果评价时，常以脑卒中死亡率的下降作为效应指标。但这类药物可能引起出血等不良事件，也可能通过未知原因造成患者死亡。在信息不全的情况下，仅以脑卒中相关死亡作为终点事件可能造成结构不确定性，甚至违背研究假设。在处理这类不确定性时，研究者可以设立不同情景（即不同假设），并进行敏感性分析，例如：情景1，将非脑卒中造成的死亡归类于删失事件（censoring）；情景2，将非脑卒中造成的死亡归类于终点事件；然后比较不同情景下某干预的效果或增量成本效果比。

综合评价中，决策者的偏好和经验也可能造成结构不确定性。可以根据偏好采用不同的评价指标进行评价；或者设立不同情景，展开乐观决策、悲观决策、折中决策、后悔值决策、等概率决策等不确定性分析。

二、模型选择

模型选择（model selection）是指根据模型的精度指标，如均方误差（mean squared error）、决定系数、主观概率（subjective probabilities）等单个或多个指标，选择最佳模型。若为多目标决策，则该方法未必适用。此外，选择"最佳"模型而忽略其他模型可能造成结构不确定性的低估和信息偏倚。

三、模型集成

模型集成（model integration）是指融合多个模型，基于某种方式实现测试数据的多模型融合，使最终的结果能够"取长补短"，降低单一模型的不确定性。在综合评价中，模型平均法（model averaging）较为常用，是指将不同模型的结果按照一定权重求取平均值，得到组合评价结果。下面介绍几种模型集成的方法。

（一）模型平均法

若评价结果是数值（定量资料），则可采用平均法进行组合评价。公式（3-16）中，W_i是模型i的权重，$h_i(x)$是模型i的评价结果。综合评价中，可对排序结果或评价值进行平均。对排序结果（序次）的平均忽略了不同名次之间的差距,将导致有效信息的损失。与序次平均法相比,对评价值的平均包含的信息更精确,但忽略了不同方法的可信度,也没有考虑抽样误差的影响。

$$H(x)=\sum_{i=1}^{m}W_ih_i(x),\quad \sum_{i=1}^{m}W_i=1 \tag{3-16}$$

针对抽样误差对评价结果的影响,王一任等学者提出"整体排序平均优先度"的组合方法:该方法首先对不同方法排序的一致性问题进行统计学检验,再通过随机模拟生成不同方法的优先度,最后求取优先度的均数并进行排序(详见本书第十七章)。针对不同模型可信度不同的问题,蒋雯等学者提出一种基于评价结果(证据)一致性的加权平均法:若一个评价结果与其他结果一致性较高,则认为该结果具有较高的可信度,在组合评价时,应赋予其较高的权重。

(二) 投票法

若评价结果是分类(定性资料),则可采用投票法进行组合评价,包括绝对多数投票法(超过半数)、相对多数投票法(票数最多)、加权投票法(对不同模型的结果赋予不同权重)。随机森林采用的就是投票法,它在决策树的基础上引入随机属性选择,对多棵决策树分类结果进行投票,据此得到最终的分类结果。

(三) 学习法

采用另一个学习器来结合多个模型的评价结果;其中个体模型称为"初级学习器",组合模型称为"次级学习器"。贝叶斯模型平均(Bayesian model averaging, BMA)是一个应用广泛的模型组合方法,它基于后验概率为不同模型赋予权重,将先验知识与模型和数据信息相融合,反映信息更新的动态过程,是处理综合评价中结构不确定问题的有效方法,也是模型平均法的一种特殊实现。公式(3-17)是 BMA 的数学表达,$\Pr(M_i \mid D)$表示给定数据 D 时模型 M_i 的后验概率,$Y_{M_i}(X)$表示给定数据 D 时模型 M_i 的预测值(评价值),$Y_{BMA}(X)$表示按照后验概率加权后各模型的组合预测值(评价值)。

$$Y_{BMA}(X)=\sum_{i=1}^{m}\Pr(M_i \mid D)Y_{M_i}(X) \tag{3-17}$$

此外,证据理论、动态分类器选择、混合专家等方法也是模型集成的常用方法。

第四节 应用注意事项

综合评价中,因评价指标选择、指标权重确定、评价方法选择等多种因素所致评价或排序结果的不确定性。按照来源,不确定性可分为四类,其定义及统计学中的类比概念见表 3-5。

表 3-5 综合评价中不确定性的分类

分类	定义	统计学中的类比概念
随机不确定性	指标权重的随机误差或离散程度	反映离散程度的统计量,如标准差
参数不确定性	指标权重赋值或各指标等级分值等点估计值的不确定性	标准误
异质性	可以归因于决策者特征的变异	回归系数
结构不确定性	评价方法的选择、评价指标的选择、评价体系的完整性、层次结构的合理性等方面的不确定	回归形式、模型假设

开展不确定性分析时,应注意其影响因素及控制方法,并选择适合的方法。

一、影响因素

首先是评价指标的选择。不同利益相关人或参与决策的专家可能选择不同的评价指标,从而造成结构不确定性。其次是指标权重的确定。不同特征的专家可能对评价指标的重要性有不同理解，并赋予不同权重，从而造成参数不确定性和异质性。第三是综合评价方法（模型）的选择。不同综合评价方法可能产生不一致的排序结果，同一种评价方法也可能因为评价对象的不同而产生不一致的排序结果，从而造成结构不确定性。

二、控制方法

在项目实施阶段，控制或减少不确定性的方法包括：①邀请相关领域工作经验丰富的一线专家，遴选时可限定工作年限或职称；②回避职务过多、工作过于繁忙的专家，以提高专家咨询的质量；③采用随机专家集，即在专家库中进行随机抽样；④采用多种形式的专家咨询，譬如函评结合会评的方式解决专家间不一致的问题，通过讨论达成共识；⑤应用多种方法选择评价指标，例如主观方法结合统计学方法，在符合专业解释的基础上优先考虑统计学上更优的指标；⑥依据专家熟悉程度、权威程度等指标，给不同专家的评分赋予不同权重。

三、分析方法的选择

在数据分析阶段，可应用以下方法处理参数和结构不确定性。

1. 确定性敏感性分析是分析参数不确定性最简单、最常用的方法。该方法每次只改变一个指标权重或评分，观察结果的稳健性，适用于大多数综合评价的情形。

2. 真实世界中可能同时存在多参数的不确定性，且可能相互关联。概率敏感性分析同时考虑多个参数的不确定性，常与确定性敏感性分析联合使用。应用中，须借助蒙特卡罗随机模拟来评估多个参数同时改变时结果的稳健性。

3. 在组合多个证据或多名决策者意见时，贝叶斯网络和 D-S 证据理论十分有用。这两类方法不仅能够处理参数不确定性，还能融合多源异构数据（即不同类型、不同结构的证据），因此可用于结构不确定性分析当中不同模型或不同评价方法的结果融合。此外，模糊集理论和灰色系统理论也是将参数不确定性融入指标权重的常用方法。

4. 决策者偏好、研究假设都与指标选择息息相关，并造成结构不确定性，而情景分析是处理这类不确定性的常用手段。模型集成则是用于处理综合评价模型或方法相关的结构不确定性，该方法通过简单的平均、投票，乃至复杂的学习过程，实现多个模型或证据的融合，降低单一模型的不确定性。

（沈敏学）

第二篇　方　法　篇

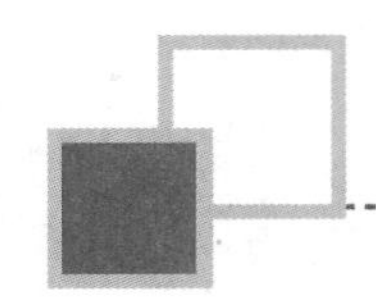

第四章 综合评分法

第一节 基本概念

一、综合评分法

综合评分法是建立在专家评价法基础上的一种重要的综合评价方法。首先根据评价目的及评价对象的特征选定必要的评价指标，逐个指标确定评价等级，每个等级的标准用分值表示。然后以恰当的方式确定各评价指标的权数，并选定累积总分的方案以及综合评价等级的总分值范围，以此为准则，对评价对象进行分析和评价，以决定优劣取舍。

二、综合评分法的基本步骤

（一）确定评价指标

结合医学实践经验，在查阅、参考大量可靠的历史资料的基础上，结合待评价对象的定义及特征来确定综合评分法评价的指标体系。选取能全面反映评价对象的某个现象或特征的代表性指标。

（二）确定各评价指标各级的分值

先制定出各项评价指标统一的评价等级，然后制定出每项评价指标每个等级的标准，再确定每个等级的分值范围，供评分时参考使用。常用的确定指标等级分值的方法有：

1. 专家评分法 由专家或专家组根据有关专业的理论与实践经验，确定各等级的分值。一般按评价等级的优劣顺序采取从高分到低分的取值原则，高分为优、低分为劣。多用于定性或半定量资料的评分。

2. 离差法 在计算某指标的均数与标准差的基础上，采用均数±标准差的方式划分评价等级并分别赋以分值。例如，若某指标以取值大为优，取值小为劣，则可分别以均数加减不同倍数的标准差订出评价等级，并分别赋以高低不等的分值。多用于正态分布计量资料的评分。

3. 百分位数法 在计算某指标各个不同百分位数值的基础上，采用以某些特定的百分位数值来划分评价等级并分别赋以适当的分值。如，对某高优指标分别以 P_{97}，P_{84}，P_{50}，P_{16}，P_{3} 等划分评价等级，并分别赋以相应分值。此法多用于分布不明或偏态分布的计量资料的评分。

4. 标准分法 其原理与离差法制订评分标准相同，但评价等级可分得更多更细。现以 10 岁男生身体素质评价指标之一——立定跳远评分为例，说明其步骤。

（1）计算某地 10 岁男生立定跳远的平均成绩和标准差：$\bar{X}=149.68\text{cm}$，$S=15.34\text{cm}$。

（2）以 20 分制为例，计算立定体跳远的成绩在 $\bar{X}-3S \sim \bar{X}+3S$ 范围内评分每增减 1 分的递增或递减的成绩间距为：$\triangle S=2\times3S/20=6S/20=6\times15.34/20=4.6\text{cm}$。

（3）规定立定跳远平均成绩的评分为 10 分，以 $\triangle S$ 为间距向上累加，每增加 $\triangle S\text{cm}$，增加 1 分；向下递减，每减少 $\triangle S\text{cm}$，减少 1 分，列成表格，即为该地 10 岁男生立定跳远成绩评分表，如表 4-1 所示。

表4-1同时也给出了10岁男生立定跳远成绩100分制的评分表，评分方法和20分制一样，在这里不赘述。

表4-1 某地区10岁男生立定跳远评分表

立定跳远成绩/cm	得分	
	20分制	100分制
≥195.7	20	100
191.1～195.6	19	95
186.5～191.0	18	90
181.9～186.4	17	85
177.3～181.8	16	80
172.7～177.2	15	75
168.1～172.6	14	70
163.5～168.0	13	65
158.9～163.4	12	60
154.3～158.8	11	55
149.7～154.2	10	50
145.1～149.6	9	45
140.5～145.0	8	40
135.9～140.4	7	35
131.3～135.8	6	30
126.7～131.2	5	25
122.1～126.6	4	20
117.5～122.0	3	15
112.9～117.4	2	10
108.3～112.8	1	5
≤108.2	0	0

5. 分组指数法 是一种在综合考察多个有关指标的基础上，对某项指标的优劣程度进行评分的方法。例如，根据学生年龄、性别、身高、体重对各项运动能力指标进行评分的方法，即属此法。

使用分组指数法对学生单项运动能力成绩评分时，先在分组指数表（表4-2）中查到相应的年龄、身高和体重的指数，求出指数和，然后根据指数和确定相应的组别（表4-3），然后根据所属组别与测验成绩在单项分组指数评分表（表4-4）中查出应得的分数。

例：欲知某年龄为12岁零2个月（146个月），身高153cm体重45kg的初一男生引体向上测验成绩为5次时应得分数，步骤如下：

（1）查表4-2：年龄146个月，指数为5；身高153cm，指数为10；体重45kg，指数为8。指数和为23，查表4-3，该生属第四组。

（2）查表4-4：第四组5次引体向上对应的分数为80，应评为80分。

表 4-2 分组指数表(小学五年级至初中三年级)

指数	年龄/月	身高/cm	体重/kg
1	120~125	≤131	≤29.9
2	126~131	132~136	30.0~32.1
3	132~137	—	32.2~34.3
4	138~143	137~141	34.4~36.7
5	144~149	—	36.8~39.0
6	150~155	142~146	39.1~41.2
7	156~161	—	41.3~43.5
8	162~167	147~151	43.6~45.8
9	168~173	—	45.9~48.0
10	174~179	152~156	48.1~50.3
11	180~185	—	50.4~52.6
12	186~191	157~161	52.7~54.8
13	192~197	—	54.9~57.1
14	198~203	162~166	57.2~59.4
15	204~209	167~171	59.5~60.7
16	210~215	172~174	60.8~62.9
17	216	≥175	≥63.0

表 4-3 分组指数表(小学五年级至初中三年级)

分组	一	二	三	四	五	六	七	八
指数和	0~9	10~14	15~19	20~24	25~29	30~34	35~38	39 以上

表 4-4 引体向上(次数)按指数分组评分表(男生)

得分	小学五年级至初中三年级							
	一组	二组	三组	四组	五组	六组	七组	八组
100	16	20	16	16	18	20	17	24
95	10	8	8	9	9	11	12	12
90	8	7	7	7	8	9	10	10
85	7	6	6	6	6	8	10	10
80	6	6	5	5	5	7	8	9
75	6	5	4	5	5	6	7	8
70	5	5	4	4	4	5	6	7
65	5	4	3	4	3	4	5	7
60	4	4	3	3	3	4	5	6
55	4	3	3	3	2	3	4	6
50	3	3	2	2	2	3	4	5
45	3	3	2	2	2	2	3	5

续表

得分	小学五年级至初中三年级							
	一组	二组	三组	四组	五组	六组	七组	八组
40	3	2	1	1	1	2	2	4
35	2	2	1	1	1	1	2	3
30	2	2	1	1	1	1	1	3
25	1	1	0	0	0	0	1	2
20	1	1	0	0	0	0	0	1
15	0	0	0	0	0	0	0	1
10	0	0	0	0	0	0	0	0
5	0	0	0	0	0	0	0	0
0	0	0	0	0	0	0	0	0

（三）确定指标权重

参照第二章相关内容确定指标权重。

（四）确定综合评价总分计算方法

常用的综合评分法总分计算方法有：

1. 累加法 将各评价指标（项目）所得评分值相加，以其和为总分，然后按总分高低确定评价对象的优劣顺序。此法简单易行，但有时不够灵敏。其算式为：

$$S=\sum_{i=1}^{n} S_i \tag{4-1}$$

式中 S_i 为各项目得分；n 为评价项数；S 为总分。

实例见表 4-5。

表 4-5 累加评价法实例（理论性科研成果综合评价）

评价项目	评价内容	等级评分	项目得分
学术水平	1. 新发现，新理论或新学术观点 2. 具国际先进学术水平，并在国际性刊物发表 3. 具国内先进学术水平，在全国刊物发表得到公认 4. 具国内一般学术水平	40 30 20 10	A
作用大小	1. 对全局性科研，生产有普遍推动和指导意义 2. 对某一范围的科研，生产有推动和指导作用 3. 对某单项科研，生产项目有一定指导作用	30 20 10	B
难易程度	1. 学术难度和复杂程度均较大，且工作量较大 2. 有中等技术难度和复杂程度 3. 技术难度和复杂程度一般	20 10 5	C
课题档案	1. 按时归档，内容完整，质量符合归档要求 2. 基本按时归档，内容基本完整，质量基本符合要求	10 5	D
累加总分 $=A+B+C+D$			

2. 连乘法 将各评价指标（项目）的评分值相乘，以其连乘积为总分，然后按总分高低确定评价对象的优劣顺序。此法使各对象总评分值的差距加大，更加一目了然，且灵敏度较高。其算式为：

$$S=\prod_{i=1}^{n} S_i \tag{4-2}$$

式中符号意义同前,实例见表 4-6。

表 4-6 连乘评分法实例(某医疗新产品开发方案)

评价项目	评价内容	等级评分	项目得分
基本构思	1. 富独创性,销售力大 2. 有与竞争产品相对抗的销售力 3. 与竞争产品程度相同,无技术上的特点	3 2 1	*A*
未来市场	1. 产品生命期内,新的市场规模大 2. 进入成长期的产品,市场需要大 3. 市场规模大,但竞争厂家多	3 2 1	*B*
销售能力	1. 完全不存在销售困难 2. 只要增加营业人员就行 3. 要开辟新的销售点	3 2 1	*C*
技术开发能力	1. 以本企业的技术,设备就能开发 2. 要在其他企业专利权的限制下才能开发 3. 要增加大部分设备	3 2 1	*D*
生产能力	1. 以现有技术,设备几乎就能生产 2. 要增加若干设备 3. 要增加大部分设备	3 2 1	*E*
收益性	1. 能达到预期的销售额和利益 2. 确保预期的销售额和利益稍有困难 3. 不能期望达到预期的销售额	3 2 1	*F*
连乘总分 $=A\times B\times C\times D\times E\times F$			

3. 加乘法 将各评价指标(项目)按其内在联系分为若干小组,首先计算各小组评分值之和,再将各小组评分值连乘,以其连乘积作为总分,据此决定评价对象的优劣顺序,此法为以上两法的综合。其算式为:

$$S=\prod_{i=1}^{m}\sum_{j=1}^{n_i}S_{ij} \tag{4-3}$$

式中 S_{ij} 为第 i 小组第 j 个项目的评分值;n_i 为第 i 组评价指标个数(二级评价指标个数);m 为指标组数(一级评价指标个数)。实例见表 4-7。

表 4-7 加乘评分法实例(科研成果评价)

评价指标	子因素	评价内容	等级评分	指标得分
技术水平 $i=1$	先进程度 $j=1$	1. 发明创造 2. 国际水平 3. 填补国内空白 4. 国内领先 5. 国内一般	10 9 7 *A* 5 2	*A*+*B*
	难度大小 $j=2$	1. 技术难度大,系统技术复杂 2. 技术难度大,主要技术创新 3. 技术难度大,主要技术仿制 4. 技术难度一般	10 8 *B* 6 3	

续表

评价指标	子因素	评价内容	等级评分	指标得分
适用程度	紧缺程度	1. 本部门急需	10	
$i=2$	$j=1$	2. 近5年内本部门建设需要	8	
		3. 社会需要	6　C	
		4. 储备成果	4	
				$C+D+E$
	投产速度	1. 成果有立即投产或使用的条件	10	
	$j=2$	2. 3年内能提供投产或使用	7　D	
		3. 5年内能提供投产或使用	5	
		4. 5年以上能提供投产或使用	2	
	适用范围	1. 全国范围	10	
	$j=3$	2. 局部地区范围	6　E	
		3. 少数单位使用	2	
经济效益		1. 年收益1 000万元以上	10	
$i=3$		2. 年收益200万元以上	7　F	F
		3. 年收益20万元以上	5	
		4. 年收益20万元以下	2	
加乘总分=$(A+B)\times(C+D+E)\times F$				

4. 加权法　对各评价指标(项目)按其相对重要程度分配权数,然后以前面提到的累加法,连乘法或加乘法累计总分,据总分高低排出优劣顺序。该法使评价重点突出,虽计算较繁,但结果较为可靠。其算式为:

$$S=\sum_{i=1}^{n} S_i W_i \tag{4-4}$$

$$S=\prod_{i=1}^{n} S_i W_i \tag{4-5}$$

$$S=\prod_{i=1}^{m} \sum_{j=1}^{n_i} S_{ij} W_{ij} \tag{4-6}$$

公式(4-4)、公式(4-5)中 W_i 为第 i 项指标的权重;公式(4-6)中 W_{ij} 为第 i 小组第 j 项指标的组成权重。其余符号意义同前。

经过以上四个步骤处理之后,我们可以获得一个待评价对象的总分,对综合评分法得到的总分进行排序分析,能够描述和区分出各个评价对象的优劣(分类)或者等级高低。

综合评分法是一种较为简便而可靠的综合评价方法,目前广泛应用于医疗卫生科学的各个领域,以少年儿童生长发育领域、临床医学领域及卫生事业管理科学领域应用尤多。

第二节　应用实例

例 4-1　在儿童少年生长发育评价中的应用

坂野雄二等为了评估儿童少年体质发育、智力发育的水平,采用综合评分法对不同年龄儿童的智力发育水平进行综合评价。

1. 选择不同年龄儿童智力评价项目及单项评价分数,不同年龄的评价项目如表4-8~表4-12所示。对待测试的儿童,逐表逐题回答问题,表中合格标准这一列中,“/”右边数字代表该单项问题总数,左边数字代表至少能正确回答的问题个数。回答程度若符合表中合格标准,该题记1分,不符合表中合格标准,则记0分。因此,每个年龄用表的满分为12分。

表4-8 2岁儿童智力测验问卷表

No	问题	材料	回答	合格标准
1	谈话	看图	房子、飞机、鸟、象、花、汽车	4/6
2	指出身体部位		手、耳、肚子、脚	3/4
3	颜色的搭配	彩色卡片	红、蓝、黄、绿	4/4
4	语句的理解	小勺一把 空盒一个	桌上、桌下、盒中	2/3
5	摹绘图形	纸、铅笔	画直线	立即摹绘
6	数的复述		3~7、1~8、9~2、6~4	1/4
7	物品的名称	参照右栏	茶碗、盘子、铅笔、手帕、表、画册	3/6
8	复述句子		1、2、3	1/3
9	指出画中的内容	看图	1、2、3、4	5个以上
10	长短与大小	看图	长短、大小	2/2
11	数的概念	小勺四把	1、2	2/2
12	名字	姓名	立即回答	
得分				

表4-9 3岁儿童智力测验问卷表

No	问题	材料	回答	合格标准
1	拼图画	看图	狗、圆、房子、车	2/4
2	看图说名称	看图	表、鞋、小勺、椅子、玻璃杯、汽车、鼓、电话、帽子、飞机、剪子、眼镜、桌子、马、自行车、鸟、球、猫、花、狗	15/20
3	性别		立即回答	立即回答
4	句子复述		1、2、3	1/3
5	指出图中东西	看图	鸟、表、剪子、鞋、汽车、杯子、马	5/7
6	摹绘圆圈	看图	圆	立即回答
7	数的复述		1-3-6、4-5-7、6-2-8、9-5-1	2/4
8	图形搭配	三角形纸板	第一次尝试、第二次尝试	到第二次尝试止
9	数概念“3”和“4”	看图	2、3、多少、4	3/4
10	摹绘十字架	纸、铅笔	十字形	立即摹绘
11	反义词类推		1、2、3、4、5、6、7	3/7
12	情景的理解		1、2、3、4、5	3/5
得分				

表 4-10 4 岁儿童智力测验问卷表

No	问题	材料	回答	合格标准
1	排出非同类	看图	a、b	2/2
2	颜色的名称	彩色卡片	红、蓝、黄、绿	4/4
3	美的比较		房间、景色、房屋、花	3/4
4	话的比较	看图	1、2、3、4、5、6、7、8、9、10	8/10
5	图形搭配	看图	1、2、3、4、5、6、7、8	5/8
6	画的补充	看图	脸、椅子、剪子、梳子、表、燕子	4/6
7	正方形的临摹	看图	正方形	立即临摹
8	词语解释		勺、汽车、扫帚、表、钥匙、电话、被褥、书	5/8
9	大小、形状的比较	看图	形状、大小	2/2
10	数的概念	看图	胡萝卜、兔、多少、鼠	3/4
11	画的说明	看图	1、2、3	2/2
12	语句的复述			1/3
得分				

表 4-11 5 岁儿童智力测验问卷表

No	问题	材料	回答	合格标准
1	身体部位的功能知识		嘴、眼、耳、手、脚	4/5
2	迷路	看图	错误数( )第一次尝试	第一次尝试错误到 1 为止
3	集合的比较	看图	1、2、3、4	3/4
4	画的记忆	看图	1、2	6
5	图形的组合	看图	1、2、3	2/3
6	完成图画	看图	球、车	1/2
7	对情景的理解		雨、困、受伤、丢失	3/4
8	打数计算		4 次、5 次、7 次	2/3
9	复述句子		1、2、3	1/3
10	反义词		大、快、短、重、暗	3/5
11	数的复述		3-5-4-1、2-7-6-8	1/2
12	填图	看图	1、2、3	3/3
得分				

表 4-12 6 岁儿童智力测验问卷表

No	问题	材料	回答	合格标准
1	临摹菱形	看图		立即临摹
2	画的比较	看图	骰子、球、房子、船	3/4
3	数的倒数		8-3-2、6-9-5、7-4-1	1/3
4	数量、位置的临摹	看图	数、位置	2/2
5*	集中单词	看图	a、b、c、d	6 个以上
6	计算		10、9	1/2

续表

No	问题	材料	回答	合格标准
7	左和右的辨别		右耳、左手、左脚、右眼	4/4
8	人物描画	纸、铅笔	身体部位( )	全身六处以上
9	造句		1、2、3	1个以上
10	记忆句子		( )	5个以上
11	说明差异		鱼和鸟、父和母、飞机和船、纸和玻璃	3/4
12	语顺的记忆		1. 最初、最后( ),1. 第一、第三( )	完全回答
得分				

* 此题根据中国文字实际情况有所修改

2. 选择评价儿童智力总分累积方式及各等级的分数范围，采用累加法合计总分：即将某儿童对各年龄用表（共5张表）的智力测验得分相加，得出智力测验总分，以此作为智力状况的评价依据。显然，总分最高分为60分。某4岁零3个月的儿童各年龄用表得分记录见表4-13。评定智力等级的标准见表4-14。

3. 对个体儿童进行测验与评价，据表4-13可以看出，该儿童得分总分为33分，据表4-14可见该儿童智力发育等级为3，结论为智力发育一般。

表4-13　某4岁零3个月儿童智力测验得分记录表

问题	满分	得分
2岁的问卷	12分	12分
3岁的问卷	12分	10分
4岁的问卷	12分	8分
5岁的问卷	12分	3分
6岁的问卷	12分	0分
合计得分		33分
评定等级		
1. 相当慢　2. 稍慢　3. 一般　4. 稍快　5. 相当快		

表4-14　智力等级评定标准

年龄（年：月）	等级				
	1	2	3	4	5
2：6~2：11	0~5	6~9	10~12	13~15	16~
3：0~3：5	0~12	13~15	16~19	20~23	24~
3：6~3：11	0~18	19~22	23~26	27~30	31~
4：0~4：5	0~25	26~29	30~33	34~37	38~
4：6~4：11	0~31	32~36	37~40	41~45	46~
5：0~5：5	0~38	39~42	43~47	48~52	53~
5：6~5：11	0~44	45~49	50~54	55~59	60

注：相应于1,2,3,4,5等的智力状况分别为智力发展相当慢、稍慢、一般、稍快、相当快

例 4-2　在临床医学中的应用

在超声诊断某些恶性肿瘤、宫腔疾病，以及围产医学的临床实践中都用到过综合评分的评价方法，在此以李明明等提出的二维、三维超声综合评分法诊断宫腔粘连的临床价值为例说明。

宫腔粘连早发现、早诊断、早治疗可以在一定程度上改善患者的生殖预后。而对宫腔粘连严重程度的判断决定了临床治疗方式。二维经阴道超声和三维经阴道超声的应用对宫腔粘连的诊断具有重要价值。李明明等联合使用三维及二维经阴道超声，将三维图像、二维内膜厚度、有无异常回声此 3 项超声参数作为检查指标，分析超声综合评分法在诊断宫腔粘连并对宫腔粘连程度进行分级的临床价值。

1. 选取 2015 年 1 月—2016 年 12 月某妇幼保健院收治的符合研究标准的 122 例宫腔粘连患者为研究对象，将三维图像、二维内膜厚度、异常回声 3 项超声参数作为检查指标，将以上 3 个因素根据超声图像分别赋予 0~3 分。见表 4-15。

表 4-15　超声综合评分表

评分项目	0 分	1 分	2 分	3 分
三维超声	倒三角形，内膜连续均匀，与肌层分界清	局部内膜缺损、范围<1/4 宫腔长度	局部内膜缺损、范围为 1/4~1/2 宫腔长度	内膜连续片状缺损、范围>1/2 宫腔长度；与肌层分界不清
二维内膜厚度	>5mm，回声均匀	>5mm，回声欠均匀	3~5mm，厚薄不一，回声不均	<3mm
二维异常回声	无	内膜内见小片状低回声、范围<1/4 宫腔长度，与肌层分界清	内膜内见片状低回声、范围 1/4~1/2 宫腔长度，部分与肌层分界不清	内膜内见大片状低回声、范围>1/2 宫腔长度，与肌层分界不清

2. 选择评价宫腔粘连总分累积方式及各等级的分数范围。对照评分表，采用累加法合计总分作为超声综合评分总分，并确定：0 分为正常，1~3 分为轻度宫腔粘连，4~6 分为中度宫腔粘连，7~9 分为重度宫腔粘连。

3. 对患者进行诊断评分。例如患者王某，三维超声显示局部内膜缺损，范围<1/4 宫腔长度，二维超声显示内膜厚度为 4mm，厚薄不一，回声不均，内膜内见小片状低回声区域，范围<1/4 宫腔长度，与肌层分界清。结合表 4-15，该患者超声综合评分为 1+2+1=4 分，为中度宫腔粘连。

4. 分别对每一个患者进行诊断评价，并与病理结果（“金标准”）进行比较。

分别对 122 例患者进行诊断评分，并与每一个患者的病理结果进行比较。结果发现：轻度、中度、重度患者中的诊断符合率分别为 76.74%（33/43）、74.15%（38/51）、64.29%（18/28）。二维、三维超声综合评分结果与病理结果对照见表 4-16。

表 4-16　超声综合评分法评分与病理结果

病理结果	例数	超声综合评分法/分		
		1~3（轻度）	4~6（中度）	7~9（重度）
轻度	43	33	7	3
中度	51	6	38	7
重度	28	3	7	18
合计	122	42	52	28

例 4-3　在卫生事业管理中的应用

综合评分法在卫生事业管理中应用广泛，包括在基层防疫站及基层医院管理中的应用、在医学科研管理中的应用、在医学教育管理中的应用等。兹以其在科研管理中的应用为例说明。

某单位为全面考察科研课题水平高低、完成情况、经济效益与社会效益而设计了评分量表(表4-17)进行评分,并分别乘以各指标的权重后用累加法求加权总分,以高者为优。

表4-17　科研课题评分量表

指标	评分					权重
	1.00	0.75	0.50	0.25	0.00	
计划完成情况	超额	较好	完成	较差	未完成	0.12
研究技术水平	探索性	首次借鉴	一般	应用欠妥	应用错误	0.08
结果先进性	国际	国内	省内	省以下	无价值	0.20
结果新颖性	独创	部分独创	改进	仿制	过时	0.12
经济与社会效益	好	较好	一般	较差	差	0.20
科研经费消耗	少	较少	一般	较多	多	0.08
固定资产占用	少	较少	一般	较多	多	0.08
推广应用情况	大量推广	部分推广	少量推广	自己应用	无推广价值	0.12

(杨　芳　胡　明)

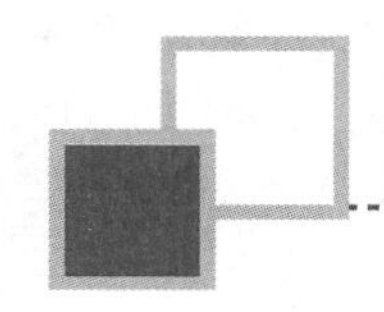

第五章　综合指数法

指数(index)是根据研究目的和各门专业计算出来的一种特定的相对数。早在18世纪中叶,经济学家为评论物价变动,产生了最早的指数。随着社会的发展和进步,指数已广泛应用于社会经济、科学技术、医药卫生、文化教育和行政管理等专业领域。

第一节　基本概念

一、指数的定义

指数的定义有广义和狭义之分,广义的指数是“用来测定一个变量(或一组变量)对某个(或某些)特定变量值大小的相对数”,即各种相对指标都可称为指数。狭义的指数是“用来反映那些不能直接相加的各种事物组成的某种现象或结果的综合变动的相对数”。例如医院工作质量指数,就是根据管理部门提出的各项指标标准,包括治疗质量、床位利用、管理质量与护理质量等4项目标及其子目标的测量值,代入公认的计算模型中,计算出的无量纲且具可比性的相对数,用来表达某单位的医疗质量。

二、指数的分类

依据所表达的总体范围不同,指数可分为个体指数(simple index)和总指数(total index)。

表达某一事物或现象的动态变化的指数称为个体指数。例如某一病种的治愈指数、住院药房药品的价格指数等。综合描述多种事物或现象的动态平均变化程度的指数称为总指数。例如公共场所卫生质量指数、临床科室医疗质量指数等。

个体指数系单因素指数,又可以称为分指数,是表明总体中个别要素数量变动情况的相对数。个体指数计算简便,只需计算报告期(或监测)值与对比期(或标准)值的相对比。计算个体指数时,需要确定对比期(或标准)值,如何选择对比期(或标准)值,决定了指数的稳定性和代表性。例如,医院住院患者治愈效果指数:$K_R=R_1/R_0$,式中 R_1 为报告期效果,R_0 为对比期效果;又如某环境污染程度指数:$I=C_i/S_i$,式中 C_i 为某污染物实测浓度,S_i 为该污染物的容许标准浓度。

总指数简称指数,是综合表明许多要素所构成的整个总体的数量变动情况的相对数。

依据事物或现象的性质不同,指数可分为数量指标指数和质量指标指数。前者主要表达事物或现象规模水平的变化,例如门诊工作量指数、平均病床工作日指数等;后者主要表达工作质量好坏,管理水平的高低变化,例如医院治疗效果指数、医院患者人均费用指数等。

依据事物或现象对比时间的不同,指数可分为动态指数和静态指数。前者表达事物或现象在不同时间的发展趋势;后者表达事物或现象在相同时间条件下的对比状态。

三、综合指数法及其用途

综合指数(synthetic index)是编制总指数的基本计算形式,它通过某一种计算程序,综合多个指标的报告期数据(或监测数据)和基准数据(或标准数据)的信息,定量地表达几个指标的综合平均变化程度。综合指数法通过建立总指数的计算模型,综合多个指标的报告期数据和基期数据的信息,定量反映几个指标的综合变动程度,以评价变动对监测结果的影响。

研究者可以利用综合指数的方法来进行因素分析:即把某个总量指标分解为两个或多个因素指标,固定其中的一个或几个指标,便可观察出其中某个指标的变动程度。研究者也可以综合观察多个指标同时改变时,对某一现象或结果的影响方向和程度,继而评价其优劣。

由于综合指数法直观易懂,便于理解,可以对研究对象进行较为客观、全面的分析和评价,因此广泛应用于医学各专业与各学科领域。例如,预防医学领域:环境质量监测、环境污染程度、营养状态、食品卫生质量、体质调查、疾病危害程度、卫生事业管理水平等;医学管理领域:医院医疗质量、整体护理质量、临床科室医疗质量、病种医疗质量、基本公共卫生服务质量、社区卫生服务满意度、医院绩效评价等。

四、综合指数法的基本步骤

(一)确定综合评价的指标体系及各个指标的标准值

在查阅、参考大量可靠的历史资料的基础上,结合待评价对象的定义及特征来确定一个综合评价指标体系。需要选用恰当的评价指标,既要做到少而精,又要能全面反映评价对象的某现象和某结果的质量特征。

各个指标的标准值(或称为参照值)可以是该指标实际值的平均值,可以是规定的计划值或目标值,还可以是理论值或预期值。通常采用指标实际值的平均值的较多。

(二)指标指数化

按照指标性质的不同,高优指标用实际值比标准值,而低优指标用标准值比实际值来求个体指数,从而将不同类别、不同单位的指标调整成为同一个方向。

综合评价指标中的高优指标又称正向指标,是指用于评价时,其值越大越好;低优指标又称负向指标,用于评价时,其值越小越好。高优指标和低优指标在计算个体指数时不一致,通常采用下式进行计算:

$$Y=\begin{cases}\dfrac{X}{M}(\text{高优指标})\\[2ex]\dfrac{M}{X}(\text{低优指标})\end{cases} \tag{5-1}$$

式中 X 为某指标实测值,M 为某指标的标准值,$X>0$ 且 $M>0$。

此外,还有一种指标,其值过大过小对评价结果都不理想,该类指标称为中优指标,其计算公式如下:

$$Y=\frac{|M|}{(|M|+|X-M|)} \tag{5-2}$$

其中 X 与 M 不能同时为 0。

(三)计算综合指数

由于综合评价体系多为多级多分类指标体系,即指标体系分为若干大类,而每大类下又再分为若干个项目(指标),通常采用同类指标相乘,而异类指标相加的方法来计算综合指数,见下式:

$$I=\sum_{i=1}^{k}\prod_{j=1}^{g}Y_{ij} \tag{5-3}$$

式中 I 为综合指数，k 为指标类别数，g 为各类别内的指标数，Y_{ij} 为第 i 类第 j 项个体指标。

根据实际应用，也可用直接累加个体指标的方法计算综合指数，见下式：

$$I=\sum_{i=1}^{k}\sum_{j=1}^{g}Y_{ij} \tag{5-4}$$

式中 I 为综合指数，n 为指标数，Y_j 为第 j 项个体指标。

如果指标体系中每个指标的重要性不等，则可以先通过专家咨询法、层次分析法或变异系数法等方法来确定各个评价指标的权重，然后再进行加权处理，即将各个指标指数乘以权重系数后再累加的方法来计算综合指数，这种方法可称为加权综合指数法，见下式：

$$I=\sum_{i=1}^{k}\prod_{j=1}^{g}W_{ij}Y_{ij} \tag{5-5}$$

式中 I 为综合指数，k 为指标数，Y_{ij} 为第 i 类第 j 项个体指标，W_{ij} 为第 i 类第 j 项指标的权重。

同样实际应用中，由于权重系数小于 1，如果同类指标相乘异类指标再相加，会使得最终的综合指数极小。故也可以在加权综合指数法中选择直接累加分配了权重的指标指数，而使得最终的综合指数更为可比，见下式：

$$I=\sum_{i=1}^{k}\sum_{j=1}^{g}W_{ij}Y_{ij} \tag{5-6}$$

式中为 I 综合指数，n 为指标数，Y_j 为第 j 项个体指标，W_j 为第 j 项指标的权重。

（四）根据综合指数进行排序

根据综合指数大小进行排序，横向对比对象的优劣或纵向比较待评价对象随时间变化的趋势。

第二节　应用实例

例 5-1　某医院管理人员根据 2015—2019 年该医院的工作报表资料，运用综合指数法对其医疗质量进行综合评价。

1. 确定综合评价体系的指标构成　选取能反映医疗质量的 3 类 9 项指标作为评价体系，其中除了出院者平均住院日和病死率为低优指标外，其余指标均为高优指标，详见表 5-1。

表 5-1　医疗工作指标体系

一级指标	二级指标	单位	指标特征
工作强度	门诊诊疗人次 X_1	人次	高优
	出院人次 X_2	人次	高优
	住院手术人次 X_3	人次	高优
工作效率	病床使用率 X_4	%	高优
	病床周转次数 X_5	次	高优
	出院者平均住院日 X_6	天	低优
治疗质量	住院患者抢救成功率 X_7	%	高优
	好转率 X_8	%	高优
	病死率 X_9	%	低优

2. 确定各指标标准值　研究目的是考核某医院 2015—2019 年的医疗质量水平，以此来评价年度间医疗质量的优劣，因此各个指标均选择 5 年的平均数水平作为标准值 M_{ij}。各指标的实际值及其标准值详见表 5-2。

表 5-2 某医院 2015—2019 年医疗工作各指标实际值

年份	工作强度			工作效率			治疗质量		
	X_1/人次	X_2/人次	X_3/人次	X_4/%	X_5/次	X_6/天	X_7/%	X_8/%	X_9/%
2015	601 965	18 453	5 766	87.21	25.63	14.69	45.36	97.23	3.11
2016	796 349	22 652	6 134	85.20	29.12	13.69	51.32	96.65	3.25
2017	1 045 928	25 961	7 342	90.12	26.96	12.98	61.22	96.32	2.98
2018	1 164 376	28 234	7 476	80.65	27.52	12.14	70.23	97.12	3.06
2019	1 345 460	27 989	7 890	82.91	29.16	10.36	75.21	96.98	2.78
标准值	990 816	24 658	6 922	85.22	27.68	12.77	60.67	96.86	3.04

3. 指标指数化 低优指标仅有出院者平均住院日和病死率,其余均为高优指标。标准值为各指标的平均值(M_{ij}),各指标实际值为 X_{ij},指数化公式为:高优指标 $Y_{ij}=X_{ij}/M_{ij}$,低优指标 $Y_{ij}=M_{ij}/X_{ij}$,各指标指数化处理结果,详见表 5-3。

表 5-3 某医院 2015—2019 年医疗工作各指标指数化后的值

年份	工作强度			工作效率			治疗质量		
	X_1/人次	X_2/人次	X_3/人次	X_4/%	X_5/次	X_6/天	X_7/%	X_8/%	X_9/%
2015	0.61	0.75	0.83	1.02	0.93	0.87	0.75	1.00	0.98
2016	0.80	0.92	0.89	1.00	1.05	0.93	0.85	1.00	0.93
2017	1.06	1.05	1.06	1.06	0.97	0.98	1.01	0.99	1.02
2018	1.18	1.15	1.08	0.95	0.99	1.05	1.16	1.00	0.99
2019	1.36	1.14	1.14	0.97	1.05	1.23	1.24	1.00	1.09

4. 计算综合指数 指标指数化后,以年份为单位,采用同类指标相乘,而异类指标相加的方法来计算综合指数,例如 2015 年该医院的医疗质量综合指数计算过程为:工作强度的指数 $Y_1=0.61\times0.75\times0.83=0.38$;同理,工作效率的指数为 $Y_2=1.02\times0.93\times0.87=0.82$;治疗质量的指数为 $Y_3=0.75\times1.00\times0.98=0.74$。将以上三类指标指数再相加,则该年度医疗质量的综合指数 $I=0.38+0.82+0.74=1.94$,见表 5-4。

表 5-4 某医院 2015—2019 年各年度综合指数及排序

年度	综合评价指标大类			综合指数 I	排序
	工作强度	工作效率	治疗质量		
2015	0.38	0.82	0.73	1.94	5
2016	0.65	0.98	0.79	2.42	4
2017	1.18	1.01	1.02	3.21	3
2018	1.45	0.99	1.15	3.59	2
2019	1.76	1.26	1.36	4.38	1

5. 医疗质量综合评价　计算出各年度的综合指数后发现，该院 2015—2019 年医疗综合指数呈逐年递增趋势，5 年中综合指数增长了 126%。按一级指标来看，5 年来该医院的工作强度呈逐年递增趋势，工作效率出现略微波动趋势，治疗质量指标也呈上升趋势。

例 5-2　某传染病医院管理人员根据该医院 2017 年统计报表、财务报表及病案统计管理系统中调出的病案首页等信息，采用加权综合指数法对该院 2017 年五个科室的住院医疗工作质量进行综合评价，以准确评价不同科室的住院医疗工作，提高医疗管理水平、做出正确医疗管理决策及改善医疗工作。

1. 确定评价指标体系　采用文献研究法和德尔菲(Delphi)法，选取 11 项能较全面反映整体住院医疗工作的关键指标作为评价指标，对某传染病医院不同科室的住院医疗质量进行综合评价。工作负荷方面包括平均每个医师诊治的出院人数(X_1)和病床工作日(X_2)2 个指标；工作质量方面包括治愈好转率(X_3)、入院三日确诊率(X_4)、危重患者抢救成功率(X_5)、疑难危重患者率(X_6)、医院感染率(X_7)等 5 个指标；工作效益方面包括病床周转次数(X_8)、平均住院日(X_9)、每床日住院医疗费用(X_{10})及药费占总费用百分比(X_{11})等 4 个指标。其中，每医师出院人数、病床工作日、床日住院费用为中优指标，医院感染率、平均住院日及药费占总费用百分比为低优指标，其余指标均为高优指标，详见表 5-5。

2. 确定权重　采用专家评分法确定各个指标权重，选取从事医院管理的专家们对每个评价指标按百分制进行评分。根据各专家的评分结果，计算每个评价指标的平均分值，然后计算所有评价指标的平均分值之和，再计算每个评价指标的平均分值占平均分值之和的比值，该比值即为此指标的权重系数，各指标权重系数详见表 5-5 最后一列。

表 5-5　临床科室医疗工作质量评价指标体系及其权重

一级指标	二级指标名称	符号	性质	权重
工作负荷	每医师出院人数/人	X_1	中优	0.16
	病床工作日/d	X_2	中优	0.08
工作质量	治愈好转率/%	X_3	高优	0.06
	三日确诊率/%	X_4	高优	0.06
	危重患者抢救成功率/%	X_5	高优	0.06
	疑难危重患者率/%	X_6	高优	0.16
	医院感染率/%	X_7	低优	0.07
工作效益	病床周转次数/(次/a)	X_8	高优	0.04
	平均住院日/d	X_9	低优	0.13
	床日住院费用/元	X_{10}	中优	0.09
	药费占总费用百分比/%	X_{11}	低优	0.09

3. 确定标准值　指标的标准值 M_{ij}，通常为同一指标不同科室的平均值，也可以设定为某一目标值。11 个指标中治愈好转率、院内感染率、床位周转次数及平均住院日按照卫生部《医院管理评价指南(2008 年版)》对于三级医院的标准来设定标准值。即治愈好转率标准值为 90%(卫生部标准为≥90%)，院内感染率为 10%(卫生部标准为≤10%)，床位周转次数为 19 次(卫生部标准为≥19 次)，平均住院日为 15 天(卫生部标准≤15 天)，而其余取平均值。各指标标准值详见表 5-6 中最后一行。

表 5-6 2017 年某院五科室 11 项住院医疗工作质量指标实测值资料

科室	X_1/人	X_2/d	X_3/%	X_4/%	X_5/%	X_6/%	X_7/%	X_8/次	X_9/d	X_{10}/元	X_{11}/%
ICU	33	456	49.1	100.0	95.3	100.0	20.7	25.4	33.1	3 127.9	29.8
肝病科	103	368	96.2	99.5	91.2	13.6	4.9	14.9	31.5	560.8	60.2
心内科	214	436	99.3	100.0	94.4	5.6	1.5	45.1	12.3	1 198.2	58.4
消化内科	189	401	97.6	83.5	94.2	4.5	1.4	48.1	13.2	992.1	51.2
老年病科	20	372	97.2	99.9	86.2	7.4	2.3	22.4	17.8	896.4	53.6
标准值	112	407	90.0	96.6	92.3	26.2	10.0	19.0	15.0	1 355.1	50.6

4. 指标值指数化 由于 11 项住院医疗工作指标的单位、性质等不同，所以须用原指标值同标准值进行比较得到指数，本例中治愈好转率、院内感染率、床位周转次数及平均住院日是以三级医院评审标准的最低标准为标准值，而其余指标以其均值作为参考值。指标指数化处理结果见表 5-7。

表 5-7 2017 年某院五科室 11 项住院医疗工作质量指标指数化值资料

科室	Y_1	Y_2	Y_3	Y_4	Y_5	Y_6	Y_7	Y_8	Y_9	Y_{10}	Y_{11}
ICU	0.59	0.89	0.55	1.04	1.03	3.81	0.48	1.34	0.45	0.43	1.70
肝病科	0.93	0.91	1.07	1.03	0.99	0.52	2.04	0.78	0.48	0.63	0.84
心内科	0.52	0.93	1.10	1.04	1.02	0.21	6.67	2.37	1.22	0.90	0.87
消化内科	0.59	0.99	1.08	0.86	1.02	0.17	7.14	2.53	1.14	0.79	0.99
老年病科	0.55	0.92	1.08	1.03	0.93	0.28	4.35	1.18	0.84	0.75	0.94

5. 计算各指标的综合指数(I_j) 用各个指标指数化的值乘以其对应的权重系数得到各指标的综合指数 I_j，即 $I_j = W_j \times Y_j$。

例如：ICU 指标 X_1 的综合指数 $I_1 = 0.16 \times 0.59 = 0.094$；指标 X_2 的综合指数 $I_2 = 0.08 \times 0.89 = 0.071$，余类推。各指标综合指数 I_j 见表 5-8。

表 5-8 2017 年某院五科室住院医疗工作质量各个指标的综合指数

科室	I_1	I_2	I_3	I_4	I_5	I_6	I_7	I_8	I_9	I_{10}	I_{11}
ICU	0.09	0.07	0.03	0.06	0.06	0.61	0.03	0.05	0.06	0.04	0.15
肝病科	0.15	0.07	0.06	0.06	0.06	0.08	0.14	0.03	0.06	0.06	0.08
心内科	0.08	0.07	0.07	0.06	0.06	0.03	0.47	0.10	0.16	0.08	0.08
消化内科	0.09	0.08	0.07	0.05	0.06	0.03	0.50	0.10	0.15	0.07	0.09
老年病科	0.09	0.07	0.07	0.06	0.06	0.05	0.31	0.05	0.11	0.07	0.09

6. 计算住院医疗工作综合指数(G) 若将某一科室下各类指标的综合指数累乘，再将不同类别间的综合指数累加后求得该科室的综合指数 G，会发现计算得到的总综合指数非常小，不便于在不同科室间进行比较，例如经公式计算 $G_{ICU} = 6.70 \times 10^{-3}$。可见累乘后一级指标的指数太小，不便于比较，因此采用将各指标综合指数累加获得总的反映医疗工作的综合指数，即 $G = \sum_{j=1}^{n} I_j$。那么 ICU 的综合指数 G_{ICU}则为 1.27，其余科室的综合指数依次类推计算列入表 5-9 中，然后根据各科室综合指数大小进行排序。

表 5-9 2017 年某院五科室住院医疗工作质量综合指数

年度	工作负荷指数	工作质量指数	工作效益指数	综合指数 G	排序
ICU	0.16	0.80	0.30	1.27	2
肝病科	0.22	0.41	0.23	0.86	5
心内科	0.15	0.69	0.41	1.26	3
消化内科	0.17	0.71	0.41	1.29	1
老年病科	0.16	0.53	0.31	1.00	4

7. 综合评价结果 根据以上各科室住院医疗工作质量综合指数,其综合水平的名次依次为消化内科、ICU、心内科、老年病科、肝病科。其可能原因如下:①消化内科综合排名居首位,由于消化内科相比其他四个科室,疑难危重患者率与院内感染率均较低,加上年初该科室引进了一批先进的医疗设备,提升了整体治疗水平,从而排名较为靠前。②肝病科排名居末位,可能由于该类科室平均住院日较长,患者病情相对平稳,该传染病医院肝病科住院医疗工作质量综合指数偏低,提示该院相关管理人员可寻求相应的解决措施,改善肝病科及相关科室住院医疗工作质量水平偏低的现状,以形成专科优势,优化资源配置。

加权综合指数法是指将一组相同或者不同指数值进行统计学处理,使不同计量单位、不同性质的指标值标准化,并按重要性赋予各项权重,最后转化为一个加权综合指标,以准确地评价工作的综合水平。指数值越大,工作质量越高。加权综合指数评价医疗质量的优点在于,可以明确各项指标在总体绩效分析中所占比例,可以更客观、全面地分析和评价医院各临床科室的医疗质量,并从中发现问题,为改进全院医疗质量和合理配置资源提供依据。

(许传志 熊国强)

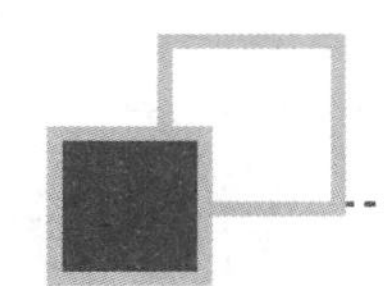

第六章　秩和比法

第一节　基本概念

一、秩和比与秩和比法

我国统计学家田凤调教授于1988年提出秩和比法，此后，该方法广泛应用于医疗卫生领域的多指标综合评价、统计预测预报、统计质量控制等各方面。在此基础上，田凤调教授和多位学者不断对此方法进行了充实和扩展。

秩和比（rank sum ratio，RSR）指行（或列）秩次的平均值，是一个非参数统计量，具有0~1连续变量的特征。在综合评价中，秩和比综合了多项评价指标的信息，表明多个评价指标的综合水平，*RSR* 值越大越优。

$$
\begin{array}{c}
\\
n\text{行}\left\{
\begin{array}{c} \\ 1\\2\\ \vdots \\ n \end{array}\right.
\end{array}
\begin{array}{cccc|c}
\multicolumn{4}{c}{\overbrace{\hphantom{1\quad 2\quad \cdots\quad m}}^{m\text{列}}} & \\
1 & 2 & \cdots & m & RSR_i \\
R_{11} & R_{12} & & R_{1m} & \cdots \\
R_{21} & R_{22} & \cdots & R_{2m} & \cdots \\
\vdots & \vdots & & \vdots & \\
R_{n1} & R_{n2} & \cdots & R_{nm} & \cdots
\end{array}
$$

在一个 n 行（n 个评价对象）m 列（m 个评价指标）矩阵中，*RSR* 的计算公式为：

$$RSR_i=\frac{1}{mn}\sum_{j=1}^{m}R_{ij} \tag{6-1}$$

式中 $i=1,2,\cdots,n$，$j=1,2,\cdots,m$，R_{ij} 表示第 i 行第 j 列元素的秩，RSR_i 是第 i 个评价对象的秩和比。

当各评价指标的权重不同时，计算加权秩和比 *WRSR*，其计算公式为：

$$WRSR_i=\frac{1}{n}\sum_{j=1}^{m}W_jR_{ij} \tag{6-2}$$

式中 $i=1,2,\cdots,n$，$j=1,2,\cdots,m$，R_{ij} 表示第 i 行第 j 列元素的秩，W_j 为第 j 个评价指标的权重，$\sum_{j=1}^{m}W_j=1$。

RSR 值无量纲，最小值为：$RSR_{\min}=\frac{1}{n}$，最大值为：$RSR_{\max}=1$。

RSR 的优越性主要表现为：综合能力强，可代替一些专用综合指数，也可显示微小变动，而对离群值不敏感；但其局限性主要为：指标值采用秩代换，会损失一些信息，有时难以恰如其分地给各个指标编秩等。

秩和比法指利用 *RSR* 进行统计分析的系列方法。其基本思想是：在一个 n 行 m 列矩阵中，通过秩转换，获得无量纲统计量 *RSR*；在此基础上，运用参数统计分析的概念与方法，研究 *RSR* 的分布；以 *RSR*

值对评价对象的优劣直接排序或分档排序或比较各组 *RSR* 的可信区间。本法的理论意义在于扩大了非参数统计的功能,并揭示了近代非参数统计与古典参数统计的结合点,使两者相互补充,相得益彰,为最终实现完全融合创造条件。

二、秩和比法的基本步骤

利用秩和比法对多个对象进行综合评价时通常可用两种方法:排序分档法和可信区间法。

(一)排序分档法

可计算各评价对象的 *RSR* 值,对评价对象进行直接排序或分档排序,并可进一步检验是否为最佳分档。具体步骤如下:

1. 根据评价目的选择恰当的评价指标 *RSR* 有极强的综合力,除常用的评价指标外,还可容纳一些专用统计量的信息,如:样本含量 n、标准差 S、变异系数 *CV* 等,及根据已有指标计算得到的指标,如:变化量、发展速度等,或流行病学指标,如:比值比 *OR*、相对危险度 *RR*、人群归因危险度 *PAR* 等,因此在进行综合评价时应根据评价目的选择最恰当的评价指标。

2. 确定各指标权重。

3. 列原始数据表 将 n 个评价对象的 m 个评价指标排成 n 行 m 列的原始数据表,如各个指标不等权,则各指标权重系数单独列一行。

4. 编秩 编出每个指标各对象的秩是秩和比法运用成败的关键之一。编秩时,应充分体现专业要求,力求所编秩次无逻辑上的混乱,按照研究目的,用辩证的观点来编秩。常用的编秩技巧见下文。

5. 计算秩和比 根据公式(6-1)或公式(6-2)计算秩和比,按 *RSR* 值对评价对象的优劣进行直接排序。

6. 确定 *RSR* 的分布 *RSR* 的分布是指用概率单位 *Probit* 表达的 *RSR* 值特定的向下累计频率。其方法为:①编制 *RSR* 频数分布表,列出各组频数 f,计算各组累计频数 $\sum f$;②确定各组 *RSR* 的秩次 R 及平均秩次 $\bar{R}$;③计算向下累计频率 $p=\bar{R}/n$;④将百分率 p 换算为概率单位 *Probit*,*Probit* 为百分率 p 对应的标准正态离差 u 加 5;例如百分率 $p=0.025\ 0$ 对应的标准正态离差 $u=-1.96$,其相应的概率单位 *Probit* 为 $5-1.96=3.04$;百分率 $p=0.975\ 0$ 对应的标准正态离差 $u=1.96$,其相应的概率单位 *Probit* 为 $5+1.96=6.96$。

7. 计算回归方程 以累计频率所对应的概率单位值 *Probit* 为自变量,以 *RSR* 值为应变量,计算回归方程:$\hat{RSR}=a+b\times Probit$。

8. 分档排序 根据 *RSR* 值对评价对象进行分档排序。分档依据为标准正态离差 u。常用分档情况下的百分位数 P_x 临界值及其对应的概率单位 *Probit* 值见表 6-1。依据各分档情况下概率单位 *Probit* 值,确定 *RSR* 分档的阈值,对评价对象进行分档排序。具体分档数由研究者根据实际情况决定。

表 6-1 常用分档情况下的百分位数 P_x 临界值及其对应的概率单位 *Probit* 值

分档数	百分位数 P_x	*Probit*
3	$<P_{15.866}$	<4
	$P_{15.866}$ ~	4~
	$P_{84.134}$ ~	6~
4	$<P_{6.681}$	<3.5
	$P_{6.681}$ ~	3.5~
	P_{50} ~	5~
	$P_{93.319}$ ~	6.5~
5	$<P_{3.593}$	<3.2
	$P_{3.593}$ ~	3.2~
	$P_{27.425}$ ~	4.4~

续表

分档数	百分位数 P_x	*Probit*	分档数	百分位数 P_x	*Probit*
	$P_{72.575}\sim$	5.6~	7	$<P_{1.618}$	<2.86
	$P_{96.407}\sim$	6.8~		$P_{1.618}\sim$	2.86~
6	$<P_{2.275}$	<3		$P_{10.027}\sim$	3.72~
	$P_{2.275}\sim$	3~		$P_{33.360}\sim$	4.57~
	$P_{15.866}\sim$	4~		$P_{67.003}\sim$	5.44~
	$P_{50}\sim$	5~		$P_{89.973}\sim$	6.28~
	$P_{84.134}\sim$	6~		$P_{98.382}\sim$	7.14~
	$P_{97.725}\sim$	7~			

9. 最佳分档的检验 可以在按 *RSR* 值对评价对象进行分档排序后进行是否最佳分档的检验，适合多组 *RSR* 的比较。最佳分档的涵义是指各档方差一致，且 *RSR* 差异具有统计学意义。最佳分档的准则为：参照常用分档情况下的百分位数 P_x 临界值及其对应的概率单位 *Probit* 值表，每档至少 2 例，尽量多分几组。检验步骤包括：

（1）方差一致性检验（Bartlett 检验）：设经分析，将 *RSR* 值分为 g 档，记各档包含的评价对象数为 n_i，各档 *RSR* 均数为 $\bar{X}_i$、样本方差为 $S_i^2(i=1,2,\cdots,g)$。假设检验为：

$H_0:\sigma_1^2=\sigma_2^2=\cdots=\sigma_g^2=\sigma^2$

H_1：各总体方差不全相等

$\alpha=0.10$

在 H_0 成立的条件下，Bartlett 检验统计量为：

$$\chi^2=\frac{\sum_{i=1}^{g}(n_i-1)\ln\frac{S_c^2}{S_i^2}}{1+\frac{1}{3(g-1)}\left(\sum_{i=1}^{g}(n_i-1)^{-1}-\left[\sum_{i=1}^{g}(n_i-1)\right]^{-1}\right)},\quad \nu=g-1 \tag{6-3}$$

式中 S_c^2 为合并方差，计算公式为：

$$S_c^2=\sum_{i=1}^{g}(n_i-1)S_i^2\Big/\sum_{i=1}^{g}(n_i-1) \tag{6-4}$$

通常，有 $S_c^2=MS_{组内}$。

按 $\alpha=0.10$ 水准，查 χ^2 界值表得 $\chi^2_{0.10,g-1}$。若 $\chi^2<\chi^2_{0.10,g-1}$，则 $P>0.10$，不拒绝 H_0；反之，若 $\chi^2\geqslant\chi^2_{0.10,g-1}$，则 $P\leqslant0.10$，拒绝 H_0，接受 H_1。

（2）统计检验（F 检验、q 检验）：在方差一致的前提下，作统计检验。设全部评价对象数为 N，$C=\left(\sum_{i=1}^{g}\sum_{j=1}^{n_i}X_{ij}\right)^2/N$，则各档 *RSR* 比较的方差分析表见表 6-2。

若各档 *RSR* 之间差别有统计学意义，可用 SNK-q 检验对各档 *RSR* 进行两两之间的全面比较。检验统计量 q 有专门的 q 界值表，计算公式为：

$$q=\frac{\bar{X}_i-\bar{X}_j}{S_{\bar{X}_i-\bar{X}_j}},\nu=\nu_{误差} \tag{6-5}$$

式中，

$$S_{\bar{X}_i-\bar{X}_j}=\sqrt{\frac{MS_{误差}}{2}\left(\frac{1}{n_i}+\frac{1}{n_j}\right)} \tag{6-6}$$

$\bar{X}_i,n_i$ 和 $\bar{X}_j,n_j$ 为两对比档 *RSR* 的均数和评价对象数。

表 6-2　各档 RSR 比较的方差分析表

变异来源	自由度	SS	MS	F	P
总变异	$N-1$	$\sum_{i=1}^{g}\sum_{j=1}^{n_i} X_{ij}^{2}-C$			
各档间	$g-1$	$\sum_{i=1}^{g}\frac{\left(\sum_{j=1}^{n_i} X_{ij}\right)^2}{n_i}-C$	$\frac{SS_{组间}}{\nu_{组间}}$	$\frac{MS_{组间}}{MS_{组内}}$	
各档内	$N-g$	$SS_{总}-SS_{组间}$	$\frac{SS_{组内}}{\nu_{组内}}$		

（二）可信区间法

通过可信区间的计算，可以对两组或几组 *RSR* 进行比较，在排序分档法基本步骤 1~5 的基础上，常用以下两种计算方法得到 *RSR* 的可信区间：

（1）将 *RSR* 当累计频率看待，作平方根反正弦代换，可得

$$y=\sin^{-1}\sqrt{RSR} \tag{6-7}$$

式中，当 *RSR* 为 1 时，以 $1-\frac{1}{4n}$代替，y 的标准误为：

$$S_y=\sqrt{\frac{820.7}{N}} \tag{6-8}$$

式中，N 为各组调和均数，当分组较多，指标计算复杂，可用格子数代之，即 $N=m\times n$。

y 的双侧 $1-\alpha$ 可信区间为：

$$y\pm u_{\alpha/2}S_y \tag{6-9}$$

例如，y 的双侧 95% 可信区间为 $y\pm1.96S_y$。

（2）将 *RSR* 当相关系数看待，作反正切双曲代换，可得

$$Z=\tanh^{-1}RSR=\frac{1}{2}\ln\left(\frac{1+RSR}{1-RSR}\right) \tag{6-10}$$

Z 的标准误为：

$$S_Z=\sqrt{\frac{1}{N-3}} \tag{6-11}$$

Z 的双侧 $1-\alpha$ 可信区间为：

$$Z\pm u_{\alpha/2}S_Z \tag{6-12}$$

例如，Z 的双侧 95% 可信区间为 $Z\pm1.96S_Z$。

各对比组的可信区间，如果交叉重叠少于一半，则按照 α 水准，可以认为差异有统计学意义，对比组 *RSR* 不同；如果交叉重叠超过一半，则按照 α 水准，还不能认为差异有统计学意义；如果交叉重叠恰好一半，下结论应慎重，最好结合其他检验方法考虑。

三、常用的编秩技巧

通常，可根据专业知识区分指标是高优还是低优，如：治愈率、人均期望寿命、受检率等可视为高优指标；失访率、漏诊率、病死率等可视为低优指标。有时，指标的属性要根据不同的研究目的确定，如：体重作为衡量青少年生长发育状况的一个指标时是高优指标，但在研究肥胖症儿童病情控制时，则为低优

指标。还有一些指标为中优(不分高优与低优)的指标。指标编秩的基本方法如下:

(1) 高优指标从小到大编秩,即以指标最小值编以秩次1,指标次小值编以秩次2,……,指标最大值编以秩次 n;低优指标则相反,从大到小编秩。同一指标数值相同者编以平均秩。

(2) 中优的指标各评价对象统一编以平均秩;或者可将标准值编为1,按三角函数或梯形函数规则对其他不同取值范围内的观测值编秩。

(3) 运用高优、低优与中优指标进行各种组合,可表达秩次的细微差别。此时,秩次赋予的标准为:偏高(低)优=1/2(高(低)优+中优),稍高(低)优=1/2(偏高(低)优+中优)。通常,最多编秩不超过7个层次(低优、偏低优、稍低优、中优、稍高优、偏高优及高优)。

例 6-1 5家三甲医院患者候诊等待时间,具体数据及结果见表6-3。

表6-3 5家三甲医院患者候诊等候时间分布情况的综合评价 单位:%

医院	<30/min	30~60/min	60~90/min	90~120/min	120~150/min	150~180/min	≥180/min	合计	$RSR=\frac{\sum R}{5\times7}$
A	37.2(1)	16.5(3)	14.1(3.5)	7.4(3)	21.5(2.5)	2.5(2)	0.8(1)	100	0.457 1
B	47.2(2)	21.5(4)	12.9(3.25)	4.3(3)	12.0(3.5)	1.7(2.5)	0.4(3.5)	100	0.621 4
C	50.4(3)	13.3(2)	11.9(2.75)	4.9(3)	17.7(2.75)	1.4(3)	0.4(3.5)	100	0.571 4
D	52.9(4)	14.6(2.5)	12.1(3)	6.3(3)	13.3(3.125)	0.4(3.75)	0.4(3.5)	100	0.653 6
E	53.1(5)	16.8(3.5)	8.8(2.5)	7.2(3)	13.3(3.125)	0.4(3.75)	0.4(3.5)	100	0.696 4
合计	48.2	16.5	12.0	6.0	15.5	1.3	0.5	100	—
编秩准则	高优	偏高优	稍高优	中优	稍低优	偏低优	低优	—	—

本例在编秩时7个分组选用了7个层次。分析表明,5家三甲医院患者候诊等待时间相差不大。如以百分计,最低为A医院45.7分,最高为E医院69.6分。

(4) 如果某指标存在标准值 X_S,即当指标值 X_i 取 X_S 时最优,超过或不及 X_S,距离越远越差,则当 $X_i<X_S$,用换算值$\frac{X_i}{X_S}$编秩;当 $X_i\geqslant X_S$,用换算值$\frac{X_S}{X_i}$编秩。

例 6-2 某地区2010—2018年单年卫生工作质量与效率的综合评价,治愈率、好转率、病死率等资料及综合评价结果见表6-4。

本例中政策范围内住院费用医保支付比例和人口自然增长率通常为高优指标,但考虑到过高仍属不正常现象,值得管理者注意,因此,在计算 RSR 值时,标准值 X_S 的引入,体现了辩证的观点。

(5) 如果某指标为低优指标,且存在某临界值 X_S,则取值小于 X_S 均编以最大秩次,超过(或达到) X_S 的指标值均编以最小秩次;如果某指标为高优指标,且存在某临界值 X_S,则超过 X_S 编以最大秩次,小于(或等于) X_S 的指标值均编以最小秩次。

例 6-3 10批酱油样品卫生监测及其评价,各批卫生监测指标具体数据及综合评价结果见表6-5。

分析表明,10批酱油由优至劣的排序为样品10、样品8、样品9、样品4、样品6、样品3、样品7、样品2、样品5、样品1。

表 6-4 某地区 2010—2018 年卫生工作指标*

年份	治愈率/%	好转率/%	病死率/%	诊断符合率/%	平均住院日/d	政策范围内住院费用医保支付比例			人口自然增长率			$RSR=$
						X_i/%	$\frac{X_i}{X_S}$	$\frac{X_S}{X_i}$	X_i/%	$\frac{X_i}{X_S}$	$\frac{X_S}{X_i}$	$\frac{\sum R}{9\times7}$
2010	82.6(2)	20.7(7)	3.7(2.0)	95.3(1.0)	16.1(9.0)	50.7	0.676 0(1)	—	9.1	—	0.934 1(8)	0.463 2
2011	84.6(5)	20.6(6)	3.2(3.5)	98.8(5.5)	17.6(7.5)	54.1	0.721 3(2)	—	9.6	—	0.885 4(7)	0.579 4
2012	82.4(1)	28.7(8)	3.8(1.0)	99.8(9.0)	19.5(1.0)	59.6	0.794 7(3)	—	9.0	—	0.944 4(9)	0.507 9
2013	82.7(3)	29.7(9)	2.8(7.0)	98.6(3.5)	18.2(5.5)	63.6	0.848 0(4)	—	7.5	0.882 4(6)	—	0.603 2
2014	86.2(6)	18.1(5)	3.1(5.0)	95.8(2.0)	18.2(5.5)	65.8	0.877 3(5)	—	6.9	0.811 8(5)	—	0.531 7
2015	84.1(4)	16.3(3)	2.9(6.0)	98.8(5.5)	17.6(7.5)	67.6	0.901 3(6)	—	6.2	0.729 4(4)	—	0.571 4
2016	88.5(7)	16.4(4)	3.2(3.5)	98.6(3.5)	18.3(4.0)	77.4	—	0.969 0(8)	6.1	0.717 6(3)	—	0.523 8
2017	90.0(9)	14.4(2)	2.5(8.0)	99.4(8.0)	19.1(3.0)	79.9	—	0.938 7(7)	5.7	0.670 6(2)	—	0.619 0
2018	89.3(8)	13.5(1)	2.3(9.0)	99.3(7.0)	19.3(2.0)	74.6	0.994 7(9)	—	5.2	0.611 8(1)	—	0.587 3
X_S	—	—	—	—	—	75	—	—	8.5	—	—	—

* X_S 的值来源于该地“十三五”健康规划

表 6-5　10 批酱油样品卫生监测指标

样品号	细菌数/(CFU/ml)	大肠菌/(个/100g)	氨基酸态氮/(g/100ml)	食盐/%	总酸/(g/L)	铅/(mg/kg)	砷/(mg/kg)	$RSR=\frac{\sum R}{7\times10}$
1	31 000(4)	0(10)	0.45(1)	42.9(1)	2.30(1)	0(10)	0(10)	0.528 6
2	53 000(2)	0(10)	0.07(1)	18.9(1)	0.45(10)	0(10)	0(10)	0.628 6
3	25 000(5)	0(10)	0.20(1)	12.3(1)	1.08(10)	0(10)	0(10)	0.671 4
4	12 000(8)	0(10)	0.30(1)	14.6(1)	1.40(10)	0(10)	0(10)	0.714 3
5	540 000(1)	0(10)	0.41(1)	17.2(1)	1.30(10)	0(10)	0(10)	0.614 3
6	16 000(7)	0(10)	0.24(1)	13.7(1)	0.94(10)	0(10)	0(10)	0.700 0
7	48 000(3)	0(10)	0.22(1)	15.5(1)	0.63(10)	0(10)	0(10)	0.642 9
8	6 000(9)	0(10)	0.66(10)	18.1(1)	1.40(10)	0(10)	0(10)	0.857 1
9	19 000(6)	0(10)	0.78(10)	18.1(1)	1.94(10)	0(10)	0(10)	0.814 3
10	5 000(10)	0(10)	1.16(10)	19.6(1)	1.30(10)	0(10)	0(10)	0.871 4
编秩准则	低优	低优	高优	低优	低优	低优	低优	—
X_S	—	<30	>0.6	<12	<2	<1	<0.5	—

第二节　应用实例

例 6-4　某年某省 10 个地区孕产妇保健工作的产前检查率 X_1(%)、孕产妇死亡率 X_2(1/10 万)、围产儿死亡率 X_3(‰)资料见表 6-6,拟综合上述 3 个指标进行综合评价。

(1) 列原始数据表:将 n 个评价对象的 m 个评价指标排成 n 行 m 列的原始数据表,本例 $n=10$,$m=3$,见表 6-6。

表 6-6　某年某省 10 个地区孕产妇保健工作的 3 项指标值及 RSR 计算

地区编码	产前检查率		孕产妇死亡率		围产儿死亡率		RSR	排序
	X_1/%	R_1	X_2/(1/10 万)	R_2	X_3/‰	R_3		
A	99.54	10	60.27	2	16.15	6	0.600 0	4
B	96.52	7	59.67	3	20.10	2	0.400 0	7
C	99.36	9	43.91	7	15.60	7	0.766 7	2
D	92.83	3	58.99	4	17.04	5	0.400 0	7
E	91.71	2	35.40	8	15.01	8	0.600 0	4
F	95.35	5	44.71	6	13.93	9	0.666 7	3
G	96.09	6	49.81	5	17.43	4	0.500 0	6
H	99.27	8	31.69	9	13.89	10	0.900 0	1
I	94.76	4	22.91	10	19.87	3	0.566 7	5
J	84.80	1	81.49	1	23.63	1	0.100 0	8

（2）编秩：根据专业知识，产前检查率为高优指标，指标值越大其秩越高；孕产妇死亡率、围产儿死亡率均为低优指标，指标值越大其秩越低，编秩结果见表 6-6。

（3）计算秩和比，根据 *RSR* 值对评价对象的优劣进行直接排序：根据公式（6-1）计算孕产妇保健工作的 *RSR*。例如对 A 地区：

$$RSR_A=\frac{1}{3\times10}\sum_{j=1}^{3}R_{Aj}=\frac{1}{3\times10}(10+2+6)=0.600\ 0$$

余类推。据 *RSR* 值，可直接对 10 个地区的孕产妇保健工作排序。显然，孕产妇保健工作综合评价相对最劣的为 J 地区，其次为 B、D 地区，相对最优的为 H 地区。

（4）确定 *RSR* 的分布：孕产妇保健工作 *RSR* 的分布见表 6-7。

表 6-7　表 6-6 的 *RSR* 值的分布

RSR (1)	f (2)	Σf (3)	R (4)	$\bar{R}$ (5)	$(\bar{R}/n=10)\times100\%$ (6)	*Probit* (7)
0.100 0	1	1	1	1	10.0	3.72
0.400 0	2	3	2,3	2.5	25.0	4.33
0.500 0	1	4	4	4	40.0	4.75
0.566 7	1	5	5	5	50.0	5.00
0.600 0	2	7	6,7	6.5	65.0	5.39
0.666 7	1	8	8	8	80.0	5.84
0.766 7	1	9	9	9	90.0	6.28
0.900 0	1	10	10	10	97.5*	6.96

* 按 $\left(1-\frac{1}{4\times n}\right)\times100\%$ 估计

（5）计算回归方程：以累计频率所对应的概率单位值 *Probit* 为自变量，以 *RSR* 值为应变量，求得回归方程：

$$\hat{RSR}=-0.610\ 6+0.222\ 0\times Probit$$

（6）分档排序：本例将孕产妇保健工作拟分上、中、下 3 档。参照表 6-1，以相应概率单位 *Probit* 值代入上述回归方程推算所对应的 *RSR* 估计值，确定分档标准。根据 *RSR* 值进行分档排序，结果见表 6-8。例如 J 地区的 $RSR_j=0.100\ 0$，因此 J 地区分档等级为下，余类推。

表 6-8　某省某年 10 个地区孕产妇保健工作分档排序

等级	P_x	*Probit*	$\hat{RSR}$	分档排序结果
下	$<P_{15.866}$	<4	<0.277 4	J、B、D
中	$P_{15.866}$~	4~	0.277 4~	B*、D*、A、E、G、I、F
上	$P_{84.134}$~	6~	>0.721 4	C、H

* 按分档规则每档至少 2 例，下调

综合评价亦可结合实际情况对不同指标赋予不同的权重，见下例。

例 6-5 某研究者拟综合 8 个指标对山西省 2008—2014 年孕产妇保健工作进行评价，资料见表 6-9。

表 6-9 山西省 2008—2014 年孕产妇保健工作评价指标加权秩和比值

年度	高危产妇比重/%	建卡率/%	系统管理率/%	产前检查率/%	产后访视率/%	住院分娩率/%	新法接生率/%	孕产妇死亡率/(1/10 万)	$WRSR_i$
2008	10.1(7)	81.5(1)	69.0(1)	84.4(1)	77.2(1)	94.6(1)	99.0(1)	28.8(1)	0.230 3
2009	11.1(6)	84.0(2)	72.7(2)	87.1(2)	79.6(2)	97.2(2)	100.0(4.5)	17.3(2)	0.384 7
2010	13.0(5)	91.8(3)	79.3(3)	92.9(5.5)	86.8(3)	98.9(3)	100.0(4.5)	14.6(5)	0.573 3
2011	13.5(4)	93.3(4)	82.2(4)	89.6(3)	87.4(4)	99.4(4)	100.0(4.5)	16.6(3)	0.539 7
2012	13.9(3)	94.2(5.5)	82.4(5)	92.9(5.5)	90.5(5)	99.8(5)	100.0(4.5)	11.7(7)	0.732 5
2013	14.9(2)	94.2(5.5)	84.0(6)	90.6(4)	90.6(6)	99.9(6.5)	100.0(4.5)	15.6(4)	0.690 3
2014	15.4(1)	95.5(7)	84.2(7)	95.1(7)	92.3(7)	99.9(6.5)	100.0(4.5)	14.0(6)	0.849 2
W_j	0.102	0.141	0.131	0.160	0.154	0.079	0.114	0.119	—

（1）列原始数据表：见表 6-9，其中 W_j 为各指标权重。

（2）编秩：根据专业知识，建卡率、系统管理率、产前检查率、产后访视率、住院分娩率和新法接生率为高优指标，指标值越大其秩越高；高危产妇比重、孕产妇死亡率为低优指标，指标值越大其秩越低，编秩结果见表 6-9。

（3）计算秩和比，根据 $WRSR_j$ 值对评价对象的优劣进行直接排序。根据公式（6-2）计算各年度住院医疗质量的 $WRSR$，结果见表 6-9。例如 2008 年：

$$WRSR_1=\frac{1}{7}\sum_{j=1}^{8}W_jR_{1j}=\frac{1}{7}(0.102\times7+0.141\times1+\cdots+0.119\times1)=0.230\ 3$$

余类推。据 $WRSR_j$ 值，可直接对 7 个年度的孕产妇保健工作质量排序。显然，孕产妇保健工作评价相对最劣的为 2008 年，其次为 2009 年、2011 年和 2010 年，相对最优的为 2014 年。

（4）确定 RSR 的分布：2008—2014 年度的孕产妇保健工作质量的 $WRSR$ 的分布见表 6-10。

表 6-10 表 6-9 的 RSR 值的分布

年度	$WRSR$	f	Σf	R	$\bar{R}$	$(\bar{R}/n)\times100\%$	$Probit$
2008	0.230 3	1	1	1	1	14.3	3.93
2009	0.384 7	1	2	2	2	28.6	4.43
2011	0.539 7	1	3	3	3	42.9	4.82
2010	0.573 3	1	4	4	4	57.1	5.18
2013	0.690 3	1	5	5	5	71.4	5.57
2012	0.732 5	1	6	6	6	85.7	6.07
2014	0.849 2	1	7	7	7	96.4*	6.80

* 按 $\left(1-\frac{1}{4\times n}\right)\times100\%$ 估计

（5）计算回归方程：以累计频率所对应的概率单位值 *Probit* 为自变量，以 *WRSR* 值为应变量，求得回归方程：

$$\hat{WRSR}=-0.5364+0.2107\times Probit$$

（6）分档排序：本例将 7 个年度的孕产妇保健工作质量拟分上、中、下三档。根据 *WRSR* 值进行分档排序，结果见表 6-11。

表 6-11 山西省 2008—2014 年孕产妇保健工作评价结果分档排序

等级	P_x	*Probit*	$\hat{WRSR}$	分档排序结果
下	$<P_{15.866}$	<4	<0.306 4	2008、2009
中	$P_{15.866}\sim$	4~	0.306 4~	2009*、2011、2010、2013
上	$P_{84.134}\sim$	6~	>0.727 9	2012、2014

* 按分档规则每档至少 2 例，下调

例 6-6 某医生综合考虑某种疾病 8 种治疗方案的有关信息，见表 6-12，试对 8 种方案进行综合评价。

表 6-12 8 种治疗方案的综合比较

方案	复杂程度	病死率/%	致残率/%	预计住院时间/d	防治费用/元	$RSR=\frac{\sum R}{8\times5}$
1	6(6)	0.03(7)	0.04(8)	54(6)	108(8)	0.875 0
2	7(4.5)	0.10(4)	0.06(7)	42(7)	165(4)	0.662 5
3	5(7)	0.26(1)	0.48(4)	110(1)	180(3)	0.400 0
4	8(2.5)	0.09(5)	0.32(6)	85(3)	231(2)	0.462 5
5	4(8)	0.05(6)	0.70(1)	78(4)	144(5.5)	0.612 5
6	10(1)	0.19(2)	0.62(2)	97(2)	240(1)	0.200 0
7	7(4.5)	0.01(8)	0.41(5)	39(8)	130(7)	0.812 5
8	8(2.5)	0.15(3)	0.55(3)	65(5)	144(5.5)	0.475 0

（1）列原始数据表：将 n 个评价对象的 m 个评价指标排成 n 行 m 列的原始数据表，本例 $n=8$，$m=5$，见表 6-12。

（2）编秩：根据专业知识，5 项指标均为低优指标，指标值越大其秩越小。

（3）计算秩和比：根据 *RSR* 值对评价对象的优劣进行直接排序：根据公式（6-1）计算各治疗方案的 *RSR*，结果见表 6-12。

据 *RSR* 值，可直接对 8 种治疗方案排序。可见，综合评价相对最劣的为方案 6，其次为方案 3 和方案 4，相对最优的为方案 1。

（4）确定 *RSR* 的分布：8 种治疗方案 *RSR* 的分布见表 6-13。

（5）计算回归方程：以累计频率所对应的概率单位值 *Probit* 为自变量，以 *RSR* 值为应变量，求得回归方程：

$$\hat{RSR}=-0.5937+0.2211\times Probit$$

表 6-13 表 6-12 的 *RSR* 值的分布

方案	*RSR*	f	$\sum f$	R	$\bar{R}$	$(\bar{R}/n)\times100\%$	*Probit*
6	0.200 0	1	1	1	1	12.5	3.82
3	0.400 0	1	2	2	2	25.0	4.33
4	0.462 5	1	3	3	3	37.5	4.68
8	0.475 0	1	4	4	4	50.0	5.00
5	0.612 5	1	5	5	5	62.5	5.32
2	0.662 5	1	6	6	6	75.0	5.67
7	0.812 5	1	7	7	7	87.5	6.15
1	0.875 0	1	8	8	8	96.9*	6.87

*按$\left(1-\frac{1}{4\times n}\right)\times100\%$估计

（6）分档排序：本例将 8 种治疗方案拟分优、良、中、差四档。根据 *RSR* 值进行分档排序，结果见表 6-14，由于无任一方案归为差档，故实际分为优、良、中三档。

表 6-14 8 种治疗方案 *RSR* 的排序与分档

分档	*Probit*	$\hat{RSR}$	排序与分档
Ⅰ 差	3.5 以下	0.180 1 以下	无
Ⅱ 中	3.5～	0.180 1～	6,3,4,8
Ⅲ 良	5～	0.511 8～	5,2,7*
Ⅳ 优	6.5～	0.843 4～	7,1

*按分档规则每档至少 2 例，上调

（7）方差一致性检验：

$H_0: \sigma_1^2=\sigma_2^2=\sigma_3^2$

H_1：各总体方差不全相等

$\alpha=0.10$

算得

$$S_c^2=0.010\,4,\chi^2=1.801,\nu=3-1=2$$

按 $\alpha=0.10$ 水准，查 χ^2 界值表得 $\chi^2_{0.10,2}=4.61$，即 $\chi^2<\chi^2_{0.10,2}$，则 $P>0.10$，不拒绝 H_0，还不能认为各组方差不等。

（8）F 检验（与 q 检验）：F 检验提示各档间 *RSR* 差别有统计学意义，结果见表 6-15 与表 6-16。

表 6-15 例 6-6 各档 *RSR* 的部分分析结果

分档	包含方案数	$\sum RSR$	$\overline{RSR}$
Ⅱ中	4	1.537 5	0.384 4
Ⅲ良	2	1.275 0	0.637 5
Ⅳ优	2	1.687 5	0.843 8
合 计	8	4.500 0	—

表 6-16　例 6-6 各档 *RSR* 比较的方差分析表

变异来源	自由度	*SS*	*MS*	*F*	*P*
总变异	7	0.348 1			
各档间	2	0.296 4	0.148 2	14.316	<0.05
各档内	5	0.051 8	0.010 4		

进一步用 SNK-q 检验对各档 *RSR* 进行两两之间的全面比较：

H_0：$\mu_A=\mu_B$，即任两对比较组的总体均数相等

H_1：$\mu_A\neq\mu_B$，即任两对比较组的总体均数不等

$\alpha=0.05$

将三档$\overline{RSR}$由小到大排列，并编组次：

$\overline{RSR}$	0.384 4	0.637 5	0.843 8
分档	Ⅱ中	Ⅲ良	Ⅳ优
组次	1	2	3

列出对比组，并计算两对比组的均数之差，并写出两对比组包含的组数 a（表 6-17）。

计算检验统计量 q 值。例 6-6 已求得 $MS_{误差}=0.010\ 4$，$\nu_{误差}=5$。良、中、优三档包含的方案数为 4，2，2，按公式（6-5）和公式（6-6）计算 q 值，结果见表 6-17。查 q 界值，得出相应的 q 界值。以实际的 q 值和相应的 q 界值作比较，确定对应的 P 值。

表 6-17　例 6-6 各档 *RSR* 两两比较的 q 检验分析表

$\bar{X}_A-\bar{X}_B$		a	q	q 界值	P
Ⅳ-Ⅱ	0.459 4	3	6.995	4.60	<0.05
Ⅲ-Ⅱ	0.253 1	2	3.854	3.64	<0.05
Ⅳ-Ⅲ	0.206 3	2	3.141	3.64	>0.05

按 $\alpha=0.05$ 水准，8 种治疗方案中，较好的依次为方案 1、方案 7、方案 2、方案 5，较差的依次为方案 6、方案 3、方案 4、方案 8。

例 6-7　某研究者尝试比较两种碘伏：碘伏 A（有效碘含量 5.483g/L，pH 2.18）、碘伏 B（有效碘含量 5.324g/L，pH 2.00）和一种碘酊（有效碘含量 8.860g/L，pH 5.18）的杀菌效果，试验菌为大肠杆菌（8099）、金黄色葡萄球菌（ATCC 6538）和白色念珠菌（ATCC 10231）。实验数据见表 6-18，对三种消毒剂的杀菌效果进行综合评价。

（1）列原始数据表：将 n 个评价对象的 m 个评价指标排成 n 行 m 列的原始数据表，本例 $n=3$，$m=11$，见表 6-18。

（2）编秩：根据专业知识，在相同作用时间下，各含碘消毒剂达到消毒标准的最低有效碘浓度越低越好，视为低优指标。

（3）计算秩和比：根据 *RSR* 值对评价对象的优劣进行直接排序：根据公式（6-1）计算三种含碘消毒剂杀菌效果的 *RSR*，结果见表 6-19。

表 6-18 三种消毒剂杀毒效果及编秩情况

消毒剂	大肠杆菌				金黄色葡萄球菌				白色念珠菌		
	A*		B*		A*		B*		A*		
	3 分钟	5 分钟	5 分钟	10 分钟	3 分钟	5 分钟	5 分钟	10 分钟	3 分钟	5 分钟	10 分钟
碘伏 A	300(2)	250(2)	300(1.5)	200(1.5)	200(2)	125(2)	500(1.5)	300(1.5)	2 000(1)	2 500(1)	1 200(1)
碘伏 B	400(1)	350(1)	300(1.5)	200(1.5)	400(1)	150(1)	500(1.5)	300(1.5)	1 500(2)	1 000(2)	800(2)
碘酊	250(3)	200(3)	150(3)	100(3)	175(3)	100(3)	175(3)	125(3)	600(3)	500(3)	500(3)

* A,作用不同时间杀灭率达 99.90% 的最低有效碘含量(mg/L)
B,作用不同时间杀灭率达 100.00% 的最低有效碘含量(mg/L)

(4) 计算各秩和比的 95% 可信区间:根据可信区间的重叠情况对消毒剂杀菌效果进行优劣评价,结果见表 6-19 和图 6-1。

表 6-19 三种含碘消毒剂杀菌效果评价

消毒剂	RSR	$y=\sin^{-1}\sqrt{RSR}$	y 的 95% 可信区间
碘伏 A	0.515 1	45.86	36.09~55.63
碘伏 B	0.484 8	44.13	34.36~53.90
碘 酊	1.000 0	90.00	80.20~99.77

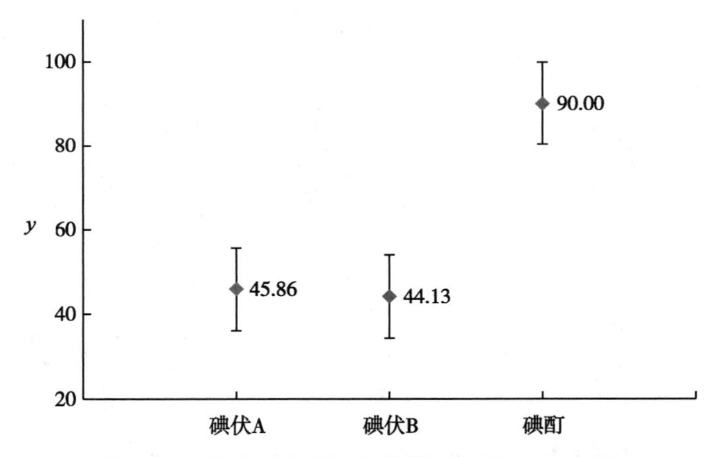

图 6-1 三种含碘消毒剂杀菌效果的 95% 可信区间

例如,对碘伏 A,由公式(6-7)和公式(6-8)得

$$y=\sin^{-1}\sqrt{RSR}=\sin^{-1}\sqrt{0.515\ 1}=45.86$$

$$S_y=\sqrt{\frac{820.7}{N}}=\sqrt{\frac{820.7}{11\times3}}=4.99$$

由公式(6-9)得 y 的 95% 可信区间为 45.86±1.96×4.99,即(36.09,55.63)。

余类推。由图中可见,碘酊的 95% 可信区间与两种碘伏的 95% 可信区间均无交叉,可以认为碘酊的杀菌效果较两种碘伏好。碘伏 A 与碘伏 B 的 95% 可信区间交叉重叠长度为 53.90−36.09=17.81>9.77,超过一半,还不能认为碘伏 A 与碘伏 B 的杀菌效果有差异。

(史静琤 王仕文)

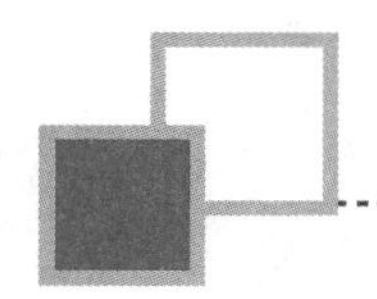

第七章　层次分析法

第一节　基本概念

层次分析法（analytic hierarchy process，AHP）由美国科学家T.L. Saaty于20世纪70年代提出，是用系统分析的方法，对评价对象依评价目的所确定的总评价目标进行连续性分解，得到各级（各层）评价目标，并以最下层评价目标作为衡量总评价目标达到程度的评价指标。基于相对测量理论，计算各指标的权重，最后，依据综合评分指标对评价对象进行评价，依其大小来确定评价对象的优劣排序。该法应用广泛，目前已被广泛应用于卫生事业管理和医疗决策等方面。

层次分析法能够使复杂的问题系统化，将决策过程规范化。不仅将以人的主观判断为主的定性分析定量化，而且可以帮助人们保持思维过程的一致性和有效性，是目前被广泛应用的一种综合评价方法。

模糊层次分析法（fussy analytic hierarchy process，FAHP）进一步将经典层次分析法与模糊集理论相结合，基于模糊集理论构建指标间比较矩阵，可以克服经典层次分析法在检验判断矩阵一致性时存在的局限性。

一、层次分析法

层次分析法的基本步骤见图7-1。

（一）构建目标树图

对总评价目标进行连续性分解以得到不同层次的评价目标，建立递进层次结构，并以最下层评价目标作为衡量总评价目标达到程度的评价指标，用目标树图将各层评价目标标示出来，即建立目标树图。

（二）构建成对比较判断优选矩阵并计算各级指标权重系数

成对比较矩阵的非对角线元素表示相应行列两指标比较的相对重要性。如 $a_{ij}=3$ 表示第 i 行指标的重要性是第 j 列指标的3倍。将 m 个评价指标关于某个评价目标的重要程度做两两比较判断获得 m 维矩阵 $\mathbf{A}$，通常通过求 $\mathbf{A}$ 计算各指标的初始权重，并将其归一化，即可得到该层次各评价指标的权重系数，具体方法见第二章（公式2-12）。一般地，判断矩阵应由目标问题相关领域的专家独立地给出。

（三）一致性检验

所谓一致性，是指成对比较的判断优选矩阵所体现的相互关系是否一致。如果一致，则矩阵元素的关系应满足：

$$a_{ij}a_{jk}=a_{ik} \tag{7-1}$$

其中，a_{ij}和 a_{jk}分别为成对比较判断优选矩阵的非对角元素，详见表2-9。所谓一致性检验，也就是检验权重系数是否符合逻辑。当判断矩阵的阶数≤2时，通常用一致性指数（consistent index，CI）检验

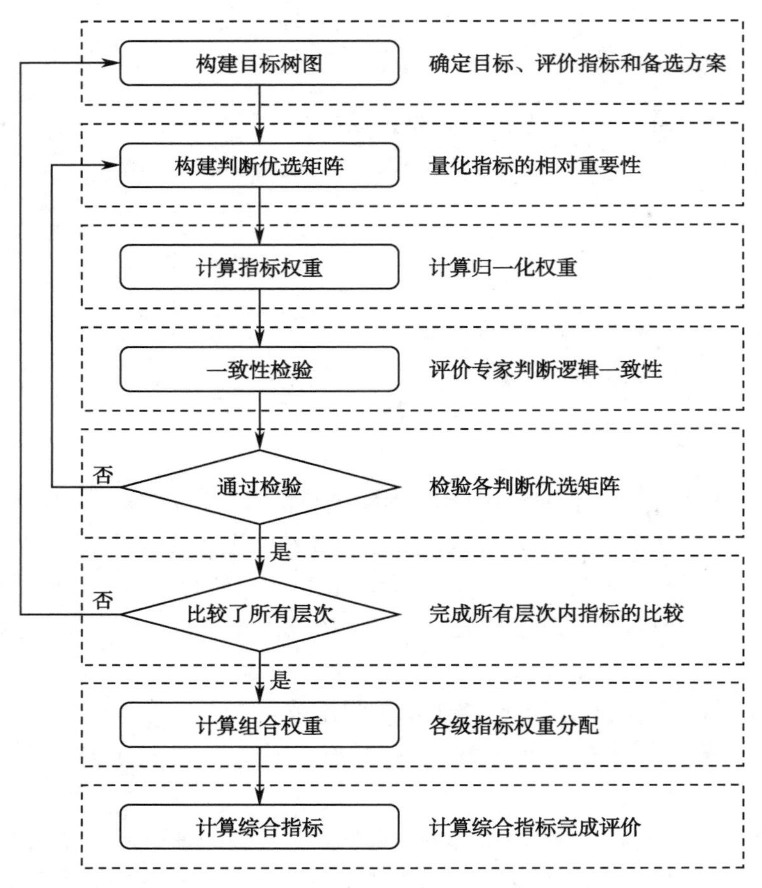

图 7-1 层次分析法综合评价流程

各指标的相对优先顺序有无逻辑混乱。一般认为，当 $CI<0.10$ 时，可能无逻辑混乱，即计算得到的各项权重可以接受。

一致性指数的计算公式为：

$$CI=\frac{\lambda_{\max}-m}{m-1} \tag{7-2}$$

其中，

$$\lambda_{\max}=\frac{\sum_{i=1}^{m}\lambda_i}{m} \tag{7-3}$$

$$\lambda_i=\frac{\sum_{j=1}^{m}a_{ij}W_j}{W_i} \tag{7-4}$$

式中，m 为受检验指标层的指标数；$\lambda_{\max}$ 为最大特征根；λ_i 为该层指标成对比较判断优选矩阵的特征根。W_i 和 W_j 分别为第 i 层和第 j 层指标的权重。

当判断矩阵的阶数>2 时，用同阶平均随机一致性指标（random consistency index, RI）对 CI 进行修正，计算随机一致性率（consistent ratio, CR）：

$$CR=\frac{CI}{RI} \tag{7-5}$$

表 7-1 为 3~9 阶判断矩阵对应的 RI 的理论值。

表 7-1 3~9 阶平均随机一致性指标 *RI* 的取值

阶数	3	4	5	6	7	8	9
RI	0.58	0.9	1.12	1.24	1.32	1.41	1.45

当随机一致性比率 *CR* 小于 0.10 时,通常认为判断矩阵具有满意的一致性,否则就需要调整判断矩阵,再次进行检验,直到通过一致性检验。

(四) 计算组合权重

通过乘积法,计算子目标所包含各评价指标的组合权重系数,详见第二章。

(五) 计算综合指标值

综合指标是各指标测量值的加权和,即:

$$GI=\sum_{i=1}^{m} C_iP_i \tag{7-6}$$

式中 P_i 为第 i 个评价指标测量值,m 为评价指标的个数,C_i 为第 i 个评价指标的组合权重系数值。根据 *GI* 值的大小,即可对评价对象进行综合评估和优劣排序。

层次分析法的三个要素分别是层次结构、成对比较判断优选矩阵和一致性检验。首先,决策者需要将复杂的多准则决策问题进行逐级分解,得到各级(层)评价目标;其次,决策者必须根据专家的判断,成对比较同一层内评价指标的相对重要性,这样的比较要在所有层次的指标体系进行。由于比较是个人基于主观判断进行的,可能会出现一定程度的逻辑混乱,因此,一致性检验被认为是层次分析法的必要步骤。如果一致性检验不通过,则决策者应重新审查和修订比较矩阵,各层次一致性检验均通过后,则可以计算各评价对象的综合指标,并据此进行决策。

二、模糊层次分析法

模糊层次分析法是采用模糊集(fussy set)理论对判断矩阵进行优化的层次分析法,由荷兰科学家 P. J. M van Laarhoven 和 W. Pedrycz 于 1983 年提出。模糊层次分析法仍然采用成对比较矩阵,但考虑到决策者在建立判断矩阵时可能的不确定性,采用模糊二元关系或模糊数来定义语言描述的指标间比较关系的程度差别。与经典层次分析法相比,其关键的步骤在于模糊比较矩阵的构建。在模糊层次分析法中,利用模糊矩阵的构造改进了经典判断矩阵,避免重复的一致性检验。

其基本步骤包括:

(一) 构建目标树图

方法同经典层次分析法。

(二) 构建模糊比较矩阵与模糊一致性矩阵

构造模糊比较矩阵最常用的方法包括比较指标的模糊二元关系,判断矩阵的单值元素简要概括了被比较指标间的相对重要性;另一种是构建多值元素即模糊数元素矩阵来反映指标间相对重要性,通过模糊数来反映指标相对重要性的模糊性与不确定性,主要有三角模糊数与梯形模糊数。在此主要介绍反映模糊二元关系的模糊矩阵构建方法。

令 $\mathbf{A}=(a_{ij})_{m\times m}$ 为满足条件 $0\leqslant a_{ij}\leqslant 1$ 模糊矩阵;当 $a_{ij}+a_{ji}=1$ 时,则此类矩阵为模糊互补矩阵,若满足 $a_{ij}=a_{ik}-a_{jk}+0.5$ 则称模糊矩阵为模糊一致性矩阵。模糊一致矩阵中当 $a_{ij}=0.5$,表示指标 i 和指标 j 相对于上一个层次重要性一样;$0\leqslant a_{ij}<0.5$,表示指标 i 比指标 j 不重要,a_{ij} 值越小,相对重要性越低;若 $0.5<a_{ij}\leqslant 1$,表示指标 i 比指标 j 重要,值越大,相对重要性越高。

对模糊互补矩阵 **A** 按行分别求和,记为 $a_i=\sum_{j=1}^{m} a_{ij}(i=1,2,\cdots,m)$,采用公式(7-7)变换可得模糊一致性矩阵。

$$a'_{ij}=\frac{a_i-a_j}{2m}+0.5 \tag{7-7}$$

对于任意 $i,j(i,j=1,2,\cdots,m)$，满足 $a'_{ij}+a'_{ji}=1$，说明元素 i 和 j 相比较的重要性互补于元素 j 和 i 相比较的重要性。而且，若从 **A** 中删除任意行及其对应列，变换后的矩阵仍为模糊一致矩阵，因此，可随时对已经设计好的模糊一致矩阵按需调整而不影响其一致性。

（三）计算单层次指标模糊权重

单层次指标权重是指同一层次内各评价指标对于上一层次相应指标的相对重要性排序。设同一级内的指标数为 m，可通过下式计算第 i 个指标相对于上一层指标的模糊数权重向量：

$$W_i=\frac{1}{m}-\frac{1}{2\alpha}+\sum_{j=1}^{m}a'_{ij}/m\alpha \tag{7-8}$$

其中，$i,j=1,2,\cdots,m$，参数需满足 $\alpha\geqslant(m-1)/2$，常取 $\alpha=(m-1)/2$。

（四）计算指标组合权重系数

结合各级指标对应权重，计算各个评价指标的组合权重系数，方法同经典层次分析法。

（五）计算备选方案的综合评价指标

结合评价指标的观测值，可按公式(7-6)计算综合评价指标；也可采用隶属度函数法，先将指标测量值转换为目标评价分级的隶属度，结合等级赋值，计算评价得分，再结合组合权重系数计算综合评价等级(详见例 7-2)。

第二节　应用实例

一、层次分析法用于医院医疗质量评价

例 7-1　武俊青等学者用层次分析法对某年某市 4 所医院的医院工作质量进行评价，评价的主要内容包括医疗质量、医疗工作量和医疗工作效率 3 个方面共 7 个指标。其分析步骤如下：

（一）构建目标树图

将总目标医院工作质量分解为医疗质量、医疗工作量和医疗工作效率等 3 个子目标，然后再分解为二级评价指标，形成目标树图，如图 7-2 所示。

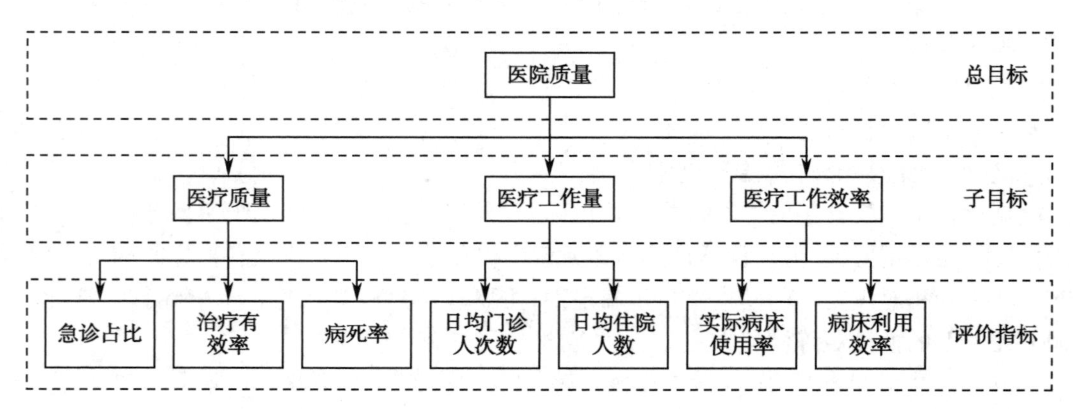

图 7-2　医院医疗质量评价目标树图

（二）计算各指标相对权重

例如：第一层指标成对比较判断优选矩阵见表 7-2。

表 7-2　第一层目标成对比较判断优选矩阵

医疗项目	医疗质量	医疗工作量	医疗工作效率	初始权重 W_i'	归一化权重 W_i
医疗质量	1	2	3	1.817 1	0.539 6
医疗工作量	1/2	1	2	1.000 0	0.297 0
医疗工作效率	1/3	1/2	1	0.550 3	0.163 4

计算初始权重系数 W_i'，即矩阵行成分的几何均数，以医疗质量为例：$W_i'=(1\times2\times3)^{1/3}=1.817\ 1$，同理，医疗工作量和医疗工作效率的初始权重系数分别为 1.000 0 和 0.550 3。归一化后的权重，以医疗质量为例，归一化权重为 1.817 1/(1.817 1+1+0.550 3)=0.539 6，结果见表 7-2。

以同样的方法可计算出医疗质量层、医疗工作量层及医疗工作效率层所含各指标的权重，结果见表 7-3。

表 7-3　指标权重及综合权重计算结果

一级指标	一级指标权重	二级指标	二级指标权重	组合权重系数 C_i
医疗质量	0.539 6	治疗有效率	0.539 6	0.291 2
		病死率	0.297 0	0.160 3
		急诊占比[1]	0.163 4	0.088 2
医疗工作量	0.297 0	日均门诊人次	0.666 7	0.198 0
		日均住院人数	0.333 3	0.099 0
医疗工作效率	0.163 4	病床利用效率[2]	0.666 7	0.108 9
		实际病床使用率[3]	0.333 3	0.054 5

[1] 急诊占总诊疗人数的百分比；[2] 病床利用效率＝平均病床工作日×平均病床周转次数，综合说明病床在使用中的容量、频率和效率（平均病床工作日＝实际占用总床日数/平均放开床位数；平均病床周转次数＝出院总人数/平均开放床位数）；[3] 表示病床利用程度的相对指标，反映每日使用床位与实有开放床位的比例情况

（三）一致性检验

各层子目标成对比较判断矩阵的特征根 λ_i 按公式(7-4)计算。例如：第一层成对比较判断矩阵的特征根分别为：$\lambda_1=3.009\ 2$，$\lambda_2=3.008\ 8$，$\lambda_3=3.009\ 1$。

最大特征根为 3.009 2，$CI=(3.009\ 2-3)/2=0.004\ 6$，$CI<0.1$，$CR=0.004\ 6/0.58=0.007\ 9$，$CR<0.1$，可认为该指标权重系数符合一致性原则。

（四）计算评价指标组合权重系数

计算最下层（方案层）各评价指标的组合权重系数 C_i。

例如，一级指标医疗质量的权重为 0.539 6，对应的二级指标治疗有效率的权重为 0.539 6，其组合权重系数 C_1 为 $0.539\ 6\times0.539\ 6=0.291\ 2$，依此病死率的组合权重系数 C_2 为 $0.539\ 6\times0.297\ 0=0.160\ 3$，急诊占比的组合权重系数 C_3 为 0.088 2，见表 7-3。

（五）计算综合指标

结合各医院评价指标的实测值和对应组合权重系数 C_i（表 7-3），计算综合得分，并据此对工作质量进行排序。

4 所医院各指标的实测数据见表 7-4。由于高优指标和低优指标对医院质量的贡献方向不同，如高优指标治疗有效率越高，而低优指标病死率越低，都说明医院质量越高。因此，基于各指标期望值（算

术均数取整)对各指标进行同趋势化,得同趋势化后指标 P_i。(低优指标 P_i=期望值/实际值,高优指标:P_i=实际值/期望值)。基于公式(7-6)计算每个医院的各指标的加权和,即为综合得分。例如,甲医院的综合得分为:

$GI = 0.291\ 2\times95.3/93+0.160\ 3\times1.6/2+0.088\ 2\times5.63/5+0.198\ 0\times1\ 305.2/1\ 050+0.099\times 27.17/20+0.108\ 9\times5\ 910/5\ 050+0.054\ 5\times99.9/93=1.092\ 6$

所有医院计算结果见表 7-4。结果表明,各医院的医院工作质量排序为乙(1.212 0)最优,其次为丙(1.130 8),甲(1.092 6)和丁(0.958 6)。

表 7-4 1988 年某市 4 所医院的医院工作质量指标及综合指数

医院	治疗有效率/%	病死率/%	急诊占比/%	日均门诊人次	日均住院人数	病床利用效率	病床实际使用率/%	综合指数 GI
甲	95.3	1.6	5.63	1 305.2	27.17	5 910	99.9	1.092 6
乙	93.2	2.3	3.42	1 932.3	26.27	5 673	100.3	1.212 0
丙	92.4	1.1	3.19	1 965.9	28.59	5 854	100.0	1.130 8
丁	95.2	1.6	5.43	933.3	23.85	4 081	92.9	0.958 6
权重系数	0.291 2	0.160 3	0.088 2	0.198 0	0.099 0	0.108 9	0.054 5	—
期望值*	93	2	5	1 050	20	5 050	93	—

* 指标算术均数取整

二、模糊层次分析法用于起搏器寿命风险评估

例 7-2 程云章等学者基于模糊层次分析法建立了起搏器的寿命风险评估体系,评价主要包括电参数、患者特质和医院手术水平 3 个一级指标及其下属 9 个二级指标。分析步骤如下:

(一)构建目标树图

详见图 7-3。

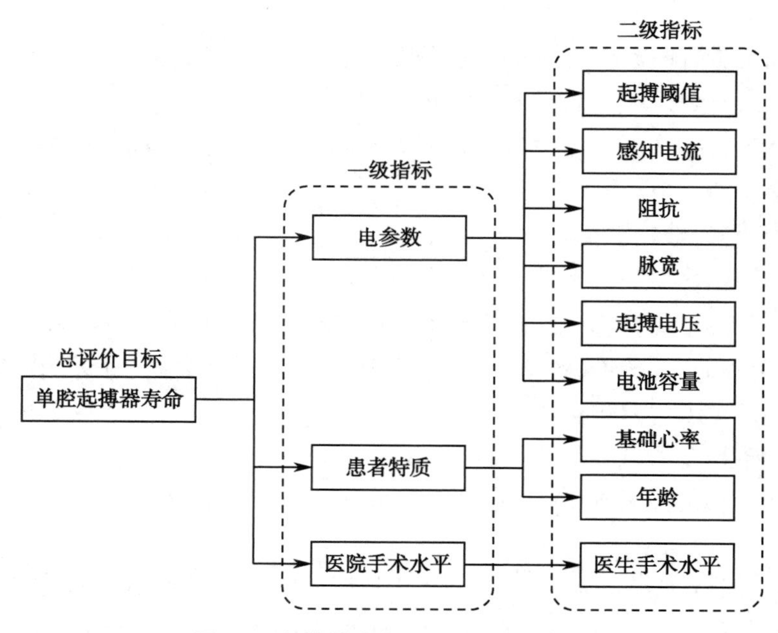

图 7-3 起搏器寿命风险评价目标树图

（二）构建模糊判断矩阵

以电参数指标层为例，模糊判断矩阵见表 7-5。其构造原则为两对比指标间重要性相同时，矩阵元素值为 0.5，因素 i 比因素 j 重要时记为 1，反之，记为 0。这样的矩阵即为模糊互补矩阵。按公式（7-7）可将模糊互补矩阵转换为模糊一致性互补矩阵，见表 7-6。

表 7-5　电参数指标层模糊互补判断矩阵（a_{ij}）

指标	起搏阈值	感知电流	阻抗	脉宽	起搏电压	电池容量	行合计（a_i）
起搏阈值	0.5	0.5	1	1	0.5	1	4.5
感知电流	0.5	0.5	1	1	0.5	1	4.5
阻抗	0	0	0.5	1	0	1	2.5
脉宽	0	0	0	0.5	0	1	1.5
起搏电压	0.5	0.5	1	1	0.5	1	4.5
电池容量	0	0	0	0	0	0.5	0.5

例如，起搏阈值与感知电流相比，$a'_{12}=\dfrac{4.5-4.5}{2\times6}+0.5=0.5$，$a'_{21}=0.5$；起搏阈值与阻抗相比，$a'_{13}=\dfrac{4.5-2.5}{2\times6}+0.5=0.667$，$a'_{31}=0.333$。

表 7-6　电参数指标层模糊一致性判断矩阵（a'_{ij}）

指标	起搏阈值	感知电流	阻抗	脉宽	起搏电压	电池容量	行合计（a'_i）
起搏阈值	0.500	0.500	0.667	0.750	0.500	0.833	3.750
感知电流	0.500	0.500	0.667	0.750	0.500	0.833	3.750
阻抗	0.333	0.333	0.500	0.583	0.333	0.667	2.749
脉宽	0.250	0.250	0.417	0.500	0.250	0.583	2.250
起搏电压	0.500	0.500	0.667	0.750	0.500	0.833	3.750
电池容量	0.167	0.167	0.333	0.417	0.167	0.500	1.751

（三）计算各层指标的权重

以电参数层 6 个二级评价指标为例，按公式（7-8）计算每个指标的权重如下：

$$W_1=\frac{1}{6}-\frac{1}{5}+\frac{3.75}{6\times2.5}=0.216\ 7$$

$$W_2=\frac{1}{6}-\frac{1}{5}+\frac{3.75}{6\times2.5}=0.216\ 7$$

$$W_3=\frac{1}{6}-\frac{1}{5}+\frac{2.749}{6\times2.5}=0.149\ 9$$

$$W_4=\frac{1}{6}-\frac{1}{5}+\frac{2.25}{6\times2.5}=0.116\ 7$$

$$W_5=\frac{1}{6}-\frac{1}{5}+\frac{3.75}{6\times2.5}=0.216\ 7$$

$$W_6=\frac{1}{6}-\frac{1}{5}+\frac{1.751}{6\times2.5}=0.083\ 3$$

同理,患者特质层两个指标的权重分别为 0.75,0.25;上一层,即一级评价指标电参数,患者特质和医院手术水平的权重分别为 0.333 3,0.278 0 和 0.388 6。

(四) 计算指标的组合权重系数

计算各评价指标的组合权重系数 C_i,结果见表 7-7。

表 7-7 起搏器寿命风险评估指标组合权重计算结果

一级评价指标	一级指标权重	二级评价指标	二级指标权重	组合权重 C_i
电参数	0.333 3	起搏阈值	0.216 7	0.072 2
		感知电流	0.216 7	0.072 2
		阻抗	0.149 9	0.050 0
		脉宽	0.116 7	0.038 9
		起搏电压	0.216 7	0.072 2
		电池容量	0.083 3	0.027 8
患者特质	0.278 0	基础心率	0.750 0	0.208 5
		年龄	0.250 0	0.069 5
医院手术水平	0.388 6	医生手术水平	1.000 0	0.388 6

(五) 综合指标计算

收集植入起搏器的各电参数指标和相应的患者特质,及实施医院的手术水平分级等指标数据后,在指标同趋势化的基础上计算综合指标,对待评起搏器进行风险排序。

为了建立统一的风险评价体系,也可以根据指标与寿命的关系,采用隶属函数方法,将各指标按照预先确定的阈值转化为[0,1]区间上的隶属度值。低优指标数值越大,则相应寿命越短,基于隶属度函数定义越大的指标值对应[0,1]区间上越小的隶属度值,例如,电参数指标中起搏阈值,感知电流,脉宽,起搏电压等均属于低优指标;高优指标数值越大,寿命越长,基于隶属度函数定义越大的指标值对应[0,1]区间上越大的隶属度值,例如,电池容量,基础心率和医生手术水平等属于高优指标;中间型指标值过高和过低均会降低产品寿命,因此,基于隶属度函数定义极大极小方向的指标值对应[0,1]区间上更小的隶属度值,中间范围的指标值对应越大的隶属度值。3 种情况下的隶属度函数参见本实例来源文献。

将每个指标转换为对应的隶属度值 f_i 后,结合各自的组合权重系数 C_i 可采用公式 $L=\Sigma C_i f_i$ 计算寿命风险评分。根据综合评价结果将起搏器寿命风险划分为 5 个等级:高风险(0,0.5],较高风险(0.5,0.65],中等风险(0.65,0.75],较低风险(0.75,0.85]和低风险(0.85,1]。采用隶属函数方法建立的寿命评价系统为同类产品的寿命风险评价提供了一个综合客观分析和主观分析的可供参考的统一标准。

层次分析法以其系统性和直观性等优点,在多准则决策相关的领域得到了广泛应用,但判断矩阵构造的不确定性和一致性检验的复杂性也影响了其使用;模糊层次分析法将层次分析法与模糊集理论相结合,克服判断矩阵构造可能不一致的局限,一定程度上可以优化经典层次分析法并拓宽其实际应用领域。近年来,模糊层次分析法中模糊比较矩阵的构造方法,除本文采用的模糊二值关系外,基于三角模糊数或梯形模糊数的模糊矩阵构造方法以及相应的指标权重确定方法均得到了广泛应用,不仅丰富了层次分析法的理论体系,也拓宽了其应用领域。

(余小金 杨土保)

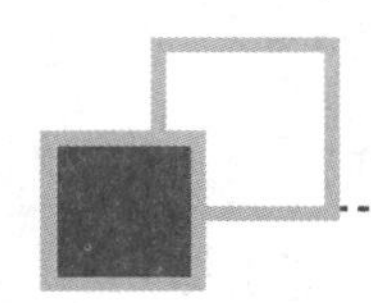

第八章 TOPSIS 法

第一节 基本概念

TOPSIS 法是 technique for order preference by similarity to ideal solution 的缩写，即依据与理想方案的相似性顺序进行优选排序评价的技术。该法是系统工程中对有限方案进行多准则决策分析常用的一种分析方法。该法具有计算简便、结果合理、应用灵活等特点，因此，近年在医疗卫生等领域得到广泛应用，主要应用于医疗综合质量评价、卫生决策支持、卫生事业管理等方面。

一、TOPSIS 法的基本思想

TOPSIS 基于对原始数据同趋势化和归一化后的数据矩阵，找出有限方案中的正理想解（最优方案）和负理想解（最劣方案）。将正理想解、负理想解和待评价方案视为空间上的点，计算各待评价方案与正理想解、负理想解之间的距离（常用欧氏距离），并基于求得的距离计算评价对象与正理想解的相对接近程度，最后依据接近程度的大小进行优劣评价。

二、TOPSIS 法的基本步骤

（一）原始数据收集

假设有 n 个评价对象，拟根据 m 个评价指标对其进行评价，需要收集一个 $n\times m$ 的原始数据矩阵，格式见表 8-1。

表 8-1 原始数据矩阵格式

评价对象	指标 1	指标 2	…	指标 m
对象 1	X_{11}	X_{12}	…	X_{1m}
对象 2	X_{21}	X_{22}	…	X_{2m}
⋮	⋮	⋮	⋮	⋮
对象 n	X_{n1}	X_{n2}	…	X_{nm}

（二）指标的同趋势化

综合评价中的评价指标，有些是高优指标（即指标值越高，表示评价对象越好，如疗效评价中的治愈率）；有些指标是低优指标（指标值越低，代表评价对象越好，如病死率）；而还有一些指标是处于一定范围或特定值时达最优，低于或高于这个特定范围或特定值越多，表示评价对象越差，这类指标称为中优指标。在进行评价时，要求所有评价指标的变化方向一致，即同趋势化，要求全部指标均为高优指标或低优指标，这样才便于比较评价。研究中常将低优指标转化为高优指标，常见的方法有倒数法和差值法。如果低优指标是绝对数指标（如院内感染数），可采用倒数法转化：

$$X'_{ij}=\frac{1}{X_{ij}} \tag{8-1}$$

如果低优指标是相对数指标(如病死率),可采用差值法转化:

$$X'_{ij}=1-X_{ij} \tag{8-2}$$

公式(8-1)、(8-2)中,X_{ij}是第 i 个评价对象第 j 个指标(低优指标)的原始数据,X'_{ij}是 X_{ij}同趋势化后的数据。

关于中优指标的同趋势化,常用的方法有线性函数法、绝对距离法、隶属函数法、插值法等,详见本书第二章。

(三)指标的归一化处理

同趋势化后的数据,指标的量纲和离散程度的不同,仍对评价结果产生影响。为消除量纲和指标值离散程度不同对评价结果的影响,对同趋势化后的评价指标进行归一化处理。归一化后的指标值介于 0~1 之间,且数据无量纲。对于原始数据是高优指标的处理,直接对原始数据按如下公式归一化:

$$a_{ij}=\frac{X_{ij}}{\sqrt{\sum_{i=1}^{n}(X_{ij})^2}} \tag{8-3}$$

a_{ij}是高优指标 X_{ij}归一化处理后的数据。

对于低优指标,对同趋势化后的数据按公式(8-4)进行归一化处理:

$$a_{ij}=\frac{X'_{ij}}{\sqrt{\sum_{i=1}^{n}(X'_{ij})^2}} \tag{8-4}$$

公式(8-4)中 a_{ij}是对低优指标同趋势化后的值 X'_{ij}进行归一化处理后的数据。经归一化处理后的矩阵 **A** 为:

$$\mathbf{A}=\begin{pmatrix} a_{11} & a_{12} & \cdots & a_{1m} \\ a_{21} & a_{22} & \cdots & a_{2m} \\ \vdots & \vdots & \vdots & \vdots \\ a_{n1} & a_{n2} & \cdots & a_{nm} \end{pmatrix}$$

(四)正理想解和负理想解的确定

根据归一化后的数据,从 n 个评价对象中依次选择各个指标的最大值构成正理想解 $\mathbf{A}^+$(最优向量),最小值构成负理想解 $\mathbf{A}^-$(最劣向量):

$$\mathbf{A}^+=(a_1^+,a_2^+,\cdots,a_j^+,\cdots,a_m^+)$$
$$\mathbf{A}^-=(a_1^-,a_2^-,\cdots,a_j^-,\cdots,a_m^-) \tag{8-5}$$

式中,$j=1,2,3,\cdots,m$,表示评价指标。a_j^+ 为现有评价对象在第 j 个评价指标的最大值,a_j^- 为第 j 个评价指标的最小值。

(五)欧氏距离的计算

计算各评价对象归一化处理后的指标值与正理想解、负理想解的欧氏距离 D_i^+ 和 D_i^-:

$$D_i^+=\sqrt{\sum_{j=1}^{m}[W_j(a_{ij}-a_j^+)]^2}$$
$$D_i^-=\sqrt{\sum_{j=1}^{m}[W_j(a_{ij}-a_j^-)]^2} \tag{8-6}$$

式中 W_j 为第 j 个指标的权重。若各指标权重相等,取 $W_j=1/m$。

（六）相对接近程度 C_i 值的计算及排序

计算各评价对象与正理想解的相对接近程度 C_i 值，按如下公式计算：

$$C_i=\frac{D_i^-}{D_i^+ + D_i^-} \tag{8-7}$$

从公式(8-7)可以看出，C_i 取值范围在[0, 1]区间，C_i 越接近1，表明评价对象越接近正理想解，评价结果越好；C_i 越接近0，表示评价对象越远离正理想解，越接近负理想解，评价结果越差。

根据 C_i 值的大小对评价对象的优劣程度进行排序，C_i 值越大，评价结果越好。

第二节 应用实例

例 8-1 某省评价中医医院的医疗服务能力的评价指标体系及权重如图8-1，该省中医医院2011—2016年的医疗服务能力各项评价指标值见表8-2，试用TOPSIS法对该省中医医院6年的医疗服务能力进行综合评价。

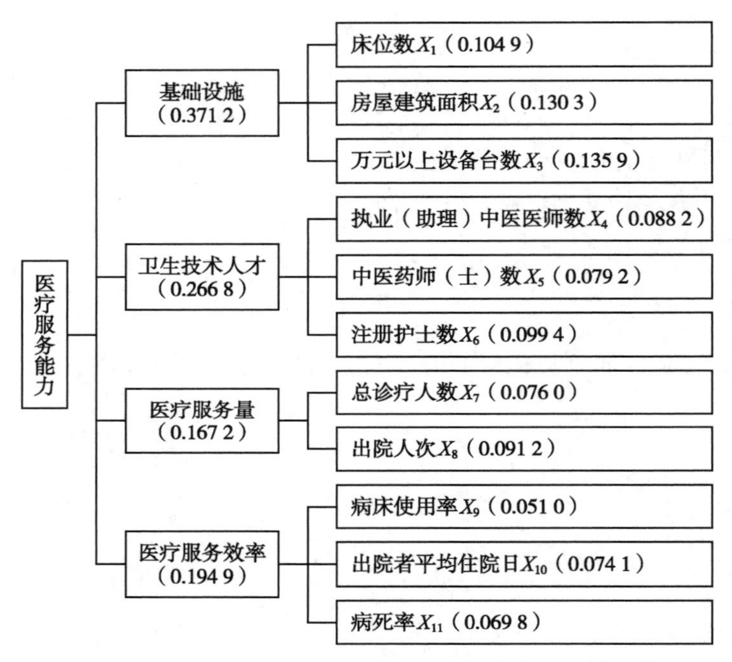

图8-1 某省中医医院医疗服务能力评价指标体系及权重

表8-2 某省2011—2016年中医医院医疗服务能力指标

年度	X_1/万	X_2/万平方米	X_3/台	X_4/人	X_5/人	X_6/人	X_7/万	X_8/万	X_9/%	X_{10}/d	X_{11}/%
2011	3.13	314.9	30 660	7 131	2 086	16 091	4 559.0	92.6	87.5	10.5	0.9
2012	3.47	343.7	37 406	7 786	2 175	17 463	4 936.1	106.4	88.2	10.1	0.6
2013	3.74	390.9	38 128	8 153	2 285	19 096	5 254.7	117.5	89.1	10.0	0.7
2014	4.08	414.0	43 625	8 336	2 428	20 568	5 541.5	129.0	87.5	9.7	0.7
2015	4.54	441.4	47 708	9 153	2 417	22 483	5 576.4	136.6	84.4	9.6	0.8
2016	4.95	459.2	53 677	9 853	2 420	25 517	5 714.8	153.2	85.5	9.6	0.7

TOPSIS法分析过程如下：

1. 指标的同趋势化 评价指标中 X_1 ~ X_9 为高优指标，X_{10}、X_{11} 为低优指标。将低优指标转化为高优指标，平均住院日用倒数法转换 $X_{10}'=(1/X_{10})\times100$，病死率采用差值法转换 $X_{11}'=100-X_{11}$。同趋势化后的数据矩阵如下：

$$\begin{pmatrix} 3.13 & 314.9 & 30\,660 & 7\,131 & 2\,086 & 16\,091 & 4\,559.0 & 92.6 & 87.5 & 9.52 & 99.1 \\ 3.47 & 343.7 & 37\,406 & 7\,786 & 2\,175 & 17\,463 & 4\,936.1 & 106.4 & 88.2 & 9.90 & 99.4 \\ 3.74 & 390.9 & 38\,128 & 8\,153 & 2\,285 & 19\,096 & 5\,254.7 & 117.5 & 89.1 & 10.00 & 99.3 \\ 4.08 & 414.0 & 43\,625 & 8\,336 & 2\,428 & 20\,568 & 5\,541.5 & 129.0 & 87.5 & 10.31 & 99.3 \\ 4.54 & 441.4 & 47\,708 & 9\,153 & 2\,417 & 22\,483 & 5\,576.4 & 136.6 & 84.4 & 10.42 & 99.2 \\ 4.95 & 459.2 & 53\,677 & 9\,853 & 2\,420 & 25\,517 & 5\,714.8 & 153.2 & 85.5 & 10.42 & 99.3 \end{pmatrix}$$

2. 归一化处理 根据公式(8-3)和(8-4)对同趋势化后的数据进行归一化处理，如 2011 年床位数的归一化值：

$$a_{11}=\frac{X_{11}}{\sqrt{\sum_{i=1}^{6}(X_{i1})^2}}=\frac{3.13}{\sqrt{3.13^2+3.47^2+3.74^2+4.08^2+4.54^2+4.95^2}}=0.317$$

以此类推，各年度不同评价指标归一化处理后的值见表 8-3。

表 8-3 各年指标值归一化矩阵表

年度	a_1	a_2	a_3	a_4	a_5	a_6	a_7	a_8	a_9	a_{10}	a_{11}
2011	0.317	0.324	0.294	0.345	0.369	0.321	0.353	0.305	0.410	0.385	0.408
2012	0.351	0.353	0.359	0.376	0.385	0.349	0.382	0.350	0.414	0.400	0.409
2013	0.379	0.402	0.366	0.394	0.405	0.381	0.406	0.386	0.418	0.404	0.408
2014	0.413	0.425	0.419	0.403	0.430	0.411	0.429	0.424	0.410	0.417	0.408
2015	0.460	0.454	0.458	0.442	0.428	0.449	0.431	0.449	0.396	0.421	0.408
2016	0.501	0.472	0.515	0.476	0.429	0.510	0.442	0.504	0.401	0.421	0.408

3. 确定正负理想解 依据归一化值和公式(8-5)得有限方案的正理想解和负理想解：

$$\mathbf{A}^+=(0.501,0.472,0.515,0.476,0.430,0.510,0.442,0.504,0.418,0.421,0.409)$$

$$\mathbf{A}^-=(0.317,0.324,0.294,0.345,0.369,0.321,0.353,0.305,0.396,0.385,0.408)$$

4. 计算欧氏距离 根据公式(8-6)计算各年度指标值与正理想解、负理想解之间的加权欧氏距离。如 2011 年的欧氏距离计算如下：

$$D_1^+=\sqrt{[0.104\,9\times(0.317-0.501)]^2+\cdots+[0.069\,8\times(0.408-0.409)]^2}=0.050\,4$$

$$D_1^-=\sqrt{[0.104\,9\times(0.317-0.317)]^2+\cdots+[0.069\,8\times(0.408-0.408)]^2}=0.000\,7$$

以此类推，分别计算出其他年份距正理想解、负理想解的欧氏距离，如表 8-4 所示。

5. 计算 C_i 值 按照公式(8-7)计算各年度指标值与正理想解的接近程度 C_i 值。以 2011 年为例：

$$C_1=\frac{D_1^-}{D_1^++D_1^-}=\frac{0.000\,7}{0.050\,4+0.000\,7}=0.014\,5$$

以此类推，分别求出其他各年的 C_i 值，见表 8-4。

6. 综合排序 根据各年的 C_i 值，对评价对象(不同年份)的医疗服务能力进行排序，结果见表 8-4。C_i 值越大，越接近 1，表示评价对象越接近正理想解，即评价结果越优。最终排序结果表明，该省 2011—2016 年间的中医医院医疗服务能力以 2016 年最优，2015 年次之，2011 年最低。

表 8-4 各年指标值的欧氏距离及与正理想解的接近程度及排序

年度	D_i^+	D_i^-	C_i	排序
2011	0.050 4	0.000 7	0.014 5	6
2012	0.038 8	0.012 1	0.237 8	5
2013	0.031 7	0.019 5	0.380 6	4
2014	0.022 0	0.029 2	0.569 5	3
2015	0.012 5	0.038 5	0.754 2	2
2016	0.000 9	0.050 4	0.983 0	1

TOPSIS 法在应用中对数据分布、样本含量、指标多少无严格限制，且计算简便，既适用于小样本资料，又适用于多评价单元、多指标的大体系。此法广泛应用在医疗卫生工作的综合评价中。该方法的评价结果受指标极端值的影响较大，可能导致评价结果不稳定；TOPSIS 的评价结果只能对每个评价对象的优劣进行排序，目前尚没有公认的分档管理方法，灵敏度不高。针对这些局限，可采取 TOPSIS 法与其他评价方法结合应用。

（郭海强　李杏莉）

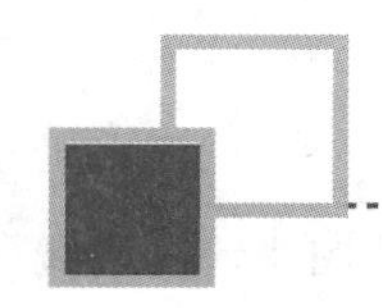

第九章　模糊综合评价方法

第一节　基本概念

一、模糊综合评价法

概率论所研究和处理的随机现象，其事件本身有着明确的含义，只是由于发生的条件不充分，而使得在条件与事件之间不能出现决定性的因果关系，从而，事件的出现与否表现出不确定性。

现在大多数方法都假设数据是精确的，通常会对事件进行精确和清晰的描述。用数值或绝对值来表述事件，形成了精确性。但是在大多数的真实世界情况下，我们也不可能获得所有精确的值，总有一些不确定，因而模糊性的现象是不可避免的，尤其在现代化信息处理系统的开发和管理决策中，模糊集理论就是对这种不确定现象的很好的说明和解释。模糊数学是研究和处理模糊现象的数学方法，它所要处理事物的概念本身是模糊的，即一个对象是否符合这个概念难以确定，也就是由于外延模糊带来的不确定性，例如，“很痛”“污染”“医院工作质量一般”等。通常，人脑感知、认知和区分自然现象而形成的概念是模糊的，概念之间的界线是含糊不清的，它们都难以明确地划定界限，这些没有明确外延的概念，称作模糊概念。由这些概念形成的判断和推理也是模糊的。

模糊综合评价，就是应用模糊集理论，根据多个评价指标，来评定某事件所属等级或类别，进行决策。由于它的数量划分带有不同程度的模糊性，所以，采用模糊数学方法，使客观事物的评价趋于合理可靠。多指标评价的目的是在具有多个指标的模糊决策环境中，给某个对象提供一种综合的评价。

二、模糊综合评价法的基本概念

（一）模糊子集的概念和模糊矩阵

像普通集合论那样只用“属于”和“不属于”来表现一事物与一集合的关系是不够的。例如，在判定水质污染问题时，可能存在“严重污染”“较重污染”“轻度污染”“有污染迹象”等多种情况。他们都不能用一个简单的“是”或“否”来表达，而用界限（边界）不分明的事物的模糊子集来表达。模糊集顾名思义，就是没有明确边界的集合。也就是说从属于某个集合到不属于某个集合这个转换是渐变的，这种转换的特征是使得集合在建模中具有柔性的隶属函数，通常使用像“体温很高”或“呼吸异常”等语言上的表达方式。下面介绍一些模糊集的定义和表现形式。

1. 模糊子集及隶属函数　设 X 是一个对象空间，x 是 X 中一个普通的元素。古典集合 A，A 包含于 X，定义为元素或对象 x 属于 X 的集合，每个 x 要么属于集合 A，要么不属于集合 A。通过给 X 中的每个元素定义特征函数，古典集合 A 可以用一组有序对 $(x,0)$ 或 $(x,1)$ 来表示，即若对论域（研究的范围）X 中的任一元素 x，都有一个数 $A(x)\in[0,1]$ 与之对应，则称 A 为 X 上的模糊集，$A(x)$ 称为 x 对 A 的隶属度。当 x 在 X 中变动时，$A(x)$ 就是一个函数，称为 A 的隶属函数。隶属度 $A(x)$ 越接近于

1,表示 x 属于 A 的程度越高;$A(x)$ 越接近于 0,表示 x 属于 A 的程度越低。用取值于区间[0,1]的隶属函数 $A(x)$ 表征 x 属于 A 的程度高低。如果 X 是对象的集合,那么 X 中的模糊集 $\underset{\sim}{A}$ 可以定义为一组如下的有序对:

$$\underset{\sim}{A}=\{(x,\mu_{\underset{\sim}{A}}(x))\mid x\in X\} \tag{9-1}$$

其中,$\mu_{\underset{\sim}{A}}(X)$ 称作模糊集 $\underset{\sim}{A}$ 的隶属函数。隶属函数将 X 中的每个元素映射到 0 和 1 之间的隶属级(或叫隶属值)。隶属函数是模糊集合的特征函数,它是用数学方法定量描述模糊现象的关系。当给定了模糊集合的特性后,确定模糊集合中各元素对这种特性具有的程度(即隶属度),就是隶属函数的确定问题。通常 X 是指域,它是由离散(无序或者有序的对象),或者连续的空间组成的。例如假设 X=(旧金山,波士顿,洛杉矶)是某人可以选择居住的城市的集合。那么模糊集 $\underset{\sim}{C}$=“理想的居住城市”就可以描述为:

$$\underset{\sim}{C}=\{(\text{旧金山},0.9),(\text{波士顿},0.8),(\text{洛杉矶},0.6)\}$$

这里的域 X 是离散的,包含无序的对象:美国的三大城市。每个隶属度都是非常主观地判断的,每个人可以根据自己的偏好给出 3 个不同但合理的值。

模糊集的特征完全是通过它的隶属函数来体现的。定义隶属函数最简便的方法是用数学表达方式,其通常由一组特定的函数限制,这些函数可以用几个参数来指定。最常见的有三角函数、梯形函数和高斯函数。

一个三角隶属函数由三个参数(a,b,c)描述,如下所示:

$$\mu(x)=triangle(x,a,b,c)=\begin{cases}0 & x<a\\(x-a)/(b-a) & a\leqslant x<b\\(c-x)/(c-b) & b\leqslant x<c\\0 & c\leqslant x\end{cases} \tag{9-2}$$

这些参数(a,b,c)(其中:$a<b<c$),决定了三角隶属函数的 3 个顶点的 x 坐标。

梯形隶属函数由 4 个参数来指定(a,b,c,d),如下所示:

$$\mu(x)=trapezoid(x,a,b,c,d)=\begin{cases}0 & x<a\\(x-a)/(b-a) & a\leqslant x<b\\1 & b\leqslant x<c\\(d-x)/(d-c) & c\leqslant x<d\\0 & d\leqslant x\end{cases} \tag{9-3}$$

这些参数(a,b,c,d)(其中:$a<b<c<d$),决定了基本的梯形隶属函数的 4 个顶点的 x 坐标。三角函数可以看成是梯形函数在 $b=c$ 时的特例。

高斯函数由两个参数(c,σ)来描述,如下所示:

$$\mu(x)=gaussian(x,c,\sigma)=\exp^{-\frac{(x-c)^2}{2\sigma^2}} \tag{9-4}$$

一个高斯函数完全是由 c 和 σ 确定的。c 代表隶属函数的中心,σ 决定了隶属函数的宽度。

在实践中,确定隶属函数的方法有很多,没有统一的模式,主要考查它是否符合实际。一般有两种途径,一是“客观的”,也就是根据实验数据,通过统计方法建立隶属函数,二是“主观的”,也就是由有经验的专家给定的。下面简单介绍确定隶属函数的常用方法。

(1)模糊统计试验法:它是确定隶属函数一种主要方法,它需要做大量实验,工作量较大。当给定

一个 U,按照对模糊概念的理解,指出属于模糊概念的范围,计算出频率。它的元素 U_0 属于 $\underset{\sim}{A}$ 的发生频率 μ 与 U_0 隶属于 $\underset{\sim}{A}$ 的隶属度 $\mu_{\underset{\sim}{A}}(U_0)$ 成正比。所以,可用隶属频率作为隶属度的近似值。

(2)图示法:它是描述隶属函数的直观方法,常用的有:

1)正态型

$$\mu(x)=\exp\left[-\left(\frac{x-a}{b}\right)^2\right](b>0) \tag{9-5}$$

如图 9-1 所示。

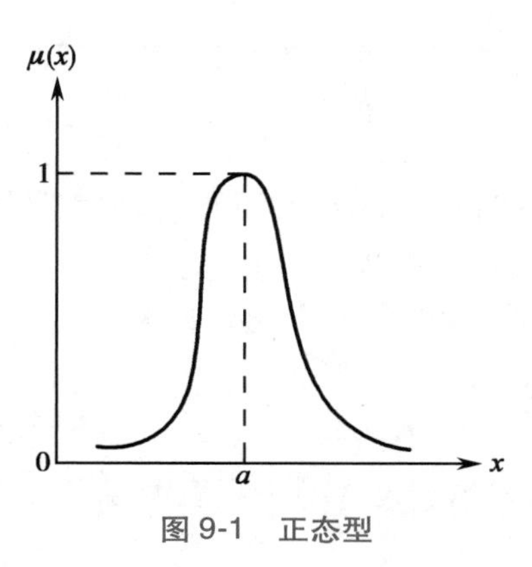

图 9-1 正态型

2)降半梯型

$$\mu(x)=\begin{cases}1 & (0\leqslant x<a_1)\\ \dfrac{a_2-x}{a_2-a_1} & (a_1\leqslant x<a_2)\\ 0 & (a_2\leqslant x)\end{cases} \tag{9-6}$$

如图 9-2 所示。

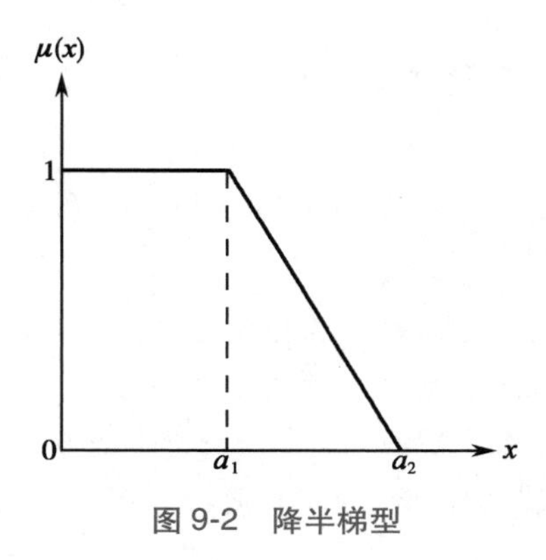

图 9-2 降半梯型

3)戒上型

$$\mu(x)=\begin{cases}\dfrac{1}{1+[a(x-c)]^b} & (x>c)\\ 1 & (0\leqslant x\leqslant c)\end{cases} \tag{9-7}$$

其中,$a>0,b>0$。当 $a=1/5,b=2$,假定 c = 25 岁,“年轻”这个模糊概念的隶属函数,如图 9-3 所示。

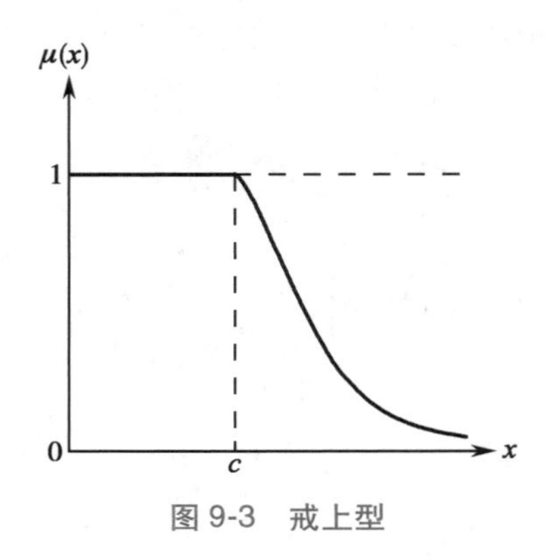

图 9-3 戒上型

（3）对比排序法：它是把事物两两相比，从而确定顺序，由此确定隶属函数的大致形状。可参考有关文献。

在实际工作中，往往采用一些比较简便的方法确定隶属函数，如请专家或有经验者直接给出隶属函数；采用问卷或投标方式确定隶属函数等。

2. 模糊子集的表示法 设论域 $U=\{u_1,u_2,\cdots,u_n\}$，U 中各元素对模糊子集 $\underset{\sim}{A}$ 的隶属度分别为 $\mu_{\underset{\sim}{A}}(u_1),\mu_{\underset{\sim}{A}}(u_2),\cdots,\mu_{\underset{\sim}{A}}(u_n)$。那么，模糊子集 $\underset{\sim}{A}$ 有下列表示方法：

（1）查德（L. A. Zadeh）记号法

$$\underset{\sim}{\mathbf{A}}=\frac{\mu_{\underset{\sim}{A}}(u_1)}{u_1}+\frac{\mu_{\underset{\sim}{A}}(u_2)}{u_2}+L+\frac{\mu_{\underset{\sim}{A}}(u_n)}{u_n}=\sum_{i=1}^{n}\frac{\mu_{\underset{\sim}{A}}(u_i)}{u_i} \tag{9-8}$$

这里"Σ"表示模糊子集 $\underset{\sim}{A}$ 在论域 U 上的整体，"+"和"-"不表示加法和分数线，而是一个记号而已，其"分母"表示论域 U 中的元素，"分子"是相应元素的隶属度，当隶属度为 0 时，那一项可以不写入。

（2）向量表示法：在 U 中各元素对模糊子集 $\underset{\sim}{A}$ 的隶属度 $\mu_{\underset{\sim}{A}}(u_i)$（$i=1,2,3\cdots,n$）作为向量的分量，则 $\underset{\sim}{A}$ 可记为：

$$\underset{\sim}{\mathbf{A}}=\{\mu_{\underset{\sim}{A}}(u_1),\mu_{\underset{\sim}{A}}(u_2),\cdots,\mu_{\underset{\sim}{A}}(u_n)\} \tag{9-9}$$

除此之外还有序偶表示法，可参考有关文献。

3. 模糊矩阵 对客观事物评价不仅是单因素的评价，它受到多因素的影响。这种多因素问题，我们用模糊关系矩阵（简称模糊矩阵）来表示。

（1）模糊关系：给定论域 U,V，称直积 $U\times V=\{(u,\nu)\mid u\in U,\nu\in V\}$ 的模糊子集 $\mathbf{R}$（简称为 $\mathbf{R}$）为 $U\times V$ 上的二元（二维）关系，简称模糊关系。隶属函数 $\mu_{\underset{\sim}{R}}(u,\nu)$ 属于［0，1］刻画了 U 和 V 的相关程度。

（2）模糊矩阵：如果矩阵 $\mathbf{R}$ 中任意元素 r_{ij} 都满足 $0\leqslant r_{ij}\leqslant 1$（$i=1,2,\cdots,m;j=1,2,\cdots,n$）。称模糊矩阵 $\underset{\sim}{\mathbf{R}}$

$$\underset{\sim}{\mathbf{R}}=(r_{ij})_{m\times n}=\begin{pmatrix} r_{11} & r_{12} & \cdots & r_{1n} \\ r_{21} & r_{22} & \cdots & r_{2n} \\ \vdots & \vdots & & \vdots \\ r_{m1} & r_{m2} & \cdots & r_{mn} \end{pmatrix} \tag{9-10}$$

（3）模糊矩阵的建立

1）调查统计表

例 9-1　例如，对于某市幼儿期生长发育进行生理健康调查。根据不同区域、幼儿园、学前班以及父母的不同职业，用分层随机化抽样原则，调查了 519 人。幼儿生理健康调查表如表 9-1 所示，其因素子集 $U=\{u_1,u_2,\cdots,u_9\}$，评价子集 $V=\{\nu_1,\nu_2,\nu_3,\nu_4\}$，调查时，要求家长对每一项 U_i 在 ν_1,ν_2,ν_3,ν_4 中只能划一个勾。调查后，第 U_i 个评价因素有 K_i 个体，其中有S_i 个个体属于第 V_j 个评价等级，经统计，算出频率 $f_{ij}=S_i/K_i$，并计算其百分率（归一化）$r_{ij}=\dfrac{f_{ij}}{\sum_{j=1}^{4}f_{ij}}$，用模糊矩阵表示：

$$\underset{\sim}{\mathbf{R}}=\begin{pmatrix}0.235 & 0.263 & 0.434 & 0.068\\0.135 & 0.221 & 0.501 & 0.143\\0.594 & 0.301 & 0.103 & 0.002\\0.585 & 0.344 & 0.065 & 0.006\\0.278 & 0.562 & 0.124 & 0.036\\0.387 & 0.407 & 0.134 & 0.072\\0.258 & 0.559 & 0.140 & 0.043\\0.577 & 0.285 & 0.094 & 0.044\\0.457 & 0.257 & 0.245 & 0.041\end{pmatrix}$$

表 9-1　幼儿生理健康调查表

变量名	调查项目	ν_1 优	ν_2 良	ν_3 中	ν_4 差
u_1	饮食	好	较好	一般	不好
u_2	挑食	不挑	很少挑	有时挑	经常挑
u_3	睡眠	好	较好	一般	不太好
u_4	睡觉多梦	不多	一般	较多	多
u_5	感冒	不易	偶尔	较多	经常
u_6	患扁桃体炎	不易	偶尔	较多	经常
u_7	咳嗽	不易	偶尔	较多	经常
u_8	患支气管炎	不易	偶尔	较多	经常
u_9	肠道功能	好	较好	一般	较差

2）专家评分法

例 9-2　欲评价某县妇幼保健院的服务能力，主要考查该医院的人员素质、基础设施、医院效益、公共服务、医疗质量和社会效益等六个方面的内容，评价结果为优、良、中、差等 4 个等级。设因素子集$U=\{u_1,u_2,u_3,u_4,u_5,u_6\}$，评价子集 $V=\{\nu_1,\nu_2,\nu_3,\nu_4\}$。现由 15 名有关专家进行评价，结果如表 9-2 所示。经归一化后，得到模糊矩阵$\underset{\sim}{\mathbf{R}}$：

$$\underset{\sim}{\mathbf{R}}=\begin{pmatrix}0.66 & 0.07 & 0.07 & 0.20\\0.33 & 0.07 & 0.27 & 0.33\\0.53 & 0.20 & 0.07 & 0.20\\0.40 & 0.53 & 0.07 & 0.00\\0.59 & 0.27 & 0.07 & 0.07\\0.40 & 0.46 & 0.07 & 0.07\end{pmatrix}$$

表 9-2 专家评价频数表

变量	评价内容	v_1 优	v_2 良	v_3 中	v_4 差
u_1	人员素质	10	1	1	3
u_2	基础设施	5	1	4	5
u_3	医院效益	8	3	1	3
u_4	公共服务	6	8	1	0
u_5	医疗质量	9	4	1	1
u_6	社会效益	6	7	1	1

3）相似度法

例 9-3 某地 y_1、y_2、y_3、y_4、y_5、y_6 年麻疹流行情况，根据专业知识和实践经验，选出麻疹流行的 5 个因素，如表 9-3 所示，判断各年份之间发生流行条件的相似程度。

表 9-3 某地区 6 年来麻疹流行情况

年份	观察指标				
	u_1	u_2	u_3	u_4	u_5
y_1	12.09	0.269	0.095	72.00	0
y_2	3.98	0.151	0.100	78.50	0
y_3	2.10	0.204	0.097	66.84	1
y_4	3.95	0.267	0.101	70.17	0
y_5	0.27	0.176	0.094	71.42	0
y_6	0.51	0.213	0.083	74.92	1

其中u_1：为流行前（指上年 11—12 月及当年 1—2 月，下同）的发病率（1/10 万）

u_2：为流行前的月平均温度之倒数

u_3：为流行前的月平均相对湿度

u_4：为预防接种率（%）

u_5：高峰年为 1，非高峰年为 0

将表 9-3 用矩阵表示，并进行极差变换

$$y_i'=\frac{y_i-\min(y_i)}{\max(y_i)-\min(y_i)} \quad i=1,2,\cdots,6 \tag{9-11}$$

得到

$$\underset{\sim}{\mathbf{R}}'=\begin{pmatrix} 1 & 1 & 0.67 & 0.43 & 0 \\ 0.31 & 0 & 0.94 & 1 & 0 \\ 0.15 & 0.45 & 0.78 & 0 & 1 \\ 0.31 & 0.98 & 1 & 0.28 & 0 \\ 0 & 0.21 & 0.61 & 0.39 & 0 \\ 0.02 & 0.53 & 0 & 0.68 & 1 \end{pmatrix}$$

对 y_1，…，y_6 的 6 个样本中任两个样本 y_i 和 y_j的 5 个数据

用下列公式来计算它们的相似系数(相似度)

$$\boldsymbol{r}_{ij}=\frac{\sum_{k=1}^{5}\min\{y'_{ik},y'_{jk}\}}{\sum_{k=1}^{5}\max\{y'_{ik},y'_{jk}\}} \tag{9-12}$$

$\underset{\sim}{\mathbf{R}}'$中,取 $i=2,j=3$ 时,$\underset{\sim}{\mathbf{R}}'$中的元素 $\boldsymbol{r}_{23}$ 为

$$\begin{aligned}\boldsymbol{r}_{23}&=\frac{(y'_{21}\wedge y'_{31})+(y'_{22}\wedge y'_{32})+\cdots+(y'_{25}\wedge y'_{35})}{(y'_{21}\vee y'_{31})+(y'_{22}\vee y'_{32})+\cdots+(y'_{25}\vee y'_{35})}\\&=\frac{(0.31\wedge 0.15)+(0\wedge 0.45)+\cdots+(0\wedge 1)}{(0.31\vee 0.15)+(0\vee 0.45)+\cdots+(0\vee 1)}\\&=0.25\end{aligned}$$

其中“$\wedge$”表示取最小值,“$\vee$”表示取最大值。

经计算,可以得到一个由相似系数 $\boldsymbol{r}_{ij}$ 组成的模糊矩阵,也称相似模糊矩阵:

$$\underset{\sim}{\mathbf{R}}=\begin{pmatrix}1&0.36&0.30&0.65&0.39&0.23\\0.36&1&0.25&0.47&0.40&0.19\\0.30&0.25&1&0.39&0.30&0.49\\0.65&0.47&0.39&1&0.41&0.21\\0.39&0.40&0.30&0.41&1&0.21\\0.23&0.19&0.49&0.21&0.21&1\end{pmatrix}$$

其中“$\boldsymbol{r}_{ij}$”越大,表示 i,j 两个年份发生流行的条件越相似。

在医学中,建立模糊矩阵的方法还有相关系数法、距离法等,可参考有关文献。

(4) 模糊矩阵的运算

1) 模糊矩阵的“相等”“包含”以及“并”“交”“补”运算较简单,可参考有关专著。

2) 模糊矩阵的逆矩阵:设$\underset{\sim}{\mathbf{R}}=(\boldsymbol{r}_{ij})_{m\times n}$,它的逆矩阵 $\underset{\sim}{\mathbf{R}}^{-1}\underset{\sim}{\triangle}\underset{\sim}{\mathbf{R}}^{T}$,也就是 $\underset{\sim}{\mathbf{R}}^{T}$ 为$\underset{\sim}{\mathbf{R}}$的转置矩阵,即

$$\underset{\sim}{\mathbf{R}}^{T}=[(\boldsymbol{r}_{ij})_{m\times n}]^{T}=(\boldsymbol{r}_{ji})_{n\times m} \tag{9-13}$$

例如,当 $\underset{\sim}{\mathbf{R}}=(\boldsymbol{r}_{ij})_{1\times 4}=(0.5,0.4,0,0.1)$时,

则
$$\underset{\sim}{\mathbf{R}}^{T}=[(\boldsymbol{r}_{ji})_{4\times 1}]=\begin{pmatrix}0.5\\0.4\\0\\0.1\end{pmatrix}$$

3)模糊矩阵的合成:设 $\underset{\sim}{\mathbf{A}}$ 是 $m\times l$ 阶矩阵,$\underset{\sim}{\mathbf{B}}$ 是 $l\times n$ 阶矩阵,用符号“$\circ$”表示两个矩阵的合成,则称

$$\underset{\sim}{\mathbf{A}}\circ\underset{\sim}{\mathbf{B}}=(C_{ij})_{m\times n}=\underset{\sim}{\mathbf{C}} \tag{9-14}$$

为 $\underset{\sim}{\mathbf{A}}$ 与 $\underset{\sim}{\mathbf{B}}$ 的合成,亦称模糊矩阵$\underset{\sim}{\mathbf{A}}$与 $\underset{\sim}{\mathbf{B}}$ 的复合,其中

$$\underset{\sim}{\mathbf{C}}_{ij}=\max_{1\leqslant k\leqslant l}\{\min(a_{ik},b_{kj})\}=\bigvee_{k=1}^{l}(a_{ik}\wedge b_{kj}) \tag{9-15}$$
$$(i=1,2,\cdots,m;j=1,2,\cdots,n;k=1,2,\cdots,l)$$

模糊矩阵的合成类似于普通矩阵的乘法,只有当左矩阵的列数和右矩阵的行数相同时,两个模糊矩阵才能合成。两个模糊矩阵合成后,仍为一个模糊矩阵,并且合成矩阵的行数等于左矩阵的行数,列数等于右矩阵的列数。模糊矩阵的合成运算是将普通矩阵乘法中两个元素 a_{ik},b_{kj}的相乘“$\bullet$”和相加“+”分别换成取小(记作“$\wedge$”)和取大(记作“$\vee$”)这两个 Zadeh 算子。模糊矩阵的合成不满足交换律,即 $\underset{\sim}{\mathbf{A}}\circ\underset{\sim}{\mathbf{B}}\neq\underset{\sim}{\mathbf{B}}\circ\underset{\sim}{\mathbf{A}}$。

例 9-4

设
$$\underset{\sim}{A}=\begin{pmatrix}0.2 & 0.1\\0.4 & 0.3\\0.9 & 0.5\\0.7 & 0.2\end{pmatrix}\qquad \underset{\sim}{B}=\begin{pmatrix}0.3 & 0.4\\0.1 & 0.6\end{pmatrix}$$

则
$$\underset{\sim}{C}=\underset{\sim}{A}\circ\underset{\sim}{B}=(a_{ij})_{4\times2}\circ(b_{ij})_{2\times2}$$
$$=\begin{pmatrix}(0.2\wedge0.3)\vee(0.1\wedge0.1) & (0.2\wedge0.4)\vee(0.1\wedge0.6)\\(0.4\wedge0.3)\vee(0.3\wedge0.1) & (0.4\wedge0.4)\vee(0.3\wedge0.6)\\(0.9\wedge0.3)\vee(0.5\wedge0.1) & (0.9\wedge0.4)\vee(0.5\wedge0.6)\\(0.7\wedge0.3)\vee(0.2\wedge0.1) & (0.7\wedge0.4)\vee(0.2\wedge0.6)\end{pmatrix}$$
$$=\begin{pmatrix}(0.2\vee0.1) & (0.2\vee0.1)\\(0.3\vee0.1) & (0.4\vee0.3)\\(0.3\vee0.1) & (0.4\vee0.5)\\(0.3\vee0.1) & (0.4\vee0.2)\end{pmatrix}=\begin{pmatrix}0.2 & 0.2\\0.3 & 0.4\\0.3 & 0.5\\0.3 & 0.4\end{pmatrix}$$

(5) 模糊算子:模糊综合评价的数学模型为 B=AδR,其中 A 为权重集,R 为模糊关系矩阵,B 为模糊综合评价集合,δ 称为广义模糊算子。理论上广义模糊算子可以有无穷多种。由于常见的 Zadeh 算子,仅考虑极值,未充分利用信息,于是许多学者提出一些新的模糊算子,例如 $M_2(\bullet,\vee)$、$M_3(\wedge,\oplus)$、$M_4(\bullet,\oplus)$、$M_5(+,\dot{\varepsilon})$、$M_6(\dot{\varepsilon}^{+},\dot{\varepsilon})$ 等。其中"•"表示普通乘法,"+"表示普通加法,$\forall a,b\in[0,1]$,$a\vee b=\max(a,b)$,$a\wedge b=\min(a,b)$,$a\oplus b=\min(a+b,1)$,$a\dot{\varepsilon}^{+}b=\dfrac{a+b}{1+ab}$,$a\dot{\varepsilon}b=\dfrac{ab}{1+(1-a)(1-b)}$。这些($M_1$ ~ M_6)都可称为广义模糊算子,其算法请读者参看有关专著。

(二) 模糊综合评价模型

1. 模型的建立

(1) 初始模糊综合评价模型

设:因素集 $U=\{u_1,u_2,\cdots,u_m\}$

评价集 $V=\{\nu_1,\nu_2,\cdots,\nu_n\}$

建立模糊矩阵

$$\underset{\sim}{R}=(r_{ij})_{n\times m} \tag{9-16}$$

确定因素的权数矩阵

$$\underset{\sim}{W}=(W_{ij})_{1\times m} \tag{9-17}$$

经模糊矩阵的合成运算,得到评价结果

$$\underset{\sim}{B}=\underset{\sim}{W}\circ\underset{\sim}{R}=(b_{ij})_{1\times n}\overset{\text{归一化}}{=\!=}(b_1,b_2,\cdots,b_n) \tag{9-18}$$

由于它只进行一次评价,故称初始模糊综合评价模型。

(2) 多级模糊综合评价模型:

设:因素集 $U=\{u_1,u_2,\cdots,u_m,\cdots,u_M\}$

评价集 $V=\{\nu_1,\nu_2,\cdots,\nu_n\}$

将因素集划分为若干个子集合,每个子集合可以再继续划分,…。那么,最终有多个分子集合,…。当划分到 K 级时,我们称 K 级模糊综合评价。

1) 一级模糊综合评价(初始模糊综合评价):把划分后的最终多个集合,分别进行初始模糊综合评价。

当 $\underset{\sim}{R}=(r_{ij})_{m\times n}$,$\underset{\sim}{W}=(w_{ij})_{1\times m}$;经模糊矩阵的合成运算,分别得到:

$$\underset{\sim}{\mathbf{B}}=\underset{\sim}{\mathbf{W}}\circ\underset{\sim}{\mathbf{R}}=(b_{ij})_{1\times n}\overset{\text{归一化}}{=\!=}(b_1,b_2,\cdots,b_n) \tag{9-19}$$

2）二级模糊综合评价：将初始模糊综合评价的各个结果，分别视为二级模糊综合评价的各个因素集，这样仍可以得到若干个模糊矩阵。

$$\underset{\sim}{\mathbf{L}}=(l_{ij})_{m\times n} \tag{9-20}$$

设因素的权数矩阵：

$$\underset{\sim}{\mathbf{G}}=(g_{ij})_{1\times m} \tag{9-21}$$

经模糊矩阵的合成运算，分别得到：

$$\underset{\sim}{\mathbf{H}}=\underset{\sim}{\mathbf{G}}\circ\underset{\sim}{\mathbf{L}}=(h_{ij})_{1\times n}\overset{\text{归一化}}{=\!=}(h_1,h_2,\cdots,h_n) \tag{9-22}$$

3）K 级模糊综合评价：把前级各分子集合进行模糊综合评价的结果视为后一级的因素集，同理，得到模糊矩阵：

$$\underset{\sim}{\mathbf{L}}_{k-1}=(l_{ij})_{m\times n} \tag{9-23}$$

设因素的权数矩阵

$$\underset{\sim}{\mathbf{G}}_{k-1}=(g_{ij})_{1\times m} \tag{9-24}$$

经模糊矩阵的合成运算，最终得到结果

$$\underset{\sim}{\mathbf{H}}_k=\underset{\sim}{\mathbf{G}}_k\circ\underset{\sim}{\mathbf{L}}_{k-1}=(h_{ij})_{1\times n}\overset{\text{归一化}}{=\!=}(h_1,h_2,\cdots,h_n) \tag{9-25}$$

2. 模糊关系方程的逆问题　根据模糊综合评价的基本模式

$$\underset{\sim}{\mathbf{B}}=\underset{\sim}{\mathbf{W}}\circ\underset{\sim}{\mathbf{R}} \tag{9-26}$$

如果已知 $\underset{\sim}{\mathbf{B}}$ 和 $\underset{\sim}{\mathbf{R}}$，反过来去求 $\underset{\sim}{\mathbf{W}}$，就是综合评价的逆问题，亦称模糊关系方程的求解问题。实际上，就是求解权数矩阵。

三、模糊综合评价法的应用

应用模糊集理论来进行决策就是一个综合评价的过程，其目的是在具有多个因子的模糊决策环境中给予某个对象提供一种综合的评价。设 $\mathbf{U}=\{u_1,u_2,\cdots,u_n\}$ 是一组评价对象，$\mathbf{F}=\{f_1,f_2,\cdots,f_m\}$ 是评价过程中使用的一组基本因子，$\mathbf{E}=\{e_1,e_2,\cdots,e_n\}$ 是用来评价的一组评价度或者定性度。对每个对象 $u\in U$都会有一个 e_1＝样式×$\mathbf{E}$ 的单因子评价矩阵 $\mathbf{R}_{(u)}$，它通常是一次评价的结果。该矩阵可以解释和用作模糊关系 $\mathbf{F}\times\mathbf{E}$ 的一个二维隶属函数。

根据 $\mathbf{F}$、$\mathbf{E}$ 和 $\mathbf{R}$ 三个因素就可以应用基本的模糊处理程序得到已定对象的评价结果。假设对象是 $u\in\mathbf{U}$，评价结果是 $D_{(u)}$，这个模糊处理程序就通过 max−min 合成得到的模糊关系的乘积。另一个输入是评价因子的权向量 $\mathbf{W}_{(u)}$，可以看出是某个给定的输入 u 的一个模糊子集。下面用两个例子来具体说明多因子评价的步骤。

1. 选择就诊医院问题　假定在就诊医院的选择中，感兴趣的基本因素有：f_1＝医疗环境、f_2＝医疗质量和f_3＝价格，即 $\mathbf{F}=\{f_1,f_2,f_3\}$。用于选择中的评价有：$e_1$＝很好、$e_2$＝好、$e_3$＝一般 和 e_4＝差，即 $\mathbf{E}=\{e_1,e_2,e_3,e_4\}$。对于特定的一个医院 u，专家们和进行测评的患者们就可以进行单因子的评价。例如，若对“医疗环境”因子f_1 的测评结果是：50%认为很好，30%认为好，10%认为一般，10%认为差，那么单因子评价向量为 $\underset{\sim}{\mathbf{R}}_1(u)=\{0.5,0.3,0.1,0.1\}$，依此类推，可以得到其他因素 f_2 和 f_3 的因子向量：

$$\underset{\sim}{\mathbf{R}}_2(u)=\{0.6,0.2,0.1,0.1\}$$

$$\underset{\sim}{\mathbf{R}}_3(u)=\{0.4,0.3,0.1,0.2\}$$

基于单因子评价结果，我们可以构造如下评价矩阵：

$$\underset{\sim}{\mathbf{R}}(u)=\begin{pmatrix}\underset{\sim}{\mathbf{R}}_1(u)\\ \underset{\sim}{\mathbf{R}}_2(u)\\ \underset{\sim}{\mathbf{R}}_3(u)\end{pmatrix}=\begin{pmatrix}0.5 & 0.3 & 0.1 & 0.1\\ 0.6 & 0.2 & 0.1 & 0.1\\ 0.4 & 0.3 & 0.1 & 0.2\end{pmatrix}$$

如果患者对这 3 个因子的权重向量是：

$$\underset{\sim}{\mathbf{W}}(u)=\{0.3,0.4,0.3\}$$

那么就可以用多因子评价模型来给每个医院计算评价结果。矩阵 $\underset{\sim}{\mathbf{W}}(u)$ 和 $\underset{\sim}{\mathbf{R}}(u)$ 的乘法按照模糊关系的 max-min 合成法进行，其评价结果以模糊集 $\underset{\sim}{\mathbf{D}}(u)$ 的形式给出：

$$\underset{\sim}{\mathbf{D}}(u)=\underset{\sim}{\mathbf{W}}(u)\circ\underset{\sim}{\mathbf{R}}(u)=(0.3,0.4,0.3)\circ\begin{pmatrix}0.5 & 0.3 & 0.1 & 0.1\\ 0.6 & 0.2 & 0.2 & 0.1\\ 0.4 & 0.3 & 0.1 & 0.2\end{pmatrix}$$

$$=(0.4,0.3,0.2,0.2)$$

例如，d_1 是由下面的过程计算出来的：

$$\begin{aligned}d_1&=(w_1\wedge r_{11})\vee(w_2\wedge r_{21})\vee(w_3\wedge r_{31})\\&=(0.3\wedge 0.5)\vee(0.4\wedge 0.6)\vee(0.3\wedge 0.4)\\&=0.3\vee 0.4\vee 0.3\\&=0.4\end{aligned}$$

同理，可得到 d_2,d_3,d_4 的值。其中 $\wedge$ 和 $\vee$ 分别代表 min 和 max 运算。由于 $\underset{\sim}{D}(u)$ 中 $d_1=0.4$ 最大，所以这个医院得到的综合评价就是“很好”。

2. 疗效评估问题 假设影响某药物对疾病的疗效评价的基本因素有：f_1 = 心率、f_2 = 血压、f_3 = 心电图和 f_4 = 实验室检查，即 $\mathbf{F}=\{f_1,f_2,f_3,f_4\}$。用于评价有：$e_1$ = 痊愈、e_2 = 显效、e_3 = 有效和 e_4 = 无效，即 $\mathbf{E}=\{e_1,e_2,e_3,e_4\}$。现通过临床试验选择一定的受试对象可以获得每个因素的评分，然后得到单因子的评价结果。与上述例子一样，我们把单因子评价结果合并成一个评价矩阵：

$$\underset{\sim}{\mathbf{R}}(u)=\begin{pmatrix}\underset{\sim}{\mathbf{R}}_1(u)\\ \underset{\sim}{\mathbf{R}}_2(u)\\ \underset{\sim}{\mathbf{R}}_3(u)\\ \underset{\sim}{\mathbf{R}}_4(u)\end{pmatrix}=\begin{pmatrix}0.6 & 0.3 & 0.1 & 0.0\\ 0.7 & 0.2 & 0.1 & 0.0\\ 0.5 & 0.3 & 0.1 & 0.1\\ 0.4 & 0.3 & 0.1 & 0.2\end{pmatrix}$$

指定的权向量 $\underset{\sim}{\mathbf{W}}(u)=\{0.3,0.3,0.3,0.1\}$ 给出了各因子的重要性，应用多因子评价模型，很容易得到：

$$\underset{\sim}{\mathbf{D}}(u)=\underset{\sim}{\mathbf{W}}(u)\circ\underset{\sim}{\mathbf{R}}(u)=(0.3,0.3,0.3,0.1)\circ\begin{pmatrix}0.6 & 0.3 & 0.1 & 0.0\\ 0.7 & 0.2 & 0.1 & 0.0\\ 0.5 & 0.3 & 0.1 & 0.1\\ 0.4 & 0.3 & 0.1 & 0.2\end{pmatrix}$$

$$=(0.3,0.3,0.1,0.1)$$

分析评价结果 $\underset{\sim}{\mathbf{D}}(u)$，由于 $d_1=0.3$ 和 $d_2=0.3$ 同是最大，所以该药疗效的综合评价结果应是介于“痊愈”和“显效”之间。

第二节 应用实例

例 9-5 某村内有相距 500m 的两眼井水，分布在村东、村西两处，为了解其水质卫生情况，东西两眼的水质监测资料如表 9-4，表 9-5 为分级标准，试评价东西二井水质等级，确定哪眼井能饮用？

表 9-4　两眼水井的有关资料　　单位：mg/L

井水	评价因子				
	酚	氰	汞	铬$^{6+}$	砷
东井	0.008	0.185	0.004	0.164	0.140
西井	0.001	0.018	0.000	0.019	0.015

表 9-5　水质分级标准　　单位：mg/L

评价因子	等级			平均允许值
	Ⅰ级水	Ⅱ级水	Ⅲ级水	
酚	0.001 00	0.002	0.010	0.004 3
氰	0.020 00	0.050	0.200	0.090 0
汞	0.000 25	0.001	0.005	0.002 0
铬$^{6+}$	0.002 00	0.050	0.200	0.084 0
砷	0.020 00	0.040	0.200	0.087 0

设：因素集　$\mathbf{U}=\{u_1,u_2,u_3,u_4,u_5\}$

$=\{$酚，氰，汞，铬$^{6+}$，砷$\}$

评语集　$\mathbf{V}=\{\nu_1,\nu_2,\nu_3\}$

$=\{$Ⅰ级水，Ⅱ级水，Ⅲ级水$\}$

根据水质特征，结合实际确定隶属函数为降半梯形

$$\mu(x)=\begin{cases}1 & 0\leqslant x\leqslant a_1;\\ \dfrac{a_2-x}{a_2-a_1} & a_1\leqslant x\leqslant a_2;\\ 0 & a_2<x;\end{cases}$$

其中为 x 实测值，a_1,a_2 为相邻两个水质等级 I,J 的标准值。

（1）建立模糊关系矩阵：对于东井，评价因子酚的实测值 $X=0.008$mg/L，它介于Ⅱ、Ⅲ级之间，所以 $a_1=0.002,a_2=0.01$

$$\mu_I(x)=\frac{0.01-0.008}{0.01-0.002}=0.25$$

$\mu_I(x)$代表 x 值对级水的隶属度。由于 X 对于Ⅱ、Ⅲ两级水的隶属之和为 1，所以 $\mu_{III}(X)=0.75$，又因 $X=0.008$，它远大于Ⅰ级水标准，所以 $\mu_I(X)=0$。

同理得到其他评价因子的隶属度，用模糊关系矩阵表示：

$$\underset{\sim}{\mathbf{R}}_{东}=\begin{pmatrix}0 & 0.25 & 0.75\\ 0 & 0.10 & 0.90\\ 0 & 0.25 & 0.75\\ 0 & 0.24 & 0.76\\ 0 & 0.375 & 0.625\end{pmatrix}$$

对于西井评价因子酚的实测值 $X=0.001\text{mg/L}$，它等于Ⅰ级水的标准值，其隶属度 $\mu_I(X)=1$，显然 $\mu_{II}(X)=\mu_{III}(X)=0$。

同理得到其他评价因子的隶属度，用模糊关系矩阵表示：

$$\underset{\sim}{\mathbf{R}}_{西}=\begin{pmatrix} 1 & 0 & 0 \\ 1 & 0 & 0 \\ 1 & 0 & 0 \\ 0.65 & 0.35 & 0 \\ 1 & 0 & 0 \end{pmatrix}$$

（2）权数矩阵的确定：本例采用污染物浓度超标加权确定权数矩阵。已知第 i 种污染因子的实测值 x_i，它作为某种用途的允许值（分级标准的平均值）$\overline{x}_i$，那么

$$W_i=x_i/\overline{x}_i。$$

W_i 表明环境中污染物浓度超标的倍数，超标倍数愈大，对环境危害愈大，它起着权数作用。

东井各评价因子的权数分配，如表9-6。

表9-6 东井各评价因子的权数分配

	评价因子				
	酚	氰	汞	铬$^{6+}$	砷
实测值 x_i	0.008 0	0.185	0.004	0.164	0.140
允许值 $\overline{x}_i$	0.004 3	0.090	0.020	0.084	0.087
权数（归一化）	0.196 0	0.217	0.213	0.205	0.169

用权数矩阵表示

$$\underset{\sim}{\mathbf{W}}_{东}=(0.196\quad 0.217\quad 0.213\quad 0.205\quad 0.169)$$

同理，西井的权数矩阵

$$\underset{\sim}{\mathbf{W}}_{西}=(0.44\quad 0.19\quad 0\quad 0.22\quad 0.15)$$

（3）模糊综合评价

根据 $\underset{\sim}{\mathbf{B}}=\underset{\sim}{\mathbf{W}}\circ\underset{\sim}{\mathbf{R}}$

$$\underset{\sim}{\mathbf{B}}_{东}=(0.196\quad 0.217\quad 0.213\quad 0.205\quad 0.169)=\begin{pmatrix} 0 & 0.25 & 0.75 \\ 0 & 0.10 & 0.90 \\ 0 & 0.25 & 0.75 \\ 0 & 0.24 & 0.76 \\ 0 & 0.375 & 0.625 \end{pmatrix}$$

$$\overset{归一化}{=\!=}(0.0\quad 0.495\quad 0.505)$$

$$\underset{\sim}{\mathbf{B}}_{西}=(0.44\quad 0.19\quad 0\quad 0.22\quad 0.15)=\begin{pmatrix} 1 & 0 & 0 \\ 1 & 0 & 0 \\ 1 & 0 & 0 \\ 0.65 & 0.35 & 0 \\ 1 & 0 & 0 \end{pmatrix}$$

$$\overset{归一化}{=\!=}(0.67\quad 0.33\quad 0)$$

结果表明，东井Ⅲ级水的隶属度最大，西井Ⅰ级水的隶属度最大，东西二井水质比较，西井水质优于

东井水质。所以，西井可以继续作为供水水源，东井必须改良水质后才能再做水源。

例 9-6　根据某地 303 例急性氨中毒临床症状资料，按医学指标进行诊断分级，用调查统计方法计算得到模糊关系，见表 9-7。试评价该地区急性氨中毒的症状水平。

表 9-7　急性氨中毒临床症状与诊断分级的模糊关系

症状	诊断分级				症状	诊断分级			
	刺激反应	轻度	中度	重度		刺激反应	轻度	中度	重度
畏光	0.460	0.340	0.090	0.110	粉红色泡沫痰	0.000	0.000	0.139	0.861
流泪	0.389	0.405	0.092	0.115	胸闷	0.234	0.354	0.228	0.184
视物模糊	0.434	0.358	0.057	0.151	胸痛	0.184	0.306	0.224	0.286
咽干	0.135	0.500	0.240	0.125	心悸	0.125	0.500	0.156	0.219
咽痛	0.340	0.315	0.173	0.173	气短	0.200	0.382	0.224	0.194
声音嘶哑	0.178	0.374	0.252	0.196	头痛	0.309	0.382	0.195	0.114
咳嗽	0.187	0.357	0.228	0.228	头晕	0.333	0.391	0.167	0.109
咳痰	0.057	0.457	0.171	0.314	恶心	0.264	0.391	0.161	0.184
血丝痰	0.000	0.192	0.346	0.462	呕吐	0.243	0.419	0.149	0.189

设：因素集　$\mathbf{U}=\{u_1,u_2,u_{3,}\cdots,u_{18}\}$

$=\{$畏光，流泪，…，呕吐$\}$

评语集　$\mathbf{V}=\{\nu_1,\nu_2,\nu_3,\nu_4\}$

$=\{$刺激反应，轻度，中度，中度$\}$

从医学专业角度将 18 项症状指标分为 5 类（眼部症状类、咽部症状类、上呼吸道症状类、心脏症状类和头部症状类等），用模糊矩阵 $\underset{\sim}{\mathbf{R}}_1$、$\underset{\sim}{\mathbf{R}}_2$、$\underset{\sim}{\mathbf{R}}_3$、$\underset{\sim}{\mathbf{R}}_4$、$\underset{\sim}{\mathbf{R}}_5$ 分别表示：

$$\underset{\sim}{\mathbf{R}}_1=\begin{pmatrix}0.460 & 0.340 & 0.090 & 0.110\\ 0.389 & 0.405 & 0.092 & 0.115\\ 0.434 & 0.358 & 0.057 & 0.151\end{pmatrix}$$

$$\underset{\sim}{\mathbf{R}}_2=\begin{pmatrix}0.135 & 0.500 & 0.240 & 0.125\\ 0.340 & 0.315 & 0.173 & 0.173\\ 0.178 & 0.357 & 0.228 & 0.228\end{pmatrix}$$

$$\underset{\sim}{\mathbf{R}}_3=\begin{pmatrix}0.187 & 0.357 & 0.228 & 0.228\\ 0.057 & 0.457 & 0.171 & 0.341\\ 0 & 0.192 & 0.346 & 0.462\\ 0 & 0 & 0.136 & 0.861\end{pmatrix}$$

$$\underset{\sim}{\mathbf{R}}_4=\begin{pmatrix}0.234 & 0.354 & 0.228 & 0.184\\ 0.184 & 0.306 & 0.224 & 0.286\\ 0.125 & 0.500 & 0.156 & 0.219\\ 0.200 & 0.382 & 0.224 & 0.194\end{pmatrix}$$

$$\underset{\sim}{\mathbf{R}}_5=\begin{pmatrix}0.309 & 0.382 & 0.195 & 0.114\\0.333 & 0.391 & 0.167 & 0.109\\0.264 & 0.391 & 0.161 & 0.184\\0.243 & 0.419 & 0.149 & 0.189\end{pmatrix}$$

我们对它进行二级模糊综合评价。

根据急性氨中毒的诊断标准，结合医学专家的评定意见，确定各类症状指标的权数模糊矩阵 $\underset{\sim}{\mathbf{W}}_i=(\underset{\sim}{\mathbf{W}}_1,\underset{\sim}{\mathbf{W}}_2,\underset{\sim}{\mathbf{W}}_3,\underset{\sim}{\mathbf{W}}_4,\underset{\sim}{\mathbf{W}}_5)$ 及类间权数模糊矩阵 $\underset{\sim}{\mathbf{G}}_i=(g_1,g_2,g_3,g_4,g_5)$：

$$\underset{\sim}{\mathbf{W}}_1=(w_{11}\quad w_{12}\quad w_{13})=(0.3\quad 0.3\quad 0.4)$$

$$\underset{\sim}{\mathbf{W}}_2=(w_{21}\quad w_{22}\quad w_{23})=(0.2\quad 0.3\quad 0.5)$$

$$\underset{\sim}{\mathbf{W}}_3=(w_{31}\quad w_{32}\quad w_{33}\quad w_{34})=(0.15\quad 0.15\quad 0.3\quad 0.4)$$

$$\underset{\sim}{\mathbf{W}}_4=(w_{41}\quad w_{42}\quad w_{43}\quad w_{44})=(0.35\quad 0.1\quad 0.2\quad 0.35)$$

$$\underset{\sim}{\mathbf{W}}_5=(w_{51}\quad w_{52}\quad w_{53}\quad w_{54})=(0.3\quad 0.3\quad 0.2\quad 0.2)$$

$$\underset{\sim}{\mathbf{G}}_i=(g_1\quad g_2\quad g_3\quad g_4\quad g_5)=(0.15\quad 0.2\quad 0.3\quad 0.25\quad 0.1)$$

对 $\underset{\sim}{\mathbf{R}}_1$、$\underset{\sim}{\mathbf{R}}_2$、$\underset{\sim}{\mathbf{R}}_3$、$\underset{\sim}{\mathbf{R}}_4$、$\underset{\sim}{\mathbf{R}}_5$ 分别进行初始模糊综合评价，这里合成运算采用 Zadeh 算子 $M_1(\wedge,\vee)$，评价结果：

$$\begin{aligned}\underset{\sim}{\mathbf{B}}_1&=\underset{\sim}{\mathbf{W}}_1\circ\underset{\sim}{\mathbf{R}}_1\\&=(0.3\quad 0.3\quad 0.4)\circ\begin{pmatrix}0.460 & 0.340 & 0.090 & 0.110\\0.389 & 0.405 & 0.092 & 0.115\\0.434 & 0.358 & 0.057 & 0.151\end{pmatrix}\\&\overset{\text{归一化}}{=}(0.40\quad 0.36\quad 0.09\quad 0.15)\end{aligned}$$

同理，

$$\underset{\sim}{\mathbf{B}}_2=\underset{\sim}{\mathbf{W}}_2\circ\underset{\sim}{\mathbf{R}}_2\overset{\text{归一化}}{=}(0.27\quad 0.33\quad 0.23\quad 0.17)$$

$$\underset{\sim}{\mathbf{B}}_3=\underset{\sim}{\mathbf{W}}_3\circ\underset{\sim}{\mathbf{R}}_3\overset{\text{归一化}}{=}(0.15\quad 0.15\quad 0.30\quad 0.40)$$

$$\underset{\sim}{\mathbf{B}}_4=\underset{\sim}{\mathbf{W}}_4\circ\underset{\sim}{\mathbf{R}}_4\overset{\text{归一化}}{=}(0.23\quad 0.35\quad 0.23\quad 0.19)$$

$$\underset{\sim}{\mathbf{B}}_5=\underset{\sim}{\mathbf{W}}_5\circ\underset{\sim}{\mathbf{R}}_5\overset{\text{归一化}}{=}(0.31\quad 0.31\quad 0.19\quad 0.19)$$

将初始模糊综合评价的各个结果，看作二级模糊综合评价的因素集，得到二级模糊矩阵：

$$\underset{\sim}{\mathbf{L}}=\begin{pmatrix}\underset{\sim}{\mathbf{B}}_1\\\underset{\sim}{\mathbf{B}}_2\\\underset{\sim}{\mathbf{B}}_3\\\underset{\sim}{\mathbf{B}}_4\\\underset{\sim}{\mathbf{B}}_5\end{pmatrix}=\begin{pmatrix}0.40 & 0.36 & 0.09 & 0.15\\0.27 & 0.33 & 0.23 & 0.17\\0.15 & 0.15 & 0.30 & 0.40\\0.23 & 0.35 & 0.23 & 0.19\\0.31 & 0.31 & 0.19 & 0.19\end{pmatrix}$$

对 $\underset{\sim}{\mathbf{L}}$ 进行二级模糊综合评价，这里合成运算采用模糊算子 $M_2(\bullet,\nu)$，这样：

$$\begin{aligned}\underset{\sim}{\mathbf{H}}&=\underset{\sim}{\mathbf{G}}\circ\underset{\sim}{\mathbf{L}}\\&=(0.15\quad 0.2\quad 0.3\quad 0.25\quad 0.1)\circ\begin{pmatrix}0.40 & 0.36 & 0.09 & 0.15\\0.27 & 0.33 & 0.23 & 0.17\\0.15 & 0.15 & 0.30 & 0.40\\0.23 & 0.35 & 0.23 & 0.19\\0.31 & 0.31 & 0.19 & 0.19\end{pmatrix}\end{aligned}$$

$$\overset{\text{归一化}}{=}(0.16 \quad 0.25 \quad 0.25 \quad 0.34)$$

评价结果：

$$\max=\{0.16 \quad 0.25 \quad 0.25 \quad 0.34\}$$

结果看出，“重度”这一等级的隶属度最高，“刺激反应”隶属度最低，我们可以认为，该地区急性氨中毒症状水平的综合效应为重度。

（石武祥　杜方冬）

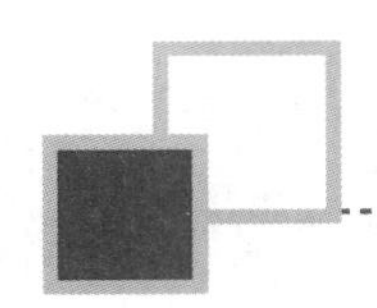

第十章　数据包络分析方法

第一节　基本概念

数据包络分析(data envelopment analysis,DEA)方法是根据多项投入指标和多项产出指标,利用线性规划的方法,对具有可比性的同类型单位进行相对效率(relative efficiency)评价的一种数量分析方法。DEA 方法及其模型自 1978 年由美国著名运筹学家 A. Charnes,W. W. Cooper 和 E. Rhodes 提出以来,已广泛应用于不同行业及部门,并且在处理多指标投入和多指标产出方面,体现了其独特的优势。

一、数据包络分析的作用

当我们对同一地区多个医疗机构,或某个医疗机构的多个部门的绩效进行评价时,常常可以将评价依据分为两组,一组是投入或输入数据,代表从事某种生产活动需要消耗或占用的资源,比如医疗成本、员工人数、固定床位数、医疗设备、业务用房、出院患者占用床日数等;另一组是产出或输出数据,代表所产生的成果或效益,比如出院人数、治愈率、医疗收入、教学时数和科研成果数等。对单投入和单产出的情况,常规的评价方法是计算每个部门或单位的产出投入比,再直接比较其大小。假定我们仅用单位时间内出院人次(产出)和病区占用的病床数(投入)这两个数据评价病区工作效率,就是医院统计学中常用的统计指标——病床周转日。在多投入或/和多产出时,并不能直接计算产出投入比,但可以给各个指标赋予相应的权重,在加权意义下计算各部门或单位的产出投入比。由于权重的确定具有一定的主观性和随意性,故采用不同的加权方法,可能会得到完全不同的评价结果。

一种与之不同的方法是根据所有参与评价的单位或部门的输入输出数据来评价其中某个单位或部门的绩效优劣,即所谓评价部门(或单位)间的相对效率(relative efficiency)。在相对效率的评价方法中,我们将同类或具有可比性的部门或单位称为决策单元(decision making unit,DMU)。被评价的决策单元是否有效,不仅取决于该决策单元自身的投入与产出,而且与其他决策单元的投入与产出相关。这种评价方法充分利用了其他决策单元的信息,也就是被评价的某个决策单元的效率是相对于其他参与评价的决策单元而言的相对效率。

二、数据包络分析的基本思想和常用模型

(一) 基本思想

数据包络分析法的基本思想是通过观察到的 n 个决策单元的 m 项输入和 s 项输出数据,由公理假设建立相应的生产可能集(production possibility set),由判断决策单元是否位于生产可能集的生产前沿面(production surface/frontier)上,以确定该决策单元是否 DEA 有效。所谓生产前沿面是指生产可能集包络面的有效部分,这也是该方法被称作数据包络分析法的原因。

为了清晰地阐述数据包络分析的基本思想,我们不妨举一个单输入和单输出的例子(本例使用 DEA 的 BC^2 模型建立生产可能集,这个模型的具体含义后有叙述,BC^2 也常被表达为 BCC)。设被评价

的医院个数为 n，其中医院 i 某年实际消耗的医疗成本和完成的门诊量分别为 X_i 和 Y_i。如果被评价的只有 1 家医院，其输入、输出数据见图 10-1，由于没有可以作为参照的其他医院，无论 X_1 和 Y_1 为何值（只要符合实际情况），该医院都可认为是相对有效的。图 10-1 的阴影部分，就是对应的生产可能集，也就是说任何投入 $X \geqslant X_1$，产出 $Y \leqslant Y_1$ 的生产活动都是可能的（基于无效性公理）。如果被评价的有 2 家医院，假定代表医院 2 输入、输出数据的点 2 在点 1 的右下方（图 10-2A），也就是医院 2 有超过医院 1 的投入，而仅有低于医院 1 的产出，按常理判断，医院 2 相对于医院 1 应该被评价为无效。如果点 2 在点 1 的右上方（图 10-2B），其生产可能集改变为图 10-2B 中的阴影部分，点 1 和点 2 都在生产可能集的边界上，故都是有效的。更一般的，如果被评价的医院增加到 3 个以上（图 10-3），不难发现，生产可能集是依据代表决策单元输入、输出数据的点集所构造的凸多边形或凸锥。

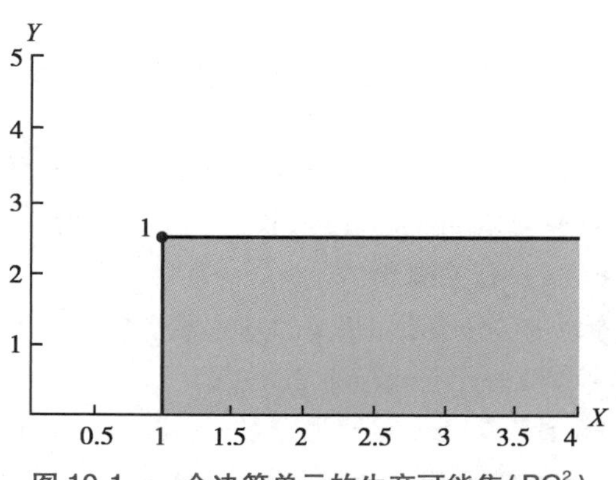

图 10-1 一个决策单元的生产可能集（BC^2）

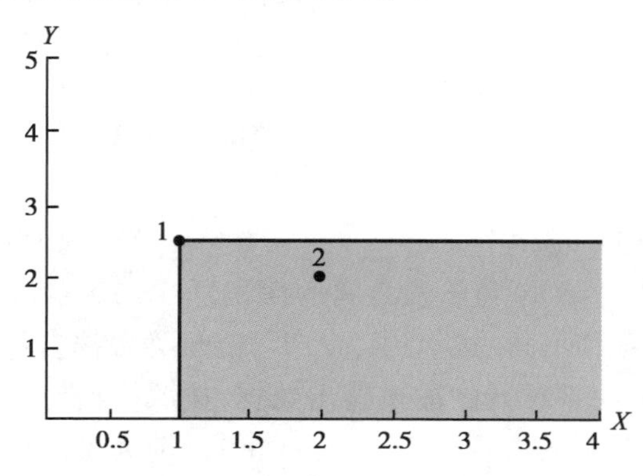

图 10-2A 两个决策单元的生产可能集 A（BC^2）

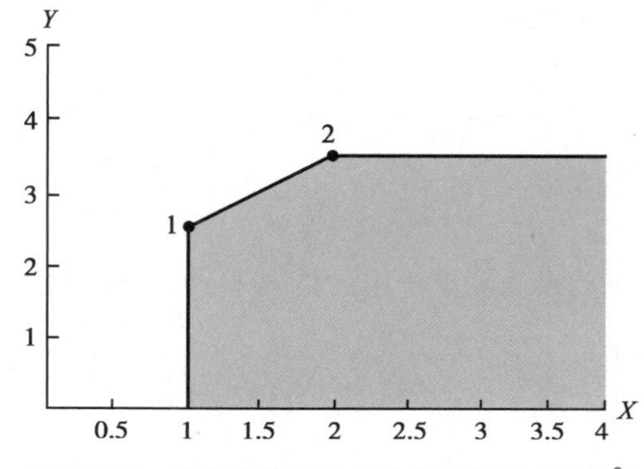

图 10-2B 两个决策单元的生产可能集 B（BC^2）

考查决策单元在生产可能集中的分布情况，可以评价决策单元的相对效率。如果决策单元位于生产可能集的左包络线上，表示在给定的产出时，其投入已经最小；如果决策单元位于生产可能集的上包络线上，表示在给定的投入时，其产出已经最大。生产可能集的左包络线与上包络线的并集被定义为弱生产前沿面，在弱生产前沿面上的决策单元，被评价为是弱 DEA（BC^2）有效的。一般情况下，生产可能集的左包络线与上包络线可以有重叠部分，在这个部分的决策单元，在给定的投入下，其产出已达最大，而且在给定的产出下，其投入也已最小。这个重叠部分（生产可能集左包络线与上包络线的交集）被定义为生产前沿面，在生产前沿面上的决策单元被评价为 DEA（BC^2）有效的，自然也为弱 DEA（BC^2）有效。那些没有落在（弱）生产前沿面上的决策单元，被评价为非弱 DEA（BC^2）有效，自然也非 DEA（BC^2）有效。

如图 10-1，点 1 在生产前沿面（左包络线与上包络线的交点）上，为 DEA（BC^2）有效；图 10-2A 中，点 2 不在弱生产前沿面上，为非弱 DEA（BC^2）有效；图 10-2B 中，点 1、点 2 在生产前沿面（左包络线与上包络线的交集）上，为 DEA（BC^2）有效；图 10-3 中，点 4、点 6 不在弱生产前沿面上，为非弱 DEA（BC^2）有效，点 1、点 2、点 3、点 5、点 7 在弱生产前沿面（左包络线与上包络线的并集）上，为弱 DEA（BC^2）有效，其中点 2、点 3、点 5 在生产前沿面（左包络线与上包络线的交集）上，为 DEA

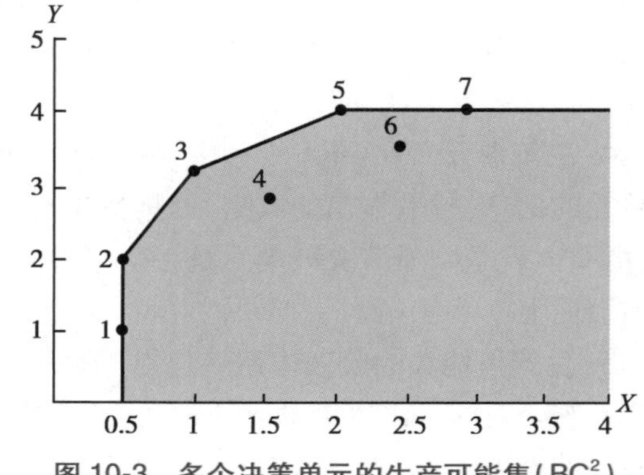

图 10-3 多个决策单元的生产可能集（BC^2）

(BC^2)有效,而点 1、点 7 仅为弱 DEA(BC^2)有效。另外,可以根据评价的目的,进一步区分点 1 和点 7 的弱 DEA 有效性。对点 1 而言,在给定的输出时,其输入已经最小,但在给定的输入时,其输出并不是最大,因此被评价为弱 DEA(Input-BC^2)有效;而对点 7 而言正好相反,故为弱 DEA(Output-BC^2)有效。

以上仅给出一个单投入和单产出的例子,目的在于给读者一些关于数据包络分析法的感性认识,其原理不难推广到多投入和/或多产出的情形。

不难看出,数据包络分析法主要根据决策单元与生产前沿面的几何关系来判断决策单元的相对效率,具有直观明了的优点,较传统的效率评价方法能够提供更多有价值的经济学信息。

(二)有关概念

为进一步介绍 DEA 的基本概念,先介绍一下多维向量的比较。对 $X \in E^n, Y \in E^n$,

$X \geqslant Y \Leftrightarrow x_i \geqslant y_i, i=1,2,\cdots,n, \exists i_0(i_0 \in \{1,2,\cdots,n\})$,有 $x_{i_0} > y_{i_0}$;

$X \geq Y \Leftrightarrow x_i \geqslant y_i, i=1,2,\cdots,n$。因此,$X \geqslant Y \Leftrightarrow X \geq Y \wedge X \neq Y$。

1. 生产函数(production function) 生产函数表示在技术水平不变的情况下,生产要素(投入)与所能生产的最大产量(产出)之间的一种技术关系,通常用函数、图形或表格的形式给出。在只有一个输出的情况下,生产函数的表达形式如下:

$$y=f(x)=f(x_1,x_2,\cdots,x_m) \tag{10-1}$$

2. 生产可能集 可以用(X,Y)表示一个可能(完成或达到)的生产活动。生产可能集可以用集合的形式表示:

$$T=\{(X,Y) \mid \text{投入 } X, \text{可产出 } Y\} \tag{10-2}$$

在单投入和单产出的情况下,生产可能集为生产函数 $y=f(x)$ 与 x 轴之间的面积,如图 10-4 所示。

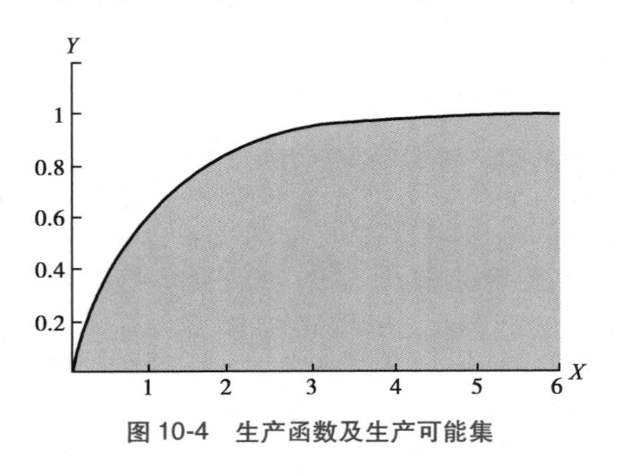

图 10-4 生产函数及生产可能集

在 DEA 各种不同的模型中,生产可能集为根据参与考查的所有决策单元的输入输出数据,按照模型对应的公理系统,生成构造的凸多面体(锥)。前述各图的阴影部分便是单投入、单产出时 DEA 模型 BC^2 下的生产可能集。

在多投入多产出的情形,可以定义集值映像:

$$X \Rightarrow S(X) \subset E_+^s, \tag{10-3}$$

其中:

$$S(X)=\{Y \in E_+^s \mid \text{投入 } X, \text{可产出 } Y\}, \tag{10-4}$$

由此,生产可能集可以表示为:

$$T=\{(X,Y) \mid Y \in S(X), X \in E_+^m\} \tag{10-5}$$

3. 生产前沿面 (弱)生产前沿面可以理解为生产可能集中所有(弱)DEA 有效的点构成的集合。如图 10-3 中阴影的左、上包络线。生产前沿面有严格的数学定义。实际上确定生产前沿面的方法也就是判断是否 DEA 有效的方法,研究生产前沿面的结构与特征,可以深刻而又直观地揭示经济系统的特性。

4. 决策单元 在 DEA 模型中,将参与评价或考查的所有部门或单位定义为决策单元(DMU)。决策单元的信息(输入输出的数据)是构造生产可能集的基础数据。判定某个决策单元是否(弱)DEA 有效,本质上就是判断该决策单元是否落在由所有决策单元输入输出数据所构造的生产可能集的(弱)生产前沿面上。

5. 生产可能集的公理体系 是指一套用于根据决策单元输入输出信息建立或构造生产可能集的公理系统。对同一组决策单元的输入输出数据,选用不同的公理组合,可以构造出不同的生产可能集,有不同的经济学意义,适用于不同的经济环境。

关于生产可能集 T 有以下一些公理：

（1）平凡公理

$$(X_j,Y_j)\in T, j=1,2,\cdots,n \tag{10-6}$$

也就是参与评价的 n 个决策单元的生产活动，理所当然地被认可为是一种可能的生产活动。

（2）凸性公理：对任意的 $(X,Y)\in T$，$(\hat{X},\hat{Y})\in T$ 和 $\alpha\in[0,1]$，均有

$$\alpha(X,Y)+(1-\alpha)(\hat{X},\hat{Y})=(\alpha X+(1-\alpha)Y,a(\hat{X})+(1-\alpha)\hat{Y}\in T \tag{10-7}$$

凸性公理可以直观地理解为：如果有两个点属于 T，那么这两个点的连线上的所有点也属于 T。满足凸性公理的生产可能集是一个凸集。凸集在优化理论中有其十分重要的地位。在 DEA 模型中，所有（弱）DEA 有效的点，都出现在凸集的顶点或边界面（线）上。凸性定理的经济学意义为：对应两种不同的生产活动 (X,Y) 和 $(\hat{X},\hat{Y})$，分别以 X 与 $\hat{X}$ 的 α 和 $(1-\alpha)$ 倍之和的投入，可以产出以 Y 与 $\hat{Y}$ 的 α 和 $(1-\alpha)$ 倍之和的输出。比如某医院 A 科室设置 50 张病床，完成每年 1 500 人次出院的病房工作量，B 科室设置床位 20 张，完成每年 800 人次出院的病房工作量，那么，如果该医院投入 0.4×50+0.6×20＝32 张床，可以完成 0.4×1 500+0.6×800＝1 080 出院人次的病房工作量。

（3）无效性公理（自由处置性公理）：对任意的 $(X,Y)\in T$，如果 $\hat{X}\geqslant X$，$\hat{Y}\leqslant Y$，均有 $(\hat{X},\hat{Y})\in T$，也就是说，以较多的投入和较少的产出进行的生产活动总是可能的。

（4）生产规模相关公理：这是一组与生产规模相关的公理，相互矛盾，实际应用中最多只能选择其中的一个。这组公理有：

1）锥性公理（可加性公理）：对任意的 $(X,Y)\in T$ 及 $\alpha\geqslant 0$，均有

$$\alpha(X,Y)=(\alpha X+\alpha Y)\in T \tag{10-8}$$

锥性公理表示加倍投入，就可以加倍产出。

2）收缩性公理（非递增的规模收益）：对任意的 $(X,Y)\in T$ 及 $\alpha\in(0,1]$，均有

$$\alpha(X,Y)=(\alpha X+\alpha Y)\in T \tag{10-9}$$

收缩性公理表明生产规模的缩小是可能的。

3）扩张性公理（非递减的规模收益）：对任意的 $(X,Y)\in T$ 及 $\alpha\geqslant 1$，均有

$$\alpha(X,Y)=(\alpha X+\alpha Y)\in T \tag{10-10}$$

扩张性公理表明生产规模的扩大是可能的。

（5）最小性公理：生产可能集是满足平凡公理、凸性公理、无效性公理，或者还进一步满足生产规模相关公理中某一个公理的所有集合的交集。因为最小性公理，才能唯一确定生产可能集。

（三）常用模型

1. DEA 模型　根据建立生产可能集的公理组合的不同，可以产生不同的 DEA 模型。常用的 DEA 模型有以下 4 种。

（1）BC^2（也称为 BCC）模型：由满足平凡公理、凸性公理、无效性公理和最小性公理建立生产可能集的 DEA 模型。其生产可能集 T_{BC^2} 由下式唯一确定：

$$T_{BC^2}=\{(X,Y)\mid \sum_{j=1}^{n} X_j\lambda_j\leqslant X,\ \sum_{j=1}^{n} Y_j\lambda_j\geqslant Y,\ \sum_{j=1}^{n}\lambda_j=1,\lambda_i\geqslant 0,j=1,\cdots,n\} \tag{10-11}$$

（2）C^2R（也称为 CCR）模型：由满足平凡公理、凸性公理、无效性公理、锥性公理和最小性公理建立生产可能集的 DEA 模型。其生产可能集 T_{C^2R} 由下式唯一确定：

$$T_{C^2R}=\{(X,Y)\mid \sum_{j=1}^{n} X_j\lambda_j\leqslant X,\ \sum_{j=1}^{n} Y_j\lambda_j\geqslant Y,\lambda_i\geqslant 0,j=1,\cdots,n\} \tag{10-12}$$

（3）FG 模型：由满足平凡公理、凸性公理、无效性公理、收缩性公理和最小性公理建立生产可能集的 DEA 模型。其生产可能集 T_{FG} 由下式唯一确定：

$$T_{FG}=\{(X,Y) \mid \sum_{j=1}^{n} X_j\lambda_j \leqslant X,\ \sum_{j=1}^{n} Y_j\lambda_j \geqslant Y,\ \sum_{j=1}^{n} \lambda_j \leqslant 1, \lambda_i \geqslant 0, j=1,\cdots,n\} \tag{10-13}$$

(4) ST 模型：由满足平凡公理、凸性公理、无效性公理、扩张性公理和最小性公理建立生产可能集的 DEA 模型。其生产可能集 T_{ST} 由下式唯一确定：

$$T_{ST}=\{(X,Y) \mid \sum_{j=1}^{n} X_j\lambda_j \leqslant X,\ \sum_{j=1}^{n} Y_j\lambda_j \geqslant Y,\ \sum_{j=1}^{n} \lambda_j \geqslant 1, \lambda_i \geqslant 0, j=1,\cdots,n\} \tag{10-14}$$

DEA 四个模型的生产可能集有如下的集合关系：

$$T_{BC^2}=T_{FG}\cap T_{ST}$$

$$T_{BC^2}\subset T_{FG}\subset T_{C^2R}$$

$$T_{BC^2}\subset T_{ST}\subset T_{C^2R}$$

$$T_{C^2R}=T_{FG}\cup T_{ST}$$

图 10-3 是 DEA 模型 BC^2 的生产可能集 T_{BC^2}。图 10-5 是相同决策单元下 DEA 模型 C^2R 的生产可能集 T_{C^2R}，这时只有决策单元 2 为 DEA(C^2R)有效。图 10-6 是 DEA 模型 C^2R 的生产可能集 T_{FG}，可以看出，原来在 DEA 模型 BC^2 下为弱 DEA(BC^2)的决策单元 1 在 DEA 模型 FG 下为非弱 DEA(FG)有效，其他决策单元的有效状态没有改变。图 10-7 是 DEA 模型 ST 的生产可能集 T_{ST}，较 T_{C^2R} 仅增加 1 个决策单元(点 1)为弱 DEA(ST)有效。

2. 输入和输出 DEA 模型 以上的讨论没有考虑输入 DEA 模型和输出 DEA 模型的差别，只要决策单元落在指定的生产可能集的左包络线或右包络线上，就可评价为相应模型的弱 DEA 有效。实际上，落在左包络线上的决策单元，仅在输入 DEA 模型上弱 DEA 有效。例如，图 10-3 中的点 1 为弱 DEA(Input-BC^2)有效，但并不为弱 DEA(Output-BC^2)有效；点 7 为弱 DEA(Output-BC^2)有效，但并不为弱 DEA(Input-BC^2)有效。输入 DEA 模型强调在给定的产出时，投入是否已经最小；输出 DEA 模型强调在给定的投入时，产出是否已经最大。显然，图 10-3 中，在给定的产出为 4(纵坐标取值为 4)的时候，点 5 的投入(横坐标取值为 2)较点 7 的投入(横坐标取值为 3)要小，因此点 7 在输入 DEA(BC^2)模型下不是弱有效的；同样，在给定的投入为 0.5(横坐标取值为 0.5)时，点 1 的产出(纵坐标取值为 1)较点 2 的产出(纵坐标取值为 2)要小，故点 1 在输出 DEA(BC^2)模型下不是弱有效的。

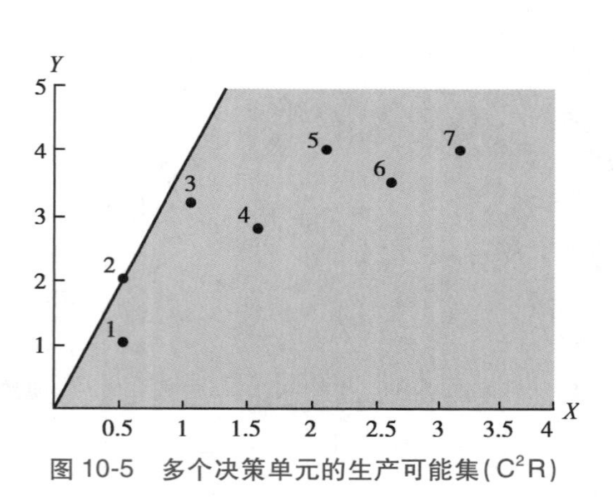

图 10-5 多个决策单元的生产可能集(C^2R)

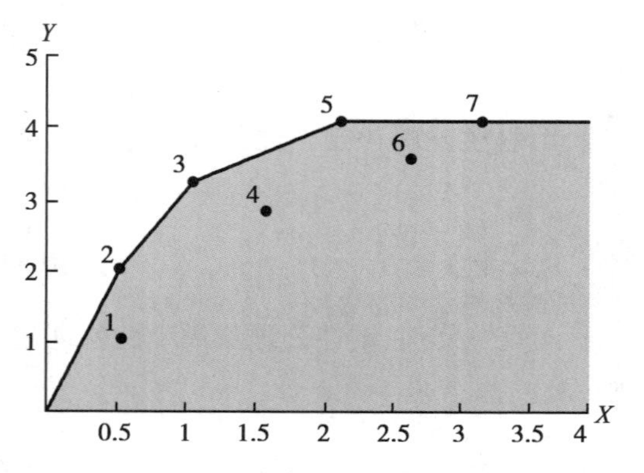

图 10-6 多个决策单元的生产可能集(FG)

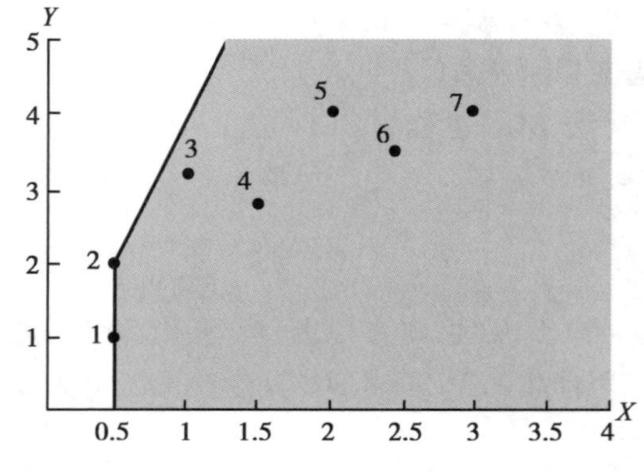

图 10-7 多个决策单元的生产可能集(ST)

3. 决策单元在生产前沿面上的"投影"　在数据包络分析的各种模型中，不在生产前沿面上的决策单元是非（弱）DEA有效的，但是我们可以求出这些决策单元在生产前沿面上的"投影"。研究决策单元在生产前沿面上的投影有两个主要目的：①非（弱）DEA有效决策单元在生产前沿面上的投影，为该决策单元生产活动的改进提供了更丰富的信息。例如，在投入上可以减少到何种程度，而不至于降低产出。②通过对决策单元在生产前沿面上的投影进行规模收益分析，可以评估那些不在生产前沿面上的决策单元的规模收益状态。

不同的DEA模型，决策单元在生产前沿面上的投影有所不同，是因为不同DEA模型的生产可能集不同。输入DEA模型与输出DEA模型之间，投影的定义和算法也不一样。在输入DEA模型中，首先强调的是输入的减少，而在输出DEA模型中，首先强调的是输出的增加。

在输入DEA模型中，首先在生产可能集中，求出不低于决策单元(X_0,Y_0)的输出Y_0，但其各项输入指标可按相同比例θ缩减到最小的点$(\theta X_0,Y_0)$，然后，再求出输入较θX_0为小，但输出又较Y_0为大，并可使输入的减少和输出的增加达到最大的点$(\hat{X},\hat{Y})$。这样得到的点$(\hat{X},\hat{Y})$便是输入DEA模型中，决策单元(X_0,Y_0)在生产前沿面上的投影。在单输入和单输出时，可以简化为：先求与决策单元(X_0,Y_0)输出Y_0相同，单输入可达最低的点$(\hat{X},Y_0)$，然后再求与点$(\hat{X},Y_0)$的输入$\hat{X}$相同，单输出可达最大的点$(\hat{X},\hat{Y})$，便是决策单元(X_0,Y_0)在生产前沿面上的投影。如图10-8所示，在DEA（Input-BC^2）中，求点8在生产前沿面上的投影是先沿X轴的方向向左，求其在左包络线上的投影（点1），再沿Y轴的方向向上，求这个投影在上包络线上的投影（点2）。点4和点6的投影在左包络线和上包络线的交集上，可以一次求出，不需第二步。

在输出DEA模型中，首先在生产可能集中，求出不高于决策单元(X_0,Y_0)的输入X_0，但其各项输出指标可按相同比例φ扩大到最大的点$(X_0,\varphi Y_0)$，然后，再求出输出较φY_0为大，但输出又较X_0为小，并可使输入的减少和输出的增加达到最大的点$(\hat{X},\hat{Y})$。这样得到的点$(\hat{X},\hat{Y})$便是输出DEA模型中，决策单元(X_0,Y_0)在生产前沿面上的投影。在单输入和单输出时，可以简化为：先求出与决策单元(X_0,Y_0)的输入X_0相同，单输出可达最大的点$(X_0,\hat{Y})$，然后，再求出与$(X_0,\hat{Y})$的输出$\hat{Y}$相同，单输入可达最小的点$(\hat{X},\hat{Y})$。这样得到的$(\hat{X},\hat{Y})$，便是决策单元(X_0,Y_0)在输出DEA模型的生产前沿面上的投影。如图10-9所示，在DEA（Output-BC^2）中，求点6在生产前沿面上的投影是先沿Y轴的方向向上，求其在上包络线上的投影，再沿X轴的方向向左，求这个投影在左包络线上的投影（点5）。点4和点8的投影在上包络线和左包络线的交集上，可以一次求出，不需第二步。

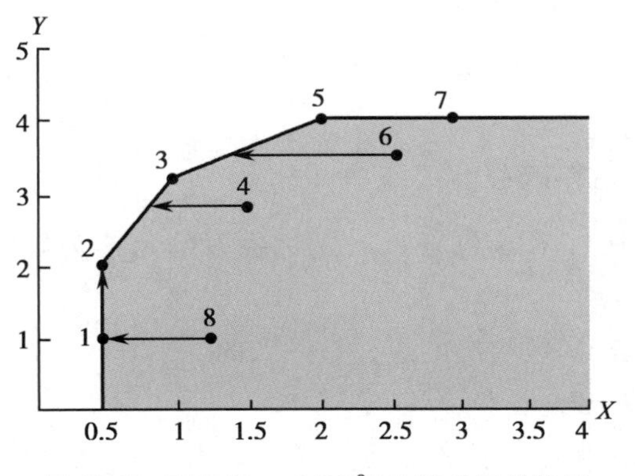

图10-8　DEA（Input-BC^2）决策单元的投影

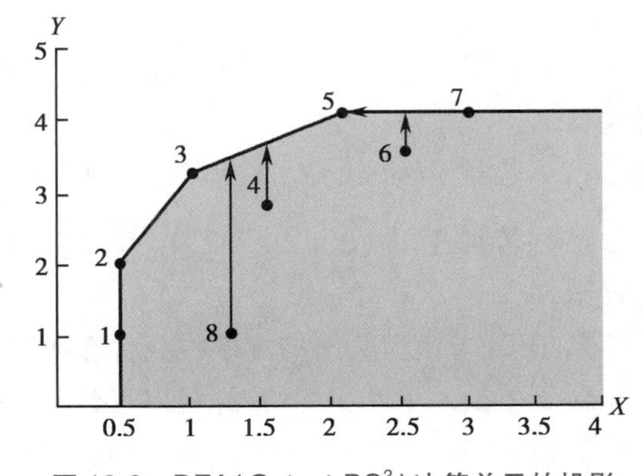

图10-9　DEA（Output-BC^2）决策单元的投影

（四）经济学价值

DEA具有非常丰富的经济学含义，能够提供许多其他评价方法难以提供的经济学信息，这是DEA

模型作为综合评价的重要手段,广泛应用于经济领域的原因。与 DEA 有关的经济学术语主要有:

1. 技术有效 对给定的输出而言,其输入已经“最小”。显然,在前述 DEA 的 4 种输入模型中,如决策单元为弱 DEA 有效,即为“技术有效”。

2. 规模有效 产出与投入的关系基本可以分为 3 种:第 1 种是规模收益递增(increasing return to scale, IRS),指当投入成倍增长时,产出以更大的倍数增长,即对生产函数 $f(x)$ 而言,有 $f(kx)>kf(x)$;第 2 种是规模收益不变(constant return to scale, CRS),指产出与投入同倍数增长,即 $f(kx)=kf(x)$;第 3 种是规模收益递减(decreasing return to scale, DRS),指当投入成倍增长时,但产出增长的倍数较投入增长的倍数要小,即 $f(kx)<kf(x)$。

图 10-10 描述了基于生产函数的规模收益增长的 3 种状态。如图所示的生产函数 $f(x)$,当 $x\in[0,5)$,$f(x)$ 的一阶导数 $f'(x)$ 单调递增,二阶导数 $f''(x)\geqslant0$,生产函数呈现凹函数的性质[函数上任意两点之间连线上的点 (x,y) 的 y 值>相应 x 的函数值 $f(x)$],在这个区间上,生产规模收益递增;当 $x\in(5,10]$,$f(x)$ 的一阶导数 $f'(x)$ 单调递减,$f(x)$ 的二阶导数 $f''(x)\leqslant0$,生产函数呈现凸函数的性质[函数上任意两点之间连线上的点 (x,y) 的 y 值<相应 x 的函数值 $f(x)$],在这个区间上,生产规模收益递减;当 $x=5$,生产函数 $f(x)$ 由凹函数转为凸函数,其一阶导数 $f'(5)$ 达最大,其二阶导数 $f''(5)=0$,在这个点上,生产规模由递增转向递减,生产规模收益不变。经济学上将生产规模收益由递增转向递减的决策单元定义为“规模有效”。

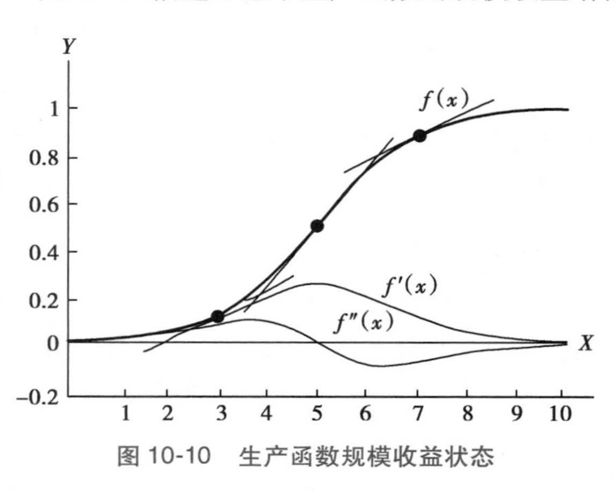

图 10-10 生产函数规模收益状态

在 DEA 模型中,由于涉及的产出不止一种,所研究的规模状态也仅限于讨论投入的规模,因此通常我们需要使用输出 DEA 模型。一般情况下,我们只关心位于生产前沿面的决策单元的规模收益状态。如前所述,对同一个决策单元集进行数据包络分析,使用不同的 DEA 模型,得到的弱 DEA 有效的决策单元的集合可能不同。其中,以 DEA(BC^2)模型所能得到的弱 DEA 有效的决策单元数最多。因此在 DEA 中,规模收益状态仅限于弱输出 DEA(BC^2)模型。在 DEA 模型中,有关规模收益状态的定义如下:

设决策单元 $j_0(X_0,Y_0)$ 为弱 DEA(Output-BC^2)有效,$T^0_{BC^2}$ 为 T_{BC^2} 中不包含上边界的部分(简称生产可能集 T_{BC^2} 的内部),即

$T^0_{BC^2}=\{(X,Y)\mid \exists z>1,(X,zY)\in T_{BC^2}\}$,有:

(1) 若对 $\forall k\in(0,1)$,$k(X_0,Y_0)\notin T^0_{BC^2}$,并且 $\exists \bar{k}>1$,$\bar{k}(X_0,Y_0)\in T^0_{BC^2}$,则称决策单元 j_0 为规模收益递增。

(2) 若对 $\forall k>0$,$k(X_0,Y_0)\notin T^0_{BC^2}$,则称决策单元 j_0 为规模收益不变。

(3) 若对 $\exists \bar{k}\in(0,1)$,$\bar{k}(X_0,Y_0)\in T^0_{BC^2}$,并且对 $\forall k>1$,$k(X_0,Y_0)\notin T^0_{BC^2}$,则称决策单元 j_0 为规模收益递减。

基于 DEA 模型给出的规模收益状态的定义与基于生产函数给出的定义是一致的。

对于单投入单产出的情况,可以直观地判断规模收益状态。

如图 10-11 所示,过原点(0,0)向 DEA(Output-BC^2)有效的决策单元点 $j_0(X_0,Y_0)$ 作一射线,以点 j_0 将射线分为左、右两部分(不包括点 j_0 和原点),如果左右两部分都完全不在生产可能集的内部($T^0_{BC^2}$),则 DMUj_0 为规模收益不变(如点 2);如果左半部分完全不在生产可能集的内部($T^0_{BC^2}$),但右半部分穿过 $T^0_{BC^2}$,则 DMUj_0 为规模收益递增(如点 1);如果右半部分完全不在生产可能集的内部($T^0_{BC^2}$),但左半部分

穿过 $T^{0}_{BC^2}$，则 $DMUj_0$ 为规模收益递减（如点 3、点 5、点 7）。

对于不在生产前沿面上的决策单元，如 DMU4，可以先求其在生产前沿面上的投影，然后，再对投影进行规模收益分析，将结果应用到原决策单元上。如图 10-11 所示，点 4 的投影为点（1.5，3.6），显然，其规模收益递减。

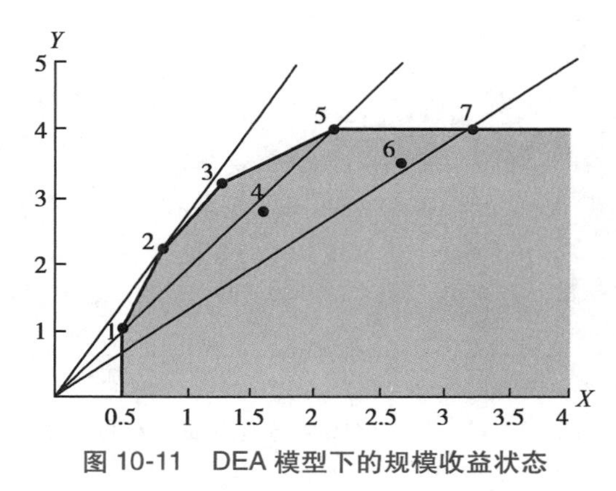

图 10-11　DEA 模型下的规模收益状态

在数据包络分析中，有很多方法可以判断决策单元的规模收益状态，下面是比较简单的一种：

在决策单元为弱 DEA（Output-BC^2）有效的前提下，

规模收益递增⇔{弱 DEA 有效（Output-ST）；不为弱 DEA 有效（Output-FG）

规模收益不变⇔{弱 DEA 有效（Output-ST）；弱 DEA 有效（Output-FG）

规模收益递增⇔{不为弱 DEA 有效（Output-ST）；弱 DEA 有效（Output-FG）

3. DEA（NEW）模型与"拥挤"现象　所谓"拥挤"（congestion）是指当投入增大时，产出不但不会增大，反而会减少的生产现象。近年来，为了研究生产规模拥挤现象，有人提出了一种新的 DEA 模型（Output-New）。其生产可能集满足平凡公理、凸性公理、产出无效公理和最小性公理。其中产出无效公理指：对任意的 $(X,Y)\in T$，$\hat{Y}\leqslant Y$，有 $(X,\hat{Y})\in T$。DEA（NEW）的生产可能集由公式（10-15）确定：

$$T_{NEW}=\{(X,Y)\mid \sum_{j=1}^{n}X_j\lambda_j=X,\ \sum_{j=1}^{n}Y_j\lambda_j\geqslant Y,\ \sum_{j=1}^{n}\lambda_j=1,\lambda_i\geqslant 0,j=1,\cdots,n\} \tag{10-15}$$

可见，这个模型与 DEA（BC^2）的区别很小，仅在于对 X 的约束略有不同。

图 10-12 是在图 10-3 的例子中，增加了 1 个决策单元（点 8）后的图形，显然，其生产可能集的形状没有改变。图 10-3 和图 10-13A 分别是 DEA（BC^2）和 DEA（NEW）的例子。可以看出两个模型的主要差别仅仅在于尾部的不同。前者对 X 取值的上界没有限制，后者 X 的取值被限制在投入最大的决策单元的投入值以下。图 10-13B 是在图 10-13A 中增加 1 个相同决策单元（点 8）后的图形，可以看出两者之间有明显不同。

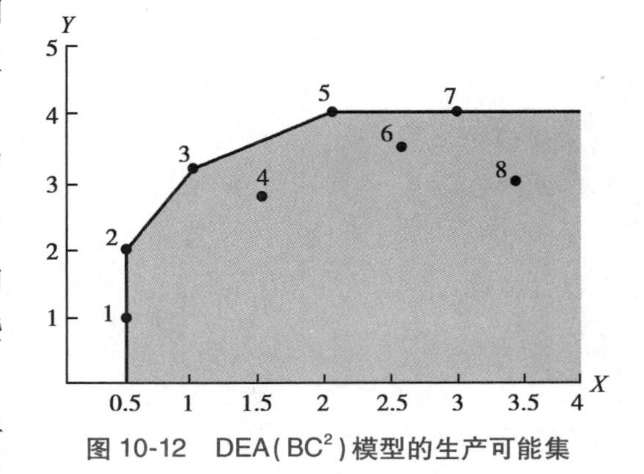

图 10-12　DEA（BC^2）模型的生产可能集

"拥挤"现象被定义为：如果决策单元 (X_0,Y_0) 为弱 DEA（Output-NEW）有效，并存在 $(\hat{X},\hat{Y})\in T_{NEW}$，有 $\hat{X}\leqslant X_0$，$\hat{Y}>Y_0$，则称 DMU(X_0,Y_0) 显现出"拥挤"迹象。换句话说，对出现"拥挤"的决策单元，适当减少投入的某些项，其各项产出会同时增加。

利用 DEA（NEW、ST 和 FG）模型，可以给出决策单元显现"拥挤"现象的判定条件：在决策单元为弱 DEA（Output-NEW）有效的前提下，

"拥挤"现象⇔{不为弱 DEA 有效（Output-ST）；不为弱 DEA 有效（Output-FG）

在图 10-13B 中，显然点 8 为 DEA（Output-NEW）有效，但不为弱 DEA（Output-ST）有效，也不为弱 DEA（Output-FG）有效，故显现"拥挤"迹象。

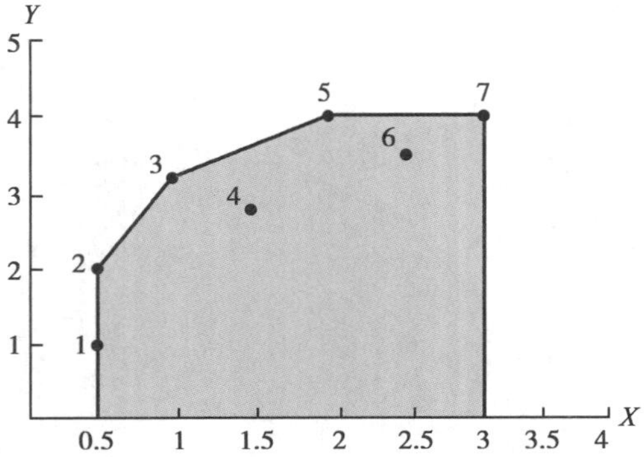

图 10-13A　DEA(NEW)模型下的生产可能集 A

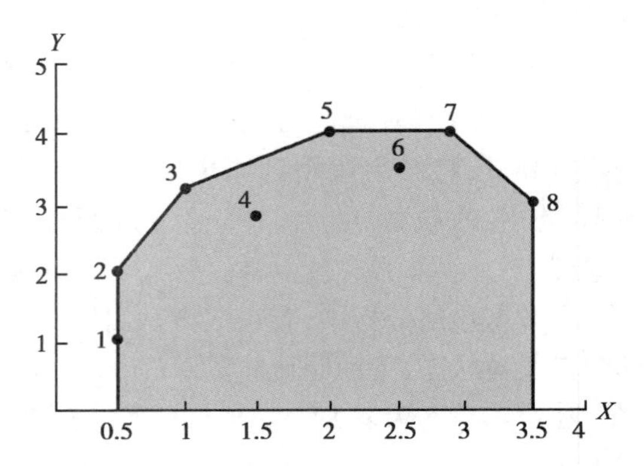

图 10-13B　DEA(NEW)模型下的生产可能集 B

4. DEA 输出加法模型与弱"拥挤"现象　对于每一种 DEA 模型,可以分别给出其输入 DEA 和输出 DEA 两种不同类型或导向的 DEA 模型外,实际上我们还可以给出另一种类型的 DEA 模型——输出加法模型(定义见下文)。这种模型被用来评价决策单元是否有弱"拥挤"迹象。

弱"拥挤"现象被定义为:如果决策单元(X_0, Y_0)为弱输出 DEA(NEW)有效,并存在$(\hat{X}, \hat{Y}) \in T_{NEW}$,有 $\hat{X} \leqslant X_0, \hat{Y} \geqslant Y_0$,则称 DMU$(X_0, Y_0)$显现出弱"拥挤"迹象。也就是说,呈现弱"拥挤"的决策单元,如果它的某些输入项减少时,它的某些输出项反而会有所增加。

利用输出加法 DEA(NEW,BC^2)模型,可以给出决策单元显现弱"拥挤"现象的判定条件:在决策单元为弱输出 DEA(NEW)有效的前提下,弱"拥挤"现象$\Leftrightarrow$不为弱输出 DEA 有效(BC^2)。显然,如果某个决策单元显现"拥挤",必然也会显现弱"拥挤"。在单输出的情况下,"拥挤"与弱"拥挤"等价。

(五) DEA 模型的定义与算法

常用的 DEA 模型按研究目的或导向不同,可以分为 3 类:①输入 DEA 模型,主要用于评价投入的相对有效性;②输出 DEA 模型,主要用于评价产出的相对有效性;③输出加法 DEA 模型,主要用于评价弱"拥挤"现象。每类模型依据建立生产可能集的公理组合的不同,又可细分为几种不同的 DEA 模型,其中常见的有:C^2R,BC^2,FG,ST。另外 DEA(NEW)模型被用于评价生产规模的"拥挤"现象,本章仅讨论其输出模型 DEA(Output-NEW)。

在多投入和多产出的 DEA 模型中,其决策单元(弱)有效性的判定虽然与单投入和单产出的原理相同,但难以借助图形工具直观地给出判定结果。自从 DEA 出现以来,国内外学者相继给出了不少 DEA 模型及其相对效率评价的算法。这些模型的定义和算法实际上与线性规划或多目标规划及其求解有十分密切的内在联系。

DEA 模型的定义通常用线性规划(linear programming, linprog)的原问题表示,这主要是原问题的解向量中含有与投入产出效率相关的信息。比如 C^2R 的模型中,$\mu^T Y_0/\omega^T X_0$ 实际上就是分别对被评价的DMU_{j_0}的输入 X_0 和输出 Y_0 进行线性加权后得到的效率,它的值在 $\omega^T X_0 = 1$ 的约束下就等于 $\mu^T Y_0$,也就是原问题的最优化值。根据原规划问题的最优值及其解向量的性质,可以判断 DEA 模型中决策单元的相对效率。任何线性规划问题都有另一个线性规划问题(称为对偶问题)与之对应,对偶问题与原问题有相同的最优化值,并且,对偶问题本身的对偶问题就是原问题。DEA 模型的原问题和对偶问题从不同的角度对 DEA 模型进行描述。原问题着重于 DEA 模型的原理、定义和相对效率的概念;对偶问题侧重于 DEA 模型的生产可能集、生产前沿面、凸分析以及决策单元与生产前沿面的几何关系。因此,借助 DEA 模型的对偶问题,可以更为深刻地理解数据包络分析和凸分析的基本思想。DEA 模型的对偶问题将原规划问题转化为在给定 DEA 模型的生产可能集的约束下,求与相对效率有关的最优化值及其对应的解向量。

通常情况下,我们并不直接使用原问题的对偶问题对决策单元的相对效率进行评价,这是因为,虽然原问题与对偶问题有相同的最优化值,但对偶问题可能存在多个不同的解向量,要判断原规划问题解向量的性质,需要获取对偶问题所有的解向量,这在实际应用中有一定困难。目前比较有效的方法有两种,一种是2-阶段方法,既可以用来评价决策单元DEA的有效性,也可以方便地计算决策单元在生产前沿面上的投影。另一种方法是非阿基米德无穷小的DEA模型。所谓非阿基米德无穷小是一个可以小于任何正数的大于0的数,在实际应用中,一般取10^{-6}~10^{-4}。具体的做法是先用非阿基米德无穷小量,以替代DEA模型原规划问题中有关解向量(对应于输入的权重向量ω和输出的权重向量μ)约束表达式中的0,再按对偶规则导出具有非阿基米德无穷小的DEA模型的对偶问题,一次求解,便可得到评价决策单元相对效率所需的全部信息。

理论证明,DEA模型的相对效率评价,存在几套相互等价的判别方法,比如可以根据线性规划原问题、对偶问题的最优化值及对应的解向量的性质,也可以根据决策单元(X_0,Y_0)是否为多目标规划(弱)Pareto解、决策单元与生产前沿面的几何关系等给出决策单元相对效率的判断。

DEA模型的线性规划原问题及其对偶问题往往是严重退化的,直接求解可能会因为算法方面的原因而不能得到正确的解。为此,DEA的学者研究了一些有效的算法,前面提到的非阿基米德无穷小的DEA模型和2-阶段方法都有助于解决这个问题。尽管,在因特网上可以下载到Banxia Software Ltd的DEA软件——Frontier Analyst(边界分析家),能够提供DEA(Input-C^2R)模型的包络分析功能,但该软件的演示版最多只能分析12个决策单元。笔者利用Matlab 7.01中优化工具箱提供的linprog求解程序进行数据包络分析,由于linprog对于大规模线性规划问题的求解使用了基于LIPSOL的算法,这种算法可以对线性规划的原问题和对偶问题同时求解,除了能够提供最优化值及其解向量外,还能提供许多附加信息,如在原问题中,哪些约束条件有作用,哪些约束条件没有作用,利用这些信息可以方便地构造原问题的对偶问题,稍微做些处理,即可直接获取对偶问题的最优化值及其解向量。因此,在Matlab的环境下,直接求解原问题可以得到原问题和对偶问题的所有信息,而不需要将原问题转换为对偶问题再去求解。经验表明,在Matlab的环境下,有时这种转换反而不容易得到正确的解。

对DEA模型中决策单元(DMU_{j_0})的评价结果通常用以下形式表达:DMU_{j_0}(不)为(弱)DEA(模型类-模型名)有效。以图10-6为例,DMU_1不为弱DEA(Input-FG)有效;DMU_2为DEA(Input-FG)有效;DMU_7为弱DEA(Output-FG)有效。

(六) 优缺点

数据包络分析是一种非参数、非统计的综合评价方法,具有许多非常优良的特性。虽然其诞生时间不长,但发展很快,特别在经济领域有着非常深入和广泛的应用。数据包络分析有坚实的理论基础,与线性规划、多目标规划、广义最优化模型、凸分析等理论在方法上相互借鉴和补充,在结论上相互印证和引申,已经形成了比较完美的理论体系。国内以魏权龄为代表的学者为数据包络分析的发展和完善做出了重大贡献。

1. 优点　数据包络分析的主要优点有:①对于其他评价方法,DEA方法在处理多输入、特别是多输出的问题方面具有绝对优势;②DEA方法对数据的分布没有要求,对生产函数、成本函数和利润函数的形式也没有具体要求;③DEA方法具有较强的客观性;④DEA方法对决策单元的输入输出信息的利用率较高,较传统的评价方法能够提供更为丰富和更为深刻的经济学信息;⑤DEA方法不仅能给出评价的结果,还能确定效率低的原因和通过努力可能达到的理想状态,为效率的改进和调整提供决策依据;⑥DEA方法根据评价目标,选择DEA模型,用所有决策单元输入输出数据,建立生产可能集,确定生产前沿面(production surface),按决策单元与生产前沿面的几何关系,作为相对有效性评价,评价结论直观明确,有较强的说服力。

2. 缺点　DEA也有一些明显的缺点:①虽然DEA对非有效的决策单元能够提供很多信息,但对有效的决策单元所提供的信息却很少,比如在DEA(Input-C^2R)模型中,对所有DEA有效的决策单元,其效率值均为1,其投影均与实际观测值相同;②DEA对生产可能集的公理体系的要求较严;③DEA在决策单元数或指标数过多时，容易产生较多DEA有效的决策单元，从而降低评价的效率；④DEA方法对某些决策单元的输入输出数据比较敏感，数据的微小改变，可能导致不同的评价结论；⑤DEA模型的线性规划多半是严重退化的，对奇异值敏感，用通常的线性规划软件求解，并不能保证都能得到正确的解。

三、数据包络分析的基本步骤

1. 确定评价目标 与其他的综合评价方法一样，DEA首先需要明确评价目标。DEA的评价目标通常有：

（1）评价决策单元生产活动的相对有效性。

（2）评价决策单元的生产效率。

（3）为非有效决策单元生产活动的改进提供决策依据（改进方向和幅度）。

（4）评价决策单元的规模收益状态。

（5）评价决策单元是否具有规模“拥挤”或弱“拥挤”迹象。

（6）评价的总体目标是倾向于减少收入或控制规模，还是增加收入或扩大规模。

2. 指标选择 DEA中，输入指标主要是与投入或规模有关的指标，输入指标的数值越大意味着投入或规模越大。也可以选择与投入或规模并不直接相关的劣性指标，比如出院患者中未愈或死亡的人数。在医疗卫生领域，常用的输入指标有：固定资产总额、床位数、职工人数、业务总支出、非业务总支出、实际占用床日数、住院费用、住院天数、出院患者数，卫生经费等；输出指标主要是与产出或效益有关的指标。输出指标的数值越大，意味着产出或效益越好。也可以选择与产出或效益并不直接相关的优性指标，比如出院患者中治愈患者数等。医疗卫生领域常用的输出指标：门诊人次数、急诊人次数、出院人次数、手术患者数、业务总收入、治愈好转患者数、实际占用床日数、科研成果数、发表研究论文数、获得的科研经费总额、培养本科生、研究生的人数等。

在DEA中，指标的选取应当遵循以下4个原则：①目的性，选取的评价指标要与评价目标密切相关，要能全面反映评价目标；②精简性，指标的总数不宜超过决策单元数量的1/3，过多的指标将导致有效DMU数目的增加，从而降低评价功效；③关联性，与基于统计的评价方法类似，要尽量避免输入指标之间，输出指标之间以及输入指标与输出指标之间的线性相关；④多样性，在大型评价项目中，可以先从宏观指标着手，再对宏观指标进行细化，力争从不同的角度对决策单元进行比较全面的综合评价。

在DEA中，过多的指标会导致DEA有效的决策单元数增加，而DEA模型对于DEA有效的决策单元能够提供的信息量很少，因此，过多的评价指标可能会降低DEA的评价效率。通常情况下，可以用多元统计分析的方法对输入、输出指标进行筛选，比如指标聚类分析、相关分析、主成分分析等。

3. 样本选择 在样本量较大的情况下，可以先对样本进行样本聚类分析，以减小决策单元数，这样不仅能够提高算法的效率和稳定性，更重要的是还可以降低DEA结果对个别决策单元输入输出数据的敏感性，以获得更为客观和科学的评价结果。

4. 指标转换 尽管在DEA中，输入输出指标单位不同对DEA的结果没有影响，DEA对指标取值的分布也没有要求，然而，由于DEA模型实质上是一种基于线性系统（凸组合、凸多面体）的最优化模型，因此，决策单元在某一指标上取值的大小，最好与评价结果的好坏呈线性关系，必要时可以对指标进行适当的变换，比如对数变换、平方根变换等。

在DEA中，一般都采用绝对指标，这是因为DEA模型的求解，实际上就是求解两个合适的权重向量(ω,μ)，以分别计算DMU_{j_0}输入和输出各指标的线性加权和，这两个线性加权和的比值$\mu^T Y_0/\omega^T X_0$，就是决策单元的生产效率。因此，在DEA模型中，输入输出指标选取绝对指标是有内在的经济学意义的，而选择相对指标，在模型的意义上不好解释，因此在DEA模型中，宜尽量避免相对指标的使用。如果相对指标的使用不可避免，可以对其进行适当的转换，比如将治愈率转换为治愈人数等。如果无法转换，就最好使用混合DEA模型。

5. 模型选择　根据评价目的的不同,需要选择不同的 DEA 模型。如果评价倾向于减少投入或控制规模,可以选用输入 DEA 模型;如果评价倾向于增加产出或提高效益,可以选用输出 DEA 模型;如果评价决策单元的规模收益状态或是否具有规模"拥挤"现象,宜选用输出 DEA 模型;如果需要对决策单元进行弱"拥挤"分析,宜选用输出加法 DEA 模型。

常用的效率指标:总技术效率(overall technical efficiency, OTE),纯技术效率(pure technical efficiency, PTE),规模效率(scale efficiency, SE),成本效率(cost efficiency, CE),分配效率(allocate efficiency, AE)与 DEA 模型有如下的关系:

(1) 总技术效率

$$OTE=V^{I}_{C^2R} \tag{10-16}$$

(2) 纯技术效率

$$PTE=V^{I}_{BC^2} \tag{10-17}$$

(3) 规模效率

$$SE=OTE/PTE \tag{10-18}$$

(4) 成本效率

$$CE=\omega^{T}X^{*}/\omega^{T}X_{0} \tag{10-19}$$

其中,ω 为($P^{I}_{BC^2}$)中代表投入各项的价格指数向量,X^{*} 为线性规划(D_{CE})的最优化值 $\omega^{T}X^{*}$(表示最低投入成本)对应的解向量,$\omega^{T}X_{0}$ 是被评价的DMU_{j_0}的投入成本。线性规划(D_{CE})的定义如下:

$$(D_{CE})\begin{cases}\min\limits_{X,\lambda}\omega X=V_{CE}\\ \overline{X}\lambda\leqslant X\\ \overline{Y}\lambda\geqslant Y_{0}\\ \underset{(1,n)}{e}\lambda=1\\ \lambda\geqslant 0\end{cases} \tag{10-20}$$

(5) 分配效率

$$AE=CE/OTE \tag{10-21}$$

这些关系在应用 DEA 模型进行效率分析时,也需要予以考虑。

6. 评价结果　在 DEA 中,通常会根据评价目标,应用多种 DEA 模型,求出其最优化值及对应的解向量,从中获取更多和更为深刻的经济学信息,然后再综合这些信息,对决策单元给出有关其相对有效性、规模收益状态及规模是否(弱)"拥挤"的评价。在进行相对有效性分析的同时,通常会计算决策单元在生产前沿面上的投影,为决策单元生产状态的改善提供定量依据。

四、数据包络分析的常用软件

目前,已有不少能够计算 DEA 模型的软件。理论上,任何能够求解线性规划的数学计算软件,如Matlab、Maple、Mathematica、MathCAD、LinDo、SAS 等,都能够求解各种 DEA 模型的原问题或对偶问题。不过,使用这些软件需要对 DEA 模型的数学形式有清晰的理解和把握,对一般应用者而言,并不容易。

另外,网络上还能够找到不少专门用于计算 DEA 模型的其他软件,其中有些还是免费的。比如,Front 4.1、DEAP 2.1、DEA Excel Solver、MaxDEA 等。专业 DEA 软件计算能力较强,可以适合更多决策单元和输入输出数据的场合,还可设置参数,选择更复杂的 DEA 模型,得到更多有意义的结果,并对模型和计算结果给出更详尽的说明。其中,DEAP2.1 软件由于操作方便、结果容易理解且不需编程,因而得到较多应用。本章第二节应用实例中的数据将采用该软件进行分析。

DEA 理论和应用远不止本章所介绍的内容,还有许多重要的内容限于篇幅没有介绍,例如:具有无穷多个决策单元的非线性 DEA 模型，用于技术进步及类型（中性技术进步，资金增长型、劳力增长型）的评价；非参数的最优化 DEA 模型，用于建立产出最大化模型、成本最小化模型和资源分配最优化模型；带有偏好锥和偏袒锥的 DEA 模型，用于实现决策者对不同指标的偏好和对不同决策单元的偏袒时的评价，以及加法模型 CCGSS、随机 DEA 模型、逆 DEA 模型等。这些内容具有更深层次和更为广泛的应用，有些已经相当成熟，有些还在快速发展中。

第二节 应用实例

一、卫生资源配置效率评价

例 10-1 刘旭等学者应用 DEA（BC^2）模型对火神山医院医疗资源配置效率进行了综合评价。

火神山医院共开设 19 个病区，其中感染一至八科共 16 个病区，另开设 2 个重症医学病区和 1 个综合病区。为了保证评价对象之间的同质性，该研究以火神山医院普通病房共 16 个病区为研究对象，收集 2020 年 2 月 4 日至 3 月 31 日期间收治患者情况以及 16 个病区的医疗资源数据，以床位数（X_1）、医生数量（X_2）、护士数量（X_3）、总费用（X_4）作为投入指标；以治愈出院人数（Y_1）、平均住院日（倒数）（Y_2）作为产出指标。原始数据见表 10-1。

表 10-1 火神山医院各普通病区运营效率投入产出指标情况

病区	投入指标				产出指标	
	X_1/张	X_2/人	X_3/人	X_4/元	Y_1/人次	Y_2/(d^{-1})
A	60	16	36	1 188 674.70	130	0.075 0
B	60	12	36	1 633 745.80	134	0.069 8
C	60	14	36	1 177 005.23	142	0.069 5
D	60	14	39	1 144 022.80	130	0.068 3
E	60	15	35	1 580 293.49	141	0.070 6
F	60	15	35	1 287 805.77	119	0.068 1
G	60	18	35	986 407.91	136	0.083 4
H	60	17	36	1 209 156.96	156	0.075 5
I	58	19	36	1 367 830.80	156	0.076 5
J	58	17	37	1 073 274.58	119	0.068 2
K	58	15	39	1 551 851.19	168	0.074 9
L	58	16	40	1 234 168.02	153	0.074 4
M	58	18	39	1 218 700.70	184	0.095 8
N	58	15	37	1 368 636.82	159	0.080 6
O	58	14	32	1 008 092.39	103	0.070 5
P	58	16	33	1 076 837.93	124	0.070 5
平均值	59	15.69	36.31	1 256 656.57	140.88	0.074 5

基于“规模收益可变”（variable return to scale，VRS）假设的 BC^2 模型，可在判断各 DMU 技术和规模两方面是否同时有效的基础上，测算评价对象在现有规模下的 PTE，得出相对无效科室的投入冗余值与产出不足值。在该研究中，作者采用以投入为导向的 BC^2 模型开展实证研究。

基于作者原文提供的数据，本次 DEA 分析使用 DEAP2.1 软件，该软件包中需包含 5 个文件：开始文件(DEAP.000)、执行文件(DEAP.exe)、数据文件(Eg1-dta.txt)、向导文件(Eg1-ins.txt)、输出文件(Eg1-out.txt)。其中后3个文件为临时创建,且应为文本文档格式(.txt)。如图10-14所示。

名称	类型	大小
DEAP.000	000 文件	1 KB
DEAP	应用程序	549 KB
Eg1-dta	文本文档	1 KB
Eg1-ins	文本文档	1 KB
Eg1-out	文本文档	18 KB

图10-14　例10-1 打开软件包后的视图

1. 建立数据文件　待分析数据必须保存为文本文档格式,而且需先列出产出指标,后列出投入指标。每一个决策单元(decision making unit,DMU)所涉及的信息占一行,各行各列的名称不必显示,如图10-15所示。

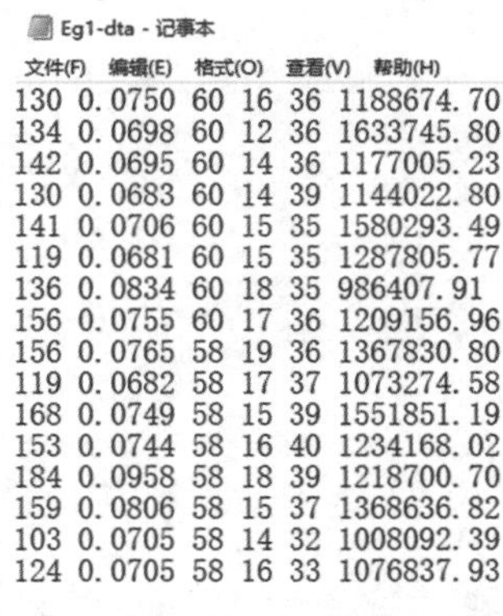

Eg1-dta - 记事本

文件(F)　编辑(E)　格式(O)　查看(V)　帮助(H)

```
130 0.0750 60 16 36 1188674.70
134 0.0698 60 12 36 1633745.80
142 0.0695 60 14 36 1177005.23
130 0.0683 60 14 39 1144022.80
141 0.0706 60 15 35 1580293.49
119 0.0681 60 15 35 1287805.77
136 0.0834 60 18 35 986407.91
156 0.0755 60 17 36 1209156.96
156 0.0765 58 19 36 1367830.80
119 0.0682 58 17 37 1073274.58
168 0.0749 58 15 39 1551851.19
153 0.0744 58 16 40 1234168.02
184 0.0958 58 18 39 1218700.70
159 0.0806 58 15 37 1368636.82
103 0.0705 58 14 32 1008092.39
124 0.0705 58 16 33 1076837.93
```

图10-15　例10-1 DEA分析的数据文件

2. 设置向导文件　向导文件是一个文本文件,用来选择评价所需模型及设定条件。在第一行填入图10-14中设定的数据文件名称,本例为Eg1-dta.txt;第二行填入用以呈现评价结果的输出文件名称,本例为Eg1-out.txt;第三行填入本次评价的DMU(FIRM)数量,本例为16;第四行填入时间周期数,本例仅评价2020年,故周期数为1;第五行填入产出指标数量,本例为2个;第六行填入投入指标数量,本例为4个;第七行选择以什么为导向,本例以投入为导向(INPUT ORIENTATED),故填入数字0;第八行选择规模收益是否可变,本例使用的是以VRS为假设的模型,故填入数字1。最后一行选择多阶段DEA模型(MULTI-STAGE),填入数字0。如图10-16所示。

Eg1-ins - 记事本

文件(F)　编辑(E)　格式(O)　查看(V)　帮助(H)

```
Eg1-dta.txt          DATA FILE NAME
Eg1-out.txt          OUTPUT FILE NAME
16                   NUMBER OF FIRMS
1                    NUMBER OF TIME PERIODS
2                    NUMBER OF OUTPUTS
4                    NUMBER OF INPUTS
0                    0=INPUT AND 1=OUTPUT ORIENTATED
1                    0=CRS AND 1=VRS
0                    0=DEA(MULTI-STAGE), 1=COST-DEA, 2=MALMQUIST-DEA, 3=DEA(1-STAGE), 4=DEA(2-STAGE)
```

图10-16　例10-1 DEA分析的向导文件填写内容和步骤

3. 运行程序　打开执行文件DEAP.exe。在最后一行输入上一步设置的向导文件名称及其文件格式,即Eg1-ins.txt。如图10-17所示。

4. 读取结果　运行程序后,获得输出文件,结果分为几个部分。首先列出的是火神山16个普通病区医疗资源配置效率的评价结果及其平均值,如图10-18所示。图中firm代表DMU,crste代表综合效率(crs为规模收益不变),vrste代表纯技术效率(vrs为规模收益可变),scale代表规模效率(crste/vrste),irs代表规模收益递增。

将数据结果整理后获得表10-2。

```
DEAP Version 2.1
****************

A Data Envelopment Analysis (DEA) Program

by Tim Coelli
   Centre for Efficiency and Productivity Analysis
University of Queensland
Brisbane, QLD 4072
Australia.
Email: t.coelli@economics.uq.edu.au
Web: http://www.uq.edu.au/economics/cepa


Enter instruction file name: Eg1-ins.txt
```

图10-17　例10-1 DEA分析的执行文件输入

表 10-2 火神山 16 个普通病区医疗资源配置效率评价结果

病区	综合效率	纯技术效率	规模效率	规模收益	相对效率
A	0.873	0.967	0.903	递增	无效
B	1.000	1.000	1.000	不变	有效
C	0.953	1.000	0.953	递增	无效
D	0.900	0.996	0.903	递增	无效
E	0.892	1.000	0.892	递增	无效
F	0.837	0.967	0.866	递增	无效
G	1.000	1.000	1.000	不变	有效
H	0.918	1.000	0.918	递增	无效
I	0.918	1.000	0.918	递增	无效
J	0.790	1.000	0.790	递增	无效
K	1.000	1.000	1.000	不变	有效
L	0.912	1.000	0.912	递增	无效
M	1.000	1.000	1.000	不变	有效
N	0.997	1.000	0.997	递增	无效
O	0.941	1.000	0.941	递增	无效
P	0.870	1.000	0.870	递增	无效
平均值	0.925	0.996	0.929	—	—

综合效率等于 1 的病区判断为 DEA 有效，不等于 1 的判断为非 DEA 有效。表 10-2 中，4 个病区（B、G、K、M）为 DEA 有效，12 个病区（A、C、D、E、F、H、I、J、L、N、O、P）为非 DEA 有效。

之后，输出文件给出投影分析结果，分别为 16 个 DMU 的产出不足值（图 10-19）、投入冗余值（图 10-20）、产出指标的投影目标值（图 10-21）和投入指标的投影目标值（图 10-22）。

图 10-19、图 10-20 中 SLACKS 指松弛变量，OUTPUT SLACKS 指产出指标的松弛变量，即产出不足值；INPUT SLACKS 指投入指标的松弛变量，即投入冗余值。

最后，输出文件以每个 DMU 为单位，列出其各项分析结果，包括效率情况、产出与投入指标的原始值、产出不足值、投入冗余值、投影目标值及权重。以第一个 DMU 为例，其各项指标的分析结果如图 10-23 所示。

图 10-23 中 original value 指原始值；radial movement 指投入指标的松弛变量值，即投入冗余；slack movement 指产出指标的松弛变量值，即产出不足；projected value 指欲达到 DEA 有效的目标值。将上述信息整理后可以获得

```
Results from DEAP Version 2.1

Instruction file = Eg1-ins.txt
Data file        = Eg1-dta.txt

Input orientated DEA

Scale assumption: VRS

Slacks calculated using multi-stage method


EFFICIENCY SUMMARY:

 firm  crste  vrste  scale

   1  0.873  0.967  0.903 irs
   2  1.000  1.000  1.000  -
   3  0.953  1.000  0.953 irs
   4  0.900  0.996  0.903 irs
   5  0.892  1.000  0.892 irs
   6  0.837  0.967  0.866 irs
   7  1.000  1.000  1.000  -
   8  0.918  1.000  0.918 irs
   9  0.918  1.000  0.918 irs
  10  0.790  1.000  0.790 irs
  11  1.000  1.000  1.000  -
  12  0.912  1.000  0.912 irs
  13  1.000  1.000  1.000  -
  14  0.997  1.000  0.997 irs
  15  0.941  1.000  0.941 irs
  16  0.870  1.000  0.870 irs

mean  0.925  0.996  0.929
```

图 10-18 例 10-1 16 个 DMU 的效率情况汇总

非 DEA 有效的 12 个 DMU 的投入冗余值与产出不足值，进而确定其改进方向。结果如表 10-3、表 10-4 所示。

SUMMARY OF OUTPUT SLACKS:

firm	output: 1	2
1	0.000	0.001
2	0.000	0.000
3	0.000	0.000
4	0.000	0.002
5	0.000	0.000
6	0.000	0.005
7	0.000	0.000
8	0.000	0.000
9	0.000	0.000
10	0.000	0.007
11	0.000	0.000
12	0.000	0.009
13	0.000	0.000
14	0.000	0.000
15	0.000	0.000
16	0.000	0.000
mean	0.000	0.001

图 10-19　例 10-1 16 个 DMU 的产出不足值

SUMMARY OF INPUT SLACKS:

firm	input: 1	2	3	4
1	0.000	0.280	0.631	20823.864
2	0.000	0.000	0.000	0.000
3	0.000	0.000	0.000	0.000
4	0.355	0.000	4.045	0.000
5	0.000	0.000	0.000	0.000
6	0.000	0.181	0.423	135130.125
7	0.000	0.000	0.000	0.000
8	0.000	0.000	0.000	0.000
9	0.000	0.000	0.000	0.000
10	0.000	2.210	3.617	23580.549
11	0.000	0.000	0.000	0.000
12	0.000	0.196	3.619	15107.957
13	0.000	0.000	0.000	0.000
14	0.000	0.000	0.000	0.000
15	0.000	0.000	0.000	0.000
16	0.000	0.000	0.000	0.000
mean	0.022	0.179	0.771	12165.156

图 10-20　例 10-1 16 个 DMU 的投入冗余值

SUMMARY OF OUTPUT TARGETS:

firm	output: 1	2
1	130.000	0.076
2	134.000	0.070
3	142.000	0.070
4	130.000	0.070
5	141.000	0.071
6	119.000	0.073
7	136.000	0.083
8	156.000	0.075
9	156.000	0.076
10	119.000	0.075
11	168.000	0.075
12	153.000	0.083
13	184.000	0.096
14	159.000	0.081
15	103.000	0.070
16	124.000	0.070

图 10-21　例 10-1 16 个 DMU 产出指标的投影目标值

```
SUMMARY OF INPUT TARGETS:

firm  input:          1          2          3          4
   1            58.000     15.186     34.169 1128228.346
   2            60.000     12.000     36.000 1633745.800
   3            60.000     14.000     36.000 1177005.230
   4            59.397     13.942     34.793 1139283.043
   5            60.000     15.000     35.000 1580293.490
   6            58.000     14.319     33.411 1109748.786
   7            60.000     18.000     35.000  986407.910
   8            60.000     17.000     36.000 1209156.960
   9            58.000     19.000     36.000 1367830.800
  10            58.000     14.790     33.383 1049694.031
  11            58.000     15.000     39.000 1551851.190
  12            58.000     15.804     36.381 1219060.063
  13            58.000     18.000     39.000 1218700.700
  14            58.000     15.000     37.000 1368636.820
  15            58.000     14.000     32.000 1008092.390
  16            58.000     16.000     33.000 1076837.930
```

图 10-22 例 10-1 16 个 DMU 投入指标的投影目标值

```
FIRM BY FIRM RESULTS:

Results for firm:     1
Technical efficiency = 0.967
Scale efficiency     = 0.903  (irs)
 PROJECTION SUMMARY:
  variable            original        radial        slack     projected
                         value      movement     movement         value
 output     1          130.000         0.000        0.000       130.000
 output     2            0.075         0.000        0.001         0.076
 input      1           60.000        -2.000        0.000        58.000
 input      2           16.000        -0.533       -0.280        15.186
 input      3           36.000        -1.200       -0.631        34.169
 input      4      1188674.700    -39622.490   -20823.864   1128228.346
 LISTING OF PEERS:
  peer   lambda weight
    13     0.121
    16     0.244
    15     0.419
    14     0.216
```

图 10-23 例 10-1 第一个 DMU 的各项指标分析结果

表 10-3 非 DEA 有效病区的投入产出投影分析结果(1)

病区	名称	X_1	X_2	X_3	X_4	Y_1	Y_2
A	实际值	60.000	16.000	36.000	1 188 674.700	130.000	0.075
	松弛值	0.000	−0.280	−0.631	−20 823.864	0.000	0.001
	投影值	58.000	15.186	34.169	1 128 228.346	130.00	0.076
C	实际值	60.000	14.000	36.000	1 177 005.230	142.000	0.070
	松弛值	0.000	0.000	0.000	0.000	0.000	0.000
	投影值	60.000	14.000	36.000	1 177 005.230	142.000	0.070
D	实际值	60.000	14.000	39.000	1 144 022.800	130.000	0.068
	松弛值	−0.355	0.000	−4.045	0.000	0.000	0.002
	投影值	59.397	13.942	34.793	1 139 283.043	130.000	0.070
E	实际值	60.000	15.000	35.000	1 580 293.490	141.000	0.071
	松弛值	0.000	0.000	0.000	0.000	0.000	0.000
	投影值	60.000	15.000	35.000	1 580 293.490	141.000	0.071

续表

病区	名称	X_1	X_2	X_3	X_4	Y_1	Y_2
F	实际值	60.000	15.000	35.000	1 287 805.770	119.000	0.068
	松弛值	0.000	−0.181	−0.423	−135 130.125	0.000	0.005
	投影值	58.000	14.319	33.411	11 097 448.786	119.000	0.073
H	实际值	60.000	17.000	36.000	1 209 156.960	156.000	0.075
	松弛值	0.000	0.000	0.000	0.000	0.000	0.000
	投影值	60.000	17.000	36.000	1 209 156.960	156.000	0.075
I	实际值	58.000	19.000	36.000	1 367 830.800	156.000	0.076
	松弛值	0.000	0.000	0.000	0.000	0.000	0.000
	投影值	58.000	19.000	36.000	1 367 830.800	156.000	0.076
J	实际值	58.000	17.000	37.000	1 073 274.580	119.000	0.068
	松弛值	0.000	−2.210	−3.617	−23 580.549	0.000	0.007
	投影值	58.000	14.790	33.383	1 049 694.031	119.000	0.075
L	实际值	58.000	16.000	40.000	1 234 168.020	153.000	0.074
	松弛值	0.000	−0.196	−3.619	−15 107.957	0.000	0.009
	投影值	58.000	15.804	36.381	1 219 060.063	153.000	0.083
N	实际值	58.000	15.000	37.000	1 368 636.820	159.000	0.081
	松弛值	0.000	0.000	0.000	0.000	0.000	0.000
	投影值	58.000	15.000	37.000	1 368 636.820	159.000	0.081
O	实际值	58.000	14.000	32.000	1 008 092.390	103.000	0.070
	松弛值	0.000	0.000	0.000	0.000	0.000	0.000
	投影值	58.000	14.000	32.000	1 008 092.390	103.000	0.070
P	实际值	58.000	16.000	33.000	1 076 837.930	124.000	0.070
	松弛值	0.000	0.000	0.000	0.000	0.000	0.000
	投影值	58.000	16.000	33.000	1 076 837.930	124.000	0.070

表 10-4 非 DEA 有效病区的投入产出投影分析结果(2)

病区	投入冗余值				产出不足值		
	X_1	X_2	X_3	X_4	Y_1	Y_2	Y_2^{-1}
A	0.000	0.280	0.631	20 823.864	0.000	0.001	−0.176
C	0.000	0.000	0.000	0.000	0.000	0.000	0.000
D	0.355	0.000	4.045	0.000	0.000	0.002	−0.416
E	0.000	0.000	0.000	0.000	0.000	0.000	0.000
F	0.000	0.181	0.423	135 130.125	0.000	0.005	−1.004
H	0.000	0.000	0.000	0.000	0.000	0.000	0.000
I	0.000	0.000	0.000	0.000	0.000	0.000	0.000
J	0.000	2.210	3.617	23 580.549	0.000	0.007	−1.364

续表

病区	投入冗余值				产出不足值		
	X_1	X_2	X_3	X_4	Y_1	Y_2	Y_2^{-1}
L	0.000	0.196	3.619	15 107.957	0.000	0.009	-1.450
N	0.000	0.000	0.000	0.000	0.000	0.000	0.000
O	0.000	0.000	0.000	0.000	0.000	0.000	0.000
P	0.000	0.000	0.000	0.000	0.000	0.000	0.000
合计	0.355	2.867	12.340	194 642.495	0.000	—	—

该研究的 DEA 分析结果显示，火神山医院综合效率、纯技术效率和规模效率总体较好。其中纯技术效率（pure technical efficiency，PTE）反映的是 DMU 在最优规模时投入要素的生产效率，是受到管理和技术等因素影响的生产效率。评价结果中 16 个病区的 PTE 平均值达到 0.996，表示各病区投入基本上接近最好的产出结果。投影分析结果显示，通过提高病区自身的管理及运营水平，在保持现有的产出情况下，可节约总费用 194 642.495 元，减少医生 2 人，护士 12 人。在现有投入资源下，部分病区可缩短平均住院日 0.176~1.450 天（表 10-4）。

由该研究分析结果可以看出，16 个病区均处于规模收益不变或者规模收益递增的状态，说明火神山医院的整体规模效率较高，部分病区已达到最佳生产规模状态。对于处于规模收益递增状态的 12 个病区，可以适当地扩大病区规模，以提高医疗服务能力与产出。该结果验证了此次火神山医院着眼应收尽收、扩大收容的政策不仅体现了人文主义关怀，更具备科学性与合理性。

二、卫生服务效率评价

例 10-2 张剑敏等学者应用 DEA 模型对 2015 年上海市杨浦区长白社区卫生服务中心 9 名中医家庭医生的服务效率进行了综合评价。

该中心共 11 名中医家庭医生，作者于 2018 年 1 月收集其中 9 名中医家庭医生 2017 年度的绩效工资、签约人数、服务时间、门诊量及中医治疗人次数等数据。该研究以中医家庭医生的人员绩效（标化工作量核定的绩效工资，X_1）、服务时间（实际服务天数，X_2）作为投入指标；以签约数（"1+1+1"组合签约人数，Y_1）、门诊量（门诊服务人次数，Y_2）、中医治疗量（中医非药物治疗人次数，Y_3）作为产出指标。原始指标数据见表 10-5。

表 10-5　9 名中医家庭医生的投入、产出效率评价原始数据

中医家庭医生	投入指标		产出指标		
	X_1/万元	X_2/d	Y_1/n	Y_2/n	Y_3/n
DMU1	11.38	25.00	23.00	123.00	160.00
DMU2	8.63	24.50	148.00	1 174.00	295.00
DMU3	8.81	151.00	1 230.00	12 113.00	4 016.00
DMU4	8.03	152.00	1 074.00	11 446.00	6 658.00
DMU5	6.84	252.00	33.00	2 908.00	27 901.00
DMU6	4.61	151.00	685.00	11 941.00	2 668.00
DMU7	2.57	74.50	45.00	2 434.00	5 282.00
DMU8	0.80	20.00	438.00	108.00	34.00
DMU9	7.12	250.00	410.00	8 240.00	12 469.00

DEA 基础模型分为 CRS 和 VRS。前者包含了规模效率成分，又称综合技术效率；后者排除了规模的影响，又称纯技术效率。从投入和产出角度衡量模型的技术效率，在投入既定的情况下，技术效率由产出最大化的程度来衡量，称为产出导向；在产出既定的情况下，技术效率由投入最小化的程度来衡量，称为投入导向。该研究采用 CRS 和 VRS 模型对中医家庭医生服务的综合技术效率和纯技术效率进行综合评估，并细化分析中医家庭医生服务效率的差异和改进措施。

本次 DEA 分析继续使用 DEAP2.1 软件，该软件包内有五个文件：开始文件 DEAP.000、执行文件 DEAP.exe、数据文件（Eg2-dta.txt）、向导文件（Eg2-ins.txt）、输出文件（Eg2-out.txt）。其中后三个文件为临时创建，且应为文本文档格式（.txt）。

1. 建立数据文件　待分析数据必须保存为文本文档格式（.txt），而且需先列出产出指标，后列出投入指标。每一个决策单元（DMU）所涉及的信息占一行，各行各列的名称不必显示，如图 10-24 所示。

```
Eg2-dta.txt - 记事本
文件(F) 编辑(E) 格式(O) 查看(V) 帮助(H)
23.00    123.00    160.00    11.38  25.00
148.00   1174.00   295.00    8.63   24.50
1230.00  12113.00  4016.00   8.81   151.00
1074.00  11446.00  6658.00   8.03   152.00
33.00    2908.00   27901.00  6.84   252.00
685.00   11941.00  2668.00   4.61   151.00
45.00    2434.00   5282.00   2.57   74.50
438.00   108.00    34.00     0.80   20.00
410.00   8240.00   12469.00  7.12   250.00
```

图 10-24　例 10-2 DEA 分析的数据文件

2. 设置向导文件　在第一行填入图 10-24 中设立的数据文件名称，本例为 Eg2-dta.txt；第二行填入用以呈现评价结果的输出文件名称，本例为 Eg2-out.txt；第三行填入本次评价的 DMU（FIRM）数量，本例为 9；第四行填入时间周期数，本例仅评价 2015 年，故周期数为 1；第五行填入产出指标数量，本例为 3 个；第六行填入投入指标数量，本例为 2 个；第七行选择以什么为导向，本例分别以投入、产出为导向进行综合分析，首先以投入为导向为例，故数字选择 0；第八行选择规模收益是否可变，本例分别选择了规模收益不变（CRS）和规模收益可变（VRS）为假设的模型，首先以规模收益不变假设为例，故数字选择 0。最后一行选择多阶段 DEA 模型，填入数字 0。如图 10-25 所示。

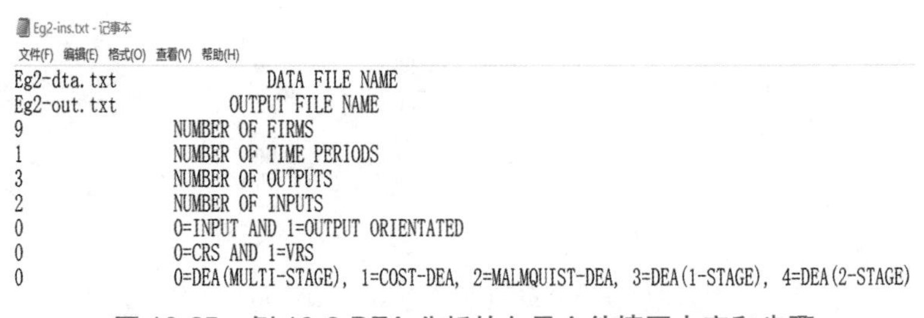

```
Eg2-ins.txt - 记事本
文件(F) 编辑(E) 格式(O) 查看(V) 帮助(H)
Eg2-dta.txt        DATA FILE NAME
Eg2-out.txt        OUTPUT FILE NAME
9                  NUMBER OF FIRMS
1                  NUMBER OF TIME PERIODS
3                  NUMBER OF OUTPUTS
2                  NUMBER OF INPUTS
0                  0=INPUT AND 1=OUTPUT ORIENTATED
0                  0=CRS AND 1=VRS
0                  0=DEA(MULTI-STAGE), 1=COST-DEA, 2=MALMQUIST-DEA, 3=DEA(1-STAGE), 4=DEA(2-STAGE)
```

图 10-25　例 10-2 DEA 分析的向导文件填写内容和步骤

3. 运行程序　打开执行文件 DEAP.exe。在最后一行输入上一步设置的向导文件名称及其文件格式，即 Eg2-ins.txt。

4. 读取结果　运行程序后，获得输出文件，结果分为几个部分。

（1）采用以 CRS 假设为前提的 C^2R 模型进行分析，获得以投入为导向的分析结果。首先是长白社区中医家庭医生服务效率情况的效率值汇总，如图 10-26 所示。

之后，输出文件给出投影分析结果，分别为 9 个 DMU 的产出不足值（如图 10-27 所示）、投入冗余值（如图 10-28 所示）、产出指标的投影目标值（如图 10-29 所示）、投入指标的投影目标值（如图 10-30 所示）。

```
Results from DEAP Version 2.1

Instruction file = Eg2-ins.txt
Data file        = Eg2-dta.txt

Input orientated DEA

Scale assumption: CRS

Slacks calculated using multi-stage method


EFFICIENCY SUMMARY:

 firm     te
   1  0.116
   2  0.649
   3  1.000
   4  1.000
   5  1.000
   6  1.000
   7  0.876
   8  1.000
   9  0.760

 mean  0.822
```

图 10-26　例 10-2 Input-C^2R 模型下 9 个 DMU 的效率情况汇总

```
SUMMARY OF OUTPUT SLACKS:

firm  output:          1          2          3
   1               0.000      0.000      0.000
   2               0.000      0.000     94.112
   3               0.000      0.000      0.000
   4               0.000      0.000      0.000
   5               0.000      0.000      0.000
   6               0.000      0.000      0.000
   7             122.030      0.000      0.000
   8               0.000      0.000      0.000
   9              10.502      0.000      0.000

mean              14.726      0.000     10.457
```

图 10-27　例 10-2 Input-C^2R 模型下 9 个 DMU 的产出不足值

```
SUMMARY OF INPUT SLACKS:

firm  input:          1          2
   1              1.193      0.000
   2              4.696      0.000
   3              0.000      0.000
   4              0.000      0.000
   5              0.000      0.000
   6              0.000      0.000
   7              0.000      0.000
   8              0.000      0.000
   9              0.000      1.853

 mean             0.654      0.206
```

图 10-28　例 10-2 Input-C^2R 模型下 9 个 DMU 的投入冗余值

```
SUMMARY OF OUTPUT TARGETS:

firm  output:          1          2          3
   1              23.000    123.000    160.000
   2             148.000   1174.000    389.112
   3            1230.000  12113.000   4016.000
   4            1074.000  11446.000   6658.000
   5              33.000   2908.000  27901.000
   6             685.000  11941.000   2668.000
   7             167.030   2434.000   5282.000
   8             438.000    108.000     34.000
   9             420.502   8240.000  12469.000
```

图 10-29　例 10-2 Input-C^2R 模型下 9 个 DMU 产出指标的投影目标值

```
SUMMARY OF INPUT TARGETS:

firm  input:         1          2
  1               0.123      2.893
  2               0.903     15.893
  3               8.810    151.000
  4               8.030    152.000
  5               6.840    252.000
  6               4.610    151.000
  7               2.252     65.291
  8               0.800     20.000
  9               5.411    188.137
```

图 10-30　例 10-2 Input-C^2R 模型下 9 个 DMU 投入指标的投影目标值

最后，输出文件以每个 DMU 为单位，列出了各项分析结果，包括效率情况、产出与投入指标的原始值、产出不足值、投入冗余值、投影目标值及权重。以第一个 DMU 为例，其各项指标的分析结果如图 10-31 所示。

```
FIRM BY FIRM RESULTS:


Results for firm:     1
Technical efficiency = 0.116
 PROJECTION SUMMARY:
  variable          original        radial         slack      projected
                       value      movement      movement          value
 output      1        23.000         0.000         0.000         23.000
 output      2       123.000         0.000         0.000        123.000
 output      3       160.000         0.000         0.000        160.000
 input       1        11.380       -10.063        -1.193          0.123
 input       2        25.000       -22.107         0.000          2.893
 LISTING OF PEERS:
  peer    lambda weight
    5       0.003
    4       0.010
    8       0.029
```

图 10-31　例 10-2 Input-C^2R 模型下第一个 DMU 的各项分析结果

(2) 按照以上步骤，采用以 CRS 假设为前提的 C^2R 模型进行分析，获得以产出为导向的分析结果。限于篇幅，此处仅展示第一个 DMU 的各项分析结果。如图 10-32 所示。

```
FIRM BY FIRM RESULTS:


Results for firm:     1
Technical efficiency = 0.116
 PROJECTION SUMMARY:
  variable          original        radial         slack      projected
                       value      movement      movement          value
 output      1        23.000       175.760         0.000        198.760
 output      2       123.000       939.935         0.000       1062.935
 output      3       160.000      1222.679         0.000       1382.679
 input       1        11.380         0.000       -10.313          1.067
 input       2        25.000         0.000         0.000         25.000
 LISTING OF PEERS:
  peer    lambda weight
    5       0.029
    4       0.083
    8       0.248
```

图 10-32　例 10-2 Output-C^2R 模型下第一个 DMU 的各项分析结果

以上分别为以投入和产出为导向的 C^2R 模型分析结果，整理得到 9 个 DMU 的效率值、各投入指标的冗余值、各产出指标的不足值、DEA 有效性以及非 DEA 有效的 4 个 DMU 的有效投入与产出改进目标值，进而确定其改进方向。上述数据可整理为表 10-6 和表 10-7。

结果显示，以 CRS 为假设前提的 C^2R 模型分析，投入导向和产出导向的效率值相同，除 DMU1、DMU2、DMU7、DMU9 为 DEA 无效，其他均为有效，有效值占比为 55.6%（5/9）。DEA 无效的 4 个 DMU 中，DMU1 的综合效率明显低于其他 3 个无效 DMU，说明 DMU1 的服务效率低于其他 DMU。其中 DMU1 和 DMU7 的综合效率均仅受一种因素的影响，分别为人员绩效和签约数；DMU2 和 DMU9 的综合效率则同时受到两种因素的影响，分别为人员绩效、中医治疗量及服务时间、签约数，说明人员绩效和签约数对 DMU 综合效率的影响较大。

表 10-6 中医家庭医生服务效率情况投影分析结果（C^2R 模型的效率值和松弛变量）

中医家庭医生	指标	以投入为导向					指标	以产出为导向				
		X_1	X_2	Y_1	Y_2	Y_3		X_1	X_2	Y_1	Y_2	Y_3
DMU1	实际值	11.380	25.000	23.000	123.000	160.000	实际值	11.380	25.000	23.000	123.000	160.000
	松弛值	−1.193	0.000	0.000	0.000	0.000	松弛值	−10.313	0.000	0.000	0.000	0.000
	投影值	0.123	2.893	23.000	123.000	160.000	投影值	1.067	25.000	198.760	1 062.935	1 382.679
DMU2	实际值	8.630	24.500	148.000	1 174.000	295.000	实际值	8.630	24.500	148.000	1 174.000	295.000
	松弛值	-4.696	0.000	0.000	0.000	94.112	松弛值	-7.239	0.000	0.000	0.000	145.083
	投影值	0.903	15.893	148.000	1 174.000	389.112	投影值	1.391	24.500	228.158	1 809.845	599.857
DMU7	实际值	2.570	74.500	45.000	2 434.000	5 282.000	实际值	2.570	74.500	45.000	2 434.000	5 282.000
	松弛值	0.000	0.000	122.030	0.000	0.000	松弛值	0.000	0.000	139.242	0.000	0.000
	投影值	2.252	65.291	167.030	2 434.000	5 282.000	投影值	2.570	74.500	190.589	2 777.315	6 027.024
DMU9	实际值	7.120	250.000	410.000	8 240.000	12 469.000	实际值	7.120	250.000	410.000	8 240.000	12 469.000
	松弛值	0.000	−1.853	10.502	0.000	0.000	松弛值	0.000	−2.438	13.819	0.000	0.000
	投影值	5.411	188.137	420.502	8 240.000	12 469.000	投影值	7.120	247.562	553.321	10 842.675	16 407.441

表 10-7 中医家庭医生服务效率情况及改进方向(C^2R 模型)

中医家庭医生	以投入为导向							以产出为导向						
	综合效率	X_1	X_2	Y_1	Y_2	Y_3	相对效率	综合效率	X_1	X_2	Y_1	Y_2	Y_3	相对效率
DMU1	0.116	−1	0	0	0	0	无效	0.116	−10	0	0	0	0	无效
DMU 2	0.649	−5	0	0	0	94	无效	0.649	−7	0	0	0	145	无效
DMU 3	1.000	0	0	0	0	0	有效	1.000	0	0	0	0	0	有效
DMU4	1.000	0	0	0	0	0	有效	1.000	0	0	0	0	0	有效
DMU5	1.000	0	0	0	0	0	有效	1.000	0	0	0	0	0	有效
DMU6	1.000	0	0	0	0	0	有效	1.000	0	0	0	0	0	有效
DMU7	0.876	0	0	122	0	0	无效	0.876	0	0	139	0	0	无效
DMU8	1.000	0	0	0	0	0	有效	1.000	0	0	0	0	0	有效
DMU9	0.760	0	−2	10	0	0	无效	0.760	0	−2	13	0	0	无效

(3) 采用以 VRS 假设为前提的 BC^2 模型进行分析,获得以投入为导向的分析结果。限于篇幅,此处仅展示第一个 DMU 的各项分析结果。如图 10-33 所示。

```
FIRM BY FIRM RESULTS:


Results for firm:     1
Technical efficiency = 0.842
Scale efficiency     = 0.137   (irs)
 PROJECTION SUMMARY:
  variable              original          radial          slack       projected
                           value        movement       movement           value
 output       1           23.000           0.000        412.525         435.525
 output       2          123.000           0.000          0.000         123.000
 output       3          160.000           0.000          0.000         160.000
 input        1           11.380          -1.796         -8.739           0.845
 input        2           25.000          -3.946          0.000          21.054
 LISTING OF PEERS:
  peer    lambda weight
     5       0.005
     2       0.002
     8       0.993
```

图 10-33 例 10-2 Input-BC^2 模型下第一个 DMU 的各项分析结果

(4) 采用以 VRS 假设为前提的 BC^2 模型进行分析,获得以产出为导向的分析结果。限于篇幅,此处仅展示第一个 DMU 的各项分析结果。如图 10-34 所示。

```
FIRM BY FIRM RESULTS:


Results for firm:     1
Technical efficiency = 0.285
Scale efficiency     = 0.406   (irs)
 PROJECTION SUMMARY:
  variable              original          radial          slack       projected
                           value        movement       movement           value
 output       1           23.000          57.755        275.025         355.780
 output       2          123.000         308.863          0.000         431.863
 output       3          160.000         401.773          0.000         561.773
 input        1           11.380           0.000         -8.441           2.939
 input        2           25.000           0.000          0.000          25.000
 LISTING OF PEERS:
  peer    lambda weight
     5       0.016
     2       0.260
     8       0.723
```

图 10-34 例 10-2 Output-BC^2 模型下第一个 DMU 的各项分析结果

以上分别为以投入和产出为导向的 BC^2 模型分析结果,整理得到 9 个 DMU 的效率值、各投入指标的冗余值、各产出指标的不足值、DEA 有效性以及非 DEA 有效的各个 DMU 的有效投入与产出改进目标值,进而确定其改进方向。上述数据可整理为表 10-8 和表 10-9。

表 10-8 中医家庭医生服务效率情况投影分析结果（BC^2 模型的效率值和松弛变量）

中医家庭医生	指标	以投入为导向					指标	以产出为导向				
		X_1	X_2	Y_1	Y_2	Y_3		X_1	X_2	Y_1	Y_2	Y_3
DMU1	实际值	11.380	25.000	23.000	123.000	160.000	实际值	11.380	25.000	23.000	123.000	160.000
	松弛值	−8.739	0.000	412.525	0.000	0.000	松弛值	−8.441	0.000	275.025	0.000	0.000
	投影值	0.845	21.054	435.525	123.000	160.000	投影值	2.939	25.000	355.780	431.863	561.773
DMU9	实际值	7.120	250.000	410.000	8 240.000	12 469.000	实际值	7.120	250.000	410.000	8 240.000	12 469.000
	松弛值	0.000	−1.974	17.005	0.000	0.000	松弛值	0.000	−64.856	237.186	0.000	0.000
	投影值	5.422	188.416	427.005	8 240.000	12 469.000	投影值	7.120	185.144	668.964	8 677.684	13 131.315

表 10-9 中医家庭医生服务效率情况及改进方向（BC^2 模型）

中医家庭医生	以投入为导向								规模收益	相对效率	以产出为导向								规模收益	相对效率
	综合效率	纯技术效率	规模效率	X_1	X_2	Y_1	Y_2	Y_3			综合效率	纯技术效率	规模效率	X_1	X_2	Y_1	Y_2	Y_3		
DMU1	0.120	0.842	0.140	−9	0	412	0	0	递增	无效	0.116	0.285	0.406	−8	0	275	0	0	递增	无效
DMU2	0.650	1.000	0.650	0	0	0	0	0	递增	无效	0.649	1.000	0.649	0	0	0	0	0	递增	无效
DMU3	1.000	1.000	1.000	0	0	0	0	0	不变	有效	1.000	1.000	1.000	0	0	0	0	0	不变	有效
DMU4	1.000	1.000	1.000	0	0	0	0	0	不变	有效	1.000	1.000	1.000	0	0	0	0	0	不变	有效
DMU5	1.000	1.000	1.000	0	0	0	0	0	不变	有效	1.000	1.000	1.000	0	0	0	0	0	不变	有效
DMU6	1.000	1.000	1.000	0	0	0	0	0	不变	有效	1.000	1.000	1.000	0	0	0	0	0	不变	有效
DMU7	0.88	1.000	0.880	0	0	0	0	0	递增	无效	0.876	1.000	0.876	0	0	0	0	0	递增	无效
DMU8	1.000	1.000	1.000	0	0	0	0	0	不变	有效	1.000	1.000	1.000	0	0	0	0	0	不变	有效
DMU9	0.760	0.762	1.000	0	−2	17	0	0	递增	无效	0.760	0.950	0.800	0	−65	237	0	0	递减	无效

结果显示，以 VRS 为假设前提的 BC^2 模型分析，除 DMU1、DMU2、DMU7 和 DMU9 为 DEA 无效外，其他均为有效，有效值占比为 55.6%（5/9）。DEA 无效的 4 个 DMU 中，DMU1 的综合效率明显低于其他 3 个无效 DMU，且其产出导向的纯技术效率明显低于投入导向，说明不同导向的 DMU1 服务效率有所不同。另外，DMU1 和 DMU9 的效率均受到两种不同因素的影响，分别为人员绩效、签约数及服务时间、签约数，其中签约数为两者的共同影响因素，说明签约数对 DMU 的效率影响较大。

基于 BC^2 模型计算的综合效率与前述 C^2R 模型的结果一致，但 C^2R 模型仅能获得综合效率结果，BC^2 可进一步精细给出纯技术效率与规模效率。

研究结果显示，总的来说该中心中医家庭医生的综合（服务）效率尚好，说明中医家庭医生的服务意识有所提升，服务模式也在不断适应社区卫生综合改革的各项举措。但部分中医家庭医生的服务效率仍然较低，可能原因为：①中医家庭医生开展签约服务的实际效率差异较大，部分家庭医生签约数量不足；②中医家庭医生的管理及服务能力参差不齐，有 2 名中医家庭医生的纯技术效率为无效，说明工作时间、内容分配不合理等原因导致了服务效果欠佳；③中医家庭医生的绩效分配方式仍需进一步完善，以避免出现高绩效、低服务量的情况。

为了方便读者理解本章中涉及的数学符号，现将该章出现的主要数学符号汇总在表 10-10 进行解释说明。

表 10-10 本章主要数学符号的解释说明表

符号	含义	符号	含义
$\in$	$a \in A$，a 是 A 的元素	$\mid$	限制
$\Leftrightarrow$	等价	$\subset$	$A \subset B$，A 属于 B
$\Rightarrow$	推出	$\supset$	$A \supset B$，A 包括 B
$\exists$	存在	$\cup$	$A \cup B$，A 与 B 的并集
$\{\}$	集合	$\cap$	$A \cap B$，A 与 B 的交集
$\wedge$	逻辑与	$\forall$	任意
$\vee$	逻辑或	$\notin$	$a \notin A$，a 不是 A 的元素
$\emptyset$	空集	Σ	求和

（黄 鹏 黄刊迪）

第十一章　人工神经网络分析方法

第一节　基本概念

一、人工神经网络的意义

人工神经网络(artificial neural network,ANN)一门集神经科学、计算机科学、信息科学、工程科学为一体的边缘交叉学科,它具有独特的信息存储方式、良好的容错性、大规模的非线性并行处理方式以及强大的自组织、自学习和自适应能力,已应用于信号处理、模式识别、综合评价、预测分析等领域,有着广泛的应用前景。

从简化和抽象的角度来说,人脑由百亿条神经组成,每条神经平均连接几千条其他神经,通过这种连接方式,神经可以收发不同大小的能量。神经的一个非常重要的功能是它们对能量的接受,而并不是立即做出响应,是将它们累加起来,当这个累加的总和达到某个临界阈值时,再将激发出的能量传递给其他神经。大脑通过调节这些连接的数目和强度进行学习。所以,人工神经网络是对人类大脑系统一阶特性的一种描述,它是一个数学模型,可以用电子线路来实现,也可以用计算机程序来模拟,是人工智能研究的一种方法。

理解神经网络需从抽象生物神经开始,并把重点放在单个的阈值逻辑单元(threshold logic unit,TLU)上。一个 TLU 是一个对象,它可以输入一组加权系数,对它们进行求和,如果这个和达到或者超过了某个阈值,即输出一个量,如图 11-1 所示。

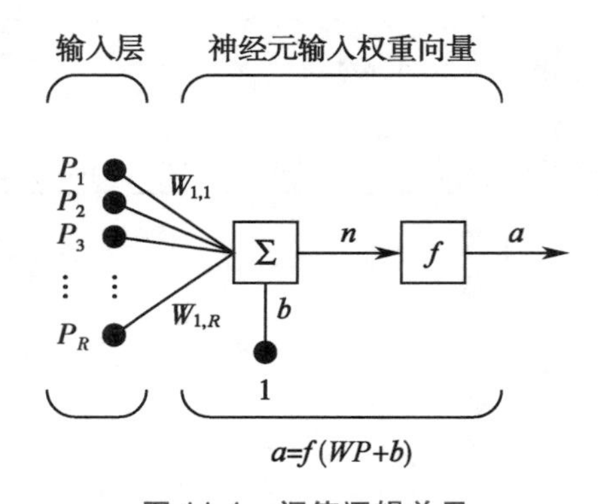

图 11-1　阈值逻辑单元

首先,有输入值 $\boldsymbol{P}$ 及它们的权重系数 W:$P=(P_1,P_2,\cdots,P_R)^T$,$W=(W_1,W_2,\cdots,W_R)$。接着是求 $\boldsymbol{W}*\boldsymbol{P}$ 的和,产生了激发层 a:

$$a=f(WP+b) \tag{11-1}$$

这里f是传递函数或者激发函数,它用于传递神经元的输出。假设阈值为θ,输出结果是y。当输出结果为离散值时,$a>\theta$ 时 $y=1$,反之 $y=0$;当输出结果为连续值时,它可以由一个 squash 函数 s(或 sigmoid 函数等)判定,该函数的自变量是 a,函数值在 0 和 1 之间,记为 $y=s(a)$。

神经网络计算的实现可以采用 C 语言或其他计算机语言编写程序,但编写过程往往过于庞大、复杂。本节我们将介绍用 MATLAB 实现各种形式的神经网络模型。MATLAB 是 Mathworks 推出的主要应用于工程计算的大型集成软件。MATLAB9.7 版的神经网络工具箱主要针对神经网络系统的分析和设计,提供了大量的可供直接调用的工具箱函数、图形用户界面和 Simulink 仿真工具。表 11-1 是几种典型的神经元传递函数形式和 MATLAB 函数名。

表 11-1　几种典型的神经元传递函数形式和 MATLAB 函数名

传递函数的名称	函数表达式	MATLAB 函数
阈值函数	$f=\begin{cases}1 & x\geqslant 0\\0 & x<0\end{cases}$	hardlim
线性函数	$f(x)=kx$	pureline
对数 Sigmoid 函数	$f(x)=\dfrac{1}{1+e^{-x}}$	logsig
正切 Sigmoid 函数	$f(x)=\tanh(x)$	tansig

二、几种常用的人工神经网络模型

神经网络模型是由多个神经元通过不同的连接方式，组成不同的神经网络模型。下面，我们将介绍常用的神经网络模型，这些模型之间的差别主要体现在其连接方式和能量传递方式上。

（一）BP 神经网络模型

1. 网络的拓扑结构　BP 网络（back propagation net-work），即误差逆向传播模型，由 D. E. Rumelhart 和 J. L. Mcclelland 等人于 1986 年提出，是一种在理论和应用方面发展都较成熟的逆向传播算法的多层前馈网络。该网络是一种非线性动力系统，是典型的拓扑结构。

每个神经元与其他神经元间通过权重连接，接受其他神经元的输出，并经过自身转换函数的转化和阈值的作用输出，从而对其他神经元产生作用。神经网络是由若干个功能单一的神经元并行分布组成。BP 算法就是在网络初始权重条件下，给予训练样本，信息从输入层输入，经隐含层处理，传输到输出层，再经输出层神经元的处理将结果输出，此为正向过程。若得不到期望输出，就转入逆向传播过程。逆向传播过程的信息流向与正向过程相反，在此过程中，逐层调整层间的连接权重，直到输入层。然后又转入正向过程，直到实际输出和预期输出间的误差达到可接受的范围。

在本章第二节图 11-2 中，输入的维数是 2，隐含层有 4 个神经元，采用 tansig 作为传递函数，输出层包含 3 个神经元，采用 pureline 传递函数。理论上已经证明，具有如图 11-2 所示结构的 BP 神经网络，当隐含层神经元足够多的时候，可以逼近任何一个具有有限间断点的非线性函数。

2. 网络的计算过程

（1）BP 神经网络的生成及初始化：该过程主要是建立神经网络的拓扑结构，由于是 BP 网络结构，在 MATLAB 中采用 newff 函数加以实现，并定义一些基本参数如下：

$$net=newff(PR,[S_1,S_2,\cdots,S_N],\{T_1,T_2,\cdots,T_N\},BTF)$$

PR 为 $R\times 2$ 维矩阵，表示 R 维输入向量中的各分量的取值范围；$[S_1,S_2,\cdots,S_N]$ 表示网络有 N 层，并给出了各层神经元的个数；$\{T_1,T_2,\cdots,T_N\}$ 表示相应各层神经元的传递函数；BTF 表示神经网络训练时采用的训练函数。

例如，*net*=*newff*([0,10;-1,2],[5,1],{'*tansig*','*pureline*'},'*trainlm*')

表示输入的维数是 2，各输入的取值范围是[0,10]和[-1,2]，输入层和输出层的神经元个数分别为 5 和 1，其相应的传递函数分别为 tansig 函数和 pureline 函数，用 trainlm 作为训练函数。

（2）网络的训练：在网络的结构建立以后，我们可以利用“输入—目标”样本矢量数据对网络进行训练。BP 神经网络采用 train 函数来完成。但在训练之前我们必须对网络的一些训练参数进行恰当的设置。表 11-2 列出了一些主要训练参数及其含义。

表 11-2 几个主要的神经网络训练参数及含义

训练参数	参数含义	默认值
Net. trainParam. epochs	训练步数	100
Net. trainParam. show	显示训练结果的间隔步数	25
Net. trainParam. goal	训练目标误差	0
Net. trainParam. time	训练允许时间	$-\infty$,$+\infty$
Net. trainParam. min_grad	训练中最小允许梯度值	$1e^{-6}$

在设置完训练参数后,我们就可以调用 train 函数了。

例如,[*net*,*tr*] = *train*(*net*,*P*,*T*)

其中,*P* 是输入样本向量集,*T* 为相应的目标样本向量集,*tr* 用于存储训练过程中的步数信息和误差信息。

(3) 网络的仿真:利用 sim 函数可以进行仿真,并对网络的拟合效果进行分析。该仿真操作可以实现很多功能,如信号处理、模式识别、综合评价。本节主要介绍如何实现预测分析。

例如,*y* = *sim*(*net*,*P*)

这里 *P* 是用于预测的输入向量,可以是时间序列等,*y* 是其相应的预测值。

(二) 线性神经网络模型

1. 网络的拓扑结构 它由一个或多个线性神经单元构成,线性神经网络采用线性函数 pureline 作为传递函数,因此其输出可以取任意值。学习规则是利用基于最小二乘准则的 Widrow-Hoff 算法调节网络的权值和阈值,其收敛速度和精度都较高。

线性神经网络主要用于解决线性可分问题,也可用于解决非线性的时间序列问题,而且随着样本量的增大,其预测精度会明显提高。

2. 网络的计算过程

(1) 线性神经网络的生成及初始化:在 MATLAB 中采用 newlin 函数加以实现,常用格式为:

net = *newlin*(*PR*,*S*),*PR* 为 $R \times 2$ 维矩阵,表示 *R* 维输入向量中的各分量的取值范围;*S* 表示网络的输出个数,即网络的神经元个数。

例如,*net* = *newlin*([-2,2;-2,2],1)

表示输入的维数是 2,各输入的取值范围是[-2,2]和[-2,2],网络的输出个数为 1。

(2) 网络的训练:在网络训练参数设置完后,我们就可以调用 train 函数了。

例如,[*net*,*tr*] = *train*(*net*,*P*,*T*)

其中,*P* 是输入样本向量集,*T* 为相应的目标样本向量集,*tr* 用于存储训练过程中的步数信息和误差信息。

(3) 网络的仿真:同样,利用 sim 函数我们可以进行仿真,并对网络的拟合效果进行分析。

(三) Hopfield 神经网络模型

1. 网络的拓扑结构 Hopfield 神经网络(Hopfield neural network),简称 HNN,1982 年由美国加州工学院物理学家 Hopfield 教授提出,他将计算能量函数的概念引入了网络研究,并在不久后成功地解决了高度复杂的旅行商问题求解方法,引起了世界轰动。HNN 是由若干基本神经元构成的一个单层全互连对称神经网络,这种网络可以看作是一个多输入、多输出、带阈值的二态非线性动力学系统,在满足一定参数条件下,网络的某种能量函数将在运行过程中不断地降低,最后趋于稳定的平衡状态。如果恰当地建立起 HNN 与某个具体问题相对应的计算能量函数,那么在网络运行过程中,能量函数不断减少,网络的平衡状态便对应于这个问题的解。

2. 网络的计算过程 设计 Hopfield 网络可以用 newhop 函数，该函数的调用方式为：

$$net = newhop(T)$$

其中，T 为目标向量，也就是期望网络能达到的平衡点。

（四）Kohonen 自组织模型

1984 年 T. Kohonen 提出了著名的自组织特征映射人工神经网络（self-organization feature map），它是一个简单的双层网络，每个输入节点与所有输出节点通过权重相联系，实现对输入信号的非线性降维映射。映射中保持拓扑不变性，即把拓扑意义下相似的输入映射到最近的输出节点上。Kohonen 网络目前被广泛应用于模式识别、联想存储、组合优化和机器人控制等问题中。

自组织网络在能被用来进行正确分类之前，需要经过一个网络学习过程，这是一种无教师指导的学习。通过训练重新进行自适应、自组织，逐渐收敛到样本空间内需划分的子集的中心。经过多次训练后，网络具有了对学习样本记忆、联想的能力。

自组织网络输出层的神经元可以按任意形式排列，MATLAB 的工具箱函数有 gridtop、hextop 和 randtop 三种形式，分别对应长方形、六角形和任意形三种。

自组织网络可用函数 newsom 来建立其拓扑结构，调用方式为：

$$net = newsom(PR, D, TFCN)$$

其中，$TFCN$ 就是输出层的拓扑函数，缺省值为 hextop。

三、神经网络的优点

（1）非线性：作为基本单元的神经网络可以是线性的或非线性的处理元素，但是整个 ANN 是非线性的。ANN 分布在整个网络中，就这点而言，它具有特殊的非线性特点。

（2）从样本进行学习的能力：ANN 通过对样本数据进行一系列的训练和学习，可以改变它的连接权重值。学习过程的最终结果是调节网络中的参数，并且他们隐含性的对当前问题的知识进行了存储。

（3）自适应性：ANN 有内置的随外部环境改变连接权重值的能力。在某个特定环境下训练好的 ANN 网络，在外部环境改变的时候稍加训练就可以适应新的环境。而且当其在动态的环境中工作时，ANN 可以设计成按照真实环境动态改变其参数。

（4）响应验证：在对数据进行分类的环境中，ANN 可以设计成不仅从给定的样本中提供有关分类的信息，还可以提供分类的置信度。后者可以用来剔除个别多余的数据，如果将其值增大，则可以提高分类的执行效率或者利用神经网络进行建模的其他执行效率。

（5）容错性：ANN 有固有的潜在容错能力，或者说是计算的鲁棒性。它的执行效率在某些不利情形下并不会显著的降低，比如说，神经元的断开、干扰，或者数据的丢失等。

（6）统一的分析和设计：ANN 和信息处理器一样具有很好的通用性，在所有有关 ANN 的应用领域，可以使用相同的原理、符号以及方法步骤等，便于掌握应用。

人工神经网络反映了人脑功能的若干基本特性，能模仿人脑同时处理多种信息。人干什么事情，总喜欢比较和选择，通过现状比较，对未来事件进行决策。人工神经网络的预测和优化就是一个综合评价和决策的过程。

第二节 应用实例

例 11-1 人工神经网络在医院感染危险度综合评价中的应用

基于 ANN 的医院感染危险度的综合评价结构图如图 11-2 所示：

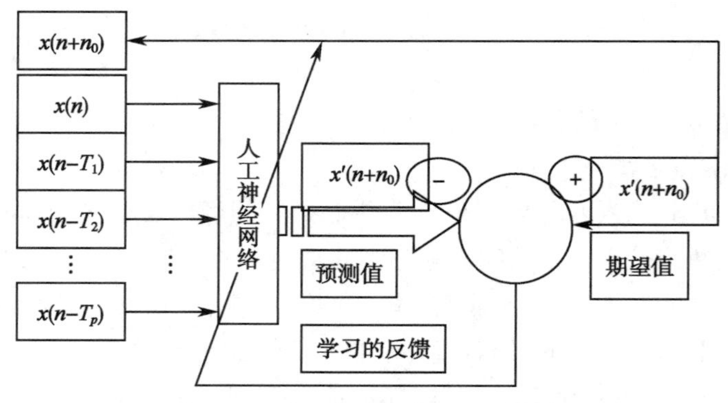

图 11-2 人工神经网络预测结构图

(一) 基于 ANN 的医院感染危险度的综合评价分析步骤

应用 ANN 进行医院感染危险度的综合评价通常有 5 个步骤：①确定研究问题，将问题转化成 ANN 可以表达的形式；②确定网络的结构；③网络的训练与学习，确定权重；④网络性能的检验、考核；⑤做出综合评价。

1. 确定研究问题（神经元的选取） 神经网络要求选择那些影响输出的主要因素作为输入变量，各输入变量间应具有较好的独立性，选定的输入变量具有代表性且必须足够。当输入变量数远远超过网络隐含层的节点数，理论上网络就能揭示蕴藏其间的任意复杂的规律，即具有较好的外推能力。基于这一点我们选取了由回归模型筛选出来的参数作为输入变量，共 16 个指标的 27 352 条记录数据作为网络的输入，输出为医院感染发生的概率 P，即目标变量。样本先按 3∶1 划分成建模样本和考核样本，建模样本按 7∶3 分为训练样本和校验样本。

2. 神经网络结构确定 根据医院感染的特点和研究目的，本研究选用了 BP 网络，它是一种多层前馈神经网络，在输入层和输出层之间加上隐含层构成。设网络上有 P 个输入，Q 个输出，则其作用可以看作是由 P 维欧式空间到 Q 维欧式空间的一个非线性映射，通过在隐含层采用激活函数如 sigmoid（输出量为 0 到 1 之间的连续量），它可以实现从输入到输出的任意非线性映射，权重值的调整采用反向传播的学习算法。神经网络中 BP 算法的应用十分广泛。本例子选用 3 层 BP 网络模型，一个输入层、一个输出层和一个隐含层。

网络的隐节点数选取目前尚无完整理论指导，一般认为，隐节点数越多，网络实现的映射越复杂，网络的训练误差越小；但隐节点数过多，即使网络对已知样本的训练误差小，对未知样本的估计误差却也增加，这种现象就是过度拟合（over fitting），所以 BP 的隐节点数一般按经验选取。下面的曲线图表明，当 BP 的隐节点数为 6 时，估计误差最小，隐节点数再增加或减小时估计误差会增大，所以定为 6 个为最佳。因此结构为 16-6-1-BP 网络（图 11-3）。

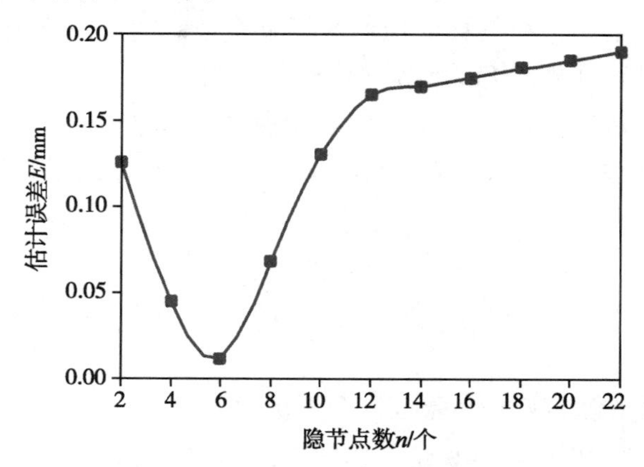

图 11-3 隐节点数和误差估计之间的关系曲线

3. 训练和学习　训练就是对输入信息进行处理，产生相应的输出结果的过程。先初步确定网络的连接结构和权重系数，设网络的学习样本和期望输出分别为 A_k 和 $E_k(k=1,2,\cdots,m)$，首先计算输入层对隐含层的激活值：设输入矢量 $X(n)$，相应输出为 $D(n)$，n 表示离散时间，即调整输入权重系数 w_{ki} 的迭代过程中的时间步骤。D 对输入矢量处理后，神经元 K 生成输出，用 $y_k(n)$ 表示为：

$$y_k(n)=f_k\left(\sum_{i}^{m} x_{ki}w_{ki}+\theta\right) \tag{11-2}$$

式中，$i=1,2,\cdots,n$；k_i 为输入层节点（$k=1,2,\cdots,p$）；w_{ki} 为输入层到隐含层的连接权重；θ_i 为隐含层单元的阈值。对于 k_i、w_{ki} 和 θ_i，它们的初值是按概率 $e^{-|\gamma|}$ 得到的随机数。激活函数为 Sigmoid 函数：

$$f_k(x)=1/(1+e^{-\lambda x}) \tag{11-3}$$

学习就是在训练过程中随着 ANN 所嵌入的环境的改变而自动调节网络的自由参数（权重）。前馈多层网络的学习规则是 BP 算法，说明一点，误差信号是神经网络的期望（目标）响应与实际响应的差值，期望响应是训练样本中的一部分。

其算法的基本思想为：学习过程由信号的前向传播与误差的反向传播两个过程组成。在前向传播过程中，一个训练样本（输入数据向量）被应用到神经网络的输入节点，并且其作用在神经网络中一层一层传播，经隐含层处理后，传向输出层，若输出层未能得到期望的输出，则转入误差的反向传播阶段，输出误差将按某种形式，通过隐含层逐层向输入层返回，并“分摊”给各层的所有单元，从而获得各层单元的参考误差或称误差信号，以作为修改各单元权重值的依据。这种信号正向传播与误差逆向传播的各层权矩阵的修改过程，是周而复始进行的。对权重值地不断调整，使得神经网络的实际响应同期望响应之间的差距越来越小，此过程也就是网络的学习（或称训练）过程。此过程一直进行到网络输出的误差逐渐减少到可接受的程度或达到设定的学习次数为止。

在整个过程中，有两种信号在流通：①工作信号，是施加输入信号后传播直到在输出端产生实际输出的信号，是输入和权值的函数；②误差信号，是网络实际输出和应有输出间的差值，即误差，由输出端开始逐层向后传播。

用 BP 法训练网络有两种方式，一是每输入一个样本改变一次权值；二是批量处理方式，即待组成一个训练周期的全部样本依次输入后计算的总平均误差。

（二）算法具体步骤

1. 初始化　给出确定的 16 个输入变量 $X_1,X_2,\cdots,X_p$（年龄、最高体温、诊断个数、住院天数、病重天数、常规检查次数、输血次数、抗生素使用、是否放疗、有无翻身、介入与感染关系、有无糖尿病、诊断、介入次数、麻醉类型、住院科室），选定 MLP 的网络结构，置所有可调参数（权和阈值）为均匀分布的较小数值，即置较小的随机权矩阵。

2. 计算输出　输入矢量 X_p 应用于神经网络，计算各层的输出：

$$y_k(n)=\left[f_k\left(\sum_{i}^{m} y_k(n-1)w(n)_{ki}\right)+\theta_i\right] \tag{11-4}$$

$y_k(n)$ 为 n 层上第 k 个神经元的输出值，$w(n)_{ki}$ 是 $(n-1)$ 层第 k 个神经元至第 n 层第 k 个神经元的权重系数。

3. 计算误差　对于在不断迭代学习过程中神经元 k 存在误差信号，误差采用如下定义：

$$e_{ki}(n)=d_{ki}(n)-y_{ki}(n) \tag{11-5}$$

4. 调整权重

$$w(n+1)_{ki}=w(n)_{ji}(t)+\eta e(n)_k X_{ti} \tag{11-6}$$

X_{ti} 是该权重值的输入信号，t 为学习次数，$e_k(n)$ 是 n 层第 k 个神经元的误差。其中，η 为学习率，又称为权重变化率，$0<\eta\leqslant 1$，η 的取值不能太大，如果 η 取值太大则会影响 $w_i(t)$ 的稳定；η 的取值也不能太小，太小则会使 $w_i(t)$ 的求取过程收敛速度太慢。

5. 计算全局误差 定义神经元 k 瞬时误差的能量为$\frac{1}{2}e_k^{\ 2}(n)$。整个神经网络的所有误差能量可通过将输出层上的所有神经元的瞬时能量值进行累加获得，记为：$E(n)=\frac{1}{2}\sum e_k^{\ 2}(n)$。设 N 为训练样本中的所有样本数据量，那么误差能量的平均方差可以表示为 $E_{av}=\sum_{n-1}^{N}E(n)/N$，其中平均方差 E_{av} 是神经网络中所有自由参数的函数。对于给定的训练样本集，E_{av} 表示测量学习效率的目标函数，学习过程的目标就是通过对每个样本迭代修改权重从而调整神经网络的自由参数使得 E_{av} 最小化。

6. 返回第 2 步 向网络输入下一个训练样本，直到 P 个输入均循环一遍，再进行第 6 步。

7. 训练周期 在实际应用中，学习是要输入训练样本，每输入一次全部样本（再没有新的训练样本时第一轮迭代结束）称为一个训练周期，学习要一个周期一个周期地进行，直到目标函数达到最小值或小于某一给定值，若 $E<E_{max}$（预先设定值），则停止；否则，返回第 2 步。

其整个训练学习的流程图如图 11-4 所示：

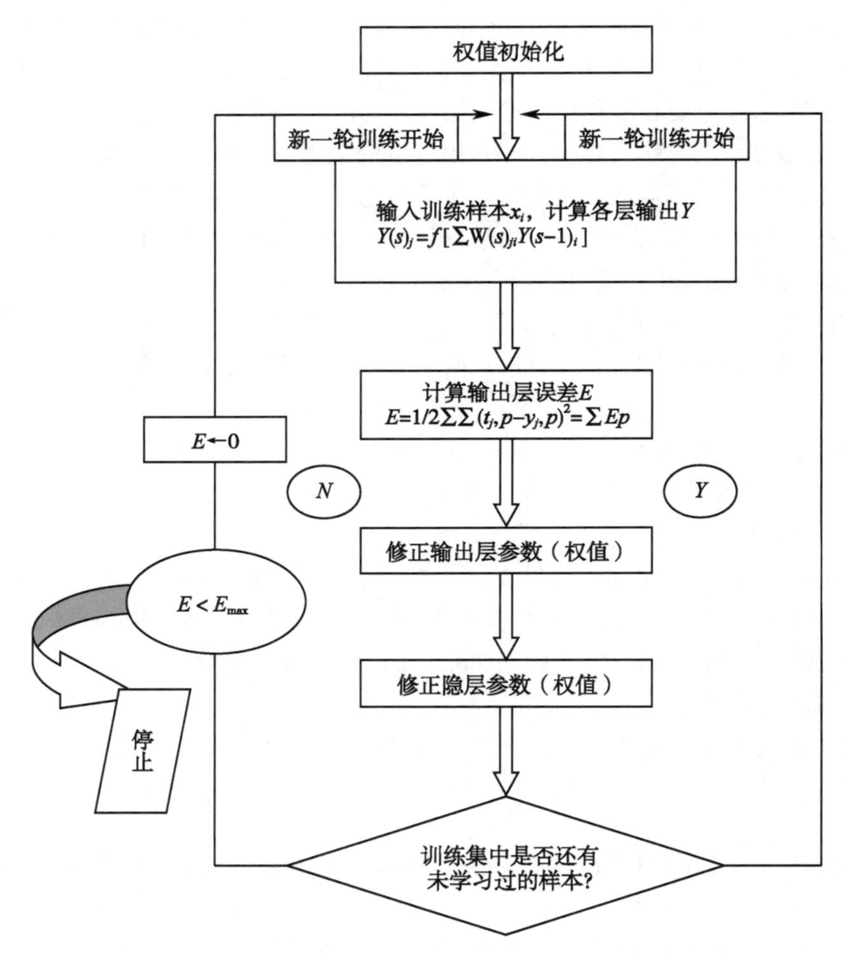

图 11-4 人工神经网络算法流程图

（三）迭代次数的确定

训练次数直接影响网络的外推能力，神经网络在隐节点数确定的情况下，存在一个最佳的训练次数问题，训练次数过大会出现"训练过度"现象，即训练误差减小，但网络的外推能力下降。

因此在训练过程中通过监视其变化，当发现测试误差开始上升时，网络便达到最佳训练次数，就可以停止训练，此时网络便具有最佳的外推能力。

（四）人工神经网络结果

根据以上步骤，应用 SAS 软件设置，选用 MLP，每条数据有 16 个项目作为输入，目的是预测医院感染。因此选择输入层为 16 个节点，连接函数为线性函数，输出层为 1 个节点，隐节点数为 6 个。因为单极性 Sigmoid 函数 $g(s)=1/(1+e^{-\lambda s})s$ 可使同一网络既能处理小信号，也能处理大信号，为 S 曲线，输出控制在 0~1，所以作为转换函数（激活函数）。通过 SAS 工具调整隐含层单元到输出层单元的连接权重值，然后调整输出层单元的阈值、输出层单元到隐含层单元的连接权重值，最后调整隐含层单元的阈值。

SAS 运行结果见表 11-3。

表 11-3 人工神经网络结果

编号	拟合统计量	训练集	验证集
1	Average Profit	0.018 662 952 6	0.022 261 943 5
2	Misclassification Rate	0.008 774 373 3	0.012 837 179 1
3	Average Error	0.027 334 231 7	0.034 302 383 6
4	Average Squared Error	0.007 090 228 7	0.009 254 230 0
5	Sum of Squared Errors	203.631 368 180 0	113.901 063 350 0
6	Root Average Squared Error	0.084 203 495 8	0.096 198 908 7
7	Root Final Prediction Error	0.086 173 295 7	.
8	Root Mean Squared Error	0.085 194 089 0	0.096 198 908 7
9	Error Function	785.039 134 990 0	422.193 737 390 0
10	Mean Squared Error	0.007 258 032 8	0.009 254 230 0
11	Maximum Absolute Error	0.998 945 182 6	0.999 677 962 0
12	Final Prediction Error	0.007 425 836 9	.
13	Divisor for ASE	28 720.000 000 000 0	12 308.000 000 000 0
14	Model Degrees of Freedom	33 200.000 000 000 0	.
15	Degrees of Freedom for Error	14 028.000 000 000 0	.
16	Total Degrees of Freedom	14 360.000 000 000 0	.
17	Sum of Frequencies	14 360.000 000 000 0	6 154.000 000 000 0
18	Sum Case Weights × Frequencies	28 720.000 000 000 0	12 308.000 000 000 0
19	Akaike's Information Criterion	1 449.039 135 000 0	.
20	Schwarz's Baysian Criterion	3 963.010 146 700 0	.

（五）网络的内符检验与预测效能评价

神经网络的结构参数如神经元、训练次数等已经确定，即神经网络的基本结构已确定，那么这个网络对预报医院感染的效能如何，是否能达到要求的精度还必须进行内符检验。从上面的结果可知，通过校验样本最终选择的网络的错分率仅为 0.012 837 179 1，平均误差为 0.034 302 383 6，网络评价指标如下：

内符检验分类情况如表 11-4，从中可以看出目前我们构造的用于医院感染危险度预测的神经网络模型能很好地识别训练样本，如取 $P=0.35$ 为界点，灵敏度为 75.00%，特异度为 99.52%，阳性预测值为 75.00%，阴性预测值为 99.52%，内符检验正确率为 99.07%。

外推能力检验采用评分法，将测试样本带入该模型，用它来测试外推能力，分析结果如表 11-5。如果限定 $P<0.35$ 预报为无医院感染发生，如果 $P\geq 0.35$ 预报为发生医院感染，灵敏度为 69.34%，特异度

为 99.58%，阳性预测值为 79.16%，阴性预测值为 99.37%，则预报医院感染的准确率为 98.91%。通过上述内符检验及网络外推泛化预测效能分析，确定了适用于医院感染预测的较高精度的神经网络模型。

表 11-4 神经网络内符检验分类表

实际感染/预测	0	1	%
0	14 025.00	67.00	99.52
1	67.00	201.00	75.00
%	99.52	75.00	99.07

表 11-5 神经网络泛化能力检验分类表

实际感染/预测	0	1	%
0	5 992.00	25.00	99.58
1	42.00	95.00	69.34
%	99.37	79.16	98.91

(六) 医院感染危险度的综合评价

通过人工神经网络工具我们获取了过去、现在和未来的信息，可以综合评价其优劣结果。应用决策树分类方法，以病例发生医院感染的实际构成比作为反应变量，模型预测的医院感染发生概率(P_r)作为预测(自)变量，医院感染危险度划分为 5 个危险等级。各等级的预测概率及其构成比见表 11-6。

表 11-6 医院感染危险度分级表

危险度分级	预测医院感染发生概率	实际医院感染率/%	观察数	实际感染人数
1	$0.000\,00 \leqslant P_r < 0.057\,15$	0.2	7 354	15
2	$0.057\,15 \leqslant P_r < 0.197\,33$	10.3	117	12
3	$0.197\,33 \leqslant P_r < 0.382\,53$	29.1	55	16
4	$0.382\,53 \leqslant P_r < 0.828\,76$	58.7	75	44
5	$0.828\,76 \leqslant P_r \leqslant 1.000\,00$	86.2	58	50

根据其预测概率的大小我们进行优劣排序，遵行实际规律，将其划分为 5 个等级进行综合评价。危险等级越低，说明医院感染危险性最小。

例 11-2 自组织神经网络方法在疾病诊断中多因素预测及其综合评价中的应用。

(一) 数据的收集

收集 11 例肝硬化患者中心化、标准化后的 3 个指标：腹水量(X_1)、肝长径(X_2)、肝短径(X_3)，临床上分为早期患者(A 类)、晚期患者(B 类)。利用 1~10 号的肝硬化指标信息与诊断分期建立神经网络模型，并利用 11 号的肝硬化指标信息预测诊断分期，数据如表 11-7。

表 11-7 肝硬化患者 3 项指标及临床分期

序号	X_1	X_2	X_3	临床分期
1	9	-5	1	B
2	-1	9	-2	A
3	12	0	0	B
4	-10	5	0	A

续表

序号	X_1	X_2	X_3	临床分期
5	-7	-2	1	A
6	17	-6	-1	B
7	-11	3	-4	A
8	-10	3	-1	A
9	8	-2	1	B
10	17	-9	1	B
11	-19	12	3	?

自组织神经网络是无教师监督的，所以不需要将已有的结果作为目标向量进行有监督的训练。但当所建立的网络预测结果和已有的分级结果大部分相同时，则说明此网络能准确反映出肝硬化的临床分期有一定的规律并且该网络能反映此规律。

（二）MATLAB 程序

```
close all   %消除之前程序计算的内容，开始新的程序
P=[
    9     -5     1;
    -1    9      -2;
    12    0      0;
    -10   5      0;
    -7    -2     1;
    17    -6     -1;
    -11   3      -4;
    -10   3      -1;
    8     -2     1;
    17    -9     1;
    -19   12     3;
];      %以矩阵的方式输入每个样本的数据
P=P';   %转置矩阵，使其符合神经网络的输入格式
net=newsom(min max(P),[2])   %建立自组织神经网络结构，minmax(P)取输入的最大最小值，输出2种结果，由于该网络是无教师监督训练网络，所以不需要目标向量
net=init(net);   %初始化网络
%网络训练100次
net.trainparam.epochs=100;
net=train(net,P) ;
T1=sim(net,P)   %网络模拟，并输出结果
```

T1 具体结果为：

(2,1) (1,2) (2,3) (1,4) (1,5) (2,6) (1,7) (1,8) (2,9) (2,10)

以上是神经网络的选择结果，括号中的第一个数字只是代表样本的分类序号，第二个数字代表样本序号。由 $T1$ 结果知，训练样本被分成了两类，达到了分类要求。

用训练好的网络预测 11 号样本的分类

$P1$ = [-19 12 -3]';

$T2$ = sim(net, $P1$)

$T2$ 具体结果为(1,1)，第 11 号样本与 2、4、5、7、8 号样本同类，为 A 类，肝硬化前期患者。

（许林勇 梁 烨）

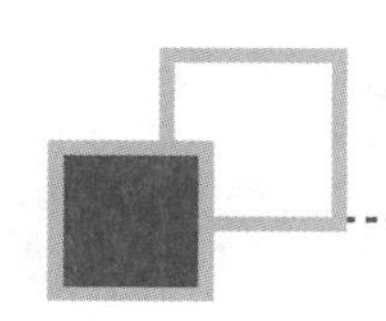

第十二章　多变量统计分析方法

多变量统计分析是运用数理统计的方法来研究多变量问题的理论和方法，它所包含的具体方法比较多，应用范围也非常广泛。综合评价是将评价对象的多个方面的信息加以汇集，从整体上以定量形式确定评价对象的优劣水平过程。对多个变量进行综合处理的多元统计分析方法是解决综合评价问题的重要方法之一，诸如回归分析、判别分析、聚类分析、主成分分析和因子分析等都可以应用于综合评价。

回归分析，诸如多元线性回归（multiple linear regression）、logistic 回归（logistic regression）以及 Cox 比例风险回归模型（Cox proportional hazard regression model）等，都是用来研究一种事物或现象与其他多种事物或现象在数量上的相互联系和相互制约，即一个应变量与多个自变量之间关系的一种统计方法。在综合评价中，应用回归分析可筛选评价指标，对评价指标进行权重估计，对评价对象进行分类或选优。

判别分析（discriminant analysis）应用于综合评价，是通过综合判别对象若干个指标的观测结果，判定其应属于哪一类的统计学方法，其本质是利用多指标对某一对象做出整体分类或等级评价。判别分析要解决的问题是在已知存在 g 个类别的情况下，对一个或一组新样本进行类属判别。其原理是基于已知样本的 m 个指标（训练样本），按照所确定的判别准则，用数学原理和统计分析方法，建立判别法则；然后按照所确定的判别法则来判别待判对象应归属到哪一个类别或者级别。

聚类分析（clustering analysis）是将随机现象归类的统计学方法，指在事物分类面貌尚不清楚，甚至连总共分几类也不能确定的情况下，通过直接比较样品或指标之间的性质，将性质相近的归为一类，性质差别较大的归为不同类，使得各类内的变异较小，类间变异较大。聚类分析方法属于探索性统计分析方法，已广泛应用于医学科学研究之中，近年来随着生物、医学方面各种大数据的出现，聚类分析已成为发掘海量信息的重要工具。将聚类分析方法应用于综合评价，一方面可以对分类评价问题给出直接的评价结果，另一方面，通过指标聚类，筛选或精简指标，以便提高综合评价的效果。

主成分分析（principal component analysis）是从多个数值变量之间的相互关系入手，利用降维的思想，将多个变量（$X_1,X_2,\cdots,X_m$）化为少数几个相互独立的综合变量（$Z_1,Z_2,\cdots,Z_p;p\leq m$）的统计方法。综合变量 $Z_1,Z_2,\cdots,Z_p$ 称为主成分。主成分按提取原始指标的方差信息从多到少，依次称为第一主成分，第二主成分，…，第 p 主成分。当各主成分 $Z_1,Z_2,\cdots,Z_p$ 能获得较好的专业解释时，可根据 p 个主成分的主成分得分对样品的 p 个不同方面特性进行评价。由于第一主成分的方差取最大值，因而在第一主成分对应的方向上，各样品的分布被拉得最开，也最容易判别出样本点的排列顺序和等级。因此，对样品进行综合评价时，通常根据第一主成分对样品进行排序评估。应注意的是：在用主成分分析对系统中的样品进行排序评估时，只有当数据满足一定的前提条件，即所有的评估指标都与第一主成分呈正相关时，第一主成分才能被称为水平指标，才可以作为评估的综合指标对系统中的样品进行排序。

因子分析（factor analysis）是主成分分析的进一步发展，同时又兼有主成分分析的功能。当主成分 $Z_1,Z_2,\cdots,Z_p$ 难以给出具有实际意义的解释时，通常将上述主成分作为初始因子进行一定规则的坐标旋转，从而获取较为理想的公因子，实现对原始指标的较为合理的解释和综合。在获得较好的专业解释时，通常根据 p 个公因子的因子得分对样品的 p 个不同方面的潜在特性进行排序。同时，可根据 p 个公因子的因子得分和公因子的贡献率建立综合评价函数,对系统中的样品进行排序。

还有诸如对应分析等多变量统计分析方法,都可以应用到综合评价领域。本章将重点介绍多元线性回归、判别分析和聚类分析在综合评价中的应用。

第一节 多元线性回归分析法

一、基本概念

多元线性回归(multiple linear regression)是用来研究一种事物或现象(定量指标)与其他多种事物或现象在数量上的相互联系和相互制约,即一个应变量与多个自变量数量之间的线性依存关系的一种统计方法。在综合评价中,应用多元线性回归可筛选评价指标,对评价指标进行权重估计,对评价对象进行选优或分类。

多元线性回归模型

多元线性回归模型的一般形式为:

$$Y=\beta_0+\beta_1X_1+\beta_2X_2+\cdots+\beta_mX_m+e \tag{12-1}$$

其中 β_0 为常数项,又称为截距,$\beta_1,\beta_2,\cdots,\beta_m$ 是 $X_j(j=1,2,\cdots,m)$ 对 Y 的偏回归系数(partial regression coefficient)或简称回归系数。公式(12-1)表示数据中应变量 Y 可以近似地表示为自变量 $X_1,X_2,\cdots,X_m$ 的线性函数,而 e 则是去除 m 个自变量对 Y 影响后的随机误差,也称残差。偏回归系数 $\beta_j(j=1,2,\cdots,m)$ 表示在其他自变量保持不变时,X_j 增加或减少一个单位时 Y 的平均改变量。

根据样本数据对模型参数 $\beta_0,\beta_1,\beta_2,\cdots,\beta_m$,进行估计,从而得到多元线性回归方程,即

$$\hat{Y}=b_0+b_1X_1+b_2X_2+\cdots+b_mX_m \tag{12-2}$$

二、应用多元线性回归进行综合评价的步骤

应用多元线性回归进行综合评价主要包含以下步骤:首先需要选择恰当的评价指标;然后建立综合评价模型并对其进行评价;再确定各评价指标,即自变量的权重系数;最终确定综合评价的等级数量界限。

(一)选择恰当的评价指标

综合评价要选择那些主要的、能反映事物本质的评价指标。多元线性回归方程中的自变量可以是研究者根据专业知识和经验事先选择好的。如果将一些不重要的自变量也引入方程,会降低模型的精度,因此选择有意义的自变量常常是回归分析的第一步,尽可能将回归效果显著的自变量选入回归方程中,作用不显著的自变量则排除在外,建立较优回归模型。

变量筛选的方法有全局择优法和逐步选择法。本章主要介绍逐步选择法中的前进法(forward selection)、后退法(backward elimination)和逐步回归法(stepwise regression)。它们的共同特点是每一步只引入或剔除一个自变量 X_j,决定其取舍则基于对偏回归系数的 F 检验($H_0:\beta_j=0,H_1:\beta_j\neq0$)

$$F=\frac{SS_{回}^{(l)}(X_j)}{SS_{残}^{(l)}/(n-p-1)} \tag{12-3}$$

其中,n 为研究的样本含量,p 为进行到第 l 步时方程中自变量的个数,$SS_{回}^{(l)}(X_j)$ 为第 l 步时 X_j 的偏回归平方和,$SS_{残}^{(l)}$ 为第 l 步时的残差平方和。对给定的检验水准 α,若 $F\geqslant F_{\alpha,(1,n-p-1)}$,则可决定引入相应的自变量。

1. 前进法 回归方程中的自变量从无到有、从少到多逐个引入回归方程。第一步,应变量 Y 对每一个自变量作直线回归,把回归平方和最大的自变量作 F 检验,若偏回归系数有统计学意义,则把该自变量引入方程,自变量一旦入选便始终保留在方程中。依此逐个引入,直到没有自变量可以引入为止。

2. 后退法　后退法与前进法正好相反，它是先将全部自变量纳入方程，然后逐步剔除无统计学意义的自变量。剔除自变量的方法是在方程中选择偏回归平方和最小的变量，作 F 检验决定它是否剔除，若无统计学意义则将其剔除，然后对剩余的自变量建立新的回归方程。重复这一过程，直至方程中所有的自变量都不能剔除为止。

3. 逐步回归法　每引入一个自变量进入方程后，要对方程中的每一个自变量作基于偏回归平方和的 F 检验，看是否需要剔除一些退化为“不显著”的自变量，以确保每次引入新变量之前方程中只包含有“显著”作用的自变量。这一双向筛选过程反复进行，直到既没有自变量需要引入方程，也没有自变量从方程中剔除为止，从而得到一个局部最优的回归方程。

（二）建立综合评价模型并对其进行评价

1. 建立综合评价模型　与直线回归相同，多元线性回归模型的参数估计可以用最小二乘法得到。由公式(12-4)定义的正规方程组求出的 $b_1, b_2, \cdots, b_m$ 和公式(12-5)求出的常数项 b_0 所建立的回归方程可以使残差平方和 $Q = \sum(Y-\hat{Y})^2 = \sum[Y-(b_0+b_1X_1+b_2X_2+\cdots+b_mX_m)]^2$ 达到最小。

$$\begin{cases} l_{11}b_1+l_{12}b_2+\cdots+l_{1m}b_m=l_{1Y} \\ l_{21}b_1+l_{22}b_2+\cdots+l_{2m}b_m=l_{2Y} \\ \qquad\vdots \\ l_{m1}b_1+l_{m2}b_2+\cdots+l_{mm}b_m=l_{mY} \end{cases} \tag{12-4}$$

$$b_0=\bar{Y}-(b_1\bar{X}_1+b_2\bar{X}_2+\cdots+b_m\bar{X}_m) \tag{12-5}$$

公式(12-4)中

$$l_{ij}=\sum(X_i-\bar{X}_i)(X_j-\bar{X}_j)=\sum X_iX_j-\frac{\sum X_i\sum X_j}{n}, \quad i,j=1,2,\cdots,m \tag{12-6}$$

和

$$l_{jY}=\sum(X_j-\bar{X}_j)(Y-\bar{Y})=\sum X_jY-\frac{\sum X_j\sum Y}{n}, \quad j=1,2,\cdots,m \tag{12-7}$$

分别是一个自变量的离均差平方和($i=j$)、两个自变量的离均差积和($i\neq j$)及自变量 X_j 与应变量 Y 的离均差交叉乘积的和。

2. 多元线性回归方程的假设检验与评价　用多元线性回归描述多个自变量与应变量的关系，求得回归方程后，还需要确定回归方程及引入的自变量是否有统计学意义，必须对所建立的回归方程进行假设检验和评价。

（1）多元线性回归方程假设检验：方差分析法可以将回归方程中所有自变量 $X_1, X_2, \cdots, X_m$ 作为一个整体来检验它们与应变量 Y 之间是否具有线性关系，并对回归方程的预测或解释能力做出综合评价，在此基础上进一步对各变量的重要性做出评价。

方差分析是将应变量 Y 的总变异分解成两部分，即：

$$\sum(Y-\bar{Y})^2=\sum(\hat{Y}-\bar{Y})^2+\sum(Y-\hat{Y})^2$$

其中 $\sum(\hat{Y}-\bar{Y})^2$ 为回归平方和，$\sum(Y-\hat{Y})^2$ 为残差平方和，上式可记作：

$$SS_{总}=SS_{回}+SS_{残}$$

回归平方和和残差平方和可用公式(12-8)计算：

$$\begin{aligned} SS_{回}&=b_1l_{1Y}+b_2l_{2Y}+\cdots+b_ml_{mY}=\sum b_jl_{jY} \\ SS_{残}&=SS_{总}-SS_{回} \end{aligned} \tag{12-8}$$

用统计量 F 检验多元线性回归方程是否成立：

$$F=\frac{SS_{回}/m}{SS_{残}/(n-m-1)}=\frac{MS_{回}}{MS_{残}}$$

方差分析结果通常列成表 12-1。

表 12-1　多元线性回归方差分析表

变异来源	自由度	SS	MS	F	P
总变异	$n-1$	$SS_{总}$			
回归	m	$SS_{回}$	$SS_{回}/m$	$MS_{回}/MS_{残}$	
残差	$n-m-1$	$SS_{残}$	$SS_{残}/(n-m-1)$		

如果 $F \geqslant F_{\alpha,(m,n-m-1)}$，则在 α 水平上拒绝 H_0，认为应变量 Y 与 m 个自变量 $X_1, X_2, \cdots, X_m$ 之间存在线性回归关系。

（2）多元线性回归方程的评价：多用决定系数 R^2 对回归方程进行综合评价。决定系数 R^2 的计算公式为

$$R^2 = \frac{SS_{回}}{SS_{总}} = 1 - \frac{SS_{残}}{SS_{总}} \tag{12-9}$$

$0 \leqslant R^2 \leqslant 1$，说明自变量 $X_1, X_2, \cdots, X_m$ 能够解释 Y 变化的百分比，其值愈接近于 1，说明综合评价模型对数据的拟合程度愈好。

（三）确定各评价指标即自变量的权重系数

利用综合评价模型判断评价对象，很大程度上取决于评价指标权重系数正确与否。多元线性回归在许多情况下需要比较各自变量对应变量的相对贡献，即对综合评价模型的权重系数。但由于各自变量的测量单位不同，用各偏回归系数的绝对值大小来评价是不妥的，必须对其进行标准化处理，消除测量单位的影响之后，才能进行比较。标准化偏回归系数与一般回归方程的回归系数之间的关系为：

$$b_j' = b_j \sqrt{\frac{l_{jj}}{l_{YY}}} = b_j \left(\frac{S_j}{S_Y} \right) \tag{12-10}$$

式中 b_j' 为标准化回归系数，S_j 和 S_Y 分别为自变量 X_j 和应变量 Y 的标准差。标准化回归系数可以用来比较各个自变量 X_j 在综合评价模型中的权重，通常在有统计学意义的前提下，标准化回归系数的绝对值愈大说明相应自变量对 Y 的作用愈大。

（四）确定综合评价的等级数量界限

评价是通过对照某些标准来判断测量结果。多元线性回归方程可以用来进行估计或预测，如由车流、气温、气湿、风速估计空气中一氧化氮浓度；由胎儿的孕龄、头径、胸径和腹径预测新生儿体重；由医院的门诊患者数、平均住院天数、手术量估计医院的年入院人数等。在这种情况下由回归方程得到的 $\hat{Y}$ 值，是对应于一组给定的自变量观测值时 Y 的均数（估计值），个体 Y 值波动范围的预测区间，即个体 Y 值的 $(1-\alpha)$（α 通常取 0.05）容许区间为：

$$(\hat{Y} - t_{\alpha/2,\nu} S_Y, \hat{Y} + t_{\alpha/2,\nu} S_Y) \quad (X_1, X_2, \cdots, X_m) \tag{12-11}$$

其中 S_Y 是自变量的任意一组值 $(X_1, X_2, \cdots, X_m)$ 所对应的 Y 的标准差，计算时需要运用矩阵运算。可以通过判断评价对象应变量实测值是否处于容许区间内，对评价对象进行选优或分类。

三、多元线性回归中指标的数量化

应用多元线性回归分析的资料，一般要求应变量 Y 为连续变量，自变量 X 可以是连续变量、分类变量或有序变量。

（1）自变量为连续变量的情形：通常情况下连续变量是以原始观察值的形式出现的。当某个自变量 X 与应变量 Y 之间不呈线性关系时，可以考虑对 X 作某种变换，以改善回归方程的拟合优度。

（2）自变量为分类变量的情形：如果自变量属性只有两类，则一般用 0 和 1 将其转换成(0,1)变量。如果是多分类指标，假定有 k 种属性分类，则用 k-1 个取值为 0 或 1 的哑变量(dummy variables)能完整地标记出这些类别。

（3）自变量为有序变量的情形：如果自变量是一个有序变量，如将病情分为“轻、中、重”，用 X 表示病情，赋值方法有两种，一种方法为：

$$X=\begin{cases}1 & 轻\\2 & 中\\3 & 重\end{cases}$$

把 X 的取值视为各类的得分，按连续变量处理；另一种方法是将 X 用两个哑变量表示。采用哪种方法更好要视具体情况而定，如果方程中的变量不是很多，样本含量又比较大，用哑变量的方法较好；但是当自变量较多、样本含量又不够大时，将有 k 个分类的有序变量化成 k-1 个哑变量后，自变量的数目进一步增多，建立的回归方程可能极不稳定，这种情况按连续变量处理更合适一些。

四、应用实例

例 12-1　18 名女中学生的体重、胸围、胸围之呼吸差以及肺活量的测量值列于表 12-2 中，试建立肺活量与其他几项指标的回归方程，计算肺活量的 95% 容许区间并以此作为综合评价分类标准。某中学女生的体重 41kg，胸围 73cm，胸围之呼吸差 2.6cm，肺活量 2 115ml，试用上述资料建立的综合评价模型评估其肺活量是否正常。

表 12-2　18 名女中学生体重、胸围、胸围之呼吸差及肺活量数据

例数	体重/kg X_1	胸围/cm X_2	胸围之呼吸差/cm X_3	肺活量/ml Y
1	35	69	0.7	1 600
2	40	74	2.5	2 600
3	40	64	2.0	2 100
4	42	74	3.0	2 650
5	37	72	1.1	2 400
6	45	68	1.5	2 200
7	43	78	4.3	2 750
8	37	66	2.0	1 600
9	44	70	3.2	2 750
10	42	65	3.0	2 500
11	36	66	2.5	2 200
12	41	63	2.8	2 450
13	38	64	1.6	2 100
14	40	63	1.5	2 200
15	39	66	1.8	2 350
16	43	69	2.0	2 400
17	45	71	2.4	2 600
18	44	69	2.6	2 500

1. 选择恰当的评价指标 本例根据专业知识,将体重、胸围、胸围之呼吸差均选入回归方程。

2. 建立综合评价模型并对其进行评价

(1)建立综合评价模型:计算得出:

$$b_1=44.68 \qquad b_2=17.74 \qquad b_3=153.21$$

均值分别为 $\bar{X}_1=40.61$,$\bar{X}_2=68.39$,$\bar{X}_3=2.25$,$\bar{Y}=2\ 330.56$,常数项 $b_0=-1\ 041.93$

故所求多元线性回归方程为:

$$\hat{Y}=-1\ 041.93+44.68X_1+17.74X_2+153.21X_3$$

(2)多元回归方程的假设检验与评价:方差分析的结果见表 12-3。

表 12-3 多元线性回归方差分析表

变异来源	自由度	SS	MS	F	P
总变异	17	1 905 694.45			
回归	3	11 289 448.05	429 816.02	9.77	0.001
残差	14	616 246.40	44 017.60		

查 F 界值表得 $F_{0.05,(3,14)}=3.34$,$F>3.34$,$P<0.05$,在 $\alpha=0.05$ 水平上拒绝 H_0,接受 H_1,认为所建回归方程具有统计学意义。

决定系数 $R^2=0.677$,说明自变量能解释 Y 变化的 67.7%。

3. 确定各评价指标即自变量的权重系数 计算出各个自变量的标准化回归系数分别是:

$$b_1'=0.417,\ b_2'=0.224,\ b_3'=0.392$$

结果显示,对肺活量影响大小的顺序依次为体重(X_1)、胸围之呼吸差(X_3)、胸围(X_2)。

4. 确定综合评价的等级数量界限 将体重 $X_1=41$、胸围 $X_2=73$、胸围之呼吸差 $X_3=2.6$ 代入所拟合的回归方程,肺活量总体均数的点估计值为:

$$\hat{Y}=-1\ 041.93+44.68\times41+17.74\times73+153.21\times2.6=2\ 476.32$$

根据单侧计算公式 $>\hat{Y}-t_{\alpha,\nu}S_Y$ 或 $<\hat{Y}+t_{\alpha,\nu}S_Y$ 可计算得到个体值的 95% 的肺活量容许限下限为 1 893.74ml。现该女生肺活量实测值为 2 115ml,故可以认为该女生的肺活量在正常范围之内。

第二节 判别分析法

一、基本概念

判别分析(discriminant analysis)是根据判别对象若干个指标的观测结果判定其应属于哪一类的统计学方法,其本质是利用多指标对某一对象作出整体评价。

判别分析要解决的问题是在已知存在 g 个类别的情况下,对一个或一组新样本进行类属判别。其原理是基于已知样本的 m 个指标(训练样本),按照所确定的判别准则,用数学原理和统计分析方法,建立判别法则;然后按照所确定的判别法则来判别待判对象应归属哪一个类别。

判别分析按待判对象所属类别的多少,可分为二类判别和多类判别;按判别函数的不同分为线性判别和非线性判别;按判别指标的属性可分为计量资料的判别分析和计数资料的判别分析;计量资料的判别分析就拟合判别函数过程而言,可分为一般判别分析和逐步判别分析;按判别规则的不同可分为 Fisher 判别、Bayes 判别和距离判别等。

1. Fisher 判别 Fisher 判别又称典则判别(canonical discriminant),适用于两类和多类判别。Fisher

判别是寻找合适的投影方向,使样本在投影面上类内变异变小,类间变异增大,达到判别的目的。对于有 $X_1, X_2, \cdots, X_m$ 个观察指标(判别指标或变量)的两类判别,Fisher 判别法就是找出一个线性组合:

$$Z = C_1X_1 + C_2X_2 + \cdots + C_mX_m \tag{12-12}$$

使得综合指标 Z 在 A 类的均数 $\bar{Z}_A$ 与在 B 类的均数 $\bar{Z}_B$ 的差异 $|\bar{Z}_A - \bar{Z}_B|$ 尽可能大,而两类内综合指标 Z 的变异 $S_A^2 + S_B^2$ 尽可能小,即使:

$$\lambda = \frac{|\bar{Z}_A - \bar{Z}_B|}{S_A^2 + S_B^2} \tag{12-13}$$

达到最大。这就是 Fisher 准则。此时公式(12-12)称为 Fisher 判别函数,$C_1, C_2, \cdots, C_m$ 称为判别系数。判别系数可由下列正规方程组解出:

$$\begin{cases} S_{11}C_1 + S_{12}C_2 + \cdots + S_{1m}C_m = D_1 \\ S_{21}C_1 + S_{22}C_2 + \cdots + S_{2m}C_m = D_2 \\ \qquad \vdots \\ S_{m1}C_1 + S_{m2}C_2 + \cdots + S_{mm}C_m = D_m \end{cases} \tag{12-14}$$

式中 $D_j = \bar{X}_j^{(A)} - \bar{X}_j^{(B)}$,$\bar{X}_j^{(A)}$,$\bar{X}_j^{(B)}$ 分别是 A 类和 B 类第 j 个指标的均数($j = 1, 2, \cdots, m$);S_{ij} 是 $X_1, X_2, \cdots, X_m$ 的合并协方差阵的元素。

$$S_{ij} = \frac{\sum(X_i^{(A)} - \bar{X}_i^{(A)})(X_j^{(A)} - \bar{X}_j^{(A)}) + \sum(X_i^{(B)} - \bar{X}_i^{(B)})(X_j^{(B)} - \bar{X}_j^{(B)})}{n_A + n_B - 2} \tag{12-15}$$

式中 $X_i^{(A)}, X_i^{(B)}, X_j^{(A)}, X_j^{(B)}$ 分别为 X_i 和 X_j 于 A 类和 B 类的观察值。

建立判别函数后,按公式(12-11)逐例计算判别函数值 Z_i,进一步求 Z_i 的两类均数 $\bar{Z}_A$、$\bar{Z}_B$ 与总均数 $\bar{Z}$,按下式计算判别界值:

$$Z_c = \frac{\bar{Z}_A + \bar{Z}_B}{2} \tag{12-16}$$

判别规则:

$$\begin{cases} Z_i > Z_c, & \text{判为 A 类} \\ Z_i < Z_c, & \text{判为 B 类} \\ Z_i = Z_c, & \text{判为任意一类} \end{cases} \tag{12-17}$$

多类 Fisher 判别原理与两类 Fisher 判别相似,但由于其判别规则相对复杂,很少付诸应用。

2. Bayes 判别　Bayes 判别是基于对研究对象有所认识,用先验概率分布来描述这种认识;再用已取得的样本对已有认识进行修正,得到后验概率,根据后验概率大小进行推论。假定已知各类出现的先验概率 $P(Y_k)$,且各类近似服从多元正态分布,当各类的协方差阵相等时,根据 Bayes 准则,可得到线性 Bayes 判别函数:

$$\begin{cases} Y_1 = C_{01} + C_{11}X_1 + C_{21}X_2 + \cdots + C_{m1}X_m \\ Y_2 = C_{02} + C_{12}X_1 + C_{22}X_2 + \cdots + C_{m2}X_m \\ \qquad \vdots \\ Y_G = C_{0g} + C_{1g}X_1 + C_{2g}X_2 + \cdots + C_{mg}X_m \end{cases} \tag{12-18}$$

其中,C_{jk} 是判别系数($j = 0, 1, 2, \cdots, m, k = 1, 2, \cdots, g$)。用 $\mathbf{S} = \{S_{ij}\}$ 记合并协方差矩阵,S_{ij} 表示判别指标 X_i, X_j 的合并协方差:

$$S_{ij} = \frac{\sum_{k=1}^{g} \sum_{t}^{n_k} (X_{it}^{(k)} - \bar{X}_i^{(k)})(X_{jt}^{(k)} - \bar{X}_j^{(k)})}{\sum_{k=1}^{g}(n_k - 1)} \tag{12-19}$$

其中 $\overline{X}_i^{(k)}, \overline{X}_j^{(k)}$ 表示第 k 类中变量 X_i, X_j 的均数；n_k 为第 k 类例数。C_{jk}可由下列方程组解得：

$$\begin{cases} S_{11}C_{1k}+S_{12}C_{2k}+\cdots+S_{1m}C_{mk}=\overline{X}_1^{(k)} \\ S_{21}C_{1k}+S_{22}C_{2k}+\cdots+S_{2m}C_{mk}=\overline{X}_2^{(k)} \\ \vdots \\ S_{m1}C_{1k}+S_{m2}C_{2k}+\cdots+S_{mm}C_{mk}=\overline{X}_m^{(k)} \end{cases} \quad k=1,2,\cdots,g \tag{12-20}$$

求出 $C_{1k}, C_{2k}, \cdots, C_{mk}(k=1,2,\cdots,g)$ 后，再按公式（12-21）计算 C_{0k}：

$$C_{0k}=\lg P(Y_k)-\frac{1}{2}\sum_{j=1}^{m} C_{jk}\overline{X}_j^{(k)}, \quad k=1,2,\cdots,g \tag{12-21}$$

C_{0k}表示线性 Bayes 判别函数的常数项，其统计意义是当 $X_1, X_2, \cdots, X_m$ 取值为 0 时相应 $Y_1, Y_2, \cdots, Y_g$ 的估计值。

先验概率可以根据经验或文献资料估计。如果不知道各类的先验概率，常用以下两种方法确定先验概率：

（1）以样本中各类样品的频率作为先验概率的估计：$P(Y_k)=\frac{n_k}{N}$。这种以频率作为先验概率的估计，适用于由各类混合的总体中完全随机抽取的样本。

（2）取各先验概率相等：$P(Y_k)=\frac{1}{g}$。

Bayes 判别规则有以下两种方法：

（1）按判别函数值判别：逐例计算判别函数值 $Y_1, Y_2, \cdots, Y_g$，将判别对象判为函数值最大的那一类。

（2）按后验概率判别：计算每一例属于第 k 类的后验概率

$$P_k=\frac{\exp(Y_k-Y_c)}{\sum_{l=1}^{g}\exp(Y_l-Y_c)} \quad Y_c=\max(Y_k) \tag{12-22}$$

将判别对象判为后验概率值最大的那一类。

两种判别规则判别结果完全一致。

Bayes 判别既可用于计量资料的两类判别，也可用于多类判别。对于两类判别，Fisher 判别和 Bayes 线性判别是等价的。因此在实际工作中，常采用 Bayes 线性判别。

3. 距离判别　距离判别是适用于总体为非正态分布和协方差阵不相等的计量资料的判别方法。设有 g 个总体，计算新样品 a 到 $k(k=1,2,\cdots,g)$ 类的马氏（Mahalanobis）距离，哪个马氏距离最小就判别新样品属哪类。

另外，二分类 logistic 回归也可以用于两类判别，称为 logistic 判别，是非线性的。用 Y 表示类别，$Y=\begin{cases}1, & \text{属于 } A \text{ 类} \\ 0, & \text{属于 } B \text{ 类}\end{cases}$，建立 logistic 回归模型：

$$P(Y=1)=\frac{\exp(\beta_0+\beta_1X_1+\cdots+\beta_mX_m)}{1+\exp(\beta_0+\beta_1X_1+\cdots+\beta_mX_m)} \tag{12-23}$$

用 Newton-Raphson 迭代获得 $\beta_0, \beta_1, \cdots, \beta_m$ 的最大似然估计值。公式（12-23）就是 logistic 判别函数。判别规则如下：

逐例计算判别函数值 $P_i(Y=1)$，如果$\begin{cases}P_i(Y=1)\geqslant 0.5, & \text{判为 } A \text{ 类} \\ P_i(Y=1)<0.5, & \text{判为 } B \text{ 类}\end{cases}$

为了选取具有判别效能的指标，使判别函数简洁，判别效果稳定，常采用逐步判别，一般用 Bayes 逐步判别法。

判别分析一般计算量大,多用统计软件计算。

二、应用实例

例 12-2 某研究为了利用儿童危险行为对儿童意外伤害风险做出快速可靠的评定,对 0~6 岁儿童过去 1 年内发生意外伤害的次数进行调查。调查得到 16 个 0 次(第 1 类)、16 个 1 次(第 2 类)和 16 个 2 次的(第 3 类)共 48 个儿童的 3 项指标得分(其中:X_1 为跌落伤相关行为得分,X_2 为动物咬伤相关行为得分,X_3 为碰撞伤相关行为得分)的结果见表 12-4。

1. 用这 3 项指标建立用以判别儿童意外伤害的风险高低的判别函数。
2. 对某儿童 X=(10,12,11)做出其伤害风险应归属于哪一类的整体评价。

表 12-4　48 个儿童的 3 项指标的调查结果

儿童编号	X_1	X_2	X_3	伤害次数	后验概率			判别结果
					1 类	2 类	3 类	
1	8	8	11	0	0.899	0.101	0.000	0
2	10	8	6	0	0.814	0.186	0.000	0
3	10	8	6	0	0.814	0.186	0.000	0
4	11	9	14	0	0.637	0.362	0.001	0
5	14	10	10	0	0.308	0.663	0.029	1
6	10	8	6	0	0.814	0.186	0.000	0
7	11	9	11	0	0.665	0.334	0.001	0
8	10	9	13	0	0.743	0.257	0.000	0
9	12	10	7	0	0.564	0.432	0.005	0
10	12	8	11	0	0.588	0.410	0.002	0
11	11	8	11	0	0.693	0.307	0.001	0
12	9	8	11	0	0.849	0.151	0.000	0
13	11	15	10	0	0.479	0.498	0.023	1
14	12	10	8	0	0.554	0.442	0.005	0
15	8	10	9	0	0.881	0.119	0.000	0
16	7	12	13	0	0.885	0.115	0.000	0
17	15	8	19	1	0.203	0.770	0.027	1
18	11	13	14	1	0.509	0.482	0.009	0
19	16	10	11	1	0.132	0.737	0.130	1
20	12	10	14	1	0.493	0.502	0.005	1
21	18	8	18	1	0.051	0.732	0.216	1
22	19	8	12	1	0.034	0.598	0.368	1
23	16	11	10	1	0.114	0.694	0.191	1
24	16	10	12	1	0.128	0.742	0.131	1
25	14	10	15	1	0.267	0.704	0.030	1
26	17	12	8	1	0.050	0.507	0.443	1
27	15	9	9	1	0.248	0.711	0.040	1
28	12	9	9	1	0.576	0.421	0.003	0

续表

儿童编号	X_1	X_2	X_3	伤害次数	后验概率			判别结果
					1类	2类	3类	
29	9	11	9	1	0.806	0.194	0.000	0
30	10	11	9	1	0.724	0.275	0.001	0
31	14	9	10	1	0.340	0.643	0.018	1
32	14	13	11	1	0.208	0.683	0.109	1
33	22	9	10	2	0.002	0.110	0.888	2
34	14	19	8	2	0.047	0.294	0.659	2
35	25	18	16	2	0.000	0.000	1.000	2
36	15	8	9	2	0.277	0.698	0.026	1
37	17	14	14	2	0.019	0.322	0.659	2
38	25	9	24	2	0.000	0.015	0.984	2
39	15	25	12	2	0.001	0.016	0.984	2
40	18	14	14	2	0.007	0.192	0.800	2
41	22	9	17	2	0.001	0.113	0.886	2
42	23	9	15	2	0.000	0.059	0.941	2
43	16	11	16	2	0.092	0.716	0.192	1
44	22	25	22	2	0.000	0.000	1.000	2
45	23	9	11	2	0.000	0.058	0.942	2
46	15	22	9	2	0.004	0.056	0.941	2
47	16	17	15	2	0.013	0.208	0.779	2
48	22	25	11	2	0.000	0.000	1.000	2

3. 本题为多类判别，采用 Bayes 线性判别。由于例数较少，用全部样本作训练样本。

（1）首先计算各指标的合并协方差阵和类内均数见表 12-5、表 12-6。

表 12-5 各指标的合并协方差阵

变量	X_1	X_2	X_3
X_1	8.944	-2.731	3.733
X_2	-2.731	15.954	-1.210
X_3	3.733	-1.210	12.692

表 12-6 各指标的类内均数

变量	第1类	第2类	第3类
X_1	10.38	14.25	19.38
X_2	9.38	10.13	15.19
X_3	9.81	11.88	13.94

（2）根据各指标的合并协方差阵和类内均数，先验概率取等概率，按公式解得 Bayes 线性判别函数见表 12-7。

表 12-7　Bayes 线性判别函数系数估计值

变量	判别函数		
	Y_1	Y_2	Y_3
X_1	1.206	1.661	2.370
X_2	0.832	0.960	1.398
X_3	0.498	0.538	0.534
常数项	-13.696	-20.992	-38.397

（3）计算各儿童的后验概率：例如第一个儿童属于3类的后验概率分别为：0.899，0.101，0.000；属于第1类的后验概率最大，故将第一个儿童的伤害风险判为第1类，判别结果见表12-4。

（4）回顾性判别效果评价见表12-8。

表 12-8　回顾性判别效果评价

原分类	判别分类			合计
	0	1	2	
0	14	2	0	16
1	4	12	0	16
2	0	2	14	16
合计	18	16	14	48

回代法准确率为40/48=83.3%，交叉核实法（cross validation）准确率为79.2%（SPSS统计软件计算结果）。

4. 某儿童 X=（10，12，11）属于三种类别的后验概率分别为：0.682，0.316，0.002；属于第1类的后验概率最大，故将该儿童判为第1类，即伤害风险为低风险，判断结果与该儿童实际情况一致。

第三节　聚类分析法

一、基本概念

聚类分析是在事物分类面貌尚不清楚，甚至连总共分几类也不能确定的情况下，借助数理统计的方法用已收集到的资料找出研究对象的适当归类方法。将聚类分析方法应用于综合评价，可以对分类评价问题给出直接的评价结果，也为其他综合评价方法（如判别分析），提供训练样本，形成综合评价的框架结构，以便提高综合评价的效果。

按照分类目的聚类分析可分为两大类：指标聚类和样品聚类。例如测量了 n 个病例（样品）的 m 个变量（指标），可进行：

指标聚类：又称R型聚类，是指将 m 个指标归类的方法，其目的是将指标降维，选择有代表性的指标。

样品聚类：又称Q型聚类，是指将 n 个样品归类的方法，其目的是找出样品间的共性。每类典型样品的确定，通过计算各类中的每个样品与同类其他样品距离的平均值，均数最小的样品即为该类的典型样品。各类也可用具有中心位置的指标值的假设样品作为该类的典型样品。

无论是R型聚类或是Q型聚类，关键是如何定义指标或样品的相似，即如何把相似性数量化。聚类分析的第一步需要给出两个指标或样品间相似性的度量——相似系数（similarity coefficient）的定义。

（一）相似系数

1. R 型聚类的相似系数 $X_1, X_2, \cdots, X_m$ 表示 m 个变量，R 型聚类常用简单相似系数 r_{ij} 的绝对值定义变量 X_i 与 X_j 间的相似系数：

$$r_{ij}=\frac{\left|\sum(X_i-\bar{X}_i)(X_j-\bar{X}_j)\right|}{\sqrt{\sum(X_i-\bar{X}_i)^2\sum(X_j-\bar{X}_j)^2}} \tag{12-24}$$

r_{ij} 绝对值越大表明两变量间相似程度越高。同样也可考虑用 Spearman 秩相关系数 r_s 定义非正态变量 X_i 与 X_j 间的相似系数。当变量均为定性变量时，最好用列联系数 C 定义 X_i 与 X_j 间的相似系数：

$$C=\sqrt{\frac{\chi^2}{\chi^2+n}} \tag{12-25}$$

其中 χ^2 是以 X_i、X_j 为边际变量的 $R\times C$ 表 Pearson χ^2。

2. Q 型聚类的相似系数 将 n 例（样品）看成是 m 维空间的 n 个点，用两点间的距离 d_{ij} 定义相似系数，距离越小表明两样品间相似程度越高。

（1）欧氏距离：欧氏距离（Euclidean distance）是在 m 维空间中两个点之间的真实距离。计算公式为：

$$d_{ij}=\sqrt{\sum(X_i-X_j)^2} \tag{12-26}$$

（2）绝对距离：绝对距离（Manhattan distance）是两个点在标准坐标系上的绝对轴距总和。计算公式为：

$$d_{ij}=\sqrt{\sum|X_i-X_j|} \tag{12-27}$$

（3）Minkowski 距离：Minkowski 距离不是一种距离，而是一组距离的定义。根据参数的不同，Minkowski 距离可以表示一类的距离，其计算公式为：

$$d_{ij}=\sqrt[q]{\sum|X_i-X_j|^q} \tag{12-28}$$

$q=1$ 时，Minkowski 距离是绝对距离；$q=2$ 时，Minkowski 距离是欧氏距离。Minkowski 距离的优点是定义直观，计算简单；缺点是没有考虑到变量间的相关关系。基于此引进马氏距离。

（4）马氏距离：马氏距离（Mahalanobis distance）表示数据的协方差距离。用 $\mathbf{S}$ 表示 m 个变量间的样本协方差矩阵，马氏距离的计算公式为：

$$d_{ij}=\mathbf{X}'\mathbf{S}^{-1}\mathbf{X} \tag{12-29}$$

其中向量 $\mathbf{X}=(X_{i1}-X_{j1}, X_{i2}-X_{j2}, \cdots, X_{im}-X_{jm})'$。不难看出，当 $\mathbf{S}=\mathbf{I}$（单位矩阵）时，马氏距离就是欧氏距离的平方。

以上定义的 4 种距离适用于定量变量，对于定性变量和有序分类变量必须在数量化后方能应用。

（二）类间相似系数的计算

以系统聚类为例，聚类分析过程中，类中的指标或样品会发生变化，每完成一步，各类之间的相似系数需要重新确定。系统聚类时，当两类各自仅含一个样品或指标时，两类间的相似系数即是两样品或指标间的相似系数 d_{ij} 或 r_{ij}，按前述的定义计算。当类内含有两个或两个以上样品或指标时，计算类间相似系数有多种方法可供选择，下面列出 5 种计算方法。用 G_p, G_q 分别表示两类，各自含有 n_p, n_q 个样品或指标。

1. 最大相似系数法 G_p 类中的 n_p 个样品或指标与 G_q 类中的 n_q 个样品或指标两两间共有 n_pn_q 个相似系数，以其中最大者定义为 G_p 与 G_q 的类间相似系数。

$$\begin{cases} D_{pq}=\underset{i\in G_p, j\in G_q}{\mathrm{Min}}(d_{ij}), & \text{样品聚类} \\ r_{pq}=\underset{i\in G_p, j\in G_q}{\mathrm{Max}}(r_{ij}), & \text{指标聚类} \end{cases} \tag{12-30}$$

注意距离最小即相似系数最大（相似程度最高）。

2. 最小相似系数法　类间相似系数计算公式为：

$$\begin{cases} D_{pq}=\underset{i\in G_p,j\in G_q}{\text{Max}}(d_{ij}), & \text{样品聚类} \\ r_{pq}=\underset{i\in G_p,j\in G_q}{\text{Min}}(r_{ij}), & \text{指标聚类} \end{cases} \tag{12-31}$$

3. 重心法（仅用于样品聚类）　用$\overline{\mathbf{X}}_p$，$\overline{\mathbf{X}}_q$分别表示G_p，G_q的均值向量（重心），其分量是各个指标类内均数，类间相似系数计算公式为：

$$D_{pq}=d_{\overline{\mathbf{X}}_p\overline{\mathbf{X}}_q} \tag{12-32}$$

4. 类平均法（仅用于样品聚类）　对G_p类中的n_p个样品与G_q类中的n_q个样品两两间的n_pn_q个平方距离求平均，得到两类间的相似系数：

$$D_{pq}^2=\frac{1}{n_pn_q}\sum d_{ij}^2 \tag{12-33}$$

类平均法是系统聚类方法中较好的方法之一，它充分反映了类内样品的个体信息。

5. 离差平方和法　又称 Ward 法，仅用于样品聚类。此法效仿方差分析的基本思想，即合理地分类使得类内离差平方和较小，而类间离差平方和较大。

（三）应用注意事项

1. 聚类分析方法常用于数据的探索性分析，具体应用时，不同的聚类方法可能得到不相同的结果。因此聚类分析的结果解释应密切结合专业知识。同时尝试用多种聚类方法分类，才能获得较理想的结论。

2. 指标聚类应用于指标的分类，分类后每类的典型指标为相似系数均数值最大的指标。样品聚类，则是对样品进行分类，分类后，与同类其他样品距离的均数值最小的样品为此类的典型样品。样品聚类也可用于对多个评价对象综合多指标信息进行优劣排序，从而达到综合评价的目标。

3. 聚类分析所用资料为定量指标值，因此在聚类前应对变量作预处理，把定性指标和等级指标转换成定量指标，剔除无效变量（如变量值变化很小）、缺失值过多的变量。一般需对变量作标准化变换或极差变换，以消除量纲和变异系数大幅波动的影响。

4. 较理想的样品分类结果应使类间差异大，类内差异较小。分类后可检验类间差异有无统计学意义。

二、应用实例

系统聚类（hierarchical clustering analysis）是将相似的样品或指标归类的最常用方法，聚类过程如下：

（1）开始将各样品（或指标）独自视为一类，即各类只含一个样品（或指标），计算类间相似系数矩阵，其中的元素是样品（或指标）间的相似系数。相似系数矩阵是对称矩阵。

（2）将相似系数最大即相似程度最高（距离最小或相关系数最大）的两类合并成新类，计算新类与其他类之间的相似系数。

（3）重复第二步，直至全部样品（或变量）被并为一类。

（4）分析聚类过程和聚类过程图，结合专业知识和实际需要确定聚成几类和每类所含的样品或指标。

（5）对于指标聚类，计算每类中各指标的相似系数，挑选相似系数最大的指标作为每类的典型指标。对于样品聚类，计算每类中每个样品与同类其他样品的距离的均数，在各类挑选均数最小的样品作为该类的典型样品。

在定义相似系数和类间相似系数后就可以对样品或指标进行聚类分析。分别以指标间的相关系数、样品间的欧氏距离作为相似系数，采用最大相似系数法定义类间相似系数为例，具体应用过程见例 12-3。

例 12-3 为了考核血吸虫病低度流行区血清学查病质量，选择七个综合指标，Youden 指数(J)、诊断指标(DI)、正确诊断指标(V)、Kappa 系数(K)、可用度(U)、效率(E)和信息量(I)(7 个均为高优指标)，对 8 个县的查病质量进行 Q 型样品聚类分析，见表 12-9。

表 12-9 8 个县质量控制血清各指标值及聚类分析结果

县编号	J	DI	V	K	U	E	I	合计	排序
1	0.234	1.234	0.234	0.283	0.005	0.739	0.083	2.812	2
2	-0.070	0.929	-0.070	-0.070	-0.390	0.550	0.004	0.883	7
3	0.076	1.076	0.076	0.096	-0.070	0.700	0.011	1.965	6
4	0.133	1.133	0.133	0.177	0.013	0.740	0.071	2.400	3
5	0.381	1.381	0.381	0.421	0.038	0.780	0.126	3.508	1
6	-0.050	0.952	-0.050	-0.040	-0.460	0.480	0.001	0.833	7
7	0.133	1.133	0.133	0.177	0.013	0.740	0.071	2.400	3
8	0.133	1.133	0.133	0.177	0.013	0.740	0.071	2.400	3

聚类的相似系数选择样品间的欧式距离见表 12-10，类间相似系数的计算采用最小相似系数法，合并过程见表 12-11，8 个县最小相似系数法系统聚类图见图 12-1。

表 12-10 样品间的欧式距离

县编号	1	2	3	4	5	6	7	8
1		0.775	0.350	0.205	0.297	0.797	0.205	0.205
2			0.466	0.623	1.050	0.110	0.623	0.623
3				0.169	0.645	0.516	0.169	0.169
4					0.499	0.666	0.000	0.000
5						1.059	0.499	0.499
6							0.666	0.666
7								0.000

表 12-11 样品系统聚类过程

聚类步骤	两类合并			欧氏距离
1 步	(样品 7，样品 8)	合并成	新 1 类	0.000
2 步	(新 1 类，样品 4)	合并成	新 2 类	0.000
3 步	(样品 2，样品 6)	合并成	新 3 类	0.110
4 步	(新 2 类，样品 3)	合并成	新 4 类	0.169
5 步	(新 4 类，样品 1)	合并成	新 5 类	0.241
6 步	(新 5 类，样品 5)	合并成	新 6 类	0.488
7 步	(新 6 类，新 3 类)	合并成	新 7 类	0.711

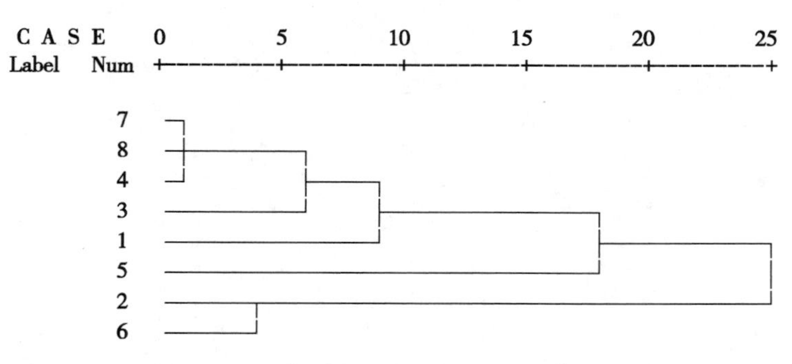

图 12-1 8 个县最小相似系数法系统聚类图

本例第 6 步的类最长距离发生了大的变化,可确定聚成 3 类,因此根据各指标得分高低可将样品分为优、良、差 3 类,5 号流行县归为“优”类,其血清学查病质量的数据特点为七个综合指标均为最高值;1、3、4、7、8 号流行县归为“良”类,其血清学查病质量的数据特点为七个综合指标较高;2、6 号流行县归为“差”类,其血清学查病质量的数据特点为七个综合指标均较低;每类包含的样品及其优劣排序结果详见表 12-12。

表 12-12 8 个县聚成 3 类及其排序结果

类别	县编号	7 项综合评价指标的平均值							优劣排序
		J	DI	V	K	U	E	I	
第二类	5	0. 381	1. 381	0. 381	0. 421	0. 038	0. 780	0. 126	优
第一类	1、3、4、7、8	0. 142	1. 142	0. 142	0. 182	-0. 005	0. 732	0. 061	良
第三类	2、6	-0. 060	0. 941	-0. 060	-0. 055	-0. 425	0. 515	0. 003	差

(胡 明 王乐三 曾小敏)

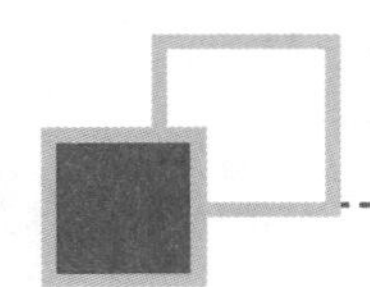

第十三章 卫生经济学评价

第一节 基本概念

一、卫生经济学评价

卫生经济学评价(health economic evaluation)是基于卫生资源的有限性和人们对卫生服务需求无限性的矛盾,运用经济学评价方法分析某项卫生服务的资源投入与产出,其目的就是要达到以最小的投入产生最大、最有效的健康产出。实践中运用最多的是对两个或者两个以上的卫生服务项目进行成本(投入)和结果(产出)的比较分析,为决策提供依据。一般用成本来计算投入,用节省的资源或者项目实施后生命健康状况改变的结果来衡量产出。按照不同的评价角度,卫生服务产出可运用效果、效益和效用等来进行测量(图 13-1)。

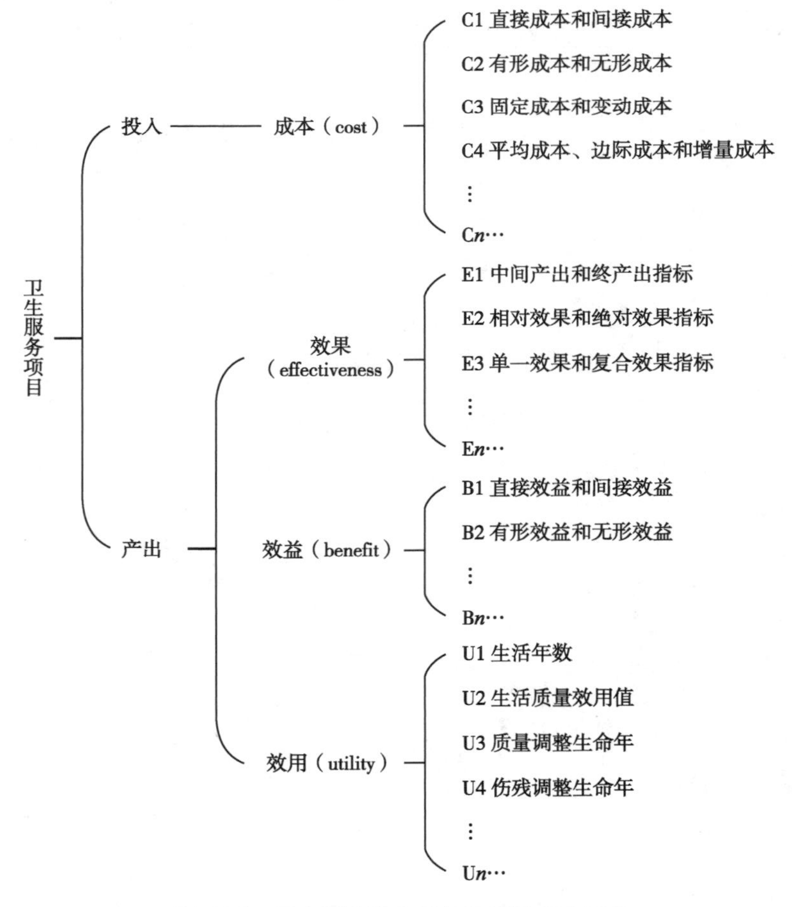

图 13-1 卫生经济学分析与评价组成及要素

（一）卫生服务投入（成本）

卫生经济学评价中的成本（cost），是指实施某项卫生服务规划或方案所消耗的全部人力和物质资源。在卫生经济学评价中，成本可有不同的分类或内涵。主要可以分为直接成本（direct cost）和间接成本（indirect cost），有形成本（tangible cost）和无形成本（intangible cost），固定成本（fixed cost）和变动成本（variable cost），平均成本（average cost）、边际成本（marginal cost）和增量成本（incremental cost），机会成本（opportunity cost）和沉没成本（sunk cost）等。

1. 直接成本和间接成本

（1）直接成本：用于卫生服务所消耗的资源或所花的代价，包含直接医疗成本和直接非医疗成本。一般把与伤病直接相关的预防、诊断、治疗和康复的费用（或人力、物力的消耗）作为卫生服务的直接医疗成本，如：与某一疾病治疗方案直接相关的药品费、材料费、诊疗费、门诊或住院费等。另外，还有患者卫生机构外发生的直接非医疗成本，如：患者就医食宿费、交通费、陪护费等。

（2）间接成本：因伤病或死亡所引起的社会成本或代价。一般包括休学、休工、因患病或过早死亡造成的工资收入损失、资金或丧失劳动力造成的产值损失等。

2. 有形成本和无形成本

（1）有形成本：也称显性成本。直接成本、间接成本均属于有形成本。

（2）无形成本：也称隐性成本。一般是指因疾病引起的身体上疼痛、精神上痛苦、紧张和不安以及生活上的不便等。虽然较难定量计算，也无法用货币单位表示，但在卫生经济学评价中应加以考虑。

3. 固定成本和变动成本

（1）固定成本：与卫生服务量无关的成本。如：医务人员的工资、医院基本设施建设、医疗设备等固定资产折旧、科研开发费、租用设备的租金等。单位服务中包含的固定成本随着卫生服务量的增加而减少，随着卫生服务量的减少而增加。

（2）变动成本：与卫生服务量有关的成本，即有一个服务量，就有一个服务量的成本。如：提供卫生服务过程中直接耗用的卫生材料、药品等费用。单位服务中包含的变动成本保持稳定不变。

4. 平均成本、边际成本和增量成本

（1）平均成本：总成本与总产出的比值。反映了单位总成本（固定成本和变动成本）的变化。在固定成本不变时，提供的服务量越多，平均成本越低。

（2）边际成本：为增量成本与增量产出的比值。反映了变动成本的变化，常用于最佳服务效率的选择。

（3）增量成本：在各种备选方案的成本比较时，当选定某一方案为基本方案，其他方案与之相比较时所增加的成本。即两个方案之间的成本差额，是差别成本的一种表现形式。

5. 机会成本和沉没成本

（1）机会成本：将同一卫生资源用于另一最佳替代方案的效益。机会成本并非实际支出，而是我们做出一种选择而放弃另外选择的代价。按照机会成本的观点，只有被选择方案可能带来的效益不低于它的机会成本，这个方案才是可取的。

（2）沉没成本：也叫沉入成本，是指在某种情况下，不能回收的过去成本。如一台医疗设备，历史成本 100 000 元，当前成本 70 000 元，沉没成本则为 30 000 元。沉没成本是与规划决策无关的成本，决策过程中可以不予考虑。

（二）卫生服务产出（效果、效益与效用）

1. 卫生服务效果（effectiveness）　卫生经济学评价中的效果指的是狭义的效果，即有用的、好的结果，它是由各种使用价值构成，具有能满足人们各种需要的属性，具体指因卫生服务所带来的健康改善结果，主要用反映健康状况改善的自然指标来衡量，包括中间产出指标（血压的降低值、计划免疫治疗人数等）和终末产出指标（挽救的生命年、降低的发病率、挽救的生存数量、降低并发症的发生率、各种疾病的治愈率等)，相对效果指标(死亡率、控制率、转阴率等)和绝对效果指标(发现人数、治疗人数、项目覆盖人数、治愈人数、死亡人数等)，单一效果指标(死亡率、生存率、预期寿命延长数等)和复合效果指标(健康期望寿命等)。

效果指标选择时，要遵守有效性、客观性、特异性、灵敏性等原则。

(1) 有效性：效果指标必须能够准确地衡量所要达到的目标内容。如疾病防治的效果指标为该病的发病率和死亡率，而不是病死率。

(2) 客观性：效果指标的选取应避免主观决断，要得到相关专业人员的认可、客观反映其目标内容。

(3) 特异性：效果指标要针对欲达到的目的来反映其内容的变化情况，而对其他情况的变化不作反映。

(4) 灵敏性：效应指标应及时、准确地反映事物的变化情况。当方案的效果发生变化时，其效果指标应发生相应的变化。

2. 卫生服务效益(benefit)　从实质上讲是有用效果的货币表现形式，是用货币来表现的卫生服务的有用效果。效益可分为直接效益(direct benefit)和间接效益(indirect benefit)，有形效益(tangible benefit)和无形效益(intangible benefit)等。

(1) 直接效益：实行某项卫生服务方案后所节省下来的卫生资源。如发病率的降低减少了诊断、治疗、住院、手术或药品费用及其他相关卫生资源的消耗。

(2) 间接收益：实行某项卫生服务方案后所减少的其他方面的经济损失，如发病率的降低或住院人数和天数的减少避免了患者及陪同家属的工资奖金等收入损失。

(3) 有形收益：直接效益和间接效益均属于有形收益。

(4) 无形收益：因实施某项卫生服务方案而减轻或避免的患者身体和精神上的痛苦，以及康复后带来的舒适和愉快等。

3. 卫生服务效用(utility)　卫生服务方案满足人们对不同健康水平和生活质量的期待或满足程度，或者指获得卫生服务方案满足人们获得健康这一需要或欲望的能力。常用的效用指标是生活年数、生活质量效用值、质量调整生命年(quality adjusted life years，QALYs)和伤残调整寿命年(disability adjusted life years，DALYs)。

(1) 生活年数：个体从出生到死亡的时间数量。

(2) 生活质量效用值：反映个人健康状况的综合指数，取值范围在 0～1 之间，0 代表死亡，1 代表完全健康。

(3) QALYs：由于实施某项卫生规划挽救了人的生命，不同程度地延长了人的寿命，将不同生活质量人群的生存年数换算成相当于完全健康人的生存年数。

(4) DALYs：从发病到死亡所损失的全部健康生命年，包括因早逝所致的寿命损失年和疾病所引起的健康生命损失年两部分。用来衡量人们健康的改善和疾病的经济负担。

二、卫生经济学评价常用方法

(一) 成本效果分析法

成本效果分析(cost-effectiveness analysis，CEA)是运用经济学的评价方法，通过对不同卫生服务方案成本、效果的比较分析，来对不同方案进行评价和选择，进而帮助决策者在所有备选方案中确定最佳方案。其目的是要在成本和效果之间寻找一个最佳点。

1. 成本效果分析的应用条件

(1) 目标明确：卫生规划的目标可以是服务水平、行为的改变，或是对健康的影响等，它们常同时存在。因此必须明确一个最主要的目标，使评价人员对效果的评价有确切的范围，以便选择合适的效果指标。

（2）备选方案明确：必须至少存在两个明确的备选方案才能进行相互比较。

（3）备选方案具有可比性：分析人员必须保证备选方案间具有可比性。既要确保不同备选方案的目标一致，又要确保不同方案对卫生规划众多目标的实现程度大致相同。

（4）每个备选方案的成本和效果均可测量：成本常以货币表现。效果指标即使不能定量，也至少定性，并把定性指标转化为等级指标进行比较。

2. 成本效果分析的常用方法

（1）成本效果比值法：是成本效果分析的一种常用评价方法，采用单位效果所花费的成本来表示。如每发现一个患者的成本、每延续生命一年所花费的成本等。成本效果比值法就是根据成本效果比值的高低进行方案的选择，其选择的思路是，以成本效果比值低的方案为优选方案。成本效果比值计算公式为：

$$成本效果比值=C/E \tag{13-1}$$

其中，C 为成本，E 为效果。

（2）增量成本效果比值法：实践中，成本高的方案往往效果更好，或者，效果越好的方案往往成本越高。这时，可采用增量成本效果比值法对方案进行增量成本效果分析。卫生经济学评价的依据是增加的成本是否值得和是否符合一定的经济性要求，在获得更好效果情况下，即使成本增加也可能是合理或更优选择。增量成本效果比值法的优选方案需结合预算限制和决策者的价值判断对方案进行评价和选择。增量成本效果比值的计算公式：

$$\Delta C/\Delta E=(C_1-C_2)/(E_1-E_2) \tag{13-2}$$

其中，ΔC 为增量成本，ΔE 为增量效果，C_1 为方案 1 成本，C_2为方案 2 成本，E_1为方案 1 效果，E_2为方案 2 效果。

3. 成本效果分析法的优点和局限性 成本效果分析直接使用健康指标或卫生问题改善指标，具有评价方法明确、操作简单易行的特点，是卫生经济学评价最常用的形式。但一般只能用于相同目的、同类指标不同方案的比较。另外，成本效果分析未考虑生存质量，选用的指标也常常是一些卫生服务的中间产出指标，因而存在一定局限性。

（二）成本效益分析法

成本效益分析（cost-benefit analysis，CBA）是通过比较不同备选方案的全部预期效益和全部预期成本的现值来对不同方案进行评价和选择的方法。即研究方案的效益是否超过了它的资源消耗的机会成本，只有效益不低于机会成本的方案才是可行的方案。成本效益分析不仅要求成本，而且产出指标也要用货币来衡量。从理论上讲，成本效益分析是投入与产出用可直接比较的统一的货币单位来估算，是卫生经济学评价的理想境界，但同时也是最难于操作的方法之一。

1. 成本效益分析的应用条件 成本效益分析用货币衡量健康收益，能够从各种可能具有成本效果的治疗方案中选择最优方案，在数学计算上较为客观，然而效益的计算在使用货币衡量健康收益时，不可避免存在主观偏倚。

2. 成本效益分析的常用方法 根据是否考虑货币资金的时间价值分为静态分析法和动态分析法。

（1）静态分析法：即不考虑货币的时间价值，也就是不计利息、不计贴现率，直接利用成本和效益的流转额，以增量原则计算方案投资在计划周期能带来多少净收益。常用的指标有：

1）投资回收期：以投资项目的各年净现金流量来收回该项目原投资所需要的时间。投资回收期是根据方案的预期投资回收期来确定方案是否可行的一种决策分析法。这种方法的优点是计算简便，容易理解。其缺点是没有考察方案的整体寿命周期，即只反映方案投资的回收速度，忽略了方案投资的长远利益；不能直接评价方案的收益能力；没有考虑货币的时间价值。所以应避免片面依靠该指标作决策。计算时若各年现金流量相等则用公式（13-3），不等则用公式（13-4）。

投资回收期=原投资额/平均每年现金净流量 (13-3)

如果投资项目每年的现金净流量不相等,该投资回收期大于等于 n,且小于 $n+1$,则:

投资回收期=各年末尚未收回的投资余额/各年末累计现金净流量 (13-4)

其中,现金净流量=营业收入-营运成本,或现金净流量=营业净利+折旧

2)简单收益率:达到设计产值的年份(即正常年度)所取得的现金净流量与原投资额之比。使用简单收益率评价方案时,可将其与标准简单收益率进行对比,若大于标准,则该方案在经济上可行;反之则不行。简单收益率一般只能用于判别项目方案是否可行,用来比较方案时,不能反映追加投资以及全部可用资本的投资效果,此时应该采用追加收益率。计算公式如下:

简单收益率=平均每年现金净流量/原投资额 (13-5)

3)追加收益率:两个方案净现金流量之差与原投资额之差之比,也即单位追加投资所带来的年现金流量的增值。将追加收益率与简单标准收益率作比较,若追加收益率比后者大,则表明追加投资的方案可行;反之则不可行。比较两个方案可采取此方法,但有多个方案比较时,需逐一计算以淘汰方案,从而过程比较烦琐。计算公式如下:

$$\text{追加收益率}=\frac{\text{方案 B 的现金净流量}-\text{方案 A 的现金净流量}}{\text{方案 B 的原始投资额}-\text{方案 A 的原始投资额}} \tag{13-6}$$

4)折算费用:项目方案中年运营成本与标准简单收益率和原投资额乘积之和。一般用于比较多个方案,不需两两对比,分析步骤简化。在各个方案比较时,折算费用最小的方案为最优方案。计算公式如下:

折算费用=年运营成本+标准简单收益率×原始投资额 (13-7)

(2)动态分析法:既考虑货币的时间价值,把不同时点发生的成本和效益折算到同一时间进行比较,又考虑成本和效益在整个计划周期中的变化情况。常用的方法有:

1)净现值(net present value,NPV)法:NPV 法是根据货币的时间价值,消除货币时间因素的影响,计算计划期内卫生服务方案的效益现值总和与成本现值总和的差值,来对方案进行评价和选择的方法。用于反映项目在计划期内获利能力的动态评价指标。通常对于初始投资相同或者相近的几个备选方案,在比较时以净现值高的方案为优选方案。在没有预算约束的条件下,几个互斥的对比性方案的选择,用净现值指标是较有效的评价和决策方法。NPV 法的局限性在于对不同方案的计划时期和初始投资要求相同或相近,否则,用 NPV 法进行比较时不能准确反映各方面的差别。计算公式如下:

$$NPV=\sum_{t=0}^{n}\frac{B_t-C_t}{(1+i)^t} \tag{13-8}$$

其中,B 表示效益,C 表示成本,i 表示贴现率,t 表示年限。

2)内部收益率(internal rate of return,IRR)法:方案在计划期内使其净现值等于 0 时的贴现率。*IRR* 代表着方案的确切盈利率,是根据各备选方案的 *IRR* 是否高于平均或标准收益率,判断方案是否可行的决策方法。计算 *IRR* 时,可以采取以下两种方法:

①试差法:用不同的贴现率反复试算备选方案的净现值,直至试算出净现值等于 0,此时的贴现率即为方案的内部收益率。

②插入法:在使用两个不同贴现率试算方案净现值得到正负两个相反的结果时,运用插入法来换算 *IRR* 的方法。计算公式如下:

$$IRR=I_1+(I_2-I_1)\left(\frac{NPV_1-NPV}{NPV_1-NPV_2}\right) \tag{13-9}$$

其中,I_1、NPV_1 分别表示偏低的贴现率和相应为正的净现值,I_2、NPV_2 分别表示较高的贴现率和相应为负的净现值,NPV 表示方案计划期内各年净现值之和。

3)年当量净效益法:年当量净效益(net equivalent annual benefit)将方案各年实际发生的净效益折算为每年的平均净效益值,是净现值考虑贴现率时的年平均值。应用年当量净效益对方案进行评价和

决策时,一般用于不同计划期限的互斥方案进行比较、评价和决策。当各方案年当量净效益都为正值时,选取当量净效益高者为优。计算公式如下:

$$A = CR \times NPV \tag{13-10}$$

其中,A 代表年当量净效益,CR 表示资金回收系数,NPV 表示各年净现值之和。

4)效益成本比率法:效益成本比率(benefit cost ratio,BCR)是卫生计划方案的效益现值总额与成本现值总额之比。适用于在有预算约束的条件下,从一组卫生服务项目中,选择能够得益最大的实施项目,使一定量的卫生资源分配获得最大的总效益。因此,只有效益成本比率大于1的方案才是使得有限的资源获得较大效益的方案;在多个方案比较时,按照效益成本比率大小顺序排列,比率高的方案为最优方案。计算公式如下:

$$\frac{B}{C} = \frac{\sum_{t=0}^{n} \frac{B_t}{(1+i)^t}}{\sum_{t=0}^{n} \frac{C_t}{(1+i)^t}} \tag{13-11}$$

其中,B 表示效益,C 表示成本,i 表示贴现率,t 表示年限。

3. 成本效益分析的优点和局限性　与其他卫生经济学评价方法相比,成本效益分析方法的应用范围更为广泛。成本效益分析可以应用于不同卫生服务方案之间的比较和评价,还可以应用于卫生服务方案与其他领域方案之间的比较和评价。成本效益分析不仅可以应用于多个不同卫生服务方案的分析的评价,还可以用于单个卫生服务方案的分析和评价。主要局限性在于首先需解决卫生服务产出的货币价值转化问题。如果通过货币价值形式来体现卫生服务产出有困难,则应选用成本效果分析方法。

(三)成本效用分析法

成本效用分析(cost-utility analysis,CUA)法是通过比较不同卫生服务方案的成本量和经质量调整的健康效用产出量,来衡量卫生方案或治疗措施效率的一种经济学评价方法。它是成本效果分析的发展,但是,成本效用分析在评价结果时,会分析有关的货币成本和患者因不适或功能改变或满意度变化所增加的成本。

1. 成本效用分析的应用条件

(1)生命质量是最重要的预期结果。如:在比较治疗关节炎的不同方案时,预期结果不是治疗对死亡率的影响,而是不同方案对患者的生理功能、心理状态和社会适应能力的改善情况,即生命质量改善。

(2)生命质量是重要的结果之一。如:要对低出生体重婴儿实行监护保健,评价备选方案时,除了婴儿存活率这一重要指标外,对其存活的质量的评价也非常关键。

(3)备选方案同时影响死亡率和患病率,即生命的数量和质量,而决策者希望将两种效果用同一指标反映。如:用雌激素治疗女性绝经期综合征时,可以消除这些症状带来的不适感,提高患者的生命质量;同时也会增加一些并发症,如子宫内膜癌、子宫出血、子宫内膜增生等,这时宜用效用指标进行分析。

(4)备选方案有各种类型的预期结果而需要评价人员用同一指标进行比较。如:现有三个需要投资的卫生规划方案,开展低出生体重婴儿监护保健、筛查和治疗高血压,以及对 Rh 免疫型妊娠妇女进行营养缺乏的预防,由于预期结果各异,不能使用相同的自然单位指标对他们进行比较,缺乏可比性。此时,成本效用分析是一个好的选择。

2. 成本效用分析的常用方法　根据采用的效用指标不同,成本效用分析方法可分为 QALYs 法和 DALYs 法。以下主要针对 QALYs 法进行阐述。

(1)质量调整生命年法,是采用 QALYs 作为效用指标对不同方案进行评价和选择的方法。QALYs 的测算主要涉及两个因素:一是生存时间;二是各生存时间点上的生命质量效用值(生命质量权重)。

$$\text{质量调整生命年数} = \sum \text{生存年数} \times \text{各时间段生命质量效用值} \tag{13-12}$$

QALYs 法的分析思路:计算成本效用的比值即计算获得一个 QALYs 所消耗的成本,以获得一个

QALYs 所消耗成本少的方案为优选方案。

（2）伤残调整寿命年法，是采用 DALYs 作为效用指标对不同方案进行评价和选择的方法。

3. 效用值的测算方法

（1）评价法：挑选相关专家根据经验进行评价，估计健康效用值或其可能的范围，然后进行敏感性分析以探究评价的可靠性。

（2）文献法：直接利用现有文献中使用的效用值指标，但要注意其是否和自己的研究同质，包括其确定的评价对象、健康状态和评价手段的适用性等。

（3）抽样调查法：自己设计方案，通过对患者的生理或心理功能状况进行调查评分获得所需要的生命质量效用值，主要包括以下三种方法：

1）等级衡量法（rating scale）：要求被调查者在线段或条尺上标示位置，依据标示的位置确定其健康状况和生存质量的效用值。一般假定健康状况在 0~1 间，让个体根据不同的健康状况在 0~1 间取值，以确定个体生存质量效用值（权重）。生存质量效用值（权重）越大，说明个体越健康，生存质量越高。生存质量判断主要是从身体、精神、社会、疼痛或医疗等方面进行。

2）标准博弈法（standard gamble，SG）：通过直接面对面的访谈，让患者对自己的健康状况效用值进行选择。访谈的内容是了解患者在有多大风险时，愿意冒险治疗。其目的就是运用风险及不确定性来得出患者的偏好，并确定生存质量的效用值。

3）时间权衡法（time trade-off，TTO）：通过患者的访谈来测定健康效用。主要是询问患者是愿意在不健康状况下多活几年还是愿意在完全健康状况下少活几年。愿意完全健康状况下生活年数与不健康状况下生活年数的比值就是衡量健康状况选择的偏好，表示患者愿意为其争取健康状况而牺牲的代价。

（4）生命质量量表法：生命质量量表是测量生命质量效用值的重要工具，也是成本效用分析中常用的方法。

4. 成本效用分析法的优点和局限性 成本效用分析法因其采用单一的成本指标（货币）、单一的效用指标（如 QALYs），而广泛地用于健康干预领域。它的特点在于把干预获得的生命数量和生命质量结合到一起，反映了同一健康效果价值的差异。这种分析方法能更准确反映卫生服务干预措施对健康改善的影响，克服了将项目健康产出简单地货币化带来的问题，也可以比较具有不同健康产出项目的经济效益。值得注意的是，在计算 QALYs 或 DALYs 时，许多权重系数是由经验获得，存在主观性。

（四）三种常用卫生经济学评价方法的联系及区别

表 13-1 综合比较了三种常用卫生经济学评价方法。

表 13-1 三种常用卫生经济学评价方法比较

项目	成本效果分析	成本效益分析	成本效用分析
前提条件	备选方案目的相同	产出用货币计量	产出经过生命质量调整
评价要素	成本、效果	成本、效益	成本、效用
评价指标性质	成本为货币值，产出为健康结果	成本和产出均为货币值	成本为货币值，产出为经过生命质量调整的健康效用
评价的项目数	2 个及以上	1 个及以上	2 个及以上
常用方法	不同的结果测量	意愿支付 人力资本	等级标度 标准博弈 时间权衡
评价标准	成本效果比值最小	净收益最大或成本效益比值最小	成本效用比值最小
可比性	差	较强	较强

三、卫生经济学评价的基本步骤

卫生经济学评价主要步骤包括:确定评价目的、明确备选方案、确定分析与评价的方法、测量估算成本、测量估算产出(效果、效益和效用)、贴现、测试敏感性、综合评价与决策等。

(一) 确定评价目的

在分析评价卫生服务项目或规划时,首先要确定卫生服务项目或规划的目的,基于目标对备选方案进行评价。一个项目或一个方案的目标可能是单一目标,也可能存在多个目标。在多个目标的情况下,应确定一个主要的目标,明确目标之间的主次、隶属关系。根据评价目的,确定实现目标的具体评价指标和测评内容。

(二) 明确备选方案

在提出具体备选方案时,应尽可能全面考虑为达到预期目的将可能采用的方案,以便于比较、择优。如果面临时间上或财政上限制而不可能全面考虑所有可能的具体方案,备选方案中至少应包括现有的产出最佳的方案、成本最低方案以及伦理许可前提下不给予任何干预措施的方案。备选方案应排除明显不可行方案。

(三) 确定分析与评价的方法

目前应用较多的方法为成本效果法、成本效益法和成本效用法。此外,决策树模型、马尔可夫模型等亦有广泛应用。评价期间较长而资料有限时,可以借助于统计学模型,对疾病发展过程的效果和成本进行预测。

(四) 测量估算成本

首先,对成本加以界定和区分;其次,对相关成本进行测量或估算,这是卫生经济分析与评价中非常关键的环节。在成本估算时,必须明确各项成本的内涵和构成,选择科学的估算方法。需注意以下问题:成本估算不仅要考虑相关人力、物力、资源的消耗,而且也要考虑方案实施可能造成的其他方面的经济损失,即研究目标既要尽可能全面考虑相关成本,也要考虑各种因素对成本的影响。

(五) 测量估算效果、效益和效用

卫生经济学评价中,依据不同的目的将卫生服务方案的产出分为效果、效益和效用三大类指标并进行测量和估算。

(六) 贴现

如若卫生服务方案的成本或效益是在若干年里分别发生,就需要通过贴现(discount)的方式,将不同时点上的成本、效益换算为同一时点上的成本、效益,以排除货币时间价值的影响。贴现的目的,就是要使不同时点的投入和产出之间可以进行合理比较。比如:某一个卫生服务方案需要在多年后才能见效,在对其进行卫生经济评价时,对于不同年份发生的成本和效益不能简单相加,而是需要通过贴现的办法,将不同时间的成本和效益折算成同一时点的价值之后才能进行计算和比较。

(七) 测试敏感性

所谓敏感性分析就是审慎地改变方案或项目实施中的不确定因素,检验这些因素对评价结果的影响。如果评价结果不被有关不确定因素的不同估计值所影响,那么结果较为可靠;如果评价结果受不确定因素影响很大,那么,结果的可靠性就值得商榷。敏感性分析的主要作用在于帮助分析者评估不确定因素的影响,明确评价结果的稳健性。

(八) 综合评价与决策

应用相应的分析方法对各卫生服务方案进行评价,结合其他相关因素(如政治、法律、伦理等方面因素)的考量,对卫生服务方案或技术等干预措施作出综合决策。

卫生经济学评价可直接从成本和结果两方面比较不同方案的经济性,为卫生决策者优选卫生服务项目或区域卫生规划有关的实施方案提供依据。

第二节 应用实例

(一) 成本效果分析

例 13-1 麻疹是一种严重危害儿童健康的呼吸道传染病,患病后产生严重的并发症。据世界卫生组织报道,在麻疹疫苗广泛使用前,麻疹每年导致约 260 万人死亡。我国自 1978 年开展计划免疫后,麻疹发病得到了有效控制。2014 年,以一年为观察周期对浙江省 5 780 000 名新生儿开展调查。实施麻疹疫苗接种的成本为 1 602. 37 万元,不实施接种策略和实施接种策略将分别有 210 680 例和 24 146 例麻疹发病病例;分别有 3 836 例和 432 例麻疹死亡病例。由此,公共卫生人员宜作出何种决策?

本例提出的决策问题是在卫生投入有限的情况下,何者为具有成本效果的决策,实施还是不实施麻疹疫苗接种策略?

1. 评价目的 评估麻疹不同接种策略的成本效果。

2. 备选方案 方案一:不实施麻疹疫苗接种策略;方案二:实施麻疹疫苗接种策略。

3. 确定分析与评价方法 根据评价目标、角度与备选方案,确定采用成本效果法。

4. 测算成本 在选取成本指标时,首先要对成本加以界定和区分,包括直接成本和间接成本。本例成本指标为麻疹疫苗接种成本、接种异常反应成本及麻疹发病产生的感染成本。

5. 测量效果 此例采用可避免的麻疹病例作为效果进行计算。

6. 主要结果 在投入 1 602. 37 万元接种总成本的情况下,与不实施接种策略相比,实施接种策略可减少 186 534 例麻疹发病和避免 3 404 例麻疹死亡,即每投入 85. 90 元即可避免 1 例麻疹病例发生,每投入 4 707. 31 元即可避免 1 例麻疹死亡,增量成本效果比(incremental cost-effectiveness ratio, ICER)均小于 2014 年人均国民生产总值(7 678 元),说明麻疹疫苗接种具有很高的成本效果。见表 13-2。

7. 综合评价与决策 综合上述结果,实施麻疹疫苗接种方案具有较好的成本效果,该方案经济上是可行的。

表 13-2 是否接种麻疹疫苗的成本-效果分析

方案	成本/万元	病例数/例	死亡例数/例	避免的发病(E_1)/例	避免的死亡(E_2)/例	ICE_1R/(元/例)	ICE_2R/(元/例)
不接种麻疹疫苗	0.00	210 680	3 836	0	0	—	—
接种麻疹疫苗	1 602. 37	24 146	432	186 534	3 404	85. 90	4 707. 31

(二) 成本效益分析

例 13-2 神经梅毒是梅毒螺旋体侵犯脑膜或/和脑实质引起的一种慢性中枢神经系统感染性疾病,为早期梅毒未经治疗或治疗不彻底发展至晚期梅毒而导致。梅毒血清固定是梅毒患者经正规青霉素驱梅治疗后,血清学反应不转阴并维持在某一固定滴度的现象。国内外许多研究表明梅毒血清固定和神经梅毒尤其是无症状神经梅毒具有密切联系。2013 年,对深圳市慢性病防治中心诊断为梅毒血清固定的 61 名患者开展神经梅毒筛查(筛检灵敏度:60%),发现 6 名阳性者并进行神经梅毒治疗。按神经梅毒自然病程 87% 发病比例,开展神经梅毒筛查可避免约 5 例症状性神经梅毒发生。开展神经梅毒筛查和不开展神经梅毒筛查项目,所耗费成本和效益分别如表 13-3 和表 13-4 所示。请对梅毒血清固定的患者开展神经梅毒筛查的成本效益进行分析。

本例提出的决策问题是在卫生投入有限的情况下,何为具有成本效益的决策,是否开展神经梅毒筛查?

1. 研究目的 探讨神经梅毒筛查的可行性和可推广性,为制订和调整梅毒防控策略提供依据。

表 13-3 开展和不开展神经梅毒筛查项目的成本测算情况

分类	测算项目	开展项目			不开展项目		
		数量/例	标准/(元/例)	总费用/元	数量/例	标准/(元/例)	总费用/元
机构成本	项目人员工资	61	507.82	30 977.02	0	507.82	0.00
	脑脊液采集耗材	61	35.00	2 135.00	0	35.00	0.00
	快速血浆反应素试验检测耗材	61	6.91	421.51	0	6.91	0.00
	细胞数检测耗材	61	3.00	183.00	0	3.00	0.00
	仪器折旧	61	1.87	114.00	0	1.87	0.00
	业务费用	61	196.72	11 999.92	0	196.72	0.00
个人成本	阴性者交通	55	40.00	2 200.00	0	40.00	0.00
	阳性者交通	6	140.00	840.00	9	370.00	3 330.00
	食宿	6	1 700.00	10 200.00	9	3 654.00	32 886.00
	诊疗	6	3 822.00	22 932.00	9	8 439.80	75 958.20
	复查	6	536.00	3 216.00	9	536.00	4 824.00
	阴性者误工	55	491.80	27 049.00	0	491.80	0.00
	复诊、住院误工	6	5 655.70	33 934.20	9	6 973.72	62 763.48
	陪护人员误工	6	4 180.30	25 081.80	9	11 980.25	107 822.25
	漏诊误诊	0	0.00	0.00	9	2 746.94	24 722.46
	误诊漏诊误工	0	0.00	0.00	9	1 147.53	10 327.77
总成本		—	—	171 283.52	—	—	322 634.16

表 13-4 开展和不开展神经梅毒筛查项目的效益测算情况

分类	效益测算项目	开展项目/(元/例)	未开展项目/(元/例)	减少费用/(元/例)	避免发病数/例	经济效益/元
直接经济效益	误诊漏诊	0.00	2 746.94	2 746.94	5	13 734.70
	治疗	3 822.00	8 439.80	4 617.80	5	23 089.00
	交通	140.00	370.00	230.00	5	1 150.00
	食宿	1 700.00	3 654.00	1 954.00	5	9 770.00
间接经济效益	患者误工	5 655.70	8 121.25	2 465.55	5	12 327.75
	陪护人员误工	4 180.30	11 980.25	7 799.95	5	38 999.75
	有效劳动时间	0.00	835 400.00	835 400.00	5	4 177 000.00
总效益		—	—	—	—	4 276 071.00

2. 备选方案

方案一：对 2013 年深圳市慢性病防治中心诊断为梅毒血清固定的 61 名患者开展神经梅毒筛查；

方案二：对 2013 年深圳市慢性病防治中心诊断为梅毒血清固定的 61 名患者不开展神经梅毒筛查。

3. 确定分析与评价方法 根据评价目标、角度与备选方案，确定采用成本效益比法进行成本效益分析。

4. 成本估算 通过项目管理者访谈确定机构成本内容，应用自行制定的机构成本调查表，对慢病中心财务报表、项目工作人员、性病门诊医生和实验室工作人员进行现场调查。采用电话回访的形式应用自行设计的调查表收集血清固定患者的个人成本。

机构成本=人员工资+神经梅毒筛查费+仪器折旧费+业务费用

个人成本=交通费+伙食费+神经梅毒诊疗费+神经梅毒复查费+误工费

5. 计算效益 总效益包括直接效益和间接效益，主要计算方法如下：

直接效益=避免的直接医疗成本+避免的直接非医疗成本

其中，避免的直接医疗成本=节省的治疗成本+节省的误诊漏诊成本；避免的直接非医疗成本=节省的交通成本+节省的食宿成本

间接效益=挽回的因治疗而导致的工作时间损失+挽回的因患病和早亡造成的有效劳动时间损失

6. 研究结果 理论上，61例筛查者中有6÷60%=10人无症状神经梅毒患者，同时10×87%≈9人可发展为症状性神经梅毒。

不考虑贴现的情况下，项目投入总成本为17.13万元，项目总效益为427.61万元，净效益为410.48万元，效益成本比BCR=总经济效益/总成本=24.97，即每投入1元成本可得24.97元的收益。

7. 综合评价与决策 根据上述结果，$BCR=24.97>1$，即开展神经梅毒筛检的成本较低，效益较好，该方案经济上是可行的。

（吴 建 李泉漫 何卓文 邓海骏）

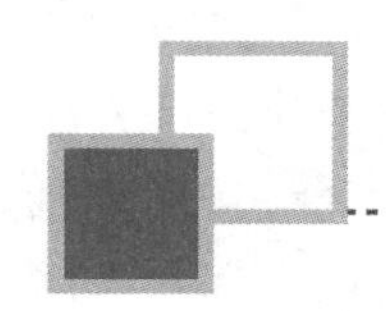

第十四章　空间分析与综合评价

第一节　概　　述

一、空间数据的概念、类型及数据结构

空间数据不同于一般的属性数据，空间数据是普通随机变量在空间域内某确定位置上的特定取值，是与地理位置有关的数据。空间数据包含地理位置（如经纬度）信息、时间信息和专题属性信息等。例如，1854年英国伦敦百老汇街区的霍乱发病率即为空间数据，该空间数据的地理位置为百老汇街，时间信息为1854年，专题属性值为霍乱发病率水平。从地理学视角来看，空间数据可分为空间特征数据（定位数据）、时间属性数据和专题属性数据3类，时间属性数据和专题属性数据统称为属性特征数据，空间特征数据与属性特征数据结合为空间数据。储存与处理空间数据的数据结构常见有矢量数据结构和栅格数据结构，这两种数据结构均可表示点、线、面等现实地理实体。从空间流行病学应用视角来看，空间数据常见有点模式数据、面数据和地统计数据3种类型。点模式数据的数据类型为点，数据结构为矢量数据结构。面数据的数据类型为面，数据结构为矢量数据结构。地统计数据指研究区域内抽样点的研究事件数据，其数据类型为点，数据结构为矢量数据结构。

二、空间数据的特征

空间数据具有空间自相关性（spatial autocorrelation）、空间异质性（spatial heterogeneity）、可塑性面积单元问题（modifiable areal unit problem，MAUP）和尺度依赖性等特征。其中，空间自相关性是空间数据的最主要特征，意指距离越近空间单元其同一属性值（如发病率）越相似。空间自相关性的根本出发点是地理学第一定律，即空间分布上距离越近的事物某属性值之间越相似。疾病的空间异质性取决于病因的空间异质性分布，对疾病空间异质性的量化分析可为深入揭示病因所在提供帮助。疾病空间异质性是尺度的函数，具有尺度依赖性，空间尺度的变化可能会导致异质性的出现或消失。疾病空间数据具有多尺度特性，其研究结果随着研究尺度和尺度区划方式的不同而变化，由此产生了可塑性面积单元问题。可塑性面积单元问题包括尺度效应（scale effect）和划区效应（zoning effect）两方面，尺度效应是利用某一尺度上所获得的信息和结果推测其他尺度的现象，是将数据或信息从一个尺度转换到另一个尺度的过程。尺度效应分为尺度上推（upscaling）和尺度下推（downscaling）两种形式。尺度上推是小尺度上的精确结果转换到大尺度上的模糊结果的推测过程，这是一种信息的聚合、详细信息量的丢失，引起聚合效应（aggregation effect）。尺度下推是大尺度上的模糊研究结果转换到小尺度上的精确结果的推测过程，这是信息的分解（disaggregation），可能引起生态学谬误（ecological fallacy）。生态学谬误本质上是可塑性面积单元问题的尺度下推，将大尺度上的群体结果转换到小尺度上的个体水平。

以独立性假设为前提的经典统计分析方法在探讨疾病空间格局及其影响因素方面发挥着毋庸置疑

的作用。但是，疾病发生及其影响因素不仅表现为随机性，更重要的是具有空间自相关性和空间异质性等特征。空间自相关性特征与经典统计方法的独立性假设前提相悖，空间异质性特征与经典统计方法的方差齐性（同分布）假设不符。特定研究区域的疾病频率指标（如发病率）并非独立事件，它既与该研究区域内部的疾病影响因素有关，又与相邻区域的同一疾病频率指标（如发病率）有关。经典统计方法在处理疾病空间数据时，不但难以满足独立、同分布假设前提，而且易导致空间数据挖掘不够、空间信息利用不高、分析效能低下和研究结果有偏等问题。与经典统计方法相比，空间分析方法遵循空间数据的特征，挖掘和利用疾病数据的空间信息，适宜探讨疾病的时空格局及其区域决定因素，在处理疾病空间数据方面具有优势。

三、空间分析内容

空间分析是空间流行病学的核心任务之一。空间流行病学是流行病学的一门新兴交叉应用分支学科，遵循地理学第一定律（空间自相关性）和地理学第二定律（空间异质性），兼顾数据的空间自相关性和空间异质性等结构特征，采用适宜的空间分析策略和空间分析方法开展疾病制图、聚集性探测、时空格局识别、格局成因分析、流行风险溯源、传播路径追踪、时空风险评估、时空预警预测模型、公共卫生监测和卫生服务空间可及性评价等内容研究。

空间流行病学基于“格局→过程→机制→对策”这一研究思维和研究范式，致力于阐明空间尺度上的格局特征，厘清时间尺度上的发展过程，揭示时空格局背后的形成机制，并制定对策等研究目的。识别出空间格局的形成因子后，空间流行病学可进一步量化形成因子对格局的解释度（即重要性）。在识别出空间格局的形成因子，以及掌握形成因子对空间格局的解释度后，空间流行病学可以进一步开展空间因果推断，探讨变量间的依赖关系或潜在的因果路径。最后，基于已识别出的空间格局形成因子及其重要性，以及因子间的作用关系，我们构建疾病的空间风险评估与预警预测模型，助力疾病的监测与防控。

近年来，随着数据时空理念的渐进增强，时空数据获取可及性的稳步提升和时空统计分析方法的快速普及，空间流行病学得以迅速发展，以数据驱动和模型驱动为核心的空间流行病学实践应用与空间分析实证研究方兴未艾。然而，以问题驱动为导向的空间流行病学学科理论与方法体系发展相对滞后。目前，本章所述的“空间分析内容”仅聚焦于空间数据的分析方法技术和空间分析的实践应用层面，不涉及空间流行病学的科研设计理论与研究方法体系。

四、空间分析方法

空间分析方法的选择，既要考虑研究目的，又要兼顾数据的空间结构特征，还要权衡科研设计要点和抽样方法。本章基于“空间分析内容”框架，简要介绍相应常用的空间分析方法。因篇幅有限，方法原理与统计过程不赘述。

（一）疾病制图

疾病分布与区域环境因素密切相关，受其影响形成了特定的空间分布格局。地理信息系统（geographical information system，GIS）专题地图，空间经验贝叶斯平滑（spatial empirical Bayesian smoothing，SEBS）制图，趋势面制图（trend surface mapping），核密度估计（kernel density estimation，KDE）制图，以及反距离加权（inverse distance weighting，IDW）插值、克立格插值（kriging interpolation）、协同克立格插值（co-kriging interpolation）、三次样条插值（cubic spline interpolation）、最近邻插值（nearest neighborhood interpolation，NNI）以及土地利用回归（land use regression，LUR）插值等空间插值方法，从全局水平上直观定量描述疾病的空间分布特征，并可视化空间分布格局。

GIS 专题地图仅仅是数据的地图可视化，无地图代数计算过程，并非真正意义上的空间分析。空间贝叶斯平滑制图考虑先验信息，是一种“拉平均化”的制图方法，结果较为稳定，适用于小地域、小样本和小人群研究，以及低发生率的疾病或健康事件研究。空间插值是一类基于已知空间观测点的专题属性数据，通过拟合适宜的变异函数模型（如球状模型或指数模型），采用线性加权方式估计未知空间点的专题属性值大小。IDW 插值、普通克立格（ordinary kriging，OK）插值、薄板样条（thin plate spline，TPS）插值是常用的空间插值方法。插值效果的优劣通过估计偏差均值（mean prediction error，MPE）和估计偏差均方根（root-mean-square prediction error，RMSE）等指标来评价。MPE 评价插值的偏性（即准确性），其值越接近 0 说明偏性越小。RMSE 反映插值的变异性，其值越小说明变异性越小。

简言之，IDW 插值是一种确定性插值方法（deterministic method），以插值点与样本点之间的距离为权重进行加权平均，离插值点越近的样本点赋予的权重越大，但插值表面不平滑。OK 插值是一种地统计插值方法（geostatistical method），利用半变异函数（semi-variogram）反映插值点和样本点的空间相关性，被认为是线性、无偏、最优的空间局部内插估计法。TPS 插值是一种样条函数插值方法，兼顾了插值曲面的平滑性与精确度，插值表面更加连续、平滑和柔和。但 TPS 插值的局部平滑作用可改善或削弱全局插值精度。

（二）聚集性探测

空间自相关分析、扫描统计量、地理探测分析和空间滤波等方法用于推断疾病的热点和冷点区域，定量刻画疾病的空间分布格局。空间自相关分析包括全域 Moran's *I* 指数和全域 Getis 指数，局域 Moran's *I* 指数和局域 Getis 指数，局域空间自相关指数（local indicator of spatial autocorrelation，LISA）和 Moran 散点图等方法，检验有无聚集性并定位聚集性的位置。开展空间自相关分析前，构建空间权重（spatial weights）确定地理单元之间的空间关系尤为重要。空间权重有邻接权重（即位置关系权重）和距离权重两种，空间邻接权重可采用 Queen、Rook 和 Bishop 等相邻方式来构建。

扫描统计量常见 Kulldorf 扫描统计量和 Tango 扫描统计量两种形式，扫描窗口的几何形状和扫描窗口的尺度大小是扫描统计量的两个核心参数。Kulldorf 扫描统计量通常基于规则的圆形窗口进行规则扫描，而 Tango 扫描统计量则基于不规则窗口进行不规则扫描统计。扫描统计量不仅可检验有无聚集性，定位聚集性的中心位置，还可度量聚集性的空间范围，并评估聚集性的相对危险度（relative risk，RR）。

地理探测器（geo-detector）包括风险探测（risk detector）、因子探测（factor detector）、生态探测（ecological detector）和交互作用探测（interaction detector）四个模块。热点探测用于探测聚集性区域，因子探测用于评估各因素对空间分布格局的贡献量大小，生态探测用于比较不同因素间对空间分布格局的贡献量有无差异，交互作用探测用于评估因素间的交互作用对空间格局的影响。

（三）空间格局识别

疾病制图和聚集性探测技术是识别疾病空间格局的常用方法。此外，土地利用回归、地理加权回归（geographical weighted regression，GWR）、空间广义相加混合模型（GAMM with spatial autocorrelation model）、空间滞后模型（spatial lag model，SLM）、空间误差模型（spatial error model，SEM）和空间杜宾模型（spatial Durbin model，SDM）等空间回归模型，以及层次贝叶斯时空模型（hierarchical Bayesian spatio-temporal model）也可识别疾病的空间分布格局，揭示疾病的空间变化趋势。但是，上述模型更常用于探索空间格局的潜在影响因素。

（四）流行过程追踪

为追踪疾病流行过程，明确病例间的传播关系，厘清疾病在时空维度上的发展趋势，我们可采用轨迹分析（tracking analysis）、疫情树林（epidemic forest）和线性方向均数（linear direction mean，LDM）等分析方法。

（五）格局成因分析

在明确疾病空间分布格局后，我们可用地理探测器、空间回归方法和空间经验正交函数分解法来识别空间格局的潜在影响因素，探讨地理相关因素与空间格局的关系。其中，空间回归方法是格局成因分析的主要技术,包括全局水平的空间回归模型,以及局域水平的空间回归模型。全局水平的空间回归模型是一类全局模型,模型中的参数估计值是全局意义上的平均估计值,参数估计值对所有研究区域来说都相同。实际上,疾病空间数据往往具有空间异质性,表现为不同研究区域间的参数估计值具有变异性。相对而言,局域水平的空间回归模型则考虑了空间数据的空间异质性特征,模型中的参数估计值随着空间位置改变而变化,同一变量的参数估计值在不同空间区域上存在异质性。

根据因变量(Y)的类型不同,资料的层次结构和时空尺度效应特征,以及是否考虑先验信息等,全局水平的空间回归模型常见有数值型因变量的空间滞后模型、空间误差模型、空间杜宾模型和空间面板模型,分类型因变量的空间 logistic 模型、空间多水平 logistic 模型、贝叶斯时空 logistic 模型和层次贝叶斯时空 logistic 模型,生存结局变量的空间 Cox 模型和贝叶斯时空 Cox 模型,数值型和分类型因变量的空间广义线性模型(spatial generalized linear model,SGLM)、空间广义线性混合模型(spatial generalized linear mixed model,SGLMM)和时空广义相加混合模型等。

局域水平的空间回归模型常见有数值型因变量的(贝叶斯)地理加权回归模型和贝叶斯时空变系数模型(spatiotemporally varying coefficients, STVC),分类型因变量的地理加权 logistic 模型(geographically weighted logistic regression model,GWLRM),生存结局变量的地理加权 Cox 模型,数值型和分类型因变量的地理加权广义线性模型(geographically weighted generalized linear model,GWGLM)和时空多水平模型等。

总而言之,由于空间异质性的存在,不同空间区域上的自变量(X)对因变量(Y)的回归系数效应(β_i)可能不同,变量效应在研究区域间可能具有变异性。因此,在全局模型拟合后,需进一步用地理加权模型和贝叶斯时空变系数等局域模型来测量参数的局域效应,以便因地制宜实施针对性防控措施。

在识别出疾病空间格局的影响因素后,可进一步量化影响因素对空间格局的解释度。我们可采用地理探测器的因子探测 q 统计量和“因子力指标”(power of determinant,PD)、时空变系数、时空经验正交函数、空间回归的标化系数等方法来度量各影响因素对空间格局的解释度和贡献率。

(六)空间因果推断

在识别出空间格局的影响因素,以及掌握影响因素对空间格局的解释度后,我们可以进一步开展空间因果推断,探讨变量间的依赖关系或潜在的因果路径。空间因果推断方法常见有空间有向无环图(spatial directed acyclic graph)模型、空间主体建模(spatial agent-based model)、空间贝叶斯网络因果图(spatial Bayesian network)模型等。

(七)空间风险评估与预警预测

基于已识别出的空间格局影响因素及其重要性,以及因素间的作用关系,我们构建疾病的空间风险评估与预警预测模型,助力疾病的监测与防控。目前常用的空间风险评估方法有生态位模型(ecological niche model,ENM)、层次贝叶斯时空回归模型、扫描统计量、空间滤波模型(spatial filtering model)、Power-law 算法的时空多成分模型、空间相对危险度估计、栅格计算建模(raster calculator)等方法。

五、空间分析的综合评价

理论上,针对同一空间数据,实现同一分析目的,可采用的模型方法可能不止一种。但模型方法之间各有所长,分析结果也存在一定的差异性。为消除单一模型拟合结果的片面性和不稳定性,实现模型间的优势互补,得到更为综合稳定的结论,我们可综合多种模型的结果,生成集成模型(ensemble model),进而获得综合评价结果。例如,空间插值分析中,IDW 插值、OK 插值与 TPS 插值(TPS)的结果存在不一致性,我们基于各模型的 RMSE 生成权重,采用线性加权形式集成综合插值模型。又如,传染病时空传播模型的实时再生数(R_t)估计,我们以各模型的拟合优度 R^2 值计算各模型的权重分量大小,籍此加权和多种模型估计出的实时再生数,进而生成再生数的集成模型,以消除单一模型拟合结果的不稳定性影响。

空间分析中,单一指标的分析难以综合决策。为此,我们通过构造权重,将多个指标联合起来,生成综合评价指标,辅助综合决策。例如,疾病空间风险评价中,可生成综合评价模型,计算综合风险指数。卫生服务空间可及性评价中,可将各地区的卫生服务供需比与居民点到达卫生服务机构的出行成本(出行时间、出行距离)等指标综合起来,计算可及性综合得分。

目前,综合评价思维在空间分析中尚未得到广泛应用。本章抛砖引玉,通过3个应用实例介绍空间分析的综合评价。

第二节 应用实例

一、多种空间插值法的综合评价

例 14-1 不同的空间插值方法,其 MPE 和 RMSE 不同,插值结果有一定的差异性。为客观综合评估疾病的空间格局特征,研究者需采用"线性加权"方式将多种有差异的空间插值结果整合成综合评价结果,以便辅助决策。本章以全国第一次死因回顾性抽样调查中的广西壮族自治区(以下简称广西)肝癌死亡数据为例,介绍 OK 插值和 TPS 插值等多种空间插值方法的综合评价。该例的空间区域范围为广西辖区,空间尺度为县区尺度,有各县区的肝癌死亡率数据(1/10万)。本例提取各县区的中心点坐标(经纬度),将县区尺度的矢量面数据转换成中心点的矢量点数据,籍此空间插值揭示广西肝癌死亡风险的空间格局。关于 OK 插值与 TPS 插值的方法原理,参阅万龙等人发表的《黄土高原降雨量空间插值精度比较——KRIGING 与 TPS 法》。

1. 绘制 OK 插值和 TPS 插值。基于广西肝癌死亡率数据,在 R 软件的地统计程序包(gstat)中拟合球状模型的变异函数,绘制 OK 插值和 TPS 插值。

```
grid<- raster (map. Guangxi, res=0. 1)
OKmodel<- gstat (formula=mortality~1, locations=hcc. Points, model=semi. Sph)
OKpred <- interpolate (grid, OKmodel)            ## 拟合 OK 插值
TPSmodel<- Tps (coordinates(hcc. Points), hcc. Points $ mortality)
TPSpred <- interpolate (grid, TPSmodel)          ## 拟合 TPS 插值
```

2. 采用交叉验证,比较分析 OK 和 TPS 插值模型的 RMSE 和 MPE。基于 R 软件,构建 RMSE 程序模块和 MPE 程序模块,并比较 OK 和 TPS 空间插值模型的 RMSE 和 MPE 大小,评估模型的插值效果。

```
RMSE<- function (observed, predicted) {
sqrt (mean ((predicted - observed) ^2, na. rm=TRUE))
}                                                ## 构建 RMSE 程序模块
rmsOK<- RMSE (vali. OK $ observed, vali. OK $ var1. pred)
rmsTPS<- RMSE (vali. TPS $ observed, vali. TPS $ var1. pred)
rms<- c (rmsOK, rmsTPS)                          ## 比较各模型的 RMSE
rms
MPE <- function (observed, predicted) {
Mean (predicted - observed, na. rm=TRUE)
}                                                ## 构建 MPE 程序模块
mpeOK<- MPE (vali. OK $ observed, vali. OK $ var1. pred)
mpeTPS<- MPE (vali. TPS $ observed, vali. TPS $ var1. pred)
```

```
mpe<- c (mpeOK, mpeTPS)                ## 比较各模型的 MPE
mpe
```

OK 插值模型的估 RMSE 和 MPE 分别为 5.78 和 0.18,TPS 插值模型的 RMSE 和 MPE 分别为 6.16 和 0.15。可见,OK 插值模型的变异性较 TPS 插值模型优,但偏性方面逊于 TPS 模型,两模型之间各有优劣。为克服单一插值模型结果的局限性,综合揭示空间格局,我们需基于“线性加权和”方式整合两种模型的插值结果,构建集成模型。

3. 基于各模型的 RMSE 大小,生成各模型的加权权重 *W*。

```
W<- ( rms / sum(rms) )              ## 利用 RMSE 计算各插值模型的权重大小
```

4. 基于权重 *W* 大小,加权和集成多种模型的插值结果。

```
OK <- mask (OKpred, map. Guangxi)
TPS <- mask (TPSpred, map. Guangxi)
S<- stack (OK, TPS)
Ensemble<- sum (S * W)              ## 构建综合模型的集成结果指标
all<-stack (OK, TPS, Ensemble)
names (all)<- c ("OK model", "TPS model", "Ensemble model")
par (mai=c (0,0,0,0))
plot (all, xlab="经度", ylab="纬度")
```

集成模型(ensemble model)插值克服了 OK 插值、TPS 插值等单一插值模型拟合结果的片面性,集成结果更趋稳健,有利于客观揭示广西肝癌死亡风险的空间格局。

二、空间风险评价模型的综合评价

例 14-2 疾病空间风险评价是公共卫生监测的重要内容。广西长期监测黄胸鼠构成比、印鼠客蚤构成比、室内黄胸鼠密度、黄胸鼠体印鼠客蚤指数等媒介指标,评估鼠疫区域风险,为科学防控提供支撑。林新勤、周树武、唐咸艳等采用空间分析综合评价法,回顾性和前瞻性评估了广西鼠疫区域风险。该例的空间区域范围为广西辖区,时间为 2000 年,空间尺度为县区尺度。本例中,各鼠疫监测点为矢量点数据。

1. 选取广西鼠疫监测点的黄胸鼠构成比、印鼠客蚤构成比、室内黄胸鼠密度和黄胸鼠体印鼠客蚤指数 4 种媒介指标。各媒介指标的矢量点数据经 IDW 空间插值后转换为栅格图形,逐一生成栅格趋势图层。

2. 确定监测指标的权重大小 根据文献报道,当黄胸鼠和印鼠客蚤在鼠、蚤区系的构成比分别占 70%以上,室内黄胸鼠密度>5%,黄胸鼠体印鼠客蚤指数>1 时,以上指标同时存在是鼠间鼠疫流行前期的预兆。按照鼠疫发生依据并参考专家意见,赋予黄胸鼠构成比、印鼠客蚤构成比、室内黄胸鼠密度和黄胸鼠体印鼠客蚤指数等指标的权重均为 25%,即 0.25。

3. 鼠疫区域风险综合评价 基于各地监测指标的实测值与权重大小,采用综合评分法,运用 ArcGIS 空间分析工具下的栅格计算器,【Spatial Analyst Tools】-【Map Algebra】-【Raster Calculator】,统计叠加各媒介指标的栅格图层,构建综合风险指数的栅格统计模型。随后,采用空间分析工具模块下的 Cell Statistics 区域统计,【Spatial Analyst Tools】-【Local】-【Cell Statistics】,分析各地理单元的风险指数。综合风险指数为监测指标的线性加权和,综合风险指数=印鼠客蚤构成比×25%+黄胸鼠构成比×25%+黄胸鼠印鼠客蚤指数×25%+黄胸鼠密度×25%。当综合风险指数大于 25%×(0.05+0.7+0.7+1),即大于 0.61 时,提示该地区鼠疫发生风险高。

林新勤、周树武、唐咸艳等回顾性评价了广西 2000—2001 年的鼠疫区域风险,风险指数大于 0.61 的区域聚集在隆林各族自治县,2000 年的隆林鼠疫发生也证实了这一点。2000 年隆林县的邻县西林县的综合风险指数也较高(0.53),但尚未达到预警界值,提示着西林县可能是未来鼠疫发生的风险区域。历史监测表明,2001 年西林县也发生了鼠疫。

借此模型,林新勤、周树武、唐咸艳等前瞻性监测广西 2007—2009 年的鼠疫区域风险。模型监测发现 2007 年合浦县的风险指数为 0.66,发生鼠疫疫情的风险高,疾病预防控制中心等部门经及时加大鼠疫防治知识宣传和灭鼠灭蚤等防控措施,杜绝了该地区鼠疫疫情的发生。模型监测还发现 2009 年西林县的风险指数为 0.79,发生鼠疫疫情的风险高,经对该地区病、死鼠的搜查和指示动物的扩大检查,及时发现了 2 个动物间疫点,并采取了有效措施,避免了动物间疫情的扩散,杜绝了人间疫情发生。

三、卫生服务空间可及性的综合评价

例 14-3　卫生服务可及性涉及空间可及性、成本可支付性、服务质量 3 个层面。卫生服务空间可及性(spatial accessibility)不仅与卫生资源的供需比有关,还与居民获得卫生服务的出行时间(travel time to hospital)和出行距离(travel distance to hospital)有关。覃青连、唐咸艳等开展“二孩政策”实施前后广西南宁市妇幼卫生服务空间可及性的时空趋势研究,采用两步移动搜寻法(2-step floating catchment area,2SFCA)分别综合评价了县区尺度、乡镇尺度和行政村尺度上南宁市居民获得妇幼卫生服务的空间可及性。该例的空间区域范围为广西南宁市辖区,时间域为 2013—2019 年,时间尺度为年,空间尺度为县区、乡镇和行政村尺度。本例中,妇幼卫生服务机构和居民点均为矢量点数据。

两步移动搜索法分别以卫生服务提供方(supplier)和服务需求方(demander)为中心,在一定的出行距离阈值内移动搜索两次,最终将所有供需比(supplier-to-demander ratio)累加和得到各需求点的可及性得分(accessibility score)。可及性得分在 ArcGIS 软件的 Accessibility 功能模块中测算与评价。

1. 收集各家卫生服务机构的卫生资源数(如妇幼卫生人力资源数、服务床位数),以及各居民点的卫生服务需求人口数。

2. 收集南宁市各级道路交通网,基于服务供需双方的地理坐标(经纬度)以及道路交通网,在 ArcGIS 软件的网络分析(network analysis)工具模块中,【Spatial Analyst Tools】-【Network Analysis Tools】,测算各居民点(需方)到各妇幼卫生服务机构(供方)的出行时间和出行距离。

3. 计算一定服务阈值距离范围内的卫生资源供需比　以任一家卫生服务机构 j 的地理位置为中心,以卫生服务机构的服务阈值 d_0 为搜索半径,建立搜寻域,搜寻落入 d_0 内的所有居民点 $i(i=1,2,\cdots,k)$,$i\in\{d_{ij}\leqslant d_0\}$ 计算搜寻域内卫生服务机构 j 的服务能力与潜在需求人口数的供需比值 R_j。

$$R_j=\frac{S_j}{\sum_{i=1}^{k}P_i} \tag{14-1}$$

R_j 为第 j 家卫生服务机构的卫生服务供需比值,S_j 是第 j 家卫生服务机构的服务能力(妇幼卫生人力资源数),k 为搜寻域内居民点的数量,P_i 是搜寻域内第 i 个居民点的卫生服务需求人口数,d_{ij} 表示第 j 家卫生服务机构与第 i 个居民点之间的出行距离成本,以 t_0 表示出行时间成本,即居民点到各妇幼卫生服务机构的平均最短出行时间。

4. 测算各居民点获得妇幼卫生服务的空间可及性　以第 i 个居民点为中心,搜索落入搜寻半径范围 d_0 内的所有卫生服务机构,将搜寻域内所有卫生服务机构的供需比值 R_j 累加,测算第 i 个居民点的卫生服务空间可及性得分 A_i。

$$A_i=\sum_{j\in\{d_{ij}\leqslant d_0\}}R_j=\sum_{j\in\{d_{ij}\leqslant d_0\}}\frac{S_j}{\sum_{i=1}^{k}P_i} \tag{14-2}$$

A_i 为第 i 个居民点的卫生服务空间可及性得分，A_i 综合考虑了妇幼卫生服务机构的卫生服务资源，居民需求人口数，以及居民点到妇幼卫生服务机构的出行时间后算出的每千人口拥有妇幼卫生人力资源数和床位数。A_i 越大，表明该居民点获得卫生服务的空间可及性越好。

借此，逐一测算南宁市 2013—2019 年县区尺度上的妇幼卫生服务空间可及性得分、乡镇尺度上的妇幼卫生服务空间可及性得分、村级尺度上的妇幼卫生服务空间可及性得分。县、乡、村多级尺度评估均揭示了广西南宁市居民获得妇幼卫生服务的空间可及性存在较为明显的空间异质性。

（唐咸艳）

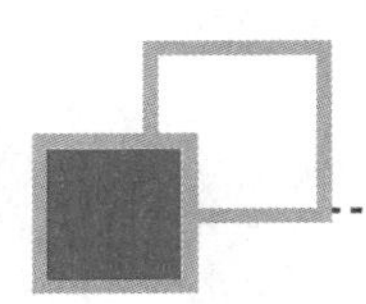

第十五章 meta 分析和综合评价

第一节 基本概念

一、meta 分析在综合评价中的应用

针对同一个科学问题，可能存在几项、几十项甚至上百项彼此独立的研究。这些研究在设计、流程、研究对象、样本量、研究指标和统计方法等方面不完全相同，研究间的结果往往不完全一致，甚至出现结论相反的情况（表 15-1）。此时，决策者需要对这些研究结果进行综合评价。

表 15-1 针对某科学问题的 k 个独立研究的结果和质量评价

研究序号	样本量	效应值	标准误	研究质量
1	n_1	Y_1	SE_1	优
2	n_2	Y_2	SE_2	良
3	n_3	Y_3	SE_3	中
4	n_4	Y_4	SE_4	差
…	…	…	…	…
k	n_k	Y_k	SE_k	良

meta 是希腊词，意为"later or more highly organized or specialized form of，more comprehensive，secondary"。meta 分析（meta-analysis）曾被翻译为综合分析、荟萃分析、元分析等。meta 分析是对具有相同研究目的的多个独立研究结果进行系统的、定量的统计学综合分析与评价的一种研究方法。通过 meta 分析，决策者可以评估各个独立研究的质量，排出优劣顺序，并运用统计学方法进行汇总分析，得出一个合并效应估计值，从而达到综合评价的目的。meta 分析的结果通常被视为针对某一特定科学问题的最高级别的证据。

运用 meta 分析进行综合评价，具有下列优势：①通过合并多个具有相同研究目的的研究结果，扩大了样本含量，提高统计学检验功效；②合并效应的置信区间一般会更窄、更具有说服力；③可以帮助评价者对不同研究结果间的差异程度进行评估，探索研究间异质性的来源，估计可能存在的各种偏倚，从而提出新的研究问题，为下一步研究提供思路；④在缺少直接研究结果且条件受限的情况下，可以通过间接比较和网状 meta 分析进行初步评价。

运用 meta 分析进行综合评价时，决策者不能忽视下列可能存在的问题：①当原始研究质量不高时，meta 分析的结果质量也会受到影响。基于高质量的独立研究，meta 分析更能获得可信的综合结论。②当各独立研究间存在相同的系统误差时，meta 分析会加大这些偏倚，产生统计学上的假象。meta 分析过程中常常涵盖两轮综合评价。一方面，是综合多个指标对分析文献的质量进行综合评价，进行文献筛选和质量优劣程度的估计；另一方面，针对分析目的，结合多个文献的结果，对主要效应指标的统计结果进行讨论，得到合并效应量，回答研究问题。

二、meta 分析的基本步骤

对某个科学问题的多项研究开展 meta 分析的过程，实质上就是一个科学研究与决策的过程，一般应当包括确定评价目标、选择评价指标、质量评价、确定权重和统计分析等步骤。

（一）确定综合评价目的

通过 meta 分析，构建综合评价模型，获得对事物的综合认识，排出优劣次序，发现新的问题和研究方向。

（二）根据综合评价的目的，选择恰当的综合效应指标

当结局变量是分类变量时，可选择频率、相对危险度、比值比、率差、需要治疗的例数、风险比等作为效应指标。当结局变量是计量资料时，可选择加权均数差、标准化均数差、回归系数、相关系数等作为效应指标。对于诊断试验，通常选用敏感度、特异度、似然比、Youden 指数、受试者工作特征曲线下面积、诊断比值比等作为效应指标。某些统计量也可作为综合评价的效应指标，比如 z 值、t 值、χ^2值等。有时，P 值也可作为综合评价的效应指标。

（三）对独立研究进行质量评价

只有基于高质量的独立研究才能获得可信的综合结论。决策者需要从 3 个方面来评价单个独立研究的质量：①方法学质量，即研究结果受各种偏倚因素的影响情况，如测量偏倚、选择偏倚、失访偏倚等；②精确度，即研究结果受到随机误差影响的程度；③外部真实性，即研究结果的外推程度。

质量评价的方法和标准很多，比如，对于随机对照临床试验，可选用 Cochrane 协作网制订的“偏倚风险评估工具”（the Cochrane risk-of-bias tool for randomized trials，ROB）进行定性评价，也可选用 Jadad 评分量表进行定量评价。对于绝大部分研究类型，目前尚无公认的质量评价“金标准”。决策者应该根据研究目的和设计类型选择最恰当或最容易被接受的评价工具。

（四）确定各独立研究在综合评价中的权重

各独立研究在综合评价中的权重有两类计算方法。第一类方法假设各独立研究的效应是相同的，即固定效应模型，研究内部抽样变异的倒数作为各独立研究的权重。对于二分类结果变量的研究，样本大小和事件数量决定了各独立研究的权重大小。第二类方法把各独立研究的效应值看成效应真值分布的抽样，即随机效应模型，各独立研究的权重定义为研究内部和研究间变异之和的倒数。常见效应指标的研究间权重的具体统计方法见表 15-2。很多常用统计软件能够帮助决策者计算出权重，常用软件包括免费软件 RevMan、R 和商业软件 Stata、SAS。

表 15-2 常见效应指标的研究间权重的计算方法

资料类型	效应指标	研究假设	权重计算方法
分类变量	比值比	固定效应	Peto 法
		固定效应	Mantel-Haenszel 法
		随机效应	DerSimonian-Laird 法
	相对危险度	固定效应	Mantel-Haenszel 法
		随机效应	DerSimonian-Laird 法
	率差	固定效应	Mantel-Haenszel 法
		随机效应	DerSimonian-Laird 法
连续变量	加权均数差	固定效应	倒方差法（inverse variance）
		随机效应	DerSimonian-Laird 法
	标准化均数差	固定效应	倒方差法（inverse variance）
		随机效应	DerSimonian-Laird 法

（五）统计分析

异质性检验，即统计量的齐性检验，对独立研究间的结果变异程度进行检验，评估各独立研究的结果是否具有“可合并性”。异质性检验有多种方法，通常采用χ^2检验，在 P 值不大于 0.10 的情况下，异质性在可以接受的范围内。有时采用 I^2来评价，在 I^2值不大于 50% 的情况下，异质性在可以接受的范围内。此外，还可通过森林图观察各独立研究结果的效应值和置信区间是否有重叠及其程度，如果置信区间重叠少，表明独立研究之间的异质性较大。在高度异质性的情况下，一般不再计算合并效应值。此时，可以考虑敏感性分析、meta 回归或亚组分析，探索异质性的来源。

计算综合效应值及其可信区间是 meta 分析的主要内容，是根据各独立研究的权重，通过加权平均法进行数据合并而得到。分析结果常采用森林图来表示。对综合效应值进行假设检验，判断是否具有统计学意义。常采用 Z 检验，若 $P \leqslant 0.05$，可认为综合效应值具有统计学意义，若 $P>0.05$，可认为综合效应值不具有统计学意义。

通过敏感性分析，检查所获得综合评价结果的稳定性。改变某些很可能影响结果的因素，如排除质量评价低的研究、小样本研究、未采用安慰剂对照的研究，重新计算综合效应值，并与原结果进行对比，评价原 meta 分析结果的稳定性。如果敏感性分析所得结果与原结果没有本质差别，则敏感性分析支持原结果，增强结果的可信度；如果结果不一致，则应对原分析所得的结果持谨慎态度。

通过亚组分析来探索异质性的来源。例如根据研究的设计类型、研究对象的病情轻重程度、干预措施的类型或者疗程进行分亚组分析。一般在综合评价方案的制定阶段就应明确做哪些因素的亚组分析。

通过累积 meta 分析，将各独立研究按照某一设定的次序序贯纳入，每增加一个独立研究，开展一次综合评价。累积 meta 分析可检视按照某设定因素的次序综合结果的动态变化过程，并可用于评估各独立研究对综合评价结果的影响。

第二节 应用实例

例 15-1 恶性淋巴瘤的病因目前不完全清楚。有 7 项病例对照研究报道了超重与恶性淋巴瘤间的关联，但结果不一致（表 15-3）。研究者拟通过 meta 分析对超重与恶性淋巴瘤间的关联进行综合评价。超重的定义是 25.0（kg/m^2）≤BMI≤29.9（kg/m^2）。

表 15-3 关于超重与恶性淋巴瘤关系的 7 项病例对照研究结果

研究	病例组		对照组		OR_i	y_i	W_i	W_iy_i	$W_iy_i^2$
	超重（a_i）	体重正常（b_i）	超重（c_i）	体重正常（d_i）					
1	149	217	230	310	0.93	−0.077 5	52.928 7	−4.099 8	0.317 6
2	247	298	452	616	1.13	0.121 9	88.967 5	10.841 6	1.321 1
3	139	639	614	3 055	1.08	0.079 1	93.325 5	7.382 9	0.584 1
4	477	391	741	586	0.96	−0.035 9	129.701 8	−4.652 7	0.166 9
5	410	1 178	614	1 912	1.08	0.080 5	183.837 1	14.797 8	1.191 1
6	405	759	893	1 641	0.98	−0.019 6	181.295 3	−3.560 7	0.069 9
7	1 195	1 186	1 850	1 972	1.07	0.071 4	366.618 6	26.184 8	1.870 2
合计	3 022	4 668	5 394	10 092	—	—	1 096.674 5	46.894 0	5.520 9

研究者根据 Lichtenstein 提出的病例对照研究质量评价标准，对超重与恶性淋巴瘤关系的 7 项病例对照研究进行质量评价，结果如表 15-4 所示。

表 15-4　超重与恶性淋巴瘤关系的 7 项病例对照研究的质量评价

研究序号	研究设计	研究对象	处理方法	统计方法	偏倚分析	合计
1	1	1	1	1	0	4
2	1	1	1	1	0	4
3	1	1	1	1	1	5
4	1	1	1	1	0	4
5	1	1	1	1	0	4
6	1	1	1	1	0	4
7	1	1	1	1	0	4

meta 分析的主要过程如下所示。

1. 同质性检验

$H_0: OR_1=OR_2=OR_3=OR_4=OR_5=OR_6=OR_7$，即 7 项研究的效应量 OR_i，$(i=1,2,\cdots,7)$ 相同

H_1：7 项研究的效应量 OR_i 不全相同

首先计算每个研究的 OR_i、$y_i=\ln(OR_i)$、标准误 $SE_{\ln(OR_i)}$ 和权重系数 W_i。

$$SE_{\ln(OR_i)}=\sqrt{\frac{1}{a_i}+\frac{1}{b_i}+\frac{1}{c_i}+\frac{1}{d_i}} \tag{15-1}$$

$$W_i=\frac{1}{SE^2_{\ln(OR_i)}}=\left(\frac{1}{a_i}+\frac{1}{b_i}+\frac{1}{c_i}+\frac{1}{d_i}\right)^{-1} \tag{15-2}$$

检验统计量 Q 的计算公式：

$$Q=\sum W_i y_i^2-\frac{(\sum W_i y_i)^2}{\sum W_i} \tag{15-3}$$

本例中 $Q=5.520\ 9-\frac{(46.894\ 0)^2}{1\ 096.674\ 5}=3.52$

本例中 $\nu=k-1=6$，$Q=3.52<\chi^2_{0.10,6}=10.64$，$P\geqslant 0.10$，不拒绝 H_0，即 7 个研究具有同质性。

2. 计算合并 *OR* 值

各研究的加权均数 $\bar{y}$ 和 $\bar{y}$ 的方差分别是：

$$\bar{y}=\frac{\sum W_i y_i}{\sum W_i}=\frac{46.894\ 0}{1\ 096.674\ 5}=0.042\ 7$$

$$S^2_{\bar{y}}=(\sum W_i)^{-1}=(1\ 096.674\ 5)^{-1}=0.000\ 9$$

合并的 OR 值为：

$$OR=\exp(\bar{y})=\exp(0.042\ 7)=1.04$$

3. 计算合并 OR 值的 95% 置信区间：

$$95\%\ CI:\exp(\bar{y}\pm 1.96S_{\bar{y}}) \tag{15-4}$$

本例中：

$$\exp(0.042\ 7\pm 1.96\times\sqrt{0.000\ 9})=(0.98,1.11)$$

合并 *OR* 值的 95% 可信区间包括 1，推断超重人群发生恶性淋巴瘤的风险与正常体重组的差异没有统计学意义。

4. 制作森林图和漏斗图 森林图可以手工制作，也可以通过统计软件制作。图 15-1 和图 15-2 分别是 Stata 软件输出的固定效应模型森林图和漏斗图。

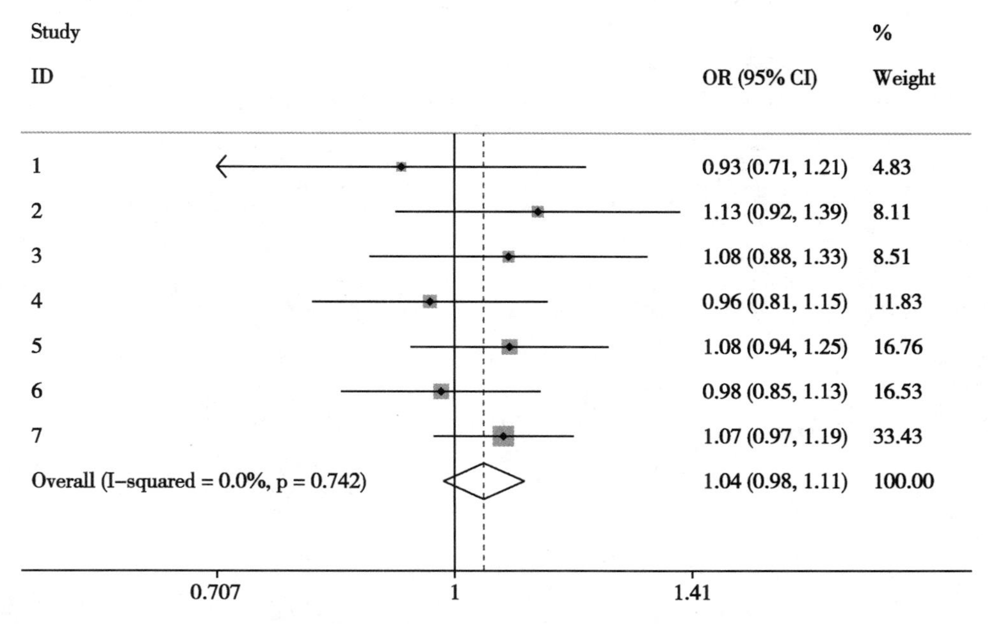

图 15-1 超重与恶性淋巴瘤关系 meta 分析的森林图

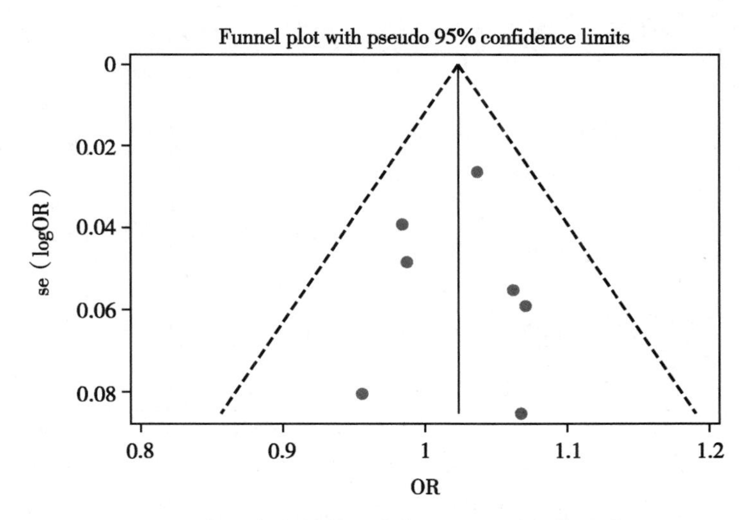

图 15-2 超重与恶性淋巴瘤关系 meta 分析的漏斗图

例 15-2 在实际工作中，针对同一种疾病或者同一个问题可能存在多种干预措施，决策者需要对各干预措施的效果进行全面比较与排序，但部分干预措施间尚没有直接比较的研究数据。此时，可以使用网状 meta 分析（network meta-analysis），合成直接比较证据和间接比较证据，对任一对干预措施的效果进行比较，再进行综合评价。网状 meta 分析是一种新的技术，相关理论和方法进展很快，但在一些重要问题上仍未取得完美解决方案，不恰当的使用有可能得到错误的结果。

有 23 项随机对照试验比较了 4 种干预方案促进吸烟者戒烟的效果，分别是：A——无任何接触、B——自我帮助、C——个体咨询和 D——群体咨询。研究结果见表 15-5。研究者拟通过网状 meta 分析对这 4 种类干预方案的效果进行综合评价。

表 15-5 干预方案的效果比较研究(戒烟人数/总人数)

研究序号	干预方案 A	干预方案 B	干预方案 C	干预方案 D
1	75/731	—	363/714	—
2	9/140	—	23/140	—
3	2/106	—	9/205	—
4	58/549	—	237/1 561	—
5	0/33	—	9/48	—
6	—	20/49	16/43	—
7	3/100	—	31/98	—
8	1/31	—	26/95	—
9	—	11/78	12/85	—
10	6/39	—	17/77	—
11	79/702	77/694	—	—
12	18/671	21/535	—	—
13	64/642	—	107/761	—
14	—	—	12/76	20/74
15	—	—	9/55	3/26
16	—	7/66	—	32/127
17	5/62	—	8/90	—
18	20/234	—	34/237	—
19	8/116	19/149	—	—
20	95/1 107	—	143/1 031	—
21	15/187	—	36/504	—
22	78/584	—	73/675	—
23	69/1 177	—	54/888	—

评价者运用 Stata 软件开展网状 meta 分析。主要结果如下。

1. 4 种干预方案间的网状关系图 A、B、C、D 节点的大小表示各干预措施的样本含量,两点间的实线表示两干预方案间存在直接比较的研究数据,线条越粗表示比较的次数越多(图 15-3)。

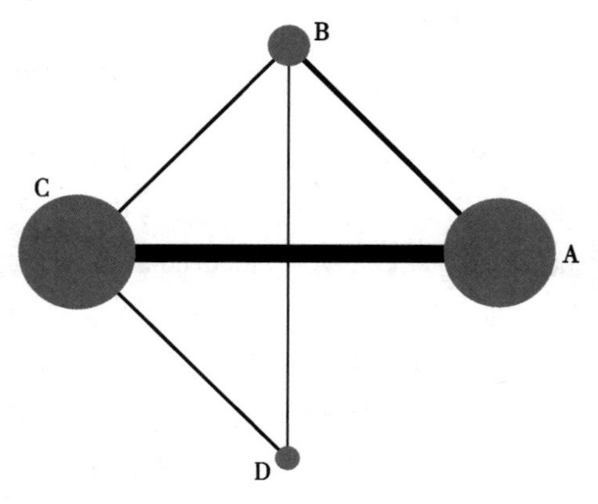

图 15-3 网状结构图

2. 网络贡献图 从图 15-4 中可以看出混合干预措施与间接比较的结果。如第 1 列中 62.0% 表示干预措施 A 对于干预措施 B 直接比较结果对合并结果的影响程度,29.3% 表示干预措施 A 对于干预措施 B 直接比较结果对于干预措施 A 和干预措施 D 间接结果的影响程度,27.1% 表示干预措施 A 对比干预措施 B 的直接结果对整个网状 meta 分析结果的影响程度。

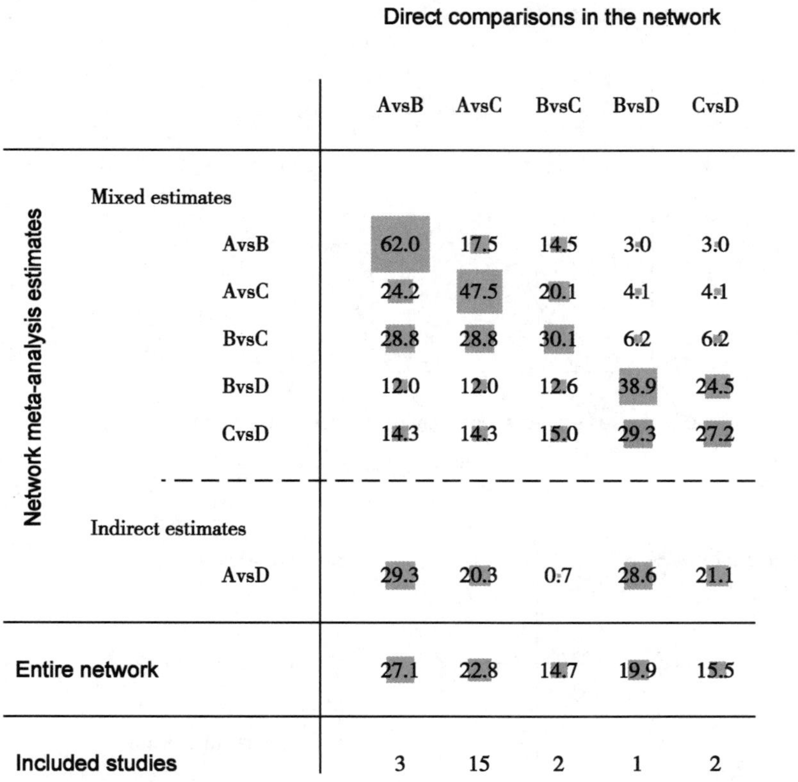

Direct comparisons in the network
AvsB AvsC BvsC BvsD CvsD
Network meta-analysis estimates
Mixed estimates
AvsB 62.0 17.5 14.5 3.0 3.0
AvsC 24.2 47.5 20.1 4.1 4.1
BvsC 28.8 28.8 30.1 6.2 6.2
BvsD 12.0 12.0 12.6 38.9 24.5
CvsD 14.3 14.3 15.0 29.3 27.2
Indirect estimates
AvsD 29.3 20.3 0.7 28.6 21.1
Entire network 27.1 22.8 14.7 19.9 15.5
Included studies 3 15 2 1 2

图 15-4　网络贡献图

3. 本研究有以下两个环,B-C-D 和 A-B-C,Z 检验的 P 值分别为 0.28,0.08,大于 0.05,直接证据与间接证据不存在不一致性(图 15-5)。

Loop
IF
95%Cl (truncated)
Loop-specific Heterogeneity(T²)
B-C-D 0.71 (0.00,1.99) 0.000
A-B-C 0.61 (0.00,1.29) 0.000
0 1 2

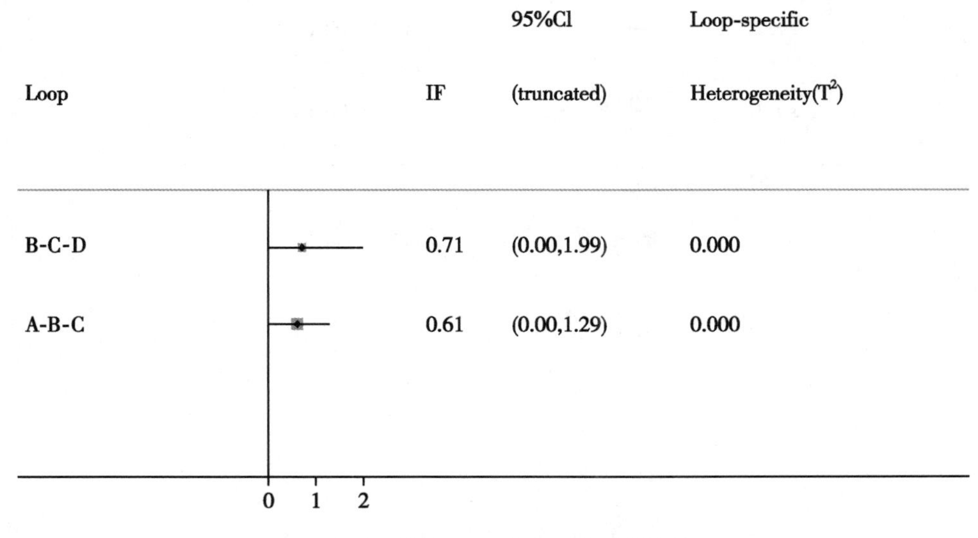

图 15-5　网状 meta 分析三角环异质性

4. 得到漏斗图如图 15-6。图中可以看出,大部分研究集中于漏斗的底部,未显示存在发表偏倚,但部分研究落在漏斗之外,需要谨慎解释 meta 分析的结果。

5. 图 15-7 为本研究得到的森林图。图中可以看出,A 与 C,A 与 D 之间的差异有统计学意义,其他两两比较没有统计学意义。

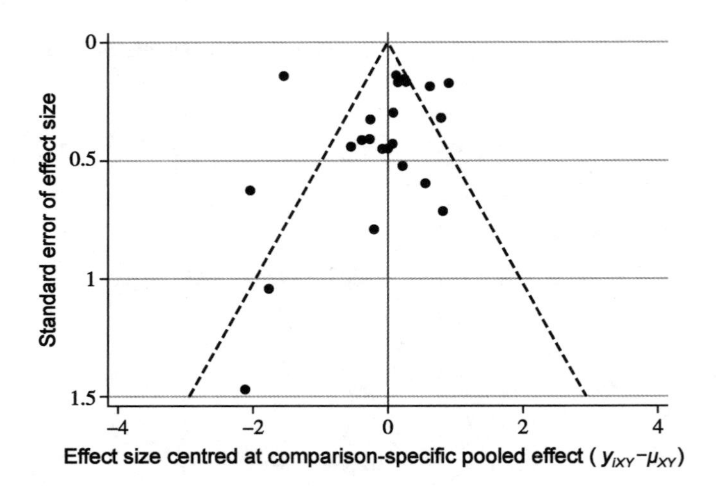

图 15-6 网状 meta 分析漏斗图

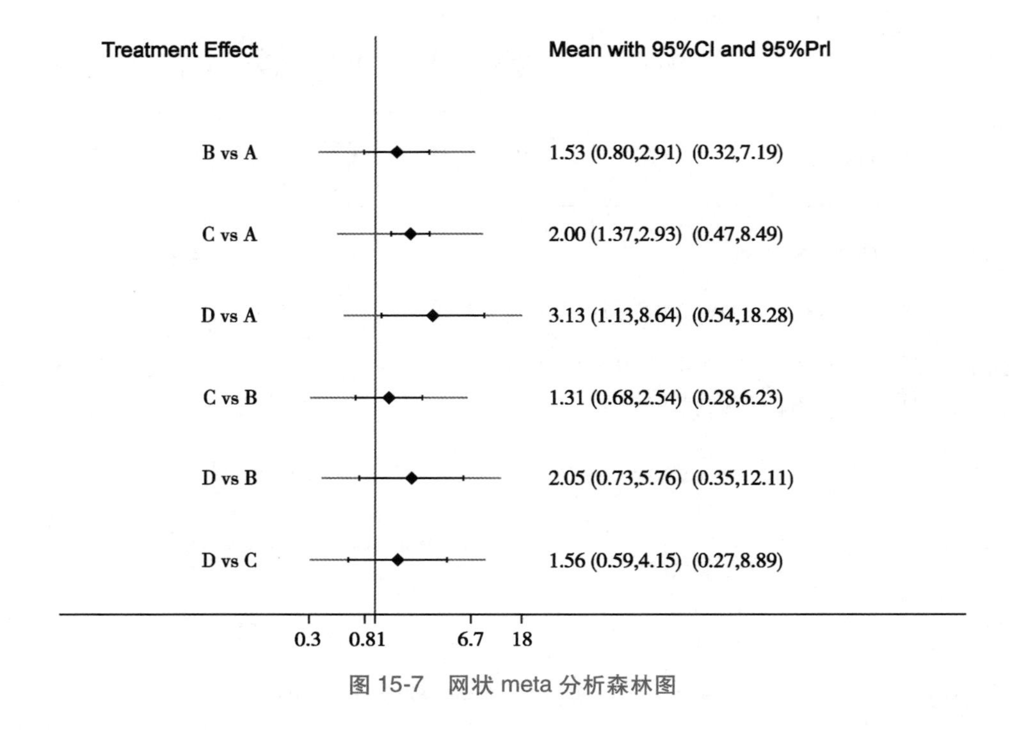

图 15-7 网状 meta 分析森林图

（张志将 曾小敏）

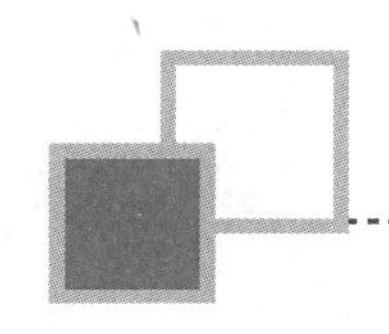

第十六章 综合评价的其他方法

前述章节详细介绍了许多常用的综合评价方法，除了这些经典的综合评价方法外，综合评价的方法还有许多，主要包括密切值法、功效系数法、灰色关联分析、决策树法、优序法和普通相关法等，本章分节简要介绍上述方法。

第一节 密切值法

一、基本概念

（一）概念及思想

密切值法（close-value method）是系统工程多目标决策中的一种优选方法，可用于效益评价、公共卫生和医疗工作质量管理等多个领域。其基本思想是：将评价指标区分为正向指标和负向指标并结合在一起考虑，所有指标进行同向标准化处理，找出各评价指标的“最优点”和“最劣点”，分别计算各评价对象与“最优点”和“最劣点”的距离（即密切程度），将这些距离转化为能综合反映各评价对象质量优劣的综合指标——密切值，最后根据密切值的大小来确定各评价对象的优劣顺位。密切值法原理简单、推理清晰、结果明确。它既可用于不同对象间的横向评价，也可用于同一对象不同时期的纵向评价，但当某个指标的离散程度较大时，密切值法的结果容易受异常值的影响。

（二）基本步骤

设有 n 个评价对象，m 个评价指标，原始数据形式见表 16-1。

表 16-1 密切值法原始数据表

评价对象	指标 1	指标 2	…	指标 m
对象 1	X_{11}	X_{12}	…	X_{1m}
对象 2	X_{21}	X_{22}	…	X_{2m}
⋮	⋮	⋮	⋮	⋮
对象 n	X_{n1}	X_{n2}	…	X_{nm}

1. 原始数据同趋势化与标准化处理，以消除单位及量纲的影响，从而构建指标同趋势数据矩阵，按公式（16-1）计算。

$$r_{ij}=\begin{cases} X_{ij}\Big/\sqrt{\sum_{i=1}^{n}X_{ij}^{2}} & （原高优指标）\\ X'_{ij}\Big/\sqrt{\sum_{i=1}^{n}(X'_{ij})^{2}} & （原低优指标，X'_{ij}=-X_{ij}）\end{cases} \tag{16-1}$$

式中 $i=1,2,\cdots,n$，n 为评价对象数；$j=1,2,\cdots,m$，m 为评价指标数；X_{ij}为第 i 个评价对象的第 j 个评价指标的原始数据；r_{ij}为第 i 个评价对象的第 j 个评价指标的标准化值。

同趋势化处理，当评价指标为高优指标（即数值越大越优）时，按原始数据取值；当评价指标为低优指标（即数值越小越优）时，取其相反数。这样整个评价系统指标就转化为高优指标了。

2. 确定各评价指标的“最优点”和“最劣点”

最优点按公式（16-2）确定。

$$B_j=\max_{1\leq i\leq n}\{r_{ij}\} \tag{16-2}$$

B_j 表示第 $j(j=1,2,\cdots,m)$ 个评价指标的标准化值在 n 个评价对象中的最大值。

最劣点按公式（16-3）确定。

$$S_j=\min_{1\leq i\leq n}\{r_{ij}\} \tag{16-3}$$

S_j 表示第 $j(j=1,2,\cdots,m)$ 个评价指标的标准化值在 n 个评价对象中的最小值。

各评价指标（$j=1,2,\cdots,m$）的标准化值的最优点和最劣点数据集分别为：

最优点数据集为
$$B_j=\{B_1,B_2,\cdots,B_m\} \tag{16-4}$$

最劣点数据集为
$$S_j=\{S_1,S_2,\cdots,S_m\} \tag{16-5}$$

3. 计算各评价对象与最优点和最劣点的绝对距离，即密切程度，按公式（16-6）和公式（16-7）计算。

$$d_i=\sqrt{\sum_{j=1}^{m}(r_{ij}-B_j)^2} \tag{16-6}$$

$$l_i=\sqrt{\sum_{j=1}^{m}(r_{ij}-S_j)^2} \tag{16-7}$$

式中 d_i为第 i 个评价对象与“最优点”的距离，l_i为第 i 个评价对象与“最劣点”的距离。当然，如果有必要，密切值法也可方便地考虑不同评价指标的重要性，赋予不同的权重，即加权密切值法。在计算评价对象与“最优点”和“最劣点”的距离时加归一化权重系数 W_j，分别按公式（16-8）和公式（16-9）计算。

$$d_i=\sqrt{\sum_{j=1}^{m}W_j(r_{ij}-B_j)^2} \tag{16-8}$$

$$l_i=\sqrt{\sum_{j=1}^{m}W_j(r_{ij}-S_j)^2} \tag{16-9}$$

4. 按公式（16-10）计算各评价对象的密切值 C_i，并按其数值的大小，排列出优劣顺位。

密切值无量纲，它是以各评价对象距最优点的最小距离，最劣点的最大距离作为参比，综合比较其隶属于最优点和最劣点的程度。

$$C_i=\frac{d_i}{d}-\frac{l_i}{l} \tag{16-10}$$

式中 $d=\min_{1\leq i\leq n}\{d_i\}$，即取各评价对象与“最优点”的距离（$d_i$）中的最小值为 d；$l=\max_{1\leq i\leq n}\{l_i\}$ 即取各评价对象与“最劣点”的距离（l_i）的最大值为 l；C_i为各评价对象的密切值。

C 值越小，表示该评价对象与最优点越密切，与最劣点越疏远，则评价对象越优。C 值为 0 时，评价对象最优。

二、应用实例

例 16-1 某地区 2006—2014 年的孕产妇保健工作相关数据见表 16-2，试根据产前检查率 X_1（%）、产后访视率 X_2（%）、住院分娩率 X_3（%）、新法接生率 X_4（%）、系统管理率 X_5（%）、建卡率 X_6（%）、孕产妇死亡率 X_7（1/10 万）、高危产妇比重 X_8（%）等 8 个指标对这 9 年该地区孕产妇保健工作质量进行综合评价。

表 16-2　2006—2014 年某地区孕产妇保健工作各项指标的原始数据

年份	X_1/%	X_2/%	X_3/%	X_4/%	X_5/%	X_6/%	X_7/(1/10 万)	X_8/%
2006	85.90	75.30	81.50	87.40	56.90	84.40	92.10	11.80
2007	89.07	78.74	89.25	92.70	62.32	88.28	73.71	14.48
2008	91.25	82.80	94.22	95.94	68.11	90.12	62.04	17.85
2009	92.30	84.50	96.40	97.40	72.20	91.90	41.40	20.50
2010	93.80	87.70	97.60	98.20	77.70	93.50	43.20	22.00
2011	92.60	88.20	98.30	98.80	80.00	94.10	39.10	22.10
2012	94.80	91.50	98.60	98.90	83.90	95.40	34.10	21.30
2013	94.80	92.40	98.80	99.10	85.60	95.70	33.80	20.80
2014	94.30	91.70	98.70	99.10	84.60	94.50	39.10	22.80

1. 对原始数据进行同趋势化处理　指标中除孕产妇死亡率(X_7)和高危产妇比重(X_8)外，其他指标均为高优指标，这里将低优指标取负值构建同趋势化数据矩阵。

例如：孕产妇死亡率(1/10 万)原始数据同趋势化后如下：

$$X_7'=\{-92.10,-73.71,-62.04,-41.40,-43.20,-39.10,-34.10,-33.80,-39.10\}$$

同样可对 X_8 进行同趋势化处理。

2. 对评价指标的数据标准化，按公式(16-1)计算。

例如，2006 年的产前检查率(%)数据标准化值由如下方法计算：

$$r_{11}=X_{11}\Big/\sqrt{\sum_{i=1}^{9}X_{i1}^2}=85.90/\sqrt{(85.90^2+89.07^2+\cdots+94.30^2)}=0.31$$

同样可以计算出其他年份各指标的数据标准化值，见表 16-3。

表 16-3　2006—2014 年某地区孕产妇保健工作各项指标的标准化值

年份	X_1/%	X_2/%	X_3/%	X_4/%	X_5/%	X_6/%	X_7/(1/10 万)	X_8/%
2006	0.31	0.29	0.29	0.30	0.25	0.31	−0.56	−0.20
2007	0.32	0.30	0.31	0.32	0.28	0.32	−0.45	−0.25
2008	0.33	0.32	0.33	0.33	0.30	0.33	−0.38	−0.30
2009	0.33	0.33	0.34	0.34	0.32	0.33	−0.25	−0.35
2010	0.34	0.34	0.34	0.34	0.34	0.34	−0.26	−0.37
2011	0.34	0.34	0.34	0.34	0.35	0.34	−0.24	−0.38
2012	0.34	0.35	0.35	0.34	0.37	0.35	−0.21	−0.36
2013	0.34	0.36	0.35	0.34	0.38	0.35	−0.21	−0.35
2014	0.34	0.36	0.35	0.34	0.37	0.34	−0.24	−0.39

3. 确定各评价指标的“最优点”和“最劣点”。

根据公式(16-2)和公式(16-4)，取各指标标准化值的最大值组成最优点的数据集为：

$$B_j=\{0.34,0.36,0.35,0.34,0.38,0.35,-0.21,-0.20\}$$

根据公式(16-3)和公式(16-5)，取各指标标准化值的最小值组成最劣点的数据集为：

$$S_j=\{0.31,0.29,0.29,0.30,0.25,0.31,-0.56,-0.39\}$$

4. 计算各评价对象与最优点和最劣点的绝对距离，分别按公式(16-6)和公式(16-7)计算。

2006年各指标与最优点绝对距离 d_1，按公式(16-6)计算：

$$d_1=\sqrt{\sum_{j=1}^{8}(r_{1j}-B_j)^2}=\sqrt{(0.31-0.34)^2+(0.29-0.36)^2+\cdots+(-0.20+0.20)^2}=0.39$$

同理可计算出其他年份与最优点绝对距离 $d_2,d_3,\cdots,d_9$，各评价对象与最优点绝对距离的数据集为：

$$d_i=\{0.39,0.28,0.22,0.17,0.19,0.18,0.16,0.15,0.19\}$$

2006年各指标与最劣点绝对距离 l_1，按公式(16-7)计算：

$$l_1=\sqrt{\sum_{j=1}^{8}(r_{1j}-S_j)^2}=\sqrt{(0.31-0.31)^2+(0.29-0.29)^2+\cdots+(-0.20+0.39)^2}=0.19$$

同理可计算出其他年份与最劣点绝对距离 $l_2,l_3,\cdots,l_9$，各评价对象与最劣点绝对距离的数据集为：

$$l_i=\{0.19,0.19,0.22,0.33,0.32,0.35,0.39,0.39,0.36\}$$

5. 按公式(16-10)计算各评价对象的密切值 C_i。

从 d_i 中选取最小值 $d=0.15$，从 l_i 中选取最大值 $l=0.39$。

例如，对2016年：

$$C_1=\frac{d_1}{d}-\frac{l_1}{l}=\frac{0.39}{0.15}-\frac{0.19}{0.39}=2.11$$

同理可计算得到 $C_2,C_3,\cdots,C_9$。

6. 根据 C_i 的值对各评价对象进行排序，如表16-4所示。2013年为最优，排名第2至第10名的依次为2012年、2009年、2011年、2014年、2010年、2008年、2007年、2006年。

表16-4 2006—2014年某地区孕产妇保健工作各项指标的密切值

年份	d_i	l_i	C_i	排序结果
2006	0.39	0.19	2.11	9
2007	0.28	0.19	1.38	8
2008	0.22	0.22	0.90	7
2009	0.17	0.33	0.29	3
2010	0.19	0.32	0.45	6
2011	0.18	0.35	0.30	4
2012	0.16	0.39	0.07	2
2013	0.15	0.39	0.00	1
2014	0.19	0.36	0.34	5

第二节 功效系数法

一、基本概念

（一）概念及思想

功效系数法(efficacy coefficient method)是综合评价及多目标决策的一种方法。该法根据系统工程和运筹学中目标规划的原理，首先对各评价指标分别确定一个满意值和不允许值，然后以满意值为上限，以不允许值为下限，计算各指标的满意程度，并转化为相应的评价分数——功效系数值，再求出各指标的加权几何均数——总功效系数值，按总功效系数值的大小对评价对象作出评估。总功效系数值越大，说明评价对象综合状况越佳。

功效系数法按人们习惯的百分制评分方法，给出百分制的总功效系数值，含义明确，易于理解，可对单项指标的优劣做出直观判断。各评价指标无需同向化处理，能充分利用原始数据的信息，得到的综合指数灵敏度高，可充分反映各评价对象间的差距。评价指标标准值的确定应从实际出发，根据评价目的，以行业部门标准、历史时期水平（最优、最差和平均值）以及计划目标值为参考，从中灵活选择出适宜的指标标准值。但实际运用时，理论上没有明确的满意值和不允许值，当难以确定满意值和不允许值时，功效系数法的可操作性、稳定性等就不太理想。此外，功效系数法在使用中容易突出小数值指标的作用，当原始数据中有极端值时，将会弱化其科学性及稳定性。

（二）基本步骤

设有 n 个评价对象，m 个评价指标，原始数据形式见表 16-5。

表 16-5　功效系数法原始数据表

评价对象	指标 1	指标 2	…	指标 m
对象 1	X_{11}	X_{12}	…	X_{1m}
对象 2	X_{21}	X_{22}	…	X_{2m}
⋮	⋮	⋮	⋮	⋮
对象 n	X_{n1}	X_{n2}	…	X_{nm}

1. 确定各评价指标的满意值和不允许值　指标的满意值 $X_{hij}(i=1,2,\cdots,n;j=1,2,\cdots,m)$ 和不允许值 $X_{sij}(i=1,2,\cdots,n;j=1,2,\cdots,m)$ 需要根据各指标的计算原理和实际可能达到的水平加以确定。在实际评价中，常取指标总体最好值和最差值作为满意值和不允许值。

2. 计算各指标功效系数值，按公式（16-11）计算：

$$d_{ij}=\frac{X_{ij}-X_{sij}}{X_{hij}-X_{sij}}\times 40+60 \tag{16-11}$$

式中 X_{ij} 表示第 $i(i=1,2,\cdots,n)$ 个评价对象，第 $j(j=1,2,\cdots,m)$ 个评价指标的测量值；X_{hij} 表示第 $i(i=1,2,\cdots,n)$ 个评价对象，第 $j(j=1,2,\cdots,m)$ 个评价指标的满意值；X_{sij} 表示第 $i(i=1,2,\cdots,n)$ 个评价对象，第 $j(j=1,2,\cdots,m)$ 个评价指标的不允许值；d_{ij} 表示第 $i(i=1,2,\cdots,n)$ 个评价对象第 $j(j=1,2,\cdots,m)$ 个评价指标的功效系数值。

3. 确定各评价指标的权重，计算各评价对象的总功效系数值，按公式（16-12）计算：

$$D_i=\prod_{j}^{m} d_{ij}^{W_j} \tag{16-12}$$

式中 D_i 表示第 i 个 $(i=1,2,\cdots,n)$ 评价对象的总功效系数值；d_{ij} 表示第 i 个 $(i=1,2,\cdots,n)$ 评价对象的第 $j(j=1,2,\cdots,m)$ 个评价指标的功效系数值；W_j 表示第 $j(j=1,2,\cdots,m)$ 个评价指标的归一化权重系数。

4. 按总功效系数值的大小对评价对象作出评估　总功效系数值越大，说明评价对象综合状况越佳。

二、应用实例

例 16-2　某三级医院 2004—2008 年医疗情况统计报表见表 16-6，试根据日均门急诊人次数 X_1、床位周转次数 X_2、床位使用率 X_3（%）、出院者平均住院日 X_4（天/d）、出入院诊断符合率 X_5（%）、手术前后诊断符合率 X_6（%）、住院者三日确诊率 X_7（%）和临床病理诊断符合率 X_8（%）8 个指标对该医院 2004—2008 年不同年份的医疗质量进行综合评价。

表 16-6 某医院 2004—2008 年不同年份的医疗质量评价的原始数据表

年份	X_1/人次	X_2/人次	X_3/%	X_4/d	X_5/%	X_6/%	X_7/%	X_8/%
2004	1 653. 20	26. 85	72. 85	8. 69	84. 35	99. 25	82. 15	95. 51
2005	1 874. 73	34. 22	95. 59	10. 09	99. 60	99. 70	99. 10	94. 30
2006	1 986. 79	40. 65	108. 29	9. 66	99. 50	99. 80	99. 80	95. 30
2007	2 018. 82	43. 57	116. 94	9. 85	98. 56	99. 70	98. 71	94. 09
2008	2 373. 00	32. 50	94. 57	10. 67	98. 68	98. 74	99. 25	93. 61

1. 确定各评价指标的满意值、不允许值和权重 将评价对象各项指标的最佳水平确定为满意值，将评价对象各项指标的最差水平确定为不允许值（其中 X_4、X_6、X_7的不允许值为全国医院管理标准的下限），各项指标的权重系数采用专家评分法来确定，并进行归一化处理，见表 16-7。

表 16-7 各项评价指标的满意值、不允许值和权重系数

指标	满意值	不允许值	权重系数
日均门急诊人次数	2 373. 00	1 653. 20	0. 05
床位周转次数	43. 57	26. 85	0. 05
床位使用率/%	116. 94	72. 85	0. 04
出院者平均住院日/d	8. 69	20. 00	0. 04
出入院诊断符合率/%	99. 60	84. 35	0. 34
手术前后诊断符合率/%	99. 80	90. 00	0. 16
住院者三日确诊率/%	99. 80	90. 00	0. 16
临床病理诊断符合率/%	95. 51	93. 61	0. 16

2. 按公式（16-11）计算各指标的功效系数值。

例如，该医院 2004 年的第 1 项指标日均门诊人次的功效系数值为：

$$d_{11}=\frac{X_{11}-X_{s11}}{X_{h11}-X_{s11}}\times 40+60=\frac{1\ 653.20-1\ 653.20}{2\ 373.00-1\ 653.20}\times 40+60=60$$

同理可计算出该医院各年份各项指标的功效系数值，见表 16-8。

表 16-8 某医院不同年份的医疗质量评价的功效系数值

年份	X_1/人次	X_2/人次	X_3/%	X_4/d	X_5/%	X_6/%	X_7/%	X_8/%
2004	60. 00	60. 00	60. 00	100. 00	60. 00	97. 76	27. 96	100. 00
2005	72. 31	77. 63	80. 63	95. 05	100. 00	99. 59	97. 14	74. 53
2006	78. 54	93. 01	92. 15	96. 57	99. 74	100. 00	100. 00	95. 58
2007	80. 32	100. 00	100. 00	95. 90	97. 27	99. 59	95. 55	70. 11
2008	100. 00	73. 52	79. 71	93. 00	97. 59	95. 67	97. 76	60. 00

3. 按公式（16-12）计算该医院各年份的总功效系数值。

例如，该医院 2004 年的总功效系数值为：

$$D_1=\prod_{1}^{8} d_{1j}^{W_j}=60^{0.05}\times 60^{0.05}\times\cdots\times 100^{0.16}=63.59$$

同理可计算出该医院其他年份的总功效系数值为：

$$D_2=91.22, D_3=97.19, D_4=91.69, D_5=87.98$$

4. 按总功效系数值的大小对评价对象做出评估。

从总功效系数值可知，该医院在2006年工作完成情况最好，之后分别是2007年、2005年、2008年，在2004年度评分最差。

第三节　灰色关联分析

一、基本概念

（一）概念及思想

灰色关联分析（grey related analysis）是灰色系统理论提出的一种系统分析方法，灰色系统理论把一般系统论、信息论和控制论的观点和方法延伸到社会、经济、生态、医学等抽象系统，结合数学的方法，发展一套解决信息不完备系统的理论和方法。目前，它在包括医学以内的众多领域广泛应用。灰色关联分析的基本思想是通过构造虚拟最优对象，计算关联系数，并将关联系数加权合成为与虚拟“最优”对象的关联度，据此进行相互间排序。灰色关联分析可以根据评价指标对评价对象进行综合评价，也可以进行影响因素的分析，两者的区别在于参考列的选取。灰色关联分析方法与传统统计方法相比在样本含量和样本分布方面没有严格要求，并且无指标量纲化的影响，适用范围更广泛，综合信息利用度更高。但是需注意使用灰色关联分析时为使结论更加可靠准确，要科学判定各因素的权重。此外，灰色关联分析评价基准的参考数列是人为确定的，因此可能造成结果变化和导向偏倚，导致其评价结果的客观性不高。

（二）基本步骤

设有 n 个评价对象，m 个评价指标，原始数据形式见表16-9。

表16-9　灰色关联分析原始数据表

评价对象	指标1	指标2	…	指标 m
对象1	X_{11}	X_{12}	…	X_{1m}
对象2	X_{21}	X_{22}	…	X_{2m}
⋮	⋮	⋮	⋮	⋮
对象 n	X_{n1}	X_{n2}	…	X_{nm}

1. 确定参考数列 $\{X_0(j)\}$　根据研究目的指定一个参考数列 $\{X_0(j)\}$（$j=1,2,\cdots,m$），可取各个指标最小值、最大值、均数或一个标准值构成对象0，表示为 $X_{01}, X_{02}, \cdots X_{0m}$，当采用各个指标的均数作为参考数列时，按公式（16-13）计算：

$$\{X_0(j)\}=\frac{1}{n}\sum_{i=1}^{n}X_{ij} \tag{16-13}$$

2. 确定比较数列 $\{X_i(j)\}$　各评价对象的原始数据构成比较数列 $\{X_i(j)\}$（$i=1,2,\cdots,n; j=1,2,\cdots,m$），表示为 $X_i(1), X_i(2), \cdots, X_i(m)$。

3. 对参考数列 $\{X_0(j)\}$ 和比较数列 $\{X_i(j)\}$ 作无量纲化处理　无量纲化处理的目的是加强各指标间的可比性。无量纲化的主要方法有初值化或均值化。初值化即各指标的值均除以该指标参考值：$X_0'(j)=X_0(j)/X_0(j)$，$X_i'(j)=X_i(j)/X_0(j)$（$j=1,2,\cdots,m$）；均值化即本数列中的每个数据除以所在数列的均数：$X_i'(j)=\dfrac{X_i(j)}{\overline{X_i}}$（$i=1,2,\cdots,n; j=1,2,\cdots,m$）。

4. 求差数列 $\Delta_i(j)$ $\Delta_i(j)=|X_i'(j)-X_0'(j)|$，$\Delta_i(j)$表示第$i$个评价对象第$j$个指标数据与参考数列中第$j$个指标数据的绝对差。

5. 计算关联系数$\gamma_i(j)$，按公式(16-14)，$\gamma_i(j)$表示第i个评价对象第j个指标数据与参考数列中第j个指标数据的关联系数。

$$\gamma_i(j)=\frac{a+\rho b}{\Delta_i(j)+\rho b} \tag{16-14}$$

式中$a=\min\limits_{1\leqslant i\leqslant n}\min\limits_{1\leqslant j\leqslant m}\{\Delta_i(j)\}$，即取各个评价对象各个评价指标差数列中的最小值为$a$。$b=\max\limits_{1\leqslant i\leqslant n}\max\limits_{1\leqslant j\leqslant m}\{\Delta_i(j)\}$，即取各个评价对象各个评价指标差数列中的最大值为$b$。$\rho=0.5$为分辨系数。

6. 计算第i个评价对象的灰色关联度γ_i 按公式(16-15)。

$$\gamma_i=\frac{1}{m}\sum_{j=1}^{m}\gamma_i(j)W_j \tag{16-15}$$

式中W_j表示第j个指标的归一化权重系数。

7. 排序 将i个评价对象的灰色关联度γ_i根据大小排序，得出评价对象的优劣顺序。

二、应用实例

例 16-3 某医院5个年份的业务能力的评价资料见表16-10，试根据病床使用率X_1(%)、平均住院日X_2(天/d)、治愈率X_3(%)、危重病抢救成功率X_4(%)、院内感染率X_5(%)、基础护理合格率X_6(%)、医疗收支比X_7(%)、药品和检查费占业务收入比X_8(%)等8个指标对其业务能力进行综合评价。

表 16-10 某医院5个年份业务能力的原始数据

年份	X_1/%	X_2/d	X_3/%	X_4/%	X_5/%	X_6/%	X_7/%	X_8/%
①	84.80	15.90	97.60	99.70	99.10	96.00	1.11	62.00
②	103.10	16.40	96.30	99.50	99.30	94.00	1.19	63.70
③	103.80	16.70	97.00	99.60	99.40	97.00	1.18	62.60
④	107.90	18.50	98.90	94.10	99.40	92.00	1.04	66.10
⑤	111.60	19.60	98.10	99.20	99.60	96.00	1.12	68.50

1. 确定参考数列$\{X_0(j)\}$和比较数列$\{X_i(j)\}$ 本例选取各指标的最优值组成参考数列(其中X_2、X_5和X_8取最小值，其余指标取最大值)，将评价对象各指标作为比较数列见表16-11。

表 16-11 某医院5个年份业务能力各指标的参考数列与比较数列

数列	X_1/%	X_2/d	X_3/%	X_4/%	X_5/%	X_6/%	X_7/%	X_8/%
$X_0(j)$	111.60	15.90	98.90	99.70	99.10	97.00	1.19	62.00
$X_1(j)$	84.80	15.90	97.60	99.70	99.10	96.00	1.11	62.00
$X_2(j)$	103.10	16.40	96.30	99.50	99.30	94.00	1.19	63.70
$X_3(j)$	103.80	16.70	97.00	99.60	99.40	97.00	1.18	62.60
$X_4(j)$	107.90	18.50	98.90	94.10	99.40	92.00	1.04	66.10
$X_5(j)$	111.60	19.60	98.10	99.20	99.60	96.00	1.12	68.50

2. 对参考数列$\{X_0(j)\}$和比较数列$\{X_i(j)\}$作无量纲化处理 本例采用初值法，各数分别除以所在指标的参考值。如$X_0'(1)=\frac{111.6}{111.6}=1$，$X_1'(1)=\frac{84.8}{111.6}=0.76$。余类推，见表16-12。

表 16-12 某医院 5 个年份业务能力各指标的标准化数列

数列	X_1/%	X_2/d	X_3/%	X_4/%	X_5/%	X_6/%	X_7/%	X_8/%
$X'_0(j)$	1.00	1.00	1.00	1.00	1.00	1.00	1.00	1.00
$X'_1(j)$	0.76	1.00	0.99	1.00	1.00	0.99	0.93	1.00
$X'_2(j)$	0.92	1.03	0.97	1.00	1.00	0.97	1.00	1.03
$X'_3(j)$	0.93	1.05	0.98	1.00	1.00	1.00	0.99	1.01
$X'_4(j)$	0.97	1.16	1.00	0.94	1.00	0.95	0.87	1.07
$X'_5(j)$	1.00	1.23	0.99	0.99	1.01	0.99	0.94	1.10

3. 求差数列 $\Delta_i(j)$

$$\Delta_1(1)=|X'_0(1)-X'_1(1)|=1.00-0.76=0.24$$

$$\Delta_1(2)=|X'_0(2)-X'_1(2)|=1.00-1.00=0$$

余类推，见表 16-13。

表 16-13 某医院 5 个年份业务能力各指标的差值表

差数列	X_1/%	X_2/d	X_3/%	X_4/%	X_5/%	X_6/%	X_7/%	X_8/%
$\Delta_1(j)$	0.24	0.00	0.01	0.00	0.00	0.01	0.07	0.00
$\Delta_2(j)$	0.08	0.03	0.03	0.00	0.00	0.03	0.00	0.03
$\Delta_3(j)$	0.07	0.05	0.02	0.00	0.00	0.00	0.01	0.01
$\Delta_4(j)$	0.03	0.16	0.00	0.06	0.00	0.05	0.13	0.07
$\Delta_5(j)$	0.00	0.23	0.01	0.01	0.01	0.01	0.06	0.10

4. 计算关联系数 $\gamma_i(j)$，按公式（16-14），$a=\min\limits_{1\leqslant i\leqslant n}\min\limits_{1\leqslant j\leqslant m}\{\Delta_i(j)\}$，即取各个评价对象各个评价指标差数列中的最小值为 $a=0.00$。

$b=\max\limits_{1\leqslant i\leqslant n}\max\limits_{1\leqslant j\leqslant m}\{\Delta_i(j)\}$，即取各个评价对象各个评价指标差数列中的最大值为 $b=0.24$。

$\rho=0.5$ 为分辨系数

例如，①年第 1 个评价指标病床使用率（%）的关联系数为：

$$\gamma_1(1)=\frac{a+\rho b}{\Delta_1(1)+\rho b}=\frac{0.00+0.5\times0.24}{0.24+0.5\times0.24}=0.33$$

余类推，结果见表 16-14。

表 16-14 某医院 5 个年份业务能力各指标的关联系数和关联度

关联系数	1	2	3	4	5	6	7	8	γ_i	排序
$\gamma_1(j)$	0.33	1.00	0.90	1.00	1.00	0.92	0.64	1.00	0.11	3
$\gamma_2(j)$	0.61	0.79	0.82	0.98	1.02	0.80	1.00	0.81	0.11	2
$\gamma_3(j)$	0.63	0.70	0.86	0.99	1.03	1.00	0.93	0.93	0.11	1
$\gamma_4(j)$	0.78	0.42	1.00	0.68	1.03	0.70	0.49	0.64	0.09	5
$\gamma_5(j)$	1.00	0.34	0.94	0.96	0.96	0.92	0.67	0.53	0.10	4

5. 计算第 i 个评价对象的灰色关联度 γ_i，按公式(16-15)，本例取等权重，例如，①年的关联度为：

$$\gamma_1=\frac{1}{8}\sum_{j=1}^{8}\gamma_1(j)W_j=\frac{1}{8}\left[(0.33+1.00+0.90+1.00+1.00+0.92+0.64+1.00)\times\frac{1}{8}\right]=0.11$$

余类推，见表 16-14。

6. **排序** 根据关联度的大小，该医院 5 个年份医疗业务评分的优劣顺序依次为：③、②、①、⑤和④，见表 16-14。

第四节 决 策 树 法

一、基本概念

（一）概念及思想

决策树法(decision tree-based method)是一种通过图示罗列决策问题的有关步骤以及各步骤发生的条件与结果的一种方法。决策树一般是自上而下生成的，每个决策或事件(即自然状态)都可能引出两个或多个事件，导致不同的结果，这种决策分支图形很像一棵树的枝干，故称决策树。树的扩展是基于多维的指标函数，因此本法也是综合评价的方法之一。决策树法在医学领域主要应用于辅助临床诊断及卫生资源配置决策等方面。与传统统计方法相比，决策树法可以处理各种类型的数据，且对资料分布无特殊要求；层次分明，各变量在分析中的重要性位次清晰，易于理解；并且可对过度拟合进行评估。但对复杂的决策问题，其最佳决策指标的选择、剪枝等过程计算繁杂是本法应用受限的主要原因(图 16-1)。

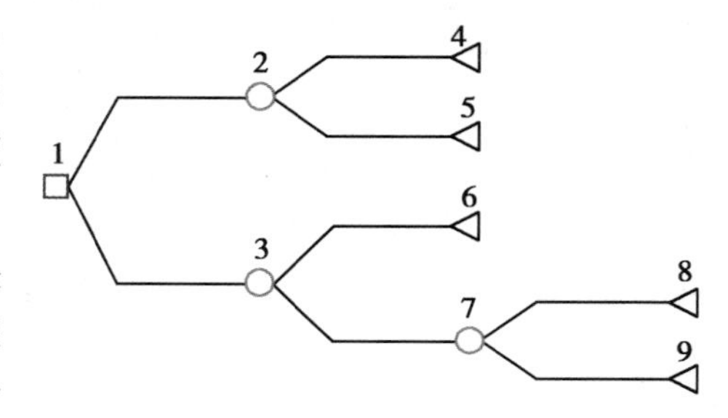

图 16-1 决策树结构图

决策树是逐步分枝的树形图，包含 3 类基本的结点：决策结点(用□表示，如图 16-1 中结点 1)，机会结点(用○表示，如图中结点 2,3,7)和结局结点(用◁表示，如图中的 5 个◁)。从决策结点引出一些射线，表示不同的备选方案，每一射线代表一种备选方案，上方可标出决策方案名称。这些射线引导到进一步的决策结点或机会结点或结局结点。从机会结点引出的射线表示在该结点可能出现的各种随机事件。每一射线代表一种随机事件，事件名称标于射线上方，其事前概率标于射线下方。每个结局结点代表一种可能的结局状态。进行决策分析时常在结局结点的右侧标出各状态的效用(utility)，即决策者对于可能发生的各种结局(利益或损失)的感觉和反应，通常为具体的量化值。

绘制决策树的基本规则为：①各支路(即射线)不应有交点(出发点除外)，即一个结点仅能有一条支路进入；②从一个决策结点或机会结点放射出的支路必须互斥且包含一切可能的情况，即每一方案各种状态发生的概率之和为 1。

决策树有多种分类方法，按功能可分为分类树和回归树；按考虑的决策变量的个数可以分为单变量决策树(各结点仅按一个变量的属性或取值进行分枝)、多变量决策树(各结点按两个或两个以上变量的属性或取值进行分枝)；按划分后得到的分类项的多少可以分为二项分类树(内结点仅允许有两个子结)和多项分类树(内结点允许有两个以上的子结)。二项分类树因其结果易于理解，又能通过重复利用达到多项分类划分的效果而应用较多。

（二）基本步骤

1. 提出决策问题，明确决策目标。

2. **建立决策树模型——决策树的生长**

(1) 决策指标的选择：包括两个基本步骤，①提出所有可能的分枝规则，即可能的决策指标及其所

分类别或分类阈值 c。对于分类或等级资料,可直接根据其所分类别或级别进行分枝。对于计量资料,则需先确定分类阈值。例如某一变量为连续型变量,对于第 j 个决策指标可由问题“$X_j \geqslant c$ 吗?”产生两个组,其中截断点 c 的取值在观察值 X_j 取值范围内,对于某一个被评估对象 i,根据是否 $X_{ij} \geqslant c$,确定将第 i 个个体分配到相应子结。②由以上候选的分枝规则中选择最佳者,选择的标准是使产生的 n 个子结内个体间有最大的相似程度,即使 n 个子结内“纯度”达到最大。实现此目标的方法有:熵(即平均信息量)的减少量、Gini 指数、χ^2 检验、方差分析、方差减少量计算等,前三者主要用于计数资料,后两者主要用于计量资料。

(2) 指标“权重”的确定,即事前概率的估计:决策指标选定后,还需确定每个指标所引出的各随机事件的事前概率(prior probability),即根据经验获得的某一随机抽取的评估对象发生某种特定结局的可能性的大小。其取值可查阅文献或由经验获得。

3. 确定各终结点及计算综合指标

(1) 各终结点分配类别:应综合考虑各终结点内多数个体所属的类别、各类别的事前概率和决策损失等因素给各终结点分配类别。

(2) 各终结点期望效用值的确定:在一棵决策树中,各终结点应以一致的标准赋予效用值,其可以是高优指标,如期望寿命、治愈率等,也可以是低优指标,如医疗费用、住院天数等;其可以是客观指标,如花费、收益等,也可以是主观指标,如生活质量、质量调整生命年等;可以有计量单位,也可以是无量纲的综合评分测量值。

(3) 综合指标的计算,即各备选方案的期望效用值的预测:从树梢至树根的方向,采用回乘法(averaging and folding back),即对各决策结点下全部结局的期望效用与其事前概率的乘积求和,得到各决策方案的期望效用值(expected utility,EU)。

(4) 据综合指标值对各方案排序,进行优劣取舍。

二、应用实例

例 16-4　美国某公共卫生机构一项研究表明,环境污染是儿童铅中毒发生的主要危险因素之一。目前,儿童铅中毒已带来昂贵的医疗费用,并且污染情况尚未得到有效的控制,如果进一步发展,可能导致更多儿童发生铅中毒。根据前期研究和文献报道,若仍不采取强制的环保措施,每名儿童发生铅中毒的可能性为 73%,不发生铅中毒的可能性为 27%;若采取强制的环保措施,则每名儿童发生铅中毒的可能性为 38%,不发生铅中毒的可能性为 62%。当发生儿童铅中毒时,血铅浓度由低至高可划分为 10~14μg/dl、15~24μg/dl 和≥25μg/dl 三个水平。由前期研究可知,无强制的环保措施时,铅中毒发生由低至高 3 个血铅水平和无中毒发生对应的费用为 74 166、156 151、349 660 和 0 美元;而采取强制的环保措施时,铅中毒发生由低至高 3 个血铅水平和无中毒发生对应的费用分别为 79 093、146 172、305 579 和 18 412 美元。由此,公共卫生人员宜作出何种决策?

将决策过程用如图 16-2 所示的决策树表达。

由图 16-2 可见,从决策结点引出一些射线,每一射线代表一种备选方案,本例为采取或不采取强制的环保措施。从机会结点引出的射线表示在该结点可能出现的各种随机事件,如铅中毒发生或无铅中毒发生,血铅浓度的不同水平等。每一射线代表一种随机事件,事件名称标于射线上方,其事前概率标于射线下方。每个结局结点代表一种可能的结局状态。结局结点的右侧标出了各状态的效用值。

1. 提出决策问题,明确决策目标　本例提出的决策问题是为使卫生费用最低,何者为更优的决策:采取还是不采取强制的环保措施?

2. 建立决策树模型——决策树的生长

(1) 选择决策指标,提出所有可能的分枝规则:如本例中,无论是否采取强制的环保措施,后果均分为铅中毒发生和无铅中毒发生。此外,本例血铅水平为连续型变量,根据临床经验,其分类阈值有两个

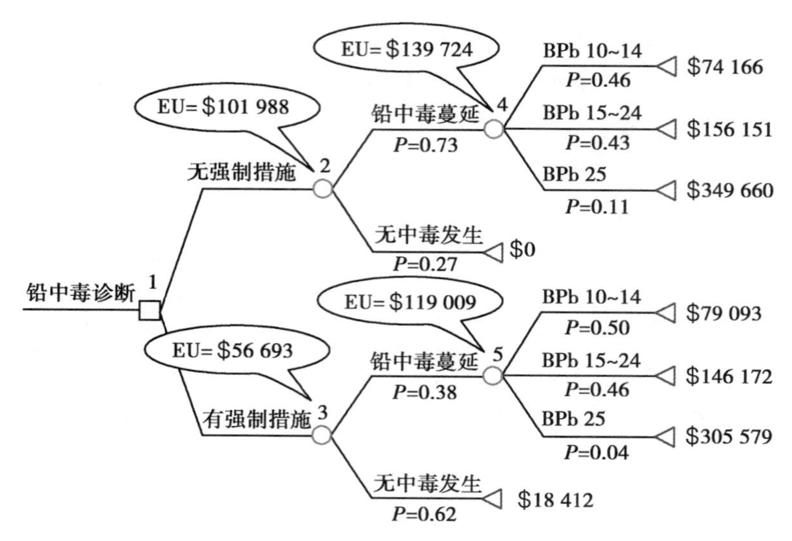

图 16-2 是否采取强制环保措施的决策树

P:各随机事件的事前概率;BPb:血铅浓度值(μg/dl);EU:期望效用值

水平,$c_1=25\mu g/dl$,$c_2=15\mu g/dl$,某铅中毒儿童血铅值由此可根据 3 个不同水平:$x_{ij}\geqslant c_1$、$c_2\leqslant x_{ij}<c_1$和 $x_{ij}<c_2$分至不同水平血铅值的结点。

(2) 指标"权重"的确定,即事前概率的估计:如图 16-2 所示,采取或不采取强制的环保措施时,铅中毒发生和无铅中毒发生的事前概率各不相同:若不采取强制的环保措施,铅中毒发生的事前概率较大(0.73),无铅中毒发生的事前概率较小(0.27);而若采取强制的环保措施,无铅中毒发生的事前概率较大(0.62),铅中毒发生的事前概率较小(0.38)。在这两种不同的前提下,当发生铅中毒时,随机抽取的一名中毒儿童其血铅浓度在各水平的事前概率也不同。

3. 确定各终结点及计算综合指标 本例各主要结点的期望效用值计算为:

结点 4(不采取强制环保措施,铅中毒发生):

$$EU_4=0.46\times74\ 166+0.43\times156\ 151+0.11\times349\ 660=139\ 724$$

结点 5(采取强制环保措施,铅中毒发生):

$$EU_5=0.50\times79\ 093+0.46\times146\ 172+0.04\times305\ 579=119\ 009$$

两种备选方案的期望效用值分别为:

结点 2(不采取强环保制措施):

$$EU_2=0.73\times139\ 724+0.27\times0=101\ 988$$

结点 3(采取强制环保措施):

$$EU_3=0.38\times119\ 009+0.62\times18\ 142=56\ 639$$

以上结果显示,不采取强制环保措施的期望效用值为每一儿童花费 101 988 美元,而采取措施后每名儿童的花费降低为 56 639 美元,即采取强制环保措施可平均降低 45 349 美元因铅中毒而带来的医疗费用。由此,从节约卫生服务成本的角度考虑,建议采取强制的环保措施。

第五节 优 序 法

一、基本概念

(一) 概念及思想

为了比较某几个事物或方案的优劣,在选定各项评价指标后,将待评价的对象或方案就各项评价指标的测量值大小分别排序,并分别对各序号(等级)赋以相应的评分值即优序数,然后综合诸评价指标,分别计算评价对象的总优序数，并按总优序数大小评定其优劣顺序的方法即优序法（optimization method）。该法在我国工业系统中有较多的应用，近年来也逐渐被引入到医疗卫生管理科学领域。

（二）基本步骤

1. 确定评价对象或评价方案（n 个），选择评价指标（m 个）。

2. 将各对象（或方案）分别就 m 个指标进行单指标赋优序数，即对于第 $j(j=1,2,\cdots,m)$ 个指标，按照各评价对象（或方案）该指标值的优劣，依次赋予优序数 $E_{ij}(i=1,2,\cdots,n)$。赋值原则为对某指标最佳方案的优序数取最大值 $n-1$；最劣方案的优序数取最小值 0。当两个或多个对象（或方案）指标值相等时，各对象该指标的优序数也相等，即等于其平均优序数。

3. 综合 m 个评价指标，分别计算各对象（或方案）的总优序数，如方案 i 的总优序数为：

$$E_i=\sum_{j=1}^{m}E_{ij}=E_{i1}+E_{i2}+\cdots+E_{im} \tag{16-16}$$

4. 将各对象（或方案）按其总优序数大小顺序确定其优劣等级。

二、应用实例

例 16-5　对某疾病有 8 种治疗方案，有 5 项疗效考核指标，预计的方案的结果见表 16-15，试评价各治疗方案的优劣。

评价步骤：

1. 首先将各方案分别就 5 个指标进行单指标赋优序数，这里所列举的指标均为低优指标，即值越小越好。本例，指标 f_1（复杂程度），方案（6）为 10，在各方案中值最大，优序数为 0；方案（4）与方案（8）均为 8，所占优序号为 1 与 2，故其优序数为其平均数（1+2）/2=1.5；方案（2）与方案（7）均为 7，所占序号为 3 与 4，其优序数为其平均数（3+4）/2=3.5，余类推。结果见表 16-15。

表 16-15　8 种治疗方案 5 项指标的原始数据表

方案	f_1 复杂程度	f_2 死亡可能/%	f_3 残疾可能/%	f_4 预计住院时间/d	f_5 预计住院费/元
（1）	6	0.03	0.34	54	108
（2）	7	0.10	0.06	42	165
（3）	5	0.26	0.48	110	180
（4）	8	0.09	0.32	85	231
（5）	4	0.05	0.70	78	144
（6）	10	0.19	0.62	97	240
（7）	7	0.01	0.41	39	130
（8）	8	0.15	0.55	65	144

2. 综合 f_1 至 f_5 五个指标，分别计算各方案的总优序数，如方案（1）的总优序数为：

$$\sum_{j=1}^{5}E_1=E_{11}+E_{12}+E_{13}+E_{14}+E_{15}=5+6+5+5+7=28$$

余类推。结果见表 16-16。

表 16-16　8 种治疗方案优序数计算表

方案	f_1	E_{i1}	f_2/%	E_{i2}	f_3/%	E_{i3}	f_4/d	E_{i4}	f_5/元	E_{i5}	$\sum_{j=1}^{5}E_{ij}$
（1）	6	5.0	0.03	6	0.34	5	54	5	108	7.0	28.0
（2）	7	3.5	0.10	3	0.06	7	42	6	165	3.0	22.5
（3）	5	6.0	0.26	0	0.48	3	110	0	180	2.0	11.0

续表

方案	f_1	E_{i1}	f_2/%	E_{i2}	f_3/%	E_{i3}	f_4/d	E_{i4}	f_5/元	E_{i5}	$\sum_{j=1}^{5} E_{ij}$
(4)	8	1.5	0.09	4	0.32	6	85	2	231	1.0	14.5
(5)	4	7.0	0.05	5	0.70	0	78	3	144	4.5	19.5
(6)	10	0.0	0.19	1	0.62	1	97	1	240	0.0	3.0
(7)	7	3.5	0.01	7	0.41	4	39	7	130	6.0	27.5
(8)	8	1.5	0.15	2	0.55	2	65	4	144	4.5	14.0

3. 将各方案按其总优序数大小顺序确定各方案的优劣等级。由表 16-16 最后一列可见,方案(1)最佳,方案(6)最差。

第六节 普通相关法

一、基本概念

(一) 概念及思想

本法是在等级评价法的基础上发展起来的一种方法。等级评价法通过对已掌握的大量历史资料的统计分析,制订各评价等级的数量标准,然后将评价对象的测量值与等级标准比较来评定其优劣,仅适用于单指标评价。普通相关法则是在等级评价的基础上,结合回归分析,综合评价对象的多个指标来对评价对象进行排序择优。如在少年儿童身体发育评价中,已知身高与体重、胸围存在着密切的线性相关关系,若以身高为自变量,分别对体重、胸围等建立直线回归方程,并以其回归直线为基准线,计算其容许区间,对身高、体重、胸围等发育指标进行评价。评价时,充分考虑身高水平对体重、胸围等指标大小的影响,给同性别同年龄不同身高少年儿童的体重和胸围定出随其身高变化的容许区间($\hat{Y}\pm S_{Y\cdot X}$),这样便既能评价其身高发育水平,又能评价其身体发育的均匀程度。因此能在一定程度上弥补等级评价法的不足。

(二) 基本步骤

1. 制定相关评价表

(1) 根据实测值,通过均数与标准差或中位数与各百分位数,计算自变量的评价等级标准。

(2) 以待评价指标为因变量进行直线回归分析,求出截距 a,回归系数 b 和估计值 $\hat{Y}$ 的标准估计误差 $S_{Y\cdot X}$。

(3) 将自变量的评价等级标准中各数据分别代入回归方程,求出因变量的估计值 $\hat{Y}$,并计算出其容许区间($\hat{Y}\pm S_{Y\cdot X}$)。应予注意的是:第一,进行直线回归分析的变量间应有较密切的线性关系;第二,所建立的回归方程应具有一定的预测精度,或者说,标准估计误差 $S_{Y\cdot X}$应控制在可接受的范围内,否则评价表就无多大的实际意义。

2. 将待评价指标的实测值与计算出来的容许区间比较,对观测对象进行优劣评价。

二、应用实例

例 16-6 据某市 7 岁男孩有关身高、体重、胸围等项指标的历史资料,试对身高 133cm、体重 26kg、胸围 61cm 的某 7 岁男孩进行身体发育状况的评价。

1. 制定相关评价表

(1) 用等级评价法制定该市 7 岁男孩身高的评价等级标准,见表 16-17 的第(1)栏、第(2)栏。

表 16-17　某市 7 岁儿童身体发育普通相关法评价

等级 (1)	身高/cm (2)	体重/kg (3)	胸围/cm (4)
下等	106	13.99～16.87	51.41～55.53
	107	14.38～17.26	51.69～55.81
	108	14.67～17.64	51.97～56.09
	109	15.15～18.03	52.24～56.36
	110	15.54～18.42	52.52～56.64
中下等	111	15.92～18.68	52.79～56.91
	112	16.31～19.19	53.07～57.19
	113	16.70～19.58	53.35～57.47
	114	17.00～19.97	53.62～57.74
	115	17.47～20.35	53.90～58.02
中等	116	17.86～20.74	54.17～58.29
	117	18.25～22.13	54.45～58.57
	118	18.63～21.51	54.72～58.84
	119	19.20～21.90	55.00～59.12
	120	19.41～22.29	55.28～59.40
	121	19.79～22.67	55.55～59.67
	122	20.18～23.06	55.83～59.95
	123	20.57～23.45	56.10～60.22
	124	20.95～23.83	56.38～60.50
	125	21.34～24.22	56.66～60.78
	126	21.73～24.61	56.93～61.05
中上等	127	22.11～24.99	57.21～61.33
	128	22.50～25.38	57.48～61.60
	129	22.89～25.77	57.75～61.88
	130	23.27～26.15	58.03～62.15
	131	23.66～26.54	58.31～62.43
上等	132	24.05～26.93	58.59～62.71
	133	24.43～27.31	58.86～62.98
	134	24.82～27.70	59.14～63.26
	135	25.21～28.09	59.41～63.53
	136	25.59～28.47	59.69～63.81
	137	25.98～28.86	59.96～64.08
	$\overline{X}=121.2$	$\hat{Y}=0.3868X-25.57$	$\hat{Y}=0.2758X+24.24$
	$S=4.97$	$S_{Y \cdot X}=1.44$	$S_{Y \cdot X}=2.06$

（2）以身高为自变量，分别对体重和胸围进行直线回归分析，求出截距 a，回归系数 b，标准估计误差 $S_{Y \cdot X}$（见表 16-17 最下端）。

（3）将表 16-17 中第（2）栏数据分别代入到两个回归方程，求出体重、胸围的估计值 $\hat{Y}$，并计算出其容许区间，见表 16-17 第（3）栏、第（4）栏。

2. 对观测对象进行发育水平的评价

（1）首先根据观测对象的身高测量值查找其体重、胸围的容许区间，如本例 7 岁男孩身高为 133cm，由表 16-17 可查出体重的容许区间为 24.43～27.31kg，胸围的容许区间为 58.86～62.98cm。

（2）确定发育的匀称程度。按公式（16-17）计算匀称度。

$$R=(Y-\hat{Y})/S_{Y\cdot X} \qquad (16\text{-}17)$$

式中，R 为匀称度，Y 为观测对象的体重或胸围实测值，$\hat{Y}$ 为由回归方程所求得的体重或胸围的估计值，$S_{Y\cdot X}$为由身高推算体重或胸围的回归标准估计误差。

匀称划分标准为：$|R|<1$ 为匀称；$|R|>1$ 为不匀称。也即观测对象实际体重或胸围在（$\hat{Y}\pm S_{Y\cdot X}$）范围内为匀称，超出该范围为不匀称。显然，在表 16-17 中，对一定身高的个体实测体重或胸围落在第（3）栏或第（4）栏相应范围内时为匀称，超出其范围则不匀称。

对于发育不匀称的情形又可分为两类，$R<-1$ 时，为瘦长型；$R>1$ 时为粗壮型。实际工作中，可能出现体重与胸围都不匀称，而且 R 值符号相反的情形，此时对个体体型的评定应以绝对值较大的 R 符号为准。例如当 $R_{体重}=-1.20$，$R_{胸围}=1.30$ 时，判为粗壮型；当 $R_{体重}=1.20$，而 $R_{胸围}=-1.30$ 时，则判为瘦长型。本例体重和胸围均在相应的容许区间内，故评价为身高发育上等，体型匀称。

（3）按表 16-18 对身体发育程度进行综合评价。

表 16-18 身体发育相关法综合评价标准

评价等级	条件
好	1. 身高上等，体型粗壮
	2. 身高上等，体型匀称
较好	1. 身高中上等，体型粗壮
	2. 身高中上等，体型匀称
	3. 身高中等，体型粗壮
	4. 身高上等，体型细长
一般	1. 身高中等，体型匀称
	2. 身高中下等，体型粗壮
	3. 身高中下等，体型匀称
	4. 身高中上等，体型细长
较差	1. 身高下等，体型粗壮
	2. 身高下等，体型匀称
	3. 身高中下等，体型细长
	4. 身高中等，体型细长
差	1. 身高下等，体型细长
	2. 身高所对应的体重、胸围显著落后于容许区间的下限

本例身高上等，体型匀称，按表 16-18 的标准评为身体发育好。

（艾自胜　刘 俊　胡平成）

第三篇　应　用　篇

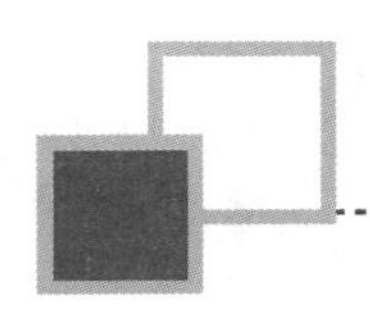

第十七章　综合评价方法展望

综合评价方法又称为多变量综合评价方法、多指标综合评估技术。它是运用于多指标、多总体同时进行定量评价和比较的一种方法。综合评价不同于多个指标分析的简单相加，而是在掌握有关历史资料的基础上，将各种有关因素的信息集中，依据其内在联系进行适当加工提炼，并密切结合医疗卫生工作实践，用数理统计方法或生物数学方法制订出恰当的评价模型，以谋求对评价对象的类别或优劣等级进行较为客观的判断，为医疗卫生工作决策提供依据。当获得的数据只有“评价对象”和“评价指标”时，我们对这种“二维平面数据”一般采用静态综合评价方法评估；当拥有的数据除了“评价对象”“评价指标”以外，还有“评价时点”，那么此时我们可以采用动态综合评价方法来研究这类“三维立体数据”。而目前，动态评价研究在国内外均仍处于起步阶段，在医疗卫生评价领域也并不多见。

从评价数据的完整性角度来分，综合评价方法包括两类：完全信息下的综合评价方法和不完全信息下的综合评价方法。此处完全信息是指专家权重、指标权重、指标值等评价参数完整无缺失。传统的综合评价方法（如：TOPSIS 法、层次分析法等）是属于完全信息下的静态综合评价方法。在实际收集医疗卫生评价信息的过程中，由于评价者本身专业背景、知识缺乏与调查时间等主客观原因，以及评价者存在的不同程度的犹豫，提交上来的评价信息常常是不完整的。此时，完全信息下的评价方法对其难以直接发挥作用，需采用不完全信息下的综合评价方法。所谓“不完全信息”指评价参数信息存在缺失或部分缺失。目前成功应用于医疗卫生评价的不完全信息下的方法较少，主要有基于 D-S 证据理论（Dempster-Shafer theory of evidence）信息融合技术的评价方法、基于直觉模糊集的评价方法等。

本章就近年来国内外有关多指标静态综合评价、动态综合评价、组合综合评价以及样本资料的综合评价方法进行述评，并进一步指出其今后发展的新趋势，以期为医学科研中的多指标问题提供一些方法学的资料。

第一节　静态综合评价

一、完全信息下的静态综合评价方法

（一）综合评分法

综合评分法是对不同技术方案设置多项指标，通过“给分”进行综合评优的一种数量分析方法。首先，根据评价目的及评价对象的特征选定必要的评价指标，逐个指标订出评价等级，每个等级的标准用分值表示。然后，以恰当的方式确定各评价指标的权数，并选定累计总分的方案以及综合评价等级的总分值范围，以此为准则，对评价对象进行分析和评价，以决定优劣取舍。其中，各指标分值的确定方法有：专家评分法、离差法、百分位数法、标准分法。总分计算法有：累加法、连乘法、加乘法、加权法。目前该法在临床医学、社会学、管理学、心理学以及生存质量评价等领域得到广泛应用。

该法优点：①计算简便、直观易懂；②大部分综合评价方法无法分离出抽样误差，而综合评分法可分

离出抽样误差,并可对评价对象作假设检验,将最终的名次归为不同类别,但此时就不应区分同一类中各评价对象的名次;③该法既吸取了定性分析的优点,又将多项指标变为同度量值,给予一个综合性的量化概念,这样将定性判断与定量分析结合起来,评价结果比较科学。该法需要改进之处在于:①当某指标得分特别高时,掩盖很多在其他方面存在的不足,这样使结果不具有综合性和全面性;②运用该法时,指标权重的确立一定要有充分、合理、科学的依据,否则,会对最终评分造成很大的影响。

（二）综合指数法

综合指数是指用统一指标来概括许多统计指标的综合水平。它把不同性质、不同类别、不同结构、不同计量单位的工作指标经过指数化变成指数,并进行综合,然后比较。具体方法有加权线性和法、乘法合成法、混合法等。

综合指数评价方法已广泛应用于预防医学、社会医学、卫生事业管理以及临床医学领域。该法的优点:①综合指数法原理简单,无需复杂的运算,易于操作;②对数据的分布、指标的多少无严格要求,适用范围广;③对原始数据进行相对化处理,消除了不同指标量纲的影响,可用于不同分布类型数据间的比较,综合考虑指标的变异度,能定量反映不同评价单位的优劣情况,评价结果客观。该法的缺点:权重作用较明显,易夸大权数大的因素和掩盖权数小的因素的作用。

（三）秩和比法

秩和比(rank sum ratio,RSR)法由我国统计学家田凤调教授于1988年提出,是利用 *RSR* 进行统计分析的一组方法。*RSR* 是一个内涵较为丰富的综合性指标,具有0~1连续变量的特征,它以非参数分析方法为基础,通过指标数(列)、分组数(行)以秩的代换,再运用参数分析的概念和方法研究 *RSR* 的分布,解决多指标综合评价问题。秩和比基本形态表达式为 $RSR_i=\frac{1}{mn}\sum_{j=1}^{m}R_{ij}$。其中 m 为分组数,n 为指标数,R 为各指标值秩次。*RSR* 值越大越优。如需计算加权秩和比 *WRSR*,则 $WRSR_i=\frac{1}{n}\sum_{j=1}^{m}W_jR_{ij}$,$W_j$ 为第 j 个指标的权重系数。

秩和比法适用于现有的卫生统计资料再分析,尤其在流行病学调查资料的研究与利用上具有广阔的发展前景。目前不仅被广泛应用于医疗质量评价和卫生监督工作质量等方面,而且被广泛应用于统计预测预报、因素与关联分析、鉴别分类与决策分析。

秩和比法的特点:①计算简单,对资料无特殊要求,易推广应用;②参与计算的是秩次,可消除异常值的干扰,可解决指标值为零时在统计处理中的困惑;③*RSR* 值无量纲,综合能力强,可代替一些专用综合指数,可容纳一些专用统计量的信息(如 n、S、CV),一些百分位数或流行病学指标(如 *OR*、*RR*、*PAR* 等);④该法集参数统计与非参数统计于一身,极具柔韧性,可与其他许多数理统计方法、数量方法相互沟通、移植、嫁接;如 *RSR* 可镶在运筹学、灰色系统与模糊数学之中。不足之处:①由于指标值采用秩代换,会丧失一些信息,且要求 $m \cdot n$ 矩阵中各元素不能缺失;②最终的 *RSR* 值只能反映综合秩次的差距,不能反映顺位间差异程度大小。

（四）层次分析法

层次分析法(analytic hierarchy process,AHP)是20世纪70年代由美国运筹学家T. L. Saaty提出的一种运用层次化、系统化、数量化、模型化思维对复杂现象进行决策的方法。它可将目标问题分解为各个组成因素,又将这些因素按支配关系组成一个有序的、阶梯层次的结构模型,即把问题层次化。其步骤包括:①建立递阶层次结构模型;②构造出各层次中的判断矩阵并赋值;③一致性检验;④求出各个评价指标的组合权重;⑤计算综合评价指标并排序。

层次分析法多用于卫生事业管理中,但近年来国内不少学者开展了层次分析法的应用研究工作,并在病例监测系统工作质量、计划免疫、卫生检测质量、传染病报告质量、图书馆评估、科技成果评比、人员素质测评、地区经济比较等工作中取得一定的效果。

该法的特点：①计算简便、结果明确，不仅可用于不同评价单位同一时期的横向比较，亦可用于同一评价单位不同时期的纵向比较，因而实用性强；②对评价指标不做任何标准化处理，直接根据指标原始取值计算出综合评分指数，所以不适合指标取值数量级别相差太大的资料（如指标 1 的数量级别为百万位，指标 2 的数量级别为个位）；③指标对比等级划分比较细，能充分显示权重作用；④能客观检验其判断思维全过程的一致性；⑤定量分析与定性分析相结合，因而对于类似于医疗质量评价这种难以完全用定量指标进行分析的复杂问题，该法特别适合。其不足之处是：①当研究对象的指标因素太多时，两两判断比较困难；②由于建立层次结构模型、给出成对比较矩阵等环节均需人主观参与，因而评价结果难免受评价人的主观判断、选择、偏好的影响。该方法常常与德尔菲（Delphi）法结合使用。

（五）逼近理想解排序法

逼近理想解排序法（technique for order preference by similarity to ideal solution，TOPSIS）是一种有限方案多目标决策方法。该法首先对所有评价指标作同趋势化处理和归一化处理；然后基于归一化后的矩阵，找出一组最优的指标数据和一组最劣的指标数据分别作为虚拟最优方案及最劣方案；再计算各评价对象与最优方案、最劣方案的欧氏距离；依据与最优方案接近程度和与最劣方案的远离程度来确定评价对象优劣排序。

该法的数学模型为：$C_i=\frac{D_i^-}{D_i^+ +D_i^-}$，$D_i^+$ 与 D_i^- 分别表示各评价对象与最优方案及最劣方案的欧式距离，C_i 表示各评价对象与最优方案的接近程度。C_i 值越大，方案越优。

TOPSIS 法可用于医疗机构整体或各项业务工作效益或质量的分析比较评价，如评价公共场所卫生监督质量、医院工作质量、计划免疫工作、餐厅环境等。该法的优点：①排序明确、结果直观；②在众多的综合评价方法中，该法对原始数据的信息利用最为充分，其结果能定量反映各评价对象之间的优劣差距；③对评价指标多少、评价对象多少、样本含量大小、数据分布类型等均无严格的限制，因而应用范围广泛；④由于该法进行了归一化处理，故能消除评价指标量纲的不同带来的影响，对即使指标量纲差异悬殊的资料亦可评价。不足之处：①综合指数 C_i 不能反映各评价对象与客观理想的最优方案的相对接近程度，只能体现它们内部的相对接近度；②当增加或删除某个（些）评价对象时，有时会出现排序结果颠倒的现象，即逆序现象，这让实施评价的决策者难以接受。

针对该法的缺点，众多学者对其进行了改良，比如孙振球教授团队（2013）提出的改良 TOPSIS 法就解决了 C_i值的缺陷和逆序问题，其排序结果更灵敏、更贴近实际。也有一些学者利用秩和比法对 TOPSIS 法的排序结果分级，得到诸如优、良、中、差这样的归档结果，使得 TOPSIS 法在医疗卫生评价中更具有普遍的应用价值和实际意义。

（六）模糊综合评价法

模糊综合评价法（fuzzy comprehensive evaluation，FCE）是 1965 年美国自动控制专家 L. A. Zadeh 提出的一种基于模糊数学理论，应用模糊关系合成的原理，评判事物的隶属等级状况的方法。

由于医学评价工作受许多因素的影响，特别是存在一些边界不清且不易定量的因素，具有一定的不确定性和模糊性。对于这种模糊性很难用精确数学去处理，必须借助模糊数学作为工具进行定量分析，故模糊综合评价已在人力、卫生资源、生存质量、医疗质量、食品卫生、计划免疫等评价工作中被广泛采用。

其一般步骤为：①对每一个评价系统给出一个指标集合（**U**）以及评价集合（**V**）；②建立 **U**、**V** 的模糊评价矩阵 **R**；③设置指标的权数分配 **A**；④矩阵合成（将 **A** 与 **R** 合成，得到评价指标 **B**=**A**·**R**）；⑤对 **B** 进行归一化处理；⑥根据最大隶属度判断。

该法的优点：①能利用精确的数字手段有效地处理呈现模糊性的评价对象，其结果比较合理、科学、贴近实际；②评价结果是一个向量，而不是一个点值，包含的信息比较丰富，既可以比较准确地刻画被评价对象，又可以进一步计算得到评价对象得分，从而可以排序，也可按序择优。

该法的缺点：①计算复杂，对指标权重向量的确定主观性较强；②当指标集 **U** 较大时，在权向量和为1的条件约束下，结果会出现超模糊现象，分辨率很差。

根据评价工作的目的及评价资料的特点，可将模糊综合评价与AHP法或TOPSIS法结合使用，互相补充，从不同视角提供全方位的评价信息，从而更加全面、深入地评价医疗卫生工作的实际状况。

（七）密切值法

密切值法是多目标决策中的一种优选方法，它将评价指标区分为正向指标和负向指标并结合在一起考虑，所有指标进行同向化处理，然后找出各评价指标的"最优点"和"最劣点"，分别计算各评价单元与"最优点"和"最劣点"的距离（即密切程度），将这些距离转化为能综合反映各样本质量优劣的综合指标——密切值，最后根据密切值大小确定各评价单元的优劣顺序。该法已广泛应用于食品卫生、公共场所卫生、劳动卫生及医院工作质量等多种学科监督监测的综合评价。

密切值法的数学模型 $C_i=\frac{d_i}{d}-\frac{l_i}{l}$

C_i为密切值，d_i为各指标与最优点的绝对距离，l_i为各指标与最劣点的绝对距离，$d=\min\limits_{1\leqslant i\leqslant n}(d_i)$，$l=\max\limits_{1\leqslant i\leqslant n}(l_i)$。$C$值越小，方案越优。

该方法的优点：①原理清晰，逻辑严谨，计算简便，具有普遍性和通用性，它不仅可以用于同一时间各部门的横向评价，也适用于同一地区、同一单位不同时间的横纵向评价；②它将多指标分为正向指标和负向指标结合起来考虑，提高了分析效能，同时引用自身内部指标作参比，使评判结果更为全面、合理。缺点：缺乏对评价指标的权重分配，因而其评价结果客观性不高。

（八）信息熵理论评价

熵（entropy）是衡量事物不确定性程度大小的度量。熵的概念最早源于德国物理学家Clausius提出的热力学第二定理，它被用于度量热学系统的紊乱程度。1948年，美国数学家Shannon在其论著《通信的数学理论》中，奠定了信息论基础并提出了信息熵的概念。之后，国内外不少学者把信息熵成功地应用于现代物理医学、临床医学等领域的综合评价之中。目前常用的方法有：绝对信息熵法和相对信息熵法。

1. 绝对信息熵方法 设有n个评价对象，m项评价指标，系统在生命周期内的综合信息熵为H，$q_{i,k}$为第i个评价对象第k个时刻的概率，q_{i0}表示该对象选择的基准。其数学模型为：

$$H=-\sum_{k=1}^{m}[(q_{i,k}/q_{i0})\times\ln(q_{i,k}/q_{i0})]\quad i=1,2,\cdots,n;k=1,2,\cdots,m$$

熵值越大，系统越不稳定（不确定性越大）而无序；熵值越小，系统越稳定而有序。将不同方案的熵排序，可为决策提供依据。

2. 相对信息熵方法 对不同方案的相对重要性进行比较，数学模型为：

$$H(i)=-\left\{\sum_{k=1}^{m}[(q_{i,k}/q_{i0})\times\ln(q_{i,k}/q_{i0})]\right\}/\ln n\quad i=1,2,\cdots,n;k=1,2,\cdots,m$$

上式提供一个相对重要度的测度，并可以引入评价者主观判断权值，合成一个实用权值$\lambda(i)$，进行相关处理后，最后根据权重大小对评价方案排序。

信息熵理论能够对医学过去认为凌乱庞杂难以概括的实验数据作出综合性判断，并给过去对疾病的经验分析方法赋予物理内容，有可能使对生命体系的研究形成一门定量的理论学科，以便作出定量的理论分析和更可行的应用方案。此法的最大优点是可排除人为因素的干扰，评价结果的客观性强。

（九）基于支持向量机的评价方法

支持向量机（support vector machine，SVM）是一种小样本、非线性逼近能力强的新机器学习方法。支持向量机分类是寻找一个最优超平面，尽量使该平面能够满足分类的限制条件，可以把需要分类数据集合中的所有点分开，并且使点尽可能的与该超平面距离最远，见图17-1。该法克服了神经网络结构依赖于设计者经验的缺点，较好地解决了高维数、局部最优和小样本等神经网络的不足，兼顾了神经网络和灰度模型的优点。

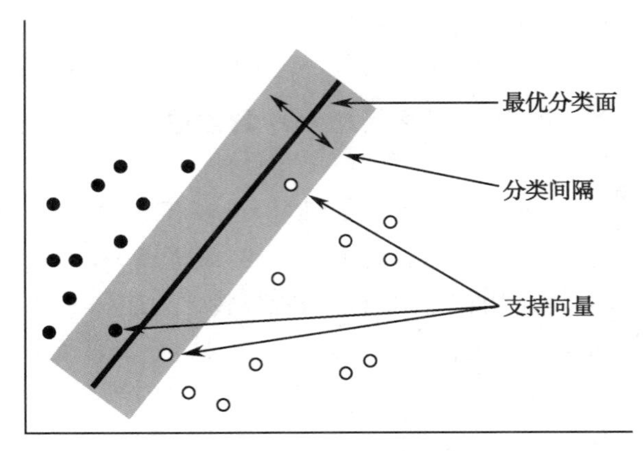

图 17-1 支持向量机的最优分类平面图

基于支持向量机的评价步骤一般为：①收集评价数据，将数据分成学习样本和预测样本两部分；②数据预处理；③将学习样本的评价指标作为支持向量机输入，评价结果作为支持向量机输出，进行学习；④采用适当的参数优化方法（如梯度下降法、网格搜索法、遗传算法等）对支持向量机的参数进行寻优，找到最优支持向量机参数；⑤采用最优参数再对学习样本进行学习，建立最优评价模型；⑥采用建立的最优评价模型对预测样本进行评价，得到每一个支持向量机二分类结果；⑦将多个二分类评价结果采用投票方法进行判断，最后得到评价结果。与其他方法相比，该法具有评价精度高、实现速度快及可操作性强等特点。而该法评价的准确率与参数直接相关，要获得高准确率的评价结果，必须找到最优支持向量机评价模型参数，因此还需着重改进其参数优化方法，诸如寻优速度慢等缺陷。

二、不完全信息下的静态综合评价方法

对评价信息缺失的评价问题处理方法主要有两种思路：一是运用证据推理方法对不完全信息进行直接处理。如基于 D-S 证据理论的评价信息不完全的方法。二是将不完全信息转化为完全信息，如运用直觉模糊集理论、数理统计方法等。

（一）基于 D-S 证据理论的评价方法

D-S 证据理论是由 A. P. Dempster 于 20 世纪 60 年代首先提出，20 世纪 70 年代中期，由 G. Shafer 进一步扩充和完善，进而发展成一种处理互补信息和不确定性问题的重要工具。

根据 D-S 证据理论，可假设样本空间为综合评价的指标集，该法首先对评价指标或评价专家获得的信息计算各个证据的基本可信度分配函数、信度和似然度；然后根据 D-S 理论的组合规则计算所有证据联合作用下的基本可信度分配函数、信度和似然度；最后根据给定的决策规则得出最终的综合结果（图 17-2）。该方法在医疗卫生领域的综合评价是可行与有效的。其突出特点是：①能够将大量繁杂的、不同方面的、主观不完全信息（不确定信息），通过 D-S 证据理论信息融合原理有效地转化为确定性的评价结果；②克服了评估中的主观性、人为因素、认知能力的影响；评价目标明确，步骤清晰，评估结果科学公正、客观合理。

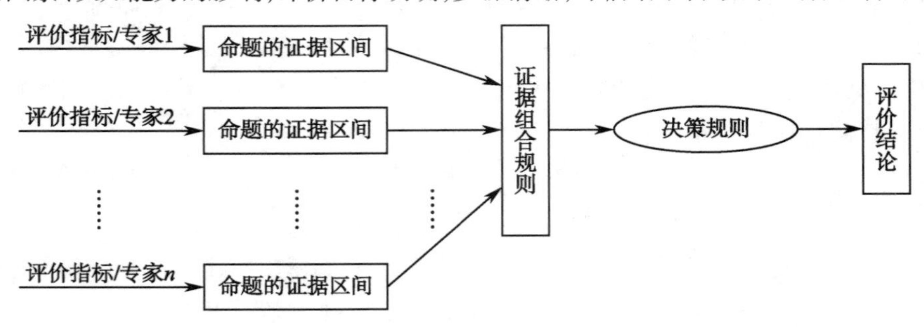

图 17-2 不完全信息下基于 D-S 证据理论的评价框图

（二）基于直觉模糊集的评价方法

直觉模糊集的概念由 Atanassov 于 1986 年提出，它不但包含肯定的程度，还详细地区分了否定和不确定的程度，比 Zadehd 的模糊集表达的信息更加全面、详细。

在医疗卫生评价工作的信息收集过程中，一方面受评价者本身专业背景与调查时间等主客观原因所限，其所提供的评价信息极有可能出现不完整现象；另一方面在对评价信息进行集结的过程中，常选用的线性加权求和法所默认的评价指标之间相互独立的条件亦很难满足，而基于直觉模糊集的评价方法无需考虑评价指标的独立性，能处理评价信息不完整的情况。直觉模糊集将这些残缺信息视为被评价对象的犹豫度，从而最大限度地利用评价信息，使测评结果更加全面、科学、合理。基于直觉模糊集的评判方法是一种简便、有效的评价手段，对信息缺失时的质量评价具有一定的应用推广价值。

基于直觉模糊集的综合评价一般包括以下步骤：①建立评价指标集，每个评价指标的评价结果可以表示成多级评语变量（如很好、较好、一般、较差、很差）；②根据模糊值设定的原则，设定各级评语变量对应的直觉模糊参考值，如属于“很好”的隶属度为 0.90，其非隶属度为 0.05，因而有“很好”的直觉模糊值为[0.9,0.05]；③给出每位专家对各对象评价的直觉模糊评价矩阵。对于矩阵中的缺失数据，考虑到缺失值代表专家对此项内容进行判断的犹豫度为 1，因此缺失数据的直觉模糊值可取[0,0]；④采用恰当的信息集结算子，如 IFWA 算子（intuitionistic fuzzy weighted aggregation operators）、IIFWAA 算子（interval-valued intuitionistic fuzzy weighted arithmetic averaging operator）等，对评价矩阵进行集结，将决策信息转化为精确实数，对评价对象排序。

三、研究展望

（一）开展医用综合评价方法的优良标准研究

国内外建立的综合评价方法有数百种之多，但每种综合评价方法的出发点不同、工作机制不同、适用对象不同，各具优缺点；迄今为止还不存在十全十美的评价方法。此外，综合评价方法还存在着所谓的“多方法评价结论的非一致性困扰问题”。即使是评价同一资料，不同的评价方法也会得到不同的结果，甚至有时结果大相径庭，这种情况会使人们对不同的评价结果感到无所适从，从而影响了研究成果的推广使用。而目前综合评价方法优良标准的缺乏，使得如何从众多的方法中根据决策的需要和评价对象的特点选择一种最优的方法成了一项比较棘手而又亟待解决的问题。

再者，判断各种综合评价方法的优劣，不同的应用领域其优良标准也应不同。比如，在医疗卫生领域，综合多个指标评价某慢性病的治疗方案，在某种综合评价方法下，有治疗方案 A$\succ$治疗方案 B；现增加一治疗方案 C，其他方案未变，由于该种综合评价方法存在“逆序现象”，使得结果变为治疗方案 B$\succ$治疗方案 C$\succ$治疗方案 A。原本最优的治疗方案 A，由于方案 C 的加入，却成了最差的方案。这种情形会导致临床医师及患者困惑不解、难以接受。可见，综合评价方法的优良性与评价领域有关，同一种方法其优良得分（等级）在不同的应用领域应是不同的，像存在“逆序现象”的方法是不太适于临床治疗方案评价的。因此，研究者可分不同应用领域来判断各种综合评价方法的优劣，构建综合评价方法优劣判别的测度指标（比如：适用度、符合度、漂移度等）与方法的优选原则。

（二）开展医疗大数据的综合评价研究

2011 年 5 月，全球知名咨询公司麦肯锡发布报告宣告大数据时代已来临。大数据的到来，引起了人类生活的各个领域和行业的重大变革，对医院传统医疗管理模式、方法、平台产生了巨大影响，为医疗机构管理评价工作的改革和发展提供了新思路。在大数据时代，医务工作者的整个诊疗过程与患者的所有临床表现与反应均可用数据描述，评价者拥有的是医疗质量的全数据模型（样本=全体），能够实现真正全面的、客观的、准确的医疗质量评价以及个性化的诊疗评价，从而为开展对患者的个性化医疗与医师医疗策略的精确定位提供了参考依据。

第二节 动态综合评价

一、基本概念

动态综合评价这一领域目前国内外都还处于研究的初级阶段，具有广阔的研究和应用前景。我们发现在医学科研中存在大量的含有时间因素的“立体时序数据集”。例如，评价手术和姑息性治疗对食管癌患者生活质量的影响；开放手术和经尿道电切术两种手术方式对良性前列腺增生症患者生活质量的评价；比较二种常见治疗方案（即雌激素替代疗法，补充维生素加钙治疗）对绝经后骨质疏松症患者生活质量影响的优劣；比较 2 型糖尿病患者或良性前列腺增生症患者不同用药方案、不同治疗方案的医疗后果等。这些研究有一个共同的特点，他们都对患者在不同时段进行了随访，获得不同时段的生活质量或医疗后果数据。也就是可以获得三维资料：①评价对象，不同治疗方法；②评价指标，反映生活质量的指标或医疗后果指标；③时点（时段），随访时点。对这些资料的传统分析方式都是采用静态的方法（TOPSIS 法等）对各个时间截面进行静态综合评价，或者对某个指标的不同时点值作轮廓分析（轮廓分析只能对单个指标不同时点分析，但不能综合多个指标一起对不同时点分析）。要充分利用各对象的各指标在不同时点的变化信息，要能从全局上评价医疗后果（生存质量）的整个动态过程，应该采用何种评价呢？我们可以采用动态综合评价方法来处理。

本节将介绍一种由孙振球教授团队（2012）提出的基于指标值与指标增量的动态 TOPSIS 法。该法从动态视角出发，根据既考虑“过去情况”“现在状况”，也关注“将来发展趋势”的思想，不仅考虑了同一指标在不同评价对象间的差异（横向差异），也关注了其在不同时点间的差异（纵向差异）；不但能给出最终的动态评价结果，而且能给出各时点的评价结果。

（一）动态综合评价数据集描述

设有 n 个被评价对象 $S_i(i=1,2,\cdots,n)$，每个 S_i 有 m 个评价指标 $G_j(j=1,2,\cdots,m)$，$x_{ij}(t_k)$ 表示第 i 个评价对象的第 j 个指标在时点 $t_k(k=1,2,\cdots,q)$ 处的测量值（表 17-1）。

表 17-1 动态综合评价数据集一般形式

评价对象	t_1				t_2				…	t_q			
	指标 1	指标 2	…	指标 m	指标 1	指标 2	…	指标 m	…	指标 1	指标 2	…	指标 m
评价对象 S_1	$x_{11}(t_1)$	$x_{12}(t_1)$	…	$x_{1m}(t_1)$	$x_{11}(t_2)$	$x_{12}(t_2)$	…	$x_{1m}(t_2)$	…	$x_{11}(t_q)$	$x_{12}(t_q)$	…	$x_{1m}(t_q)$
评价对象 S_2	$x_{21}(t_1)$	$x_{22}(t_1)$	…	$x_{2m}(t_1)$	$x_{21}(t_2)$	$x_{22}(t_2)$	…	$x_{2m}(t_2)$	…	$x_{21}(t_q)$	$x_{22}(t_q)$	…	$x_{2m}(t_q)$
⋮	⋮	⋮	⋮	⋮	⋮	⋮	⋮	⋮	⋮	⋮	⋮	⋮	⋮
评价对象 S_n	$x_{n1}(t_1)$	$x_{n2}(t_1)$	…	$x_{nm}(t_1)$	$x_{n1}(t_2)$	$x_{n2}(t_2)$	…	$x_{nm}(t_2)$	…	$x_{n1}(t_q)$	$x_{n2}(t_q)$	…	$x_{nm}(t_q)$

（二）动态 TOPSIS 法步骤

1. 将原始指标作同趋势化处理，建立各时点同趋势化后的矩阵。

$$\mathbf{X}'(t_k)=[x'_{ij}(t_k)],\quad k=1,2,\cdots,q$$

2. 对同趋势化后的矩阵按公式（17-1）进行归一化处理，得到各时点的归一化矩阵 $\mathbf{A}(t_k)=[a_{ij}(t_k)]$。归一化结果可看成是静态序列与动态增量处理结果的加权合成。

$$a_{ij}(t_k)=\theta a_{ij}^{*}(t_k)+(1-\theta)a_{ij}^{**}(t_k),\quad k=1,2,\cdots,q,\quad \theta\in[0,1] \tag{17-1}$$

$a_{ij}(t_k)$ 为在 t_k 时第 i 个评价对象的第 j 个指标的归一化值；

$$a_{ij}^{*}(t_k)=\frac{x_{ij}'(t_k)}{\sqrt{\sum_{k=1}^{q}\sum_{i=1}^{n}[x_{ij}'(t_k)]^2}}$$

$x_{ij}'(t_k)$为第i个评价对象的第j个指标在t_k处同趋势化后的值；

$$a_{ij}^{**}(t_k)=\frac{\Delta x_{ij}'(t_k)}{\sqrt{\sum_{k=1}^{q}\sum_{i=1}^{n}[\Delta x_{ij}'(t_k)]^2}}$$

$\Delta x_{ij}'(t_k)=x_{ij}'(t_k)-x_{ij}'(t_u)$，$t_u$为指定的标准序列时刻，$t_u$可以属于或不属于$\{t_1,t_2,\cdots,t_q\}$。当$t_u$不属于$\{t_1,t_2,\cdots,t_q\}$时，标准序列时刻的数据不参与综合评价。$\theta$为同时兼顾静态指标值与指标增量值的协调系数；$\theta=1$，表示只考虑静态指标值；$\theta=0$表示只考虑增量值；$\theta$的取值由评价者视具体情况而定。若任意$x_{ij}'(t_k)=0$，则$a_{ij}^{*}(t_k)=0$；任意$\Delta x_{ij}'(t_k)=0$，则$a_{ij}^{**}(t_k)=0$。

3. 计算有限方案中的最优方案和最劣方案。

$$\text{最优方案 } A^{+}=(a_{i1}^{+},a_{i2}^{+},\cdots,a_{im}^{+}),\quad a_{ij}^{+}=\max_{1\leqslant i\leqslant n,1\leqslant k\leqslant q}\{a_{ij}(t_k)\}$$

$$\text{最劣方案 } A^{-}=(a_{i1}^{-},a_{i2}^{-},\cdots,a_{im}^{-}),\quad a_{ij}^{-}=\min_{1\leqslant i\leqslant n,1\leqslant k\leqslant q}\{a_{ij}(t_k)\}\tag{17-2}$$

4. 各时点第i个评价对象与最优方案及最劣方案的距离$D_i^{+}(t_k)$与$D_i^{-}(t_k)$。

$$D_i^{+}(t_k)=\sqrt{\sum_{j=1}^{m}W_{jk}^{2}[a_{ij}^{+}-a_{ij}(t_k)]^2};\quad D_i^{-}(t_k)=\sqrt{\sum_{j=1}^{m}W_{jk}^{2}[a_{ij}^{-}-a_{ij}(t_k)]^2}\tag{17-3}$$

W_{jk}为第j个指标在t_k处的权重。

5. 分别计算不同时点诸评价对象与最优方案的接近程度$C_i(t_k)$。

$$C_i(t_k)=D_i^{-}(t_k)/[D_i^{+}(t_k)+D_i^{-}(t_k)]\tag{17-4}$$

可以根据$C_i(t_k)$值对各时间截面的诸评价对象排序，$C_i(t_k)$值越大越优。

6. 确定时间权向量$\mathbf{W}=(w_1,w_2,\cdots,w_q)^T$：时间权向量反映了对不同时刻的重视程度，在给出求解方法之前，先给出时间权向量熵$\mathbf{I}$与时间度λ的定义

$$I=-\sum_{k=1}^{q}w_k\ln w_k\tag{17-5}$$

时间权向量的熵反映了对样本的集结过程中权重包含信息的程度。

$$\lambda=\sum_{k=1}^{q}\frac{q-k}{q-1}w_k\tag{17-6}$$

时间度λ体现了算子集结过程中对时序的重视程度，λ在$[0,1]$之间，反映“厚今薄古”的思想；其值越小，表明评价者越注重距评价时刻较近期的数据；反之，越注重距评价时刻较远期的数。$\lambda=0.1$，表示极端重视近期数据；$\lambda=0.2$，表示强烈重视近期数据；$\lambda=0.3$，表示明显重视近期数据；$\lambda=0.4$，表示稍微重视近期数据；$\lambda=0.5$，表示同样重视所用时期数据。

在“时间度”λ给定的情况下，以尽可能地挖掘样本的信息和兼顾被评价对象在时序上的差异信息为标准来寻找适合该样本集结的时间权向量。构造以下非线性规划问题，求解时间权重向量：

$$\begin{cases}\max\left(-\sum_{k=1}^{q}w_k\ln w_k\right)\\ s.t.\ \lambda=\frac{1}{q-1}\sum_{k=1}^{q}(q-k)w_k\end{cases}$$

$$\sum_{k=1}^{q}w_k=1,w_k\in(0,1),\quad k=1,2,\cdots,q\tag{17-7}$$

λ的取值征求专家意见决定，求解以上非线性规划问题，得到时间权向量w_k。

时间权向量除了可以采用以上方法确定外，还可直接运用专家定权法等。

7. 引用能够突出系统发展过程的功能性算子(如允许评价对象各时期的评价值有较强互补性的"和性"算子 TOWA)(time order weight averaging operator)进行"时间维"的集结:

$$h_i = F(\langle t_1, C_i(t_1)\rangle, \langle t_2, C_i(t_2)\rangle, \cdots, \langle t_q, C_i(t_q)\rangle) = \sum_{k=1}^{q} w_k b_{ik} \tag{17-8}$$

式中 h_i 为最终的动态 TOPSIS 综合评价值;$C_i(t_k)$ 为评价对象 $S_i(i=1,2,\cdots,n)$ 在时刻 $t_k(k=1,2,\cdots,q)$ 与最优方案的接近程度。$\mathbf{W}=(w_1,w_2,\cdots,w_q)^T$ 为时间权向量;b_{ik} 是 t_k 时点所对应的 TOWA 对中的 $C_i(t_k)$。

8. 按 h_i 大小排序,h_i 值越高,最终动态排序越靠前。

(三)动态综合评价的优势

1. 评价更全面 静态综合评价法是在各时点独立评价评价对象,不考虑评价对象随时间的变化与内在联系。它只能区分不同评价对象在某个时点的优劣,而忽略了评价对象在不同时刻的变动。因而静态方法具有评价的片面性。而动态评价关注多个连续时点的评价结果,既可考查评价对象的"历史状况""现在状况",也关注评价对象的"将来发展趋势",能对评价对象给出更全面的评价。

2. 评价信息的反馈具有连续性与实时性 动态评价可提供若干连续时点的反馈信息,决策者可以实时掌握评价对象的情况,了解影响评价对象的各种因素,从而引导评价对象更加明确、及时地调整工作目标、手段、方法及内容。

3. 评价功能更丰富 静态评价方法,往往过于注重甄别和选拔,而忽视其改进与激励功能。孙振球团队提出的动态 TOPSIS 法具有"奖惩"功能,特别适用于医疗质量的评价。该法设置了一个奖惩系数 θ,通过调整该系数,可任意调节该方法"激励"与"惩罚"功能的大小。

二、应用实例

例 17-1 从湖南省某医院信息科获得该院各临床科室 2007—2011 年的相关资料,限于篇幅,从中选取 5 个科室,从工作量、治疗质量、诊断质量、效率质量等方面进行动态综合评价(表 17-2)。评价指标 X_1:出院人数;X_2:入出院诊断符合率(%);X_3:治疗有效率(%);X_4:平均床位使用率(%);X_5:病床周转次数;X_6:出院者平均住院日。为了简化例题,各指标取等权重。

(1)本例,$X_1 \sim X_5$均为高优指标,X_6为低优指标。采用倒数法对绝对指标 X_6进行同趋势化处理,得同趋势化后矩阵 $\mathbf{X}'(t_k)$。

(2)选取 2007 年数据做标准序列,取 $\theta=0.5$,即同等考虑指标值与指标值增量;2007 年的数据参与评价,并且该年的指标值增量为 0。根据公式(17-1)~公式(17-4)算出 5 个时点 5 个临床科室医疗质量的动态 $C_i(t_k)$,$k=1,2,3,4,5$(表 17-3)。

(3)咨询专家意见:时间度 λ 取 0.2,根据公式(17-6),得到时间权向量 $w_{\lambda=0.2}=(0.029\,0,0.059\,9,0.124\,0,0.256\,4,0.530\,7)^T$,代入公式(17-7)即得最终动态综合评价值 h_i(表 17-3)。为了与动态评价的结果作对比,表 17-4 给出了各年份静态 TOPSIS 评价的结果。

表 17-2 湖南省某医院 5 个科室 2007—2011 年医疗质量情况

评价对象	2007 年						2008 年					
	X_1	X_2	X_3	X_4	X_5	X_6	X_1	X_2	X_3	X_4	X_5	X_6
科室 A	2 282	99.22	98.22	83.65	2.84	14.36	1 800	99.38	98.27	94.53	3.78	16.65
科室 B	469	97.90	47.20	87.27	0.61	39.83	530	97.90	47.20	87.27	0.61	39.83
科室 C	2 412	99.12	98.01	105.34	3.09	14.47	2 856	99.78	98.82	129.19	3.97	14.00
科室 D	3 000	99.53	98.01	87.45	3.71	10.51	3 072	99.54	98.04	102.08	3.88	9.64
科室 E	2 579	99.60	99.02	98.20	4.22	10.06	3 048	98.98	97.89	79.13	4.32	9.69

续表

评价对象	2009年						2010年					
	X_1	X_2	X_3	X_4	X_5	X_6	X_1	X_2	X_3	X_4	X_5	X_6
科室A	2 400	99.34	98.26	93.17	4.30	13.99	2 108	99.45	98.98	89.92	3.92	13.98
科室B	538	97.90	47.20	107.01	0.64	51.98	540	97.91	44.82	101.08	0.68	42.21
科室C	2 529	99.82	98.45	120.88	3.10	13.08	2 532	99.71	98.93	120.08	3.25	13.37
科室D	3 433	99.53	98.08	104.03	4.28	9.45	3 436	99.55	98.11	107.29	4.35	9.19
科室E	3 081	99.67	99.77	117.86	4.47	9.19	3 184	99.76	98.12	99.91	4.21	9.67

评价对象	2011年					
	X_1	X_2	X_3	X_4	X_5	X_6
科室A	2 736	99.12	98.01	96.06	4.17	12.50
科室B	521	97.90	45.29	107.29	0.68	44.73
科室C	2 520	99.69	98.82	124.37	3.30	13.10
科室D	3 528	99.55	98.10	107.43	4.38	9.17
科室E	3 198	99.36	99.77	128.39	4.46	9.22

表17-3　湖南省某医院5个科室2007—2011年医疗质量的动态评价结果*

评价对象	2007年动态 C_i	2008年动态 C_i	2009年动态 C_i	2010年动态 C_i	2011年动态 C_i	$\lambda=0.2$	
						动态值 h_i	排序
科室A	0.462 7(4)	0.469 3(3)	0.621 4(4)	0.598 5(3)	0.664 7(4)	0.624 8	4
科室B	0.380 8(5)	0.387 0(5)	0.415 7(5)	0.310 1(5)	0.336 9(5)	0.344 1	5
科室C	0.472 8(3)	0.768 0(1)	0.661 7(3)	0.671 9(2)	0.687 8(2)	0.679 0	2
科室D	0.492 2(2)	0.601 2(2)	0.687 5(2)	0.715 3(1)	0.724 0(1)	0.703 2	1
科室E	0.496 8(1)	0.412 3(4)	0.711 1(1)	0.566 1(4)	0.675 5(3)	0.630 9	3

*括号内数据为排序

表17-4　湖南省某医院5个科室2007—2010年静态TOPSIS法评价结果

评价对象	2007年		2008年		2009年		2010年		2011年	
	静态 C_i	排序	静态 C_i	排序	静态 C_i	排序	静态 C_i	排序	静态 C_i	排序
科室A	0.654 3	4	0.597 9	4	0.695 4	3	0.646 1	4	0.740 7	3
科室B	0.019 6	5	0.040 9	5	0.060 7	5	0.052 1	5	0.048 9	5
科室C	0.706 2	3	0.791 6	2	0.681 8	4	0.690 9	3	0.687 2	4
科室D	0.875 8	2	0.858 6	1	0.919 2	2	0.940 4	1	0.910 5	2
科室E	0.903 9	1	0.786 8	3	0.932 1	1	0.888 1	2	0.938 7	1

科室D的医疗质量相对于5年前(2007年)一直都有进步,呈现出稳步上升趋势(表17-4);而科室E虽然在2007年、2009年、2011年的静态评价中排名第一,但观察一下科室E的5年数据,发现科室E在5年中波动较大,医疗质量不稳定;动态TOPSIS既考查评价对象的“历史”质量与

"现状",也关注将来的发展态势;因此动态 TOPSIS 法把具有医疗质量不断提高趋势的科室 D 评为第一。

科室 C 的静态平均排名=(3+2+4+3+4)/5=3.2 低于科室 E 的静态平均排名 1.6,但动态 TOPSIS 法对科室 C 的排名先于科室 E。这是由于动态 TOPSIS 既考查同一时点各评价对象之间的优劣(横向信息),也能体现各指标值在不同时点的变化(纵向信息)。从表 17-2 可看到,与 5 年前(2007 年)相比,科室 E 的某些指标值在 2008 年、2010 年及 2011 年有不同程度的下降,所以科室 E 的这些指标值增量为负数,从而降低了该科在动态评价中的排名,这相当于"惩罚"措施在决策方法中的体现。而科室 C 与 2007 年比,每年都有不同程度的进步,所以科室 C 的指标值增量为正数,进步越大,指标值就会越大,越会提升排名,这相当于"激励"措施在决策方法中的体现。公式(17-1)中 θ 值的大小可以调整这种"奖惩"的程度,如果不需要这种"奖惩",那么可以将 θ 取 1。

三、研究展望

(一)开展动态的、发展的、开放的医疗质量评价指标体系研究

传统的医疗质量评价指标体系实质上是静态的综合评价指标体系,即在医疗质量测评的不同阶段都采用同一套指标及固定的权重,这显然不够合理。医疗过程具有动态变化性,不同阶段的评价目标、评价重点不同,因而各阶段的评价指标及权重不应该一成不变。可开展"动态的、发展的、开放的"医疗质量评价指标体系研究。指标体系中的一、二级指标及权重可以根据评价对象、评价目标和评价阶段的不同进行动态选取和管理。评价维度和比例比值也可以动态增减,以满足不同考核的需求。一方面在不同评价时段可以设置不同的评价指标,另一方面相同指标的权重在不同时段也可不同。可以开发相应的医疗质量综合评价系统。这样我们可以将这些指标的动态调整、权重设置、计算与统计等工作统统交给计算机来完成。

(二)开展多(高)维综合评价方法研究

动态综合评价是一种研究"三维数据"的方法,此时"三维"包括:评价对象、评价指标、评价时间。但如果增加一个维度"评价地点",即决策者想要了解评价对象在不同时点、不同地区的波动情况及变化趋势,显然动态综合评价还无法胜任,我们需要研究能处理"四维"甚至更高维数据的新方法。那么多(高)维综合评价过程必然复杂,决策者难于掌握,因此开展在多(高)维综合评价方法研究的同时,应开发相应的软件系统,便于方法的推广应用(注:一些文献提及的多维综合评价是指评价指标有多个,我们这里的多维是指评价要素的多维)。

第三节 组合评价方法

虽然单一综合评价方法有上百种之多,但目前还不存在一种完美的、无缺陷的单一综合评价方法。面对单一方法的不足,人们的想法自然就是将不同方法组合,以实现它们之间的优势互补,得出更为合理、科学的评价结果。这综合的方法,就是组合评价法。组合思想是一种朴素的思想方法,生活中随处可见,如组合柜、组合音响、二合一洗发水;就连带橡皮的铅笔这一小小的书写工具也是橡皮与铅笔的组合,并且发明人由此获得过专利。组合思想移植、应用到统计学中,带来了组合评价方法。组合评价法的基本思路是,对有代表性的几种评价方法的评价结果采用适当的方法进行组合,得出组合评价值,按组合评价值的大小得到组合评价的排序结果。

一、基本概念

(一)组合评价方法概述

国内外对组合评价的研究主要集中在 3 个方面:权重的组合;综合评价方法的组合;评价结果的

组合。

1. 权重的组合　权重问题的研究占有重要的地位，因为权重的合理性直接影响着多目标决策排序的准确性。权重的确定主要有主观赋权法和客观赋权法。主观赋权法是指人们对分析对象的各个因素，按其重要程度，依照经验，主观确定的系数，例如德尔菲法、AHP 法等。这类方法因研究得早，已成熟，但客观性较差。客观赋权法是指经过对实际发生的资料进行整理、计算和分析，从而得出权重系数，例如信息熵法、CRITIC 法和标准离差法；这类方法起步晚，还不完善，尤其是计算方法大多比较烦琐，不利于推广应用。实际上，无论是选用主观定权法，还是采用客观定权法，都有自身无法解决的缺陷。主观定权法虽然能充分吸收本领域专家的知识和经验，体现出各个指标的重要程度，但以人的主观判断作为定权基础不尽合理。客观定权法虽然具有定权客观、不受人为因素影响等优点，但也有不足之处，一是客观定权法所得各指标的权数不能体现各指标自身价值的重要性；二是各指标的权数随样本的变化而变化，权数依赖于样本。为了充分利用专家的知识、经验以及客观信息属性值，学术界提倡主、客观综合起来进行组合赋权。组合赋权常有两种类型，一种是乘法合成，一种是加法合成。乘法合成法适用于指标个数较多，各指标权系数分配比较均匀的情况，但因为其具有“倍增效应”，使得大的越大，小的越小，故使用起来很受限制。主客观权重加法合成不管是理论研究还是实际应用都是使用得最多的，这里，加法合成一般指线性加权组合法。综观大量文献，线性加权组合法按其是否利用了属性值信息可分为基于权向量集的求解和基于评价值向量集的求解两类。基于权向量集的求解纯粹是在多个权向量之间定义彼此间的贴近度或偏差，然后根据一定的准则来求得代表各个权向量相对重要性程度的线性组合系数，并最终确定组合权重。通过这种方法求得的权向量是各权向量的折中，但没有充分利用属性值信息。基于评价值向量集的求解结合了属性权向量和属性值信息，一般通过建立多目标规划模型进行求解。目标函数建立的出发点主要有组合权向量对应的所有方案的评价值都尽可能大，组合权向量对应的评价值向量与原评价值向量的偏差尽可能小，组合权向量对应的各方案的综合评价值的离差尽可能大，所有方案到理想方案的距离和尽可能小，使所有属性对所有的方案的总离差达到最大等。这类优化组合赋权法充分利用了权向量和属性值信息，且有比较强的数理基础，所以能够得到比较理想的组合权重。

2. 方法的组合　在方法的组合方面，目前的研究比较侧重如何有机地结合两种或多种可行的方法对同一评价对象进行评价。如：NicoleAdler 等结合数据包络分析与主成分分析法应用于评价航空管制网络；贺仲雄等提出了融合模糊、灰色、物元空间等思想的决策系统，可以用于预测、决策与评价。郭仲伟等则将聚类分析和方法应用于宏观质量评估；梁梁等则提出一种将主成分分析和层次分析法综合运用的决策方法，都取得了较好的应用效果。M. J. J. Wang 提出一种将 AHP 与模糊集综合运用的评价方法，在对检察官的测试选择中发挥了重要作用。曾宪报提出分别用 Kendall 一致性系数检验法和 Spearman 等级相关系数检验法对组合评价进行事前事后检验。尽管如此，如何从为数众多且可行的多目标决策方法中找到合适的少数几个方法形成组合决策方法集仍然是个难题。方法的评价与选择问题还有巨大研究潜力。

3. 结果的组合　选取几种有代表性的评价法，将评价结果按照一定的方式进行组合，得出组合评价值，最后得到组合评价的排序结果。许多学者也已经开展了研究。例如，郭显光(1995)提出了运用“平均值法”“Borda 法”“Copeland 法”和“模糊 Borda 法”等 4 种方法对不同评价方法所得结论进行组合；彭勇行(1997)和刘喜华(2001)都提出对同一组评价对象在已获得多种方法的评价结果(用多个向量来表示)情况下，假设存在一个组合评价值向量与上述多个向量的矢量差之平方和为最小，并在一定的约束条件下用数学规划方法求得上述组合评价值向量。

(二) 组合评价的一般步骤

下面以结果组合评价为例说明其一般步骤：

1. 选取 k 种有代表性的单一综合评价方法对评价对象进行独立评价。

2. 对选取的综合评价方法做一致性检验（事前检验）。

理论上讲，选定的 p 种综合评价方法之间的结果会存在一定的差异，这是由于各方法评价机制、角度的不同所造成的，但这种差异不应太大。选定的 p 个单一评价方法，其结果的合理性决定了组合评价的科学合理性。这 p 组评价结果是否具有一致性，是否能相互印证，还需要进行假设检验。因此，一致性检验必须在进行组合之前完成，当选取的各种单一评价方法结果具有一致性时，才能说明下一步组合评价法是有效的。

一般判断两种排序结果的一致性，可用斯皮尔曼（Spearman）等级相关系数法。判断多种排序结果之间的一致性，可采用肯达尔（Kendall）一致性系数检验法。

3. 基于一致性的条件下运用某种组合评价方法（如平均值法、模糊 Borda 法）进行二次评价。此处着重介绍模糊 Borda 法步骤：

（1）计算隶属度 U

$$U_{ik}=\frac{X_{ik}-\min\limits_{i}\{X_{ik}\}}{\max\limits_{i}\{X_{ik}\}-\min\limits_{i}\{X_{ik}\}}\times 0.9+0.1 \quad i=1,2,\cdots,n;\quad k=1,2,\cdots,p \tag{17-9}$$

其中，X_{ik}为第 i 个评价对象第 k 种综合评价方法的得分。U_{ik}为第 i 个评价对象第 k 种综合评价方法下属于“优”的隶属度。

（2）计算模糊率

定义模糊频数 F：

$$F_{ih}=\sum_{k=1}^{p}\delta_{ih}^{k}U_{ik} \tag{17-10}$$

其中 $\delta_{ih}^{k}=\begin{cases}1 & \text{第 } i \text{ 个评价对象在第 } k \text{ 种方法下排在第 } h \text{ 位}\\ 0 & \text{其他}\end{cases}$

定义模糊频率 V：

$$V_{ih}=F_{ih}\Big/\sum_{h=1}^{n}F_{ih} \tag{17-11}$$

其中 V_{ih}反映单一综合评价模型得分值的差异。

（3）将位次转换为位次得分：

$$Q_h=(n-h)(n-h+1)/2 \tag{17-12}$$

Q_h 代表第 i 个评价对象在优序关系中排在第 h 位的得分，n 为评价对象总数。

（4）计算模糊 Borda 数得分

第 i 个评价对象的模糊 Borda 数得分为：

$$B_i=\sum_{h=1}^{n}V_{ih}Q_h \tag{17-13}$$

Borda 得分越高则排序越靠前。

4. 对组合评价结果进行事后检验 组合评价排序结果与单一方法的排序结果之间的相关程度，需要通过事后检验判断。最常用的组合评价事后检验法是 Kendall 一致性协调系数法或 Spearman 等级相关系数法。

二、应用实例

例 17-2 拟综合发表论文计分、出版专著计分、获得专利计分、参与科研项目计分、参与科技类活动计分 5 个指标，对某省某高校 8 名研究生的科研素质进行综合测评。表 17-5 列出了各指标的百分制得分。要求先采用 TOPSIS 法、综合评分法、秩和比法分别进行单一方法的综合评价，然后运用模糊 Borda 法进行组合评价。各指标权重取等权重。

表 17-5　某年某省某高校 8 名研究生的科研素质情况

评价对象	发表论文计分	出版专著计分	获得专利计分	参与科研项目计分	参与科技类活动计分
研究生 A	90	10	85	95	50
研究生 B	70	20	25	100	40
研究生 C	50	15	60	10	15
研究生 D	60	50	5	55	25
研究生 E	65	5	10	45	45
研究生 F	95	25	50	75	30
研究生 G	80	30	75	65	85
研究生 H	30	80	20	30	60

1. 采用 TOPSIS 法、综合评分法、RSR 法分别进行综合评价结果见表 17-6。

表 17-6　单一评价模型与组合模型的得分及排序

评价对象	TOPSIS 法		综合评分法		秩和比法		模糊 Borda 法	
	得分	排序	得分	排序	得分	排序	模糊 Borda 值	排序
研究生 A	0. 547	2	68	1	0. 750	2	23. 548	2
研究生 B	0. 418	5	51	4	0. 625	4	8. 839	5
研究生 C	0. 286	7	30	8	0. 325	8	0. 485	8
研究生 D	0. 377	6	39	6	0. 425	6	3. 000	6
研究生 E	0. 251	8	34	7	0. 375	7	0. 796	7
研究生 F	0. 452	4	55	3	0. 675	3	13. 535	3
研究生 G	0. 611	1	67	2	0. 800	1	25. 704	1
研究生 H	0. 521	3	44	5	0. 525	5	10. 142	4

2. 事前一致性检验　理论上讲，对于同一个样本来说，其评价结果不会差异太大。但是从表 17-6 可看出，3 种综合评价结果存在不同程度的差异。运用 SPSS 软件对 3 种评价方法进行 Kendall W 协调系数检验，得一致性系数为 0. 947，$P=0.006<0.05$。结果表明，TOPSIS 法、综合评分法、秩和比法 3 种方法具有高度一致性，可以进行组合。表 17-7 为各综合评价方法结果间的 Spearman 相关系数。

表 17-7　各种评价方法结果的 Spearman 相关系数

方法	TOPSIS 法	综合评分法	秩和比法
TOPSIS 法	1. 000	0. 881*	0. 905**
综合评分法		1. 000	0. 976**
秩和比法			1. 000

* 相关系数的假设检验 $P<0.05$；** 相关系数的假设检验 $P<0.01$

3. 采用模糊 Borda 法进行组合评价。

按公式(17-9)计算研究生 A 在 TOPSIS 法下属于“优”的隶属度 U_{11}

$$U_{11}=\frac{0.547-0.251}{0.611-0.251}\times 0.9+0.1=0.842,\quad 同理 U_{12}=1.000, U_{13}=0.905$$

$$\delta_{11}^{1}=0, \delta_{11}^{2}=1, \delta_{11}^{3}=0$$

按公式(17-10)有 $F_{11}=0\times 0.842+1\times 1.000+0\times 0.953=1.000$

同理 $F_{12}=1.747, F_{13}=0, F_{14}=0, F_{15}=0, F_{16}=0, F_{17}=0, F_{18}=0$

按公式(17-11),有模糊频率 $V_{11}=\frac{1}{1+1.747+0+0+0+0+0+0}=0.364$

同理 $V_{12}=0.636, V_{13}=0, V_{14}=0, V_{15}=0, V_{16}=0, V_{17}=0, V_{18}=0$

按公式(17-12),有 $Q_1=\frac{(8-1)\times(8-1+1)}{2}=28$

同理 $Q_2=21, Q_3=15, Q_4=10, Q_5=6, Q_6=3, Q_7=1, Q_8=0$

按公式(17-13)有

$$B_1=0.364\times 28+0.636\times 21+0\times 15+0\times 10+0\times 6+0\times 3+0\times 1+0\times 0=23.548$$

同理

$$B_2=8.839, B_3=0.485, B_4=3.000, B_5=0.796, B_6=13.535, B_7=25.704, B_8=10.142$$

Borda 得分越高则排序越靠前,排序结果见表 17-6。

4. 事后检验 结果表明模糊 Borda 法与其他综合评价方法的一致性系数为 0.955,$P=0.000<0.05$。可见,基于模糊 Borda 法和其他 3 种评价方法具有较好的一致性。表 17-8 为模糊 Borda 法与 3 种单一方法评价结果的 Spearman 相关系数,可见模糊 Borda 法与原 3 种单一方法之间的平均相关程度 $\rho_s=(0.952+0.952+0.976)/3=0.960$。

表 17-8 模糊 Borda 法与 3 种单一方法评价结果的 Spearman 相关系数

方法	TOPSIS 法	综合评分法	秩和比法
模糊 Borda 法	0.952**	0.952**	0.976**

** 相关系数的假设检验 $P<0.01$

三、研究展望

(一) 开展基于概率结论组合的组合评价方法研究

针对多方法评价结论的非一致性困扰问题,目前普遍认为组合评价是解决该问题的有效途径。然而综合评价结论表现为序值和评价值两种形式,故现有的研究主要针对序值或/和评价值进行组合。无论是只研究序值组合的方法,还是同时兼顾评价值的方法,都是对综合评价的绝对结论组合,没有考虑到抽样误差的影响。故孙振球团队(2012)提出了一种解决多方法评价结论非一致性困扰问题的新思路——从现有组合方法中挑选合适的方法对综合评价的概率结论组合。概率结论不但包含了序值、评价值等绝对结论的信息,还考虑了抽样误差的影响,其组合结果更合理、可信。因此,开展基于概率结论组合的组合评价方法研究势必成为未来统计工作者的一个研究方向。

(二) 建立组合评价的计算机系统。

组合评价计算机系统是一个由人机结合的决策支持系统(decision supporting system, DSS)系统,目的是将评价者的主观偏好、经验和计算机的实时数据处理能力结合起来;同时利用综合评价专家系统,不断积累经验,循环运行并且逐渐提高结果的满意度。这样使得组合评价的结论更为稳定、准确和有效。

第四节　样本资料的综合评价方法

在医学科研中,常常会遇到这样的情形,即需要综合几个指标来评价若干个对象,而这些评价指标往往无法得到其总体的取值,因而只能以样本指标来替代。例如:拟综合空腹血糖、餐后 2h 血糖、糖化血红蛋白等临床疗效结局指标,对临床上常用的强化治疗与常规治疗 2 型糖尿病的治疗方案进行综合评价。这种情况不可能获得总体指标,只能用样本指标来评价。然而,一直以来,综合评价方法无法分离出抽样误差,因而在抽样研究中,评价结果只能是描述,而不能进行统计推断,故存在着抽样误差的估计问题。

本节着重介绍孙振球教授团队(2014)提出的解决方案:尝试利用 Monte Carlo 模拟方法求解排序结果的概率,探讨指标的抽样误差对评价结果的影响,并基于模拟结果,将样本资料综合评价的传统"绝对结论"改为"概率结论",进一步提出一种新的评价结果排序的方法以及一种新的适用于任何样本评价的结果分档法。

一、基本概念

(一) 一般原理

Monte Carlo 方法是一种与一般数值计算方法有本质区别的计算方法,属于试验数学的一个分支,起源于早期的用频率近似概率的数学思想,它利用随机数进行统计试验,以求得的统计特征值(如均值、概率等)作为待解问题的数值解。

(二) 问题描述

设有 n 个评价对象,m 个评价指标,X_{ij}表示第 i 个对象关于指标 j 的观测值(表 17-9)。如果某评价指标的观测值是通过抽样得到的,我们暂且称其为"样本指标"。

表 17-9　原始数据表

评价对象	指标 1	指标 2	…	指标 m
对象 1	X_{11}	X_{12}	…	X_{1m}
对象 2	X_{21}	X_{22}	…	X_{2m}
⋮	⋮	⋮	⋮	⋮
对象 n	X_{n1}	X_{n2}	…	X_{nm}

通常综合评价过程可描述为

$$Z_i=\psi(X_{i1},X_{i2},\cdots,X_{im}),i=1,2,\cdots,n$$

式中 ψ 为某变换函数,Z_i 为评价对象 S_i 的综合评价值,根据 $Z_1,Z_2,\cdots,Z_n$ 的大小对各评价对象排序(降序)。

对于任意两个评价对象 S_i 和 $S_k(i\neq k,i,k=1,2,\cdots,n)$,在权重向量 $\mathbf{W}_j(j=1,2,\cdots,m)$ 下,S_i 对 S_k 的优先排序概率记为:

$$H_{ik}=P(Z_i>Z_k)+P(Z_i=Z_k) \tag{17-14}$$

P 表示相应事件的概率。

反映 S_i 与 S_k 关系的概率 $P(Z_i>Z_k)$有如下性质:

1. 有界性,即 $0\leqslant P(Z_i>Z_k)\leqslant 1;0\leqslant P(Z_i>Z_k)+P(Z_i=Z_k)\leqslant 1$。
2. 归一性,即 $P(Z_i>Z_k)+P(Z_i<Z_k)+P(Z_i=Z_k)=1$。
3. 等价性,即 $P(Z_i=Z_k)=1\Leftrightarrow P(Z_i>Z_k)=P(Z_i<Z_k)=0;P(Z_i>Z_k)=1\Leftrightarrow P(Z_i<Z_k)=P(Z_i=Z_k)=0$。

(三) 排序概率 Monte Carlo 模拟的一般步骤

"大数定理"表明如果试验次数足够多,可使用事件的发生频率作为其概率的估计值,因此,我们运用 Monte Carlo 仿真思想构建被评价对象两两之间优胜概率的求解方法，具体如下：

第 1 步设置记录变量 index，distr，toplimit 和 serror 分别储存样本指标的序号、分布类型、决策者给定的仿真次数及模拟误差上限。

第 2 步设置仿真次数监控变量 total（初始化时 total 置 0，total 的上限由决策者决定，一般来说样本指标越多，total 值越大）；total = 0 时跳转到第 5 步，直接用样本矩阵评价，得样本排序结果。

第 3 步运用统计软件包（如 MATLAB，SAS，SPSS）的随机数发生器，模拟各样本指标的特定分布进行抽样，并求得其样本均数（几何均数/中位数/众数等），构成仿真原始数据矩阵（对于总体指标值则直接进入仿真原始数据矩阵；对于同一样本指标，由于它在不同评价对象上的特征不同，故其模拟抽样要做 n 次，n 为评价对象个数）。

第 4 步计算某综合评价方法的第 total 次模拟的综合评价值 $Z_i(\text{total})$（$i=1,2,\cdots,n$）；total = 0 时，跳转至第 3 步。

第 5 步设置计数矩阵 great$[i,k]$，equal$[i,k]$（初始化时均置 0）分别表示“$Z_i \geqslant Z_k$”及“$Z_i=Z_k$”的次数。$i,k=1,2,\cdots,n$。

当 $Z_i \geqslant Z_k$ 时，则 great$[i,k]$ = great$[i,k]$+1；

当 $Z_i=Z_k$ 时，则 equal$[i,k]$ = equal$[i,k]$+1。

第 6 步　total = total+1。若 total = toplimit+1，则转第 7 步，否则转第 3 步。

第 7 步以矩阵 H$[i,k]$记录 S_i 对 S_k 的优先排序概率的仿真值，H$[i,k]$ = great$[i,k]$/toplimit；以矩阵 E$[i,k]$记录 $P(Z_i=Z_k)$ 的仿真值，E$[i,k]$ = equal$[i,k]$/toplimit；判断模拟综合评价值是否服从某种分布（如正态分布），并计算其平均数（均数或中位数等）及 95% 可信区间。

第 8 步根据前面提到的归一性，若 $|H[i,k]+H[k,i]-E[i,k]-1|<serror$，则表明模拟次数足够，模拟结果可信，退出程序；否则，需要增加模拟次数，如 toplimit = toplimit+1 000，转第 2 步。

为了能得到仿真排序结果，我们给出如下定义：

定义 1 对于任意评价对象 S_i，称 G_i 为 S_i 对其他所有评价对象 S_k（$i\neq k$；$i,k=1,2,\cdots,n$）的整体排序优先度，有：

$$G_i=\sum_{k=1}^{n} H_{ik}-1 \tag{17-15}$$

其中 H_{ik} 为评价对象 S_i 对 S_k 的优先排序概率，$k=1,2,\cdots,n$，$0\leqslant G_i\leqslant n-1$。特别是若 $G_i=n-1$，表明该方案具有相对其他方案的绝对优先排序概率，应排在首位；同理，若 $G_i=0$，则该方案应排在末位。

按优先度 G_i 的大小即可对评价对象排序，得到最终的仿真评价结论。

二、应用实例

例 17-3　资料来源某年某大学人文社科项目，采用整群随机抽样，从湖南省某大学 5 个专业抽取 18 岁男生 239 人，获得其体能资料，采用 TOPSIS 法对不同专业 18 岁男生的体能情况进行评价排序，体能指标包括立定跳远、握力、1 000 米跑和俯卧撑（表 17-10）。

表 17-10　不同专业间 18 岁男青年各体能指标比较（$\bar{X}\pm S$）

专业	例数	立定跳远/m	握力/kg	1 000 米跑/s	俯卧撑/min^{-1}
A 专业	61	2.14±0.11	41.96±2.70	252.07±66.66	33.47±5.93
B 专业	68	2.11±0.29	41.64±4.98	260.98±61.21	26.77±9.40
C 专业	31	2.02±0.31	43.12±4.31	262.11±30.22	27.74±9.80
D 专业	38	2.31±0.39	42.72±7.99	256.80±20.21	32.11±9.97
E 专业	41	2.25±0.21	42.99±4.92	240.32±40.76	35.23±9.72

设仿真次数 toplimit=10 000，模拟误差上限 serror=0. 000 01。把各样本均数、各样本标准差分别作为总体均数、总体标准差的估计值。经正态性检验，以上指标均服从正态分布，取等权重，1 000 米跑按倒数法转成高优指标。从正态总体 $N(\overline{X}_{ij}, S_{ij}^2)$ $(i=1,2,\cdots,n;j=1,2,\cdots,m)$ 中随机抽取样本含量为 n_i 的样本，算得其均数，作为各评价指标的模拟值。也就是说，每次模拟评价中，共需做（对象数×指标数）次抽样。其 C_i 均值及可信区间的计算采用下式：

均值 $E(C_i)=\dfrac{1}{\text{toplimit}}\sum_{b=1}^{\text{toplimit}} C_{ib}$

方差 $S_{\text{toplimit}}^2=\dfrac{1}{\text{toplimit}-1}\sum_{b=1}^{\text{toplimit}}[C_{ib}-E(C_i)]^2$

95% CI：

$$(\overline{C}_i-t_{\text{toplimit}-1,\alpha/2}\cdot S_{\text{toplimit}}/\sqrt{\text{toplimit}}, \overline{C}_i+t_{\text{toplimit}-1,\alpha/2}\cdot S_{\text{toplimit}}/\sqrt{\text{toplimit}})$$

本例模拟 TOPSIS 法的 MATLAB 程序见表 17-11：

表 17-11　模拟 TOPSIS 法排序概率的 MATLAB 程序

1	clear	22	for i=1:n
2	smean=[2.14 41.96 252.07 33.47;2.11 41.64 260.98 26.77;2.02 43.12 262.11 27.74;2.31 42.72 256.8 32.11;2.25 42.99 240.32 35.23]	23	Da(i)=sqrt(sum((V(i,:)-Va).^2))
3	sstan=[0.11 2.70 66.66 5.93;0.29 4.98 61.21 9.40;0.31 4.31 30.22 9.80;0.39 7.99 20.21 9.97;0.21 4.92 40.76 9.72]	24	Dm(i)=sqrt(sum((V(i,:)-Vm).^2))
4	sampn=[61;68;31;38;41]	25	end
5	p=size(smean); n=p(1);m=p(2);	26	D1=Da' ;D0=Dm'; Z=D0./(D0+D1)
6	toplimit=10 000;serror=0.000 01;	27	for i=1: n
7	great(n,n)=0;equal(n,n)=0;	28	if total>0 ci(i,total)=Z(i);
8	daoshu=3;	29	end
9	for total=0:toplimit	30	for j=1: n
10	for r =1:n ; for c =1:m;	31	if Z(i)= =Z(j)&&total>0
11	mid= normrnd (smean (r, c), sstan (r, c), sampn (r),1);	32	equal(i,j)=equal(i,j)+1;
12	if total= =0	33	end
13	A=smean	34	if Z(i)>=Z(j)&&total>0
14	else　A(r,c)=mean(mid)	35	great(i,j)=great(i,j)+1
15	end; end; end;	36	end ;end ;end
16	for i=1:n; A(i,daoshu)=1/A(i,daoshu); end	37	end
17	for j=1:m; B(j)=sqrt(sum(A(:,j).^2)); end	38	H=great/toplimit ;E=equal/toplimit;
18	for j=1:m;V(:,j)=A(:,j)/B(j);end;	39	HH=sum(H,2)-1
19	for j=1:m	40	SE=H+H'-E-1
20	Va(j)=max(V(:,j)); Vm(j)=min(V(:,j));	41	for i=1:n
21	end	42	cm(i)=mean(ci(i,:));s(i)=std(ci(i,:))

续表

行号	程序	行号	程序
43	low = Cm(i) - 1.960 201 2 * s(i)/sqrt(toplimit); Upp = Cm(i)+1.960 201 2 * s(i)/sqrt(toplimit)	48	if abs(SE)<serror
44	Figure(1);subplot(n,1,i); plot(ci(i,:))	49	disp('Success!')
45	Figure(2); subplot(n,1,i); hist(ci(i,:))	50	else
46	end	51	disp('Toplimit is too small!')
47	[RESULT,Prob,JBSTAT,CV] = jbtest(rsrz(i,:),0.05)	52	end

第 2~4 行分别定义样本均数、标准差、样本含量;第 5~8 行给出初始值,如评价对象个数、指标个数,低优指标序号、模拟次数、模拟误差上限;第 11 行根据样本含量抽样;第 16~26 行模拟 TOPSIS 法评价;第 37 行结束 total 循环;38 行产生评价对象两两之间优先排序概率矩阵;第 39 行给出整体排序优先度;第 40 行给出模拟误差矩阵;第 42~43 行计算综合评价值 Ci 的均值及可信区间;第 44~45 行绘出每个评价对象的 Ci 随模拟次数的变化图及直方图;第 47 行利用 matlab 中提供的 Jarque-Bera 检验对各 Ci 作正态性检验;第 48~52 行告知决策者模拟成功与否。

结果如下:

1. 评价对象两两之间优先排序概率矩阵如下:

H =

	A 专业	B 专业	C 专业	D 专业	E 专业
A 专业	1	1.000 0	0.999 6	0.517 6	0.010 8
B 专业	0	1	0.405 4	0.000 2	0
C 专业	0.000 4	0.594 6	1	0.003 6	0
D 专业	0.482 4	0.999 8	0.996 4	1	0.054 0
E 专业	0.989 2	1.000 0	1.000 0	0.946 0	1

2. 误差矩阵 $\boldsymbol{SE}=[0]_{5\times5}<0.000\ 01$,表明本次模拟精度高,结果可信。

3. 根据样本资料得到 TOPSIS 法排序结果及各对象的整体排序优先度(表 17-12)。E 专业体能情况以 94.60% 的概率优于 D 专业,D 专业以 48.24% 的概率优于 A 专业,A 专业以 99.96% 的概率优于 C 专业,C 专业以 59.46% 的概率优于 B 专业。

4. Toplimit 次的 C_i 直方图见图 17-3~图 17-7。C_i 的均值及可信区间见表 17-12。

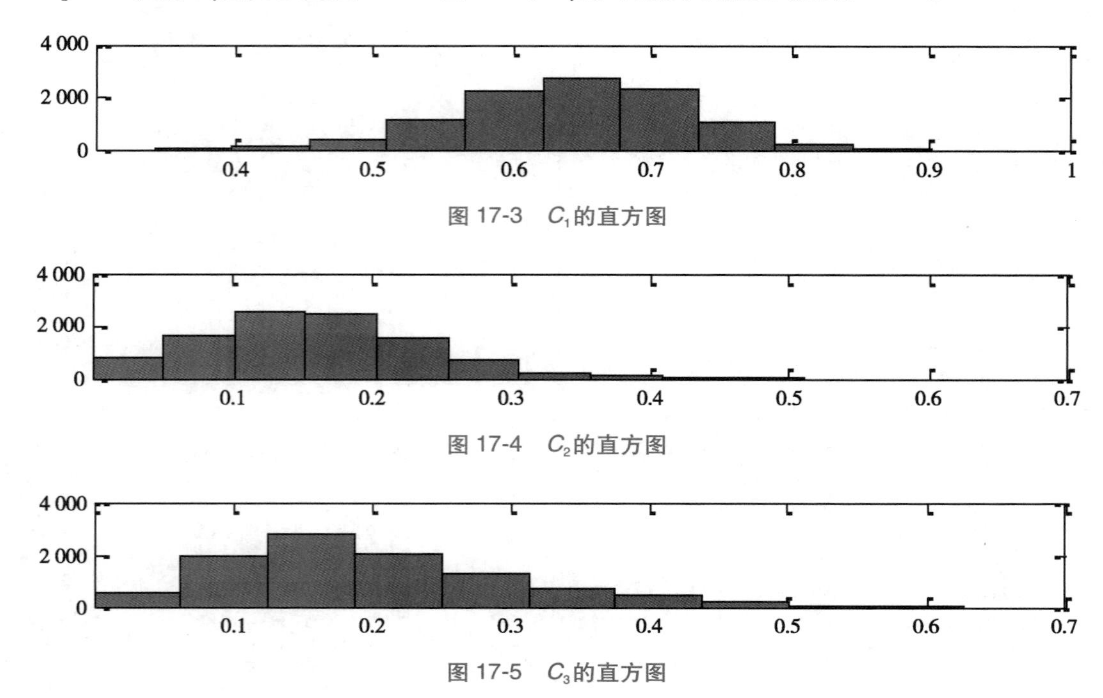

图 17-3 C_1 的直方图

图 17-4 C_2 的直方图

图 17-5 C_3 的直方图

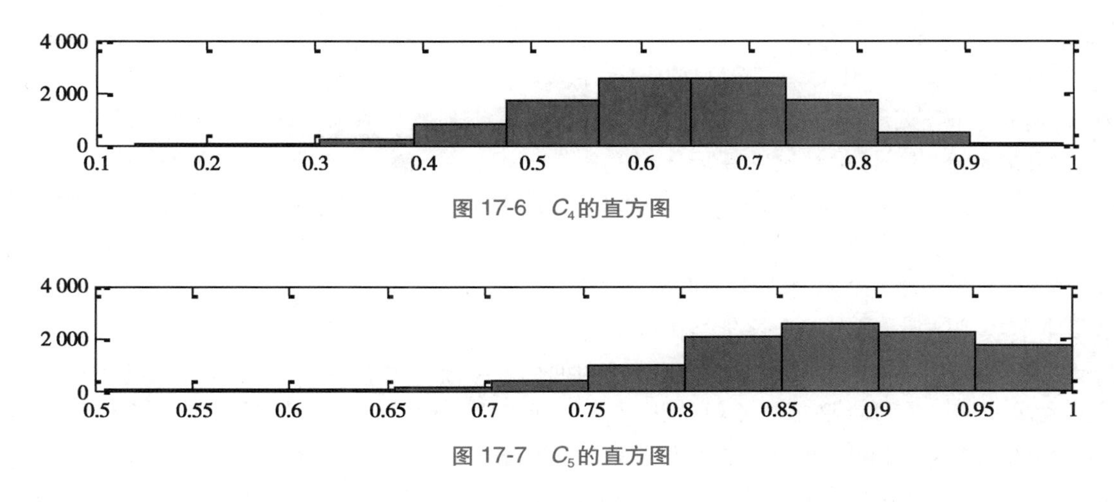

图 17-6　C_4的直方图

图 17-7　C_5的直方图

表 17-12　不同专业间 18 岁男青年各体能指标的综合评价结果

专业	E 专业	D 专业	A 专业	C 专业	B 专业
样本 C_i	0. 916 5	0. 644 4	0. 668 1	0. 139 3	0. 122 0
样本 TOPSIS 排序	1	3	2	4	5
模拟得到的 $\bar{C}_i$	0. 877 0	0. 633 4	0. 643 0	0. 200 3	0. 159 9
$\bar{C}_i$ 的 95% *CI*	(0. 875 5, 0. 878 4)	(0. 631 0, 0. 635 7)	(0. 641 4, 0. 644 5)	(0. 198 2, 0. 202 3)	(0. 158 3, 0. 161 4)
整体排序优先度	3. 935 2	2. 532 6	2. 528 0	0. 598 6	0. 405 6
优先度排序	1	2	3	4	5
两两优先排序概率	0. 946 0	0. 4824	0. 999 6	0. 594 6	

综上所述,我们可以得到如下结论:

1. 各专业总的比较　本例题由样本资料得到的 TOPSIS 法排序结果与通过模拟得到的优先度排序结果在 A 专业与 D 专业间的排序结果相反,表明指标的抽样误差对 TOPSIS 法排序的结果有影响。

2. 各专业两两比较　观察一下 A、B、C、D、E 五个专业的两两优先排序概率,发现 A 优于 C 的概率(99. 96%)大,接近 1,说明它们之间的排序结果稳定可信。按照 $\alpha=0.05$ 的检验水准,A 专业体能状况优于 C 专业具有统计学意义。D 优于 A 及 C 优于 B 的概率位于(0. 4,0. 6)之间,说明他们之间差异不大,此时指标的抽样误差对排序结果的影响大,排序结果稳定性、可靠性低。E 专业体能状况优于 D 专业的概率(94. 60%)比较大,如果按照 $\alpha=0.10$ 的检验水准,E 专业体能状况优于 D 专业具有统计学意义,但按照 $\alpha=0.05$ 的检验水准,E 与 D 专业、D 与 A 专业和 C 与 B 专业之间的排序均无统计学意义。若决策者将检验水准设为 $\alpha=0.05$,则建议将 E、D 与 A 归为比 C 与 B 更高的等级。

3. 模拟得到的综合评价值分析　图 17-3~图 17-7 显示的结果及正态性检验结果表明只有 A 专业的 C_1服从正态分布($P=0.20$)。其他专业的综合评价值 C_i均不服从正态分布。可见,虽然所有评价指标都服从正态分布,但各评价对象的综合评价值不一定服从正态分布。

三、研究展望

(一) 开展动态综合评价中的抽样误差估计研究

从方法结构上看,本节介绍的模拟方案可拓展性很强,仿真模拟部分独立,模拟抽样的函数可根据实际情况任意选取,综合评价方法部分也可任意替换,从而可以得到各种抽样资料、各种综合评价方法的排序概率。可将基本思想及方法推广应用于解决类似的很多问题。虽然本节的方案仅限于静态综合评价方法,但我们可基于本节介绍的计算机仿真模拟进一步开展动态综合评价中的抽样误差估计研究。

(二)开展动态综合评价结论的新形式研究

本节介绍的模拟方案从概率的角度提供了一种新的静态评价结果排序方法。优先度(概率)排序结果与样本资料排序结果不一定一致,如果该资料抽样误差大,其排序结果就很可能不一样。理论上按优先度(概率)排序的结果比样本资料排序结果更为客观、可信。

基于本节模拟方案,静态综合评价结论的形式得到改进,并增加了分档结果。

1. 改“绝对结论”为“概率结论” 基于前述的抽样误差模拟方案,我们可以得到每种综合评价方法各评价对象的两两优先排序概率以及整体排序优先度。按“整体排序优先度”由大到小可对评价对象排序,由“两两优先排序概率”矩阵可知其优先概率。因此,可得出结论:在某种评价方法下,有对象 i$\underset{P_{ij}}{\succ}$对象 j$\underset{P_{jk}}{\succ}$对象 k...$\underset{P}{\succ}$对象 s。其中“$\succ$”表示优于,P_{ij}表示对象 i 优于对象 j 的概率。

如上述实例的概率排序结论有:在 TOPSIS 法下,E 专业 $\underset{P=0.946\,0}{\succ}$ D 专业 $\underset{P=0.482\,4}{\succ}$ A 专业 $\underset{P=0.999\,6}{\succ}$ C 专业 $\underset{P=0.594\,6}{\succ}$ B 专业;即 E 专业体能情况以 94.60% 的概率优于 D 专业,D 专业以 48.24% 的概率优于 A 专业,A 专业以 99.96% 的概率优于 C 专业,C 专业以 59.46% 的概率优于 B 专业。这样给决策者不但提供了排序结果,而且提供排序优先概率,供决策者参考。从结论本身的特征来看,这种方式对实际问题的可解释性更强。

2. 增加各种评价方法的分档结果 基于前述的抽样误差模拟方案,我们既可得到“两两优先排序概率”,又有“整体排序优先度”。因此,可以采用基于“两两优先排序概率”法对评价结果进行分档或归类:

(1)根据“整体排序优先度 G_i”由大到小可对评价对象排序,从“两两优先排序概率”矩阵中找出排序结果的两两优先概率。

(2)若优先概率$\geqslant 1-\alpha$(α 为设定的检验水准),则相比较的两对象归为不同类;若优先概率$<1-\alpha$,则相比较的两对象归为相同类。

如实例中,TOPSIS 法下,$\alpha=0.05$ 时,E 专业 $\underset{P=0.946\,0}{\succ}$ D 专业 $\underset{P=0.482\,4}{\succ}$ A 专业 $\underset{P=0.999\,6}{\succ}$ C 专业 $\underset{P=0.594\,6}{\succ}$ B 专业。E、D、A 专业为第一类;C、B 归为第二类。

(3)根据样本资料,结合专业知识给不同类别定档次。如:若所有评价对象被归为两类,那么此时档次有上、下;或上、中;或中、下等几种情况。

本节介绍的方案为解决动态综合评价中的类似问题提供了参考。

(王一任)

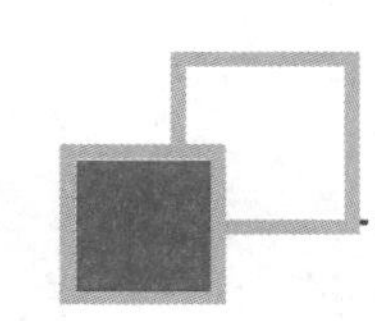

第十八章　综合评价方法在医学管理中的应用

第一节　应用背景及适用范围

一、应用背景

（一）医学管理及其分类

每一种组织都需要对其事务、资源、人员进行管理。管理是指一个管理主体，有效地组织和利用人、财、物等资源，借助管理手段（计划、组织、领导、控制），达到目标的过程。因此，医学管理就是医学相关机构有效地组织和利用人、财、物等资源，借助管理手段达到既定组织目标的过程。若按照医学相关机构（卫生行政部门、医疗卫生服务机构、医学科研管理部门、医科类院校）来分，医学管理可以分为卫生事业管理、医院管理、医学科研管理、医学教育管理等。具体而言，在卫生事业管理中，常需要对某项政府倡导的卫生政策或事务实施管理，如新型农村合作医疗政策实施、基本公共卫生服务均等化、基本药物制度实施、公立医院改革、卫生城镇创建等。在医院管理中则涉及医疗质量评价、临床路径管理、医院管理措施选择、医疗资源分配及医院运行绩效管理与评价等。医学科研管理主要包含科研项目管理与评价、科研奖项管理与评价、医疗机构或医务工作者科研工作的管理与评价等。而医学教育管理则包括了对教师教学工作管理、教学质量评价、教师科研工作管理与评价、学生工作管理等。

（二）医学管理中应用综合评价法的意义

德国著名管理学家 Hermann Simon 认为管理就是决策，管理者总是面临着两难境地和多种方案进行决策，从目标的制订、方案的选择、人员的配备、组织的构建、资源的分配，都需要决策。在医学管理中，管理者们需要对卫生政策或医疗措施进行选择、对组织构建及人员配备合理性进行评判后再进行调整，对资源分配效率评价后进行调整。而做出这些决策前，都需要对已实施的政策或措施、机构运营现状、人员绩效情况、资源分配现况等进行科学而全面的评价。评价是决策的前提，评价的核心任务是“选择”，没有确切的度量，就没有合理的选择，即没有评价就没有科学的决策，评价的“质量”直接影响到决策的“质量”。然而，政策或措施实施后的效果如何通常需要从多个方面由多个指标来反映，机构运行绩效、资源分配现状也同样地需要多维度多指标体系来评价，这就需要采用科学的方法将多维度多指标体系进行综合分析，从而帮助管理者进行决策。综合评价法是对多属性体系结构描述的对象系统做出全局性、整体性的评价，即对评价对象的全体根据所给的条件，采用一定的方法给每个对象赋予一个评价值，再据此择优或排序的方法。总之，为保证“决策”质量，在医学管理中需要应用综合评价方法。

二、适用范围及应用情况

（一）近十年医学管理中综合评价法的应用情况

综合评价方法在卫生事业管理、医院管理、医学科研管理、医学教育管理中均有着广泛应用。基于 CNKI 数据库，限定学科在医学，时间在 2010 年 1 月 1 日至 2020 年 12 月 31 日，关键词分别定为精确包含8种综合评价方法(TOPSIS、数据包络分析、秩和比法、层次分析法、综合指数法、综合评分法、功效系数法、模糊综合评判)来进行检索,结果显示:在医学管理中应用最多的方法是数据包络分析(574篇),其次是TOPSIS法(552篇),然后依次是秩和比法(388篇)、层次分析法(375篇)、综合指数法(219篇)、综合评分法(116篇)、功效系数法(24篇)、模糊综合评判(11篇)。阅读后发现:在医学管理中,综合评价法主要用于某医疗机构或某科室的医疗质量评价、某项卫生管理措施实施后的服务质量评价、某机构或科室的绩效考核、某项卫生事业管理措施或某项疾病预防控制措施实施后的效果评价、某综合评价指标体系/模型构建、卫生资源配置的效率分析、某临床诊断手段或指标的价值评价、某措施实施的财务风险评价等方面。

因此,进一步制定更细致的文献检索策略:①学科限定在医学;②时间限定在2010年1月1日至2020年12月31日;③要求关键词中依次精确包含"TOPSIS法/数据包络分析/综合指数法/秩和比法/综合评分/层次分析法/功效系数法/模糊综合评判法",并且篇名中模糊包含"医疗质量"或"服务质量"或"绩效"或"效率"或"效果"或"指标体系"或"工艺/加工"或"价值"或"财务风险"后进行检索。结果发现:近10年,数据包络分析主要用于医疗/卫生资源配置效率分析、某医疗机构或某科室运营效率评价;TOPSIS法主要用于医院医疗质量评价、公立医院疾病诊断相关分组的绩效评价、某医院或某科室工作开展或措施实施的效率/效果评价;秩和比法主要应用于医院医疗质量评价,常与TOPSIS法一起用于某机构或某科室的绩效评价或某工作开展后的效果评价;综合指数法主要用于医疗质量或卫生服务质量评价;层次分析法主要用于构建综合评价指标体系或模型;综合评分法主要用于中医药加工或工艺的评价、某医疗诊断手段或指标或护理手段的应用价值评价,在医疗质量评价和绩效评价中应用较少。应用不同综合评价方法在医学管理主题开展研究的文献分布详见表18-1,具体项目实施或措施列举于表18-2中。

表18-1 2010—2020年各种综合评价方法在医学管理中的具体应用文献分布 单位:篇

综合评价法	标题中模糊包含的主题								
	医疗质量	服务质量	绩效	效率	效果	指标体系	财务风险	工艺/加工	价值
数据包络分析	7	4	6	442	7	2	1	0	0
TOPSIS法	93	32	50	34	36	19	1	0	0
综合指数法	59	10	14	0	7	16	1	0	0
秩和比法	48	7	35	9	25	19	1	0	0
综合评分法	1	5	2	2	1	4	0	83	25
层次分析法	19	11	84	1	18	296	1	0	0
功效系数法	8	0	7	1	2	2	4	0	0
模糊综合评判	0	0	2	0	3	6	0	0	0

表18-2 文献查阅后医学中项目实施或措施列举

综合评价法	具体项目实施或管理措施
TOPSIS法	突发公共卫生事件处置、医院药品供应链管理、城乡医院对口支援实施效果评价、县级公立医院医改、卫生改厕、卫生城镇创建、中西医临床路径实施、艾滋病预防控制措施、均次费用控制、县级医院项目建设、疾病诊断相关分组(diagnosis related groups,DRGs)实施、西医适宜技术推广
综合指数法	油墨生产企业防毒措施、城乡医院对口支援、肝包虫病医疗业务项目
秩和比法	地方性砷中毒健康教育、职工医保总额预付制、付费管理制度、碘缺乏病健康教育、艾滋病预防控制措施、基本药物制度实施、DRGs实施

续表

综合评价法	具体项目实施或管理措施
综合评分法	学校项目预算管理、医学科技成果评价、县医院项目建设、乡镇卫生院执业医师招聘项目、人性化护理模式在手术室护理中应用、卵裂期结合原核期综合评分应用、超声和影像学辅助检查综合评分的应用
层次分析法	医疗设备维护模式转型、政府卫生投入、公立医院物业管理服务、新型农村合作医疗实施、临床路径实施、社区老年人健康管理、医院项目建设、科技重大专项实施、基本公共卫生服务均等化实施、公立医院运营、疾控中心土建项目建设、家庭医生服务
功效系数法	艾滋病预防控制措施、健康教育实施
数据包络分析	公立医院补偿机制改革、住院医师规范化培训、科室床位配置优化、社区医疗卫生服务整合、医疗保险制度改革
模糊综合评判	新农合实施、全科医生转岗培训、公立医院行为规制措施

(二) 近10年两种方法联合应用情况

近年来,越来越多的研究者应用两种及以上的方法来对某项管理措施或某个医疗机构的医疗质量来进行评价。同样基于CNKI数据库,限定学科在医学领域,时间限定在2010年1月1日至2020年12月31日,将TOPSIS法、层次分析法、秩和比法、综合指数法、综合评分法、数据包络分析法等6种方法进行两两组合,按以上两种方法要同时出现在文章的关键词中的检索策略进行检索。结果发现:最多的是TOPSIS法与秩和比法联用,其次是TOPSIS法与综合指数法联用,第三是TOPSIS法与层次分析法联用,详见表18-3。

表18-3 2010—2020年6种综合评价方法两两联用的文献分布 单位:篇

	TOPSIS法	层次分析法	秩和比法	综合指数法	综合评分法	数据包络分析
TOPSIS法	—	11	71	46	10	4
层次分析法	11	—	5	1	2	0
秩和比法	71	5	—	1	3	2
综合指数法	46	1	1	—	1	0
综合评分法	10	2	3	1	—	0
数据包络分析	4	1	2	0	0	—

第二节 应用实例

一、卫生事业管理质量的综合评价

综合评价法常常用于卫生事业管理中某项卫生政策(例如新型农村合作实施)或某项健康管理措施(例如社区老年人健康管理)的效果评价。

例18-1 王震等利用甘肃省经济和社会发展统计公报、甘肃省新农合管理中心年度报表、甘肃省新农合信息平台运行数据,运用加权TOPSIS法评价了2016年甘肃省各市州新农合实施效果,其具体分析步骤及结果如下:

1. 确定指标体系 通过查阅相关文献,共选取3个一级指标、7个二级指标、12个三级指标建立新农合评价指标体系，其中有 4 个是低优指标，分别是县外医疗机构住院就医比例、次均门诊费用、次均住院费用及人均支付医疗费用占人均纯收入比例，其余 8 个是高优指标，详见表 18-4。

表 18-4 新农合指标评价体系

一级指标	二级指标	三级指标	符号	特征
覆盖面	参合情况	参合率/%	X_1	高优
运行情况	基金筹集使用	人均筹资额/元	X_2	高优
	卫生服务利用	乡村级医疗机构门诊就医比例/%	X_3	高优
		县域内医疗机构住院就医比例/%	X_4	高优
		县外医疗机构住院就医比例/%	X_5	低优
	医疗费用	次均门诊费用/千元	X_6	低优
		次均住院费用/千元	X_7	低优
受益情况	受益面	门诊受益率/%	X_8	高优
		住院收益率/%	X_9	高优
	受益程度	门诊实际补偿比/%	X_{10}	高优
		住院实际补偿比/%	X_{11}	高优
	医疗负担	人均自付医疗费用占人均纯收入比例/%	X_{12}	低优

2. 收集原始指标 甘肃省共有 14 个州/市，评价指标体系共有 12 个三级指标，收集各州/市新农合实施后的 12 个指标，因此得到一个 14×12 的原始数据矩阵，见表 18-5。

3. 确定各指标权重 考虑到评价指标体系中，指标取值差异越大表明该指标越难以实现，越能反映被评价单位的差距，因此采用各个指标的变异系数作为该指标的权重，具体见表 18-5 的最后一行。

表 18-5 甘肃省 14 个州/市 12 个指标构成的数据矩阵及各指标权重

市州	X_1	X_2	X_3	X_4	X_5	X_6	X_7	X_8	X_9	X_{10}	X_{11}	X_{12}
兰州市	98.05	566.07	80.60	78.64	21.36	0.32	33.33	184.66	12.97	69.52	58.10	22.86
嘉峪关市	98.81	624.73	100.00	99.61	0.39	0.40	25.00	310.22	16.95	62.95	74.82	5.89
金昌市	98.34	560.78	100.00	90.92	9.08	0.55	25.00	58.14	20.31	54.17	63.03	13.16
白银市	98.78	557.64	100.00	78.45	21.55	0.31	33.33	297.01	11.46	71.35	66.90	23.59
天水市	98.33	565.16	97.76	73.71	26.29	0.32	33.33	335.37	11.80	84.02	68.66	27.67
武威市	99.20	565.51	98.75	75.82	24.18	0.37	25.00	361.30	15.11	74.87	63.97	17.30
张掖市	98.76	560.21	99.98	86.91	13.09	0.36	33.33	304.35	14.38	73.99	66.57	13.92
平凉市	98.68	563.28	88.63	87.13	12.87	0.40	25.00	245.26	15.74	75.80	69.17	19.39
酒泉市	98.75	562.05	100.00	84.52	15.48	0.41	25.00	211.10	15.15	70.48	66.29	10.62
庆阳市	98.63	568.99	100.00	72.35	27.65	0.56	33.33	170.87	12.09	56.22	67.59	24.98
定西市	98.13	564.83	73.69	88.16	11.84	0.50	25.00	167.27	16.58	67.65	67.03	22.96
陇南市	98.22	574.45	100.00	83.27	16.73	0.53	33.33	174.70	13.16	76.44	65.64	28.98
临夏州	98.85	560.87	100.00	82.34	17.66	0.42	25.00	177.78	16.45	68.65	64.82	28.56
甘南州	98.92	563.19	59.45	64.47	35.53	0.50	33.33	103.73	9.46	73.18	63.70	36.99
权重/% *	0.15	1.30	6.05	4.75	21.48	9.05	5.91	17.86	8.56	5.00	2.48	17.40

* 由于有些指标权重较小，各指标权重以百分数表示，在后续计算中用百分符号前的数值

4. 指标同趋势化　此研究中，低优指标 X_5、X_{12}是相对数指标，经差值法转换为高优指标，即低优指标 $X_{ij}(i=1,2,\cdots,n,j=1,2,\cdots,m)$ 通过 $X'_{ij}=1-X_{ij}$变换为高优指标 X'_{ij}；而低优指标 X_6、X_7是绝对数指标，经倒数法转换为高优指标，即低优指标 $X_{ij}(i=1,2,\cdots,n,j=1,2,\cdots,m)$ 通过 $X'_{ij}=1/X_{ij}$变换为高优指标 X'_{ij}，各指标同趋势化后的数据见表 18-6。

表 18-6　同趋势化后数据矩阵

市州	X_1	X_2	X_3	X_4	X_5'	X_6'	X_7'	X_8	X_9	X_{10}	X_{11}	X_{12}'
兰州市	98.05	566.07	80.60	78.64	78.64	3.09	0.03	184.66	12.97	69.52	58.10	77.14
嘉峪关市	98.81	624.73	100.00	99.61	99.61	2.49	0.04	310.22	16.95	62.95	74.82	94.11
金昌市	98.34	560.78	100.00	90.92	90.92	1.81	0.04	58.14	20.31	54.17	63.03	86.84
白银市	98.78	557.64	100.00	78.45	78.45	3.18	0.03	297.01	11.46	71.35	66.90	76.41
天水市	98.33	565.16	97.76	73.71	73.71	3.11	0.03	335.37	11.80	84.02	68.66	72.33
武威市	99.20	565.51	98.75	75.82	75.82	2.70	0.04	361.30	15.11	74.87	63.97	82.70
张掖市	98.76	560.21	99.98	86.91	86.91	2.82	0.03	304.35	14.38	73.99	66.57	86.08
平凉市	98.68	563.28	88.63	87.13	87.13	2.50	0.04	245.26	15.74	75.80	69.17	80.61
酒泉市	98.75	562.05	100.00	84.52	84.52	2.47	0.04	211.10	15.15	70.48	66.29	89.38
庆阳市	98.63	568.99	100.00	72.35	72.35	1.80	0.03	170.87	12.09	56.22	67.59	75.02
定西市	98.13	564.83	73.69	88.16	88.16	1.99	0.04	167.27	16.58	67.65	67.03	77.04
陇南市	98.22	574.45	100.00	83.27	83.27	1.89	0.03	174.70	13.16	76.44	65.64	71.02
临夏州	98.85	560.87	100.00	82.34	82.34	2.39	0.04	177.78	16.45	68.65	64.82	71.44
甘南州	98.92	563.19	59.45	64.47	64.47	1.99	0.03	103.73	9.46	73.18	63.70	63.01

5. 指标无量纲化　对于高优指标采用公式(18-1)，低优指标采用公式(18-2)，对指标进行了无量纲化：

$$a_{ij}=X_{ij}\Big/\sqrt{\sum_{i=1}^{n}X_{ij}^2} \tag{18-1}$$

$$\text{或 } a_{ij}=X'_{ij}\Big/\sqrt{\sum_{i=1}^{n}X'^2_{ij}} \tag{18-2}$$

例如，对兰州市的参合率进行无量纲化，参合率 X_1是高优指标，计算过程如下：

$$a_1=98.05/\sqrt{98.05^2+98.81^2+98.34^2+98.78^2+98.33^2+\cdots+98.85^2+98.92^2}\approx 0.266$$

再如，对兰州市的人均自付医疗费用占人均纯收入比例进行无量纲化，人均自付医疗费用占人均纯收入比例 X_{12}是低优指标，计算过程如下：

$$a_{12}=77.14/\sqrt{77.14^2+94.11^2+86.84^2+76.41^2+72.33^2+\cdots+71.44^2+63.01^2}\approx 0.260$$

同理，可对甘肃省余下州/市的各个指标进行无量纲化，形成的归一化矩阵见表 18-7。

表 18-7 指标无纲化处理后的归一化矩阵

州/市	a_1	a_2	a_3	a_4	a_5	a_6	a_7	a_8	a_9	a_{10}	a_{11}	a_{12}
兰州市	0.266	0.266	0.230	0.255	0.255	0.332	0.227	0.207	0.237	0.264	0.234	0.260
嘉峪关市	0.268	0.294	0.286	0.323	0.323	0.267	0.313	0.349	0.309	0.239	0.302	0.318
金昌市	0.267	0.264	0.286	0.295	0.295	0.194	0.305	0.065	0.370	0.206	0.254	0.293
白银市	0.268	0.262	0.286	0.255	0.255	0.341	0.207	0.334	0.209	0.271	0.270	0.258
天水市	0.267	0.266	0.279	0.239	0.239	0.334	0.211	0.377	0.215	0.319	0.277	0.244
武威市	0.269	0.266	0.282	0.246	0.246	0.290	0.297	0.406	0.276	0.284	0.258	0.279
张掖市	0.268	0.263	0.285	0.282	0.282	0.303	0.219	0.342	0.262	0.281	0.269	0.290
平凉市	0.267	0.265	0.253	0.283	0.283	0.268	0.313	0.276	0.287	0.288	0.279	0.272
酒泉市	0.268	0.264	0.286	0.274	0.274	0.265	0.305	0.237	0.276	0.268	0.267	0.302
庆阳市	0.267	0.267	0.286	0.235	0.235	0.194	0.211	0.192	0.221	0.214	0.273	0.253
定西市	0.266	0.265	0.210	0.286	0.286	0.214	0.305	0.188	0.302	0.257	0.270	0.260
陇南市	0.266	0.270	0.286	0.270	0.270	0.203	0.227	0.196	0.240	0.290	0.265	0.240
临夏州	0.268	0.264	0.286	0.267	0.267	0.256	0.305	0.200	0.300	0.261	0.261	0.241
甘南州	0.268	0.265	0.170	0.209	0.209	0.214	0.227	0.117	0.173	0.278	0.257	0.213

6. 最优方案和最劣方案的确定 根据归一化矩阵,列出最优值向量 $\mathbf{A}^+$和最劣值向量 $\mathbf{A}^-$,即:

$$\text{最优值向量}\quad \mathbf{A}^+=(a_{i1}^+,a_{i2}^+,a_{i3}^+,\cdots,a_{im}^+)$$

$$\text{最劣值向量}\quad \mathbf{A}^-=(a_{i1}^-,a_{i2}^-,a_{i3}^-,\cdots,a_{im}^-)$$

其中 a_{ij}^+为评价对象在第 j 个指标的最大值,而 a_{ij}^-为评价对象在第 j 个指标的最小值。

在表 18-7 中找出各指标在 14 个州/市的最大 a_{ij}^+值和最小 a_{ij}^-值。结果显示:指标 $a_1 \sim a_{12}$的最大值依次是 0.269、0.294、0.286、0.323、0.323、0.341、0.313、0.406、0.370、0.319、0.302、0.318;而指标 $a_1 \sim a_{12}$的最小值依次是 0.266、0.262、0.170、0.209、0.209、0.194、0.207、0.065、0.173、0.206、0.234、0.213。则得到最优方案和最劣方案:

最优方案 $\mathbf{A}^+$ = (0.269, 0.294, 0.286, 0.323, 0.323, 0.341, 0.313, 0.406, 0.370, 0.319, 0.302, 0.318);

最劣方案 $\mathbf{A}^-$ = (0.266, 0.262, 0.170, 0.209, 0.209, 0.194, 0.207, 0.065, 0.173, 0.206, 0.234, 0.213)。

7. 计算各州/市指标值与最优方案和最劣方案的欧式距离 D_i^+ 和 D_i^-。

$$D_i^+=\sqrt{\sum_{j=1}^{m}[W_j(a_{ij}^+-a_{ij})]^2} \tag{18-3}$$

$$D_i^-=\sqrt{\sum_{j=1}^{m}[W_j(a_{ij}^--a_{ij})]^2} \tag{18-4}$$

上式中 W_j表示指标 j 的权重系数,具体数值见表 18-5 的最后一行。

例如分别计算兰州市各个指标与最优方案的欧式距离 D_1^+ 和与最劣方案的欧式距离 D_1^-:

$$D_1^+=\sqrt{[0.15\times(0.266-0.269)]^2+[1.30\times(0.266-0.294)]^2+\cdots+[17.4\times(0.260-0.318)]^2}\approx 4.194$$

$$D_1^-=\sqrt{[0.15\times(0.266-0.266)]^2+[1.30\times(0.266-0.262)]^2+\cdots+[17.4\times(0.260-0.213)]^2}\approx 3.204$$

再如分别计算甘南州各个指标与最优方案的欧式距离 D_{14}^+和与最劣方案的欧式距离 D_{14}^-:

$D_{14}^{+}=\sqrt{[0.15\times(0.268-0.269)]^2+[1.30\times(0.265-0.294)]^2+\cdots+[17.4\times(0.213-0.318)]^2}\approx6.430$

$D_{14}^{-}=\sqrt{[0.15\times(0.268-0.266)]^2+[1.30\times(0.265-0.262)]^2+\cdots+[17.4\times(0.213-0.213)]^2}\approx1.012$

同理可计算出甘肃省余下州/市的 D_i^+ 和 D_i^- 值,详见表 18-8。

8. 采用以下公式计算各州市与最优方案的接近程度 C_i。

$$C_i=\frac{D_i^-}{D_i^+ + D_i^-} \tag{18-5}$$

以兰州市为例,该市与最优方案的接近程度 $C_1=3.204/(4.194+3.204)=0.433$,同理可计算其余各州/市的 C 值,然后按越接近 1 则排名越靠前的原则进行排序,详见表 18-9。

表 18-8　各市州新农合各指标与最优方案和最劣方案的欧式距离

州/市	D_i^+	D_i^-
兰州市	4. 194	3. 204
嘉峪关市	1. 390	6. 165
金昌市	6. 300	3. 036
白银市	2. 717	5. 207
天水市	2. 729	5. 851
武威市	2. 059	6. 440
张掖市	1. 916	5. 573
平凉市	2. 803	4. 479
酒泉市	3. 393	4. 002
庆阳市	4. 870	2. 573
定西市	4. 339	3. 178
陇南市	4. 508	2. 925
临夏州	4. 232	3. 175
甘南州	6. 430	1. 012

表 18-9　各州/市与最优方案的接近程度及排序

州/市	C_i	排序
嘉峪关市	0. 816	1
武威市	0. 758	2
张掖市	0. 744	3
天水市	0. 682	4
白银市	0. 657	5
平凉市	0. 615	6
酒泉市	0. 541	7
兰州市	0. 433	8
临夏州	0. 429	9
定西市	0. 423	10
陇南市	0. 393	11
庆阳市	0. 346	12
金昌市	0. 325	13
甘南州	0. 136	14

结果显示:嘉峪关市的 C 最大,表明该市新农合实施效果最好,其次为武威市,而甘南州的 C 最小,表明该州新农合实施效果最差。

二、医疗质量的综合评价

医疗质量不仅在各大医院的管理中起着核心作用,而且为医院的发展奠定坚实的基础,科学客观地评价医疗质量是提高医院管理水平和做出正确管理决策的关键环节。有很多研究者应用综合指数法对医院医疗质量进行评价。

(一) 秩和比法的应用

例 18-2　李琳等选取了 2017 年某医院 ICD-10 国际疾病分类顺位前 20 位病种作为具有代表性的病种。按照体现医疗质量目标的“疗效高、疗程短、费用低”的原则,选取 3 个指标:治疗有效率(%)、平均住院日(d)、人均住院总费用(万元),将各个病种上述 3 个指标与医院医疗质量控制中心制定的病种评价标准进行比较计算出比值后再运用秩和比法来对单病种的医疗质量进行综合评价。采用具体步骤及结果如下:

1. 计算秩和比(rank sum ratio,*RSR*) 分别将各病种与医院质控中心制定的病种评价标准进行比较计算两者比值,然后用比值再来计算 *RSR*。

将治疗有效率与评价标准的比值定义为 X_1,其最小值为1,最大值为 n(n 为病种数),该指标属于高优指标。平均住院日与评价标准的比值定义为 X_2,最小值为 n,最大值为1;人均住院总费用与评价标准的比值定义为 X_3,最小值为 n,最大值为1。X_2 和 X_3 均属于低优指标。先分别对20个单病种的 X_1、X_2、X_3 编写秩次,对于高优指标从小到大进行编秩,对于低优指标从大到小编秩,同一指标比值相同者编以平均秩次。然后按照公式 $RSR=\sum_{j=1}^{m} R_{ij}/(m\times n)$ 计算出 *RSR* 值($i=1,2,3,\cdots,n$,$j=1,2,3,\cdots,m$,R 为每个病种各指标的秩次,m 为单病种医疗质量评价指标数3,n 为评价的单病种数量20个,20个单病种3个指标与评价标准比值及 *RSR* 详见表18-10。

表18-10 2017年前20位单病种3项指标与评价标准比值及 *RSR* 值

疾病名称	X_1	秩次	X_2	秩次	X_3	秩次	*RSR*
非胰岛素依赖型糖尿病	0.997 9	7	1.016 7	5	1.067 4	12	0.400 0
心绞痛	1.000 0	9.5	0.975 0	15.5	0.889 5	19	0.733 3
脑梗死	1.005 3	12	0.984 3	12	0.939 8	18	0.700 0
肺炎	1.013 0	14	0.966 7	17	0.986 5	14	0.750 0
慢性鼻窦炎	1.041 7	18	1.012 5	6	1.223 4	3	0.450 0
下肢静脉曲张	0.988 3	5	1.000 0	9.5	1.096 7	9	0.391 7
扁桃体和腺样体疾病	1.020 4	16	1.200 0	1	1.230 6	2	0.316 7
痔	1.018 6	15	1.000 0	9.5	1.134 9	6	0.508 3
牛皮癣	0.982 4	4	1.007 6	8	1.108 3	8	0.333 3
突发性耳聋	1.023 0	17	1.007 7	7	0.982 9	15	0.650 0
椎间盘疾患	1.056 8	20	1.033 3	3	1.135 9	5	0.466 7
慢性阻塞性肺疾病	1.047 1	19	0.952 2	17	1.052 8	13	0.816 7
胆石症	1.011 0	13	1.111 1	2	1.088 4	10	0.416 7
肛门和直肠区脓肿	1.020 4	14	0.987 5	11	1.158 3	4	0.483 3
带状疱疹	0.917 2	1	1.025 0	4	1.111 1	7	0.200 0
声带和喉疾患	1.000 0	9.5	0.983 3	13	1.272 6	1	0.391 7
丹毒	0.989 0	6	0.960 0	18	0.969 7	17	0.683 3
急性阑尾炎	1.001 0	11	0.975 0	15.5	1.074 3	11	0.625 0
皮炎	0.949 7	2	0.846 2	20	0.980 7	16	0.633 3
心力衰竭	0.968 9	3	0.858 3	19	0.800 3	20	0.700 0

2. 确定 *RSR* 的分布 对 *RSR* 进行正态性检验,结果显示 $W=0.953$,$P=0.417$,可认为 *RSR* 呈正态性分布。

3. 求 *RSR* 所对应的概率单位 *Probit* 值 将 *RSR* 从小到大进行排序后计算频数(f)、累计频数(Σf)、秩次(R)、平均秩次($\bar{R}$)、向下累计频率 $p=(\bar{R}/n)\times100\%$,然后再根据累计频率查"百分数与概率单位对照表",求其所对应的概率单位 *Probit* 值,见表18-11。

表 18-11　各病种 *RSR* 值频数分布及对应的概率单位

疾病名称	*RSR*	*f*	Σ*f*	*R*	$\bar{R}$	$(\bar{R}/n)\times100\%$	*Probit*
带状疱疹	0.200 0	1	1	1	1	5.00	3.355 1
扁桃体和腺样体疾病	0.316 7	1	2	2	2	10.00	3.718 4
牛皮癣	0.333 3	1	3	3	3	15.00	3.963 6
下肢静脉曲张、声带和喉疾患	0.391 7	2	5	4~5	4.5	22.50	4.241 2
非胰岛素依赖型糖尿病	0.400 0	1	6	6	6	30.00	4.475 6
胆石症	0.416 7	1	7	7	7	35.00	4.614 7
慢性鼻窦炎	0.450 0	1	8	8	8	40.00	4.746 7
椎间盘疾患	0.466 7	1	9	9	9	45.00	4.874 3
肛门和直肠区脓肿	0.483 3	1	10	10	10	50.00	5.000 0
痔	0.508 3	1	11	11	11	55.00	5.125 7
急性阑尾炎	0.625 0	1	12	12	12	60.00	5.253 3
皮炎	0.633 3	1	13	13	13	65.00	5.385 3
突发性耳聋	0.650 0	1	14	14	14	70.00	5.524 4
丹毒	0.683 3	1	15	15	15	75.00	5.674 5
脑梗死、心力衰竭	0.700 0	2	17	16~17	16.5	82.50	5.934 6
心绞痛	0.733 3	1	18	18	18	90.00	6.281 6
肺炎	0.750 0	1	19	19	19	95.00	6.644 9
慢性阻塞性肺疾病	0.816 7	1	20	20	20	98.75*	7.257 1

* 按 $(1-1/4n)\times100\%$ 校正

4. 计算回归方程　以 *RSR* 为因变量，*Probit* 值为自变量，经回归分析后发现：*RSR* 值和 *Probit* 值有线性相关关系，回归方程为 $RSR=-0.324+0.168Probit$，对方程进行方差分析结果显示 $F=334.818$，$P<0.001$，可见方程有统计学意义。

5. 分档排序　按照 *Probit* 值的大小对 20 个单病种进行分档，采用最佳分档原则，共分为 4 档，*Probit* 值在 6 以上的病种质量等级为Ⅰ级，*Probit* 值在 5~6 的病种质量等级为Ⅱ级，*Probit* 值在 4~5 的病种质量等级为Ⅲ级，*Probit* 值在 4 以下的病种质量等级为Ⅳ级，结果详见表 18-12。

表 18-12　各病种医疗质量分档

等级	*Probit*	单病种
Ⅳ级	<4	带状疱疹、扁桃体和腺样体疾病、牛皮癣
Ⅲ级	4~	下肢静脉曲张、声带和喉疾患、非胰岛素依赖型糖尿病、胆石症、慢性鼻窦炎、椎间盘疾患
Ⅱ级	5~	脑梗死、心力衰竭、肛门和直肠区脓肿、痔、急性阑尾炎、皮炎、突发性耳聋、丹毒
Ⅰ级	6~	心绞痛、肺炎、慢性阻塞性肺疾病

6. 最佳分档的检验　先对 4 个医疗质量等级进行方差齐性检验，结果显示 $F=1.531$，$P=0.245$，方差齐，可采用方差分析比较不同分档间 *RSR* 值，结果显示 $F=38.34$，$P<0.001$，两两比较后发现任意两个分档间均有统计学差异。

RSR 值是反映被评价对象相对优劣程度的指标，*RSR* 值越大说明被评价对象相对水平越高，反之则越低。4 个等级相对而言，Ⅰ级相对水平较高，Ⅱ级、Ⅲ级相对水平次之，Ⅳ级相对水平最低。该院 2017 年疾病顺位前 20 位病种中，Ⅰ级质量等级的 3 个病种分别是心绞痛、肺炎、慢性阻塞性肺疾病；Ⅱ级质量等级的 8 个病种分别是脑梗死、心力衰竭、肛门和直肠区脓肿、痔、急性阑尾炎、皮炎、突发性耳聋、丹毒；Ⅲ级质量等级的 6 个病种分别是下肢静脉曲张、声带和喉疾患、非胰岛素依赖型糖尿病、胆石症、慢性鼻窦炎、椎间盘疾患；Ⅳ级质量等级的 3 个病种分别是带状疱疹、扁桃体和腺样体疾病、牛皮癣。医院质控管理部门应该重视对于Ⅰ级以下疾病病种的管理和控制，提高治疗水平，缩短平均住院日，降低医疗成本从而降低住院费用，以提高医疗质量，提升医院的竞争力。

（二）综合指数法的应用

例 18-3 季新强等为了解某肿瘤医院住院医疗质量现状和变化趋势，根据 2004—2011 年该医院的医疗统计报表数据，采用综合指数法对该院 2004—2011 年的住院医疗质量进行了综合评价，具体过程及评价结果如下：

1. 确定评价指标体系 按科学性、实用性、敏感性的原则，根据《医院管理评价指南（2008 版）》《三级肿瘤医院评审细则》，并在参考有关文献基础上，选取工作负荷、工作效率、诊断质量及治疗质量等 4 个方面（一级指标），共 12 个指标（二级指标）建立指标评价体系。其中出院者平均住院日（d）、手术前平均住院日（d）和病死率（%）为低优指标，出院人次（人次/a）、手术例数（人/a）、入出院诊断符合率（%）、手术前后诊断符合率（%）、临床与病理诊断符合率（%）、治疗有效率（%）和无菌切口甲级愈合率（%）为高优指标，床位使用率（%）和床位周转次数（次/a）为中优指标，详见表 18-13。该医院 2004—2011 年各指标值详见表 18-14。

2. 标准值的确定 12 个指标中床位使用率、床位周转次数的标准值按照《医院管理评价指南（2008 版）》的标准设定，即床位使用率标准值为 89%（卫生部标准为 85%～93%），床位周转次数标准值为 19 次（原卫生部标准为≥19 次），其余指标因未见原卫生部颁布的标准，则取同一指标历年的平均值作为标准值（详见表 18-14 最后一行）。

表 18-13 某医院医疗质量评价指标体系

一级指标	二级指标名称	符号	性质
工作负荷	出院人次/（人次/a）	X_1	高优
	手术例数/（人次/a）	X_2	高优
工作效率	出院者平均住院日/d	X_3	低优
	术前平均住院日/d	X_4	低优
	病床使用率/%	X_5	中优
	病床周转次数/（次/a）	X_6	中优
诊断质量	入出院诊断符合率/%	X_7	高优
	手术前后诊断符合率/%	X_8	高优
	病理诊断符合率/%	X_9	高优
治疗质量	无菌切口甲级愈合率/%	X_{10}	高优
	治疗有效率*/%	X_{11}	高优
	病死率/%	X_{12}	低优

*治疗有效率为出院患者治愈率和好转率之和

表 18-14　2004—2011 年主要医疗指标

年度	工作负荷		工作效率				诊断质量			治疗质量		
	X_1	X_2	X_3	X_4	X_5	X_6	X_7	X_8	X_9	X_{10}	X_{11}	X_{12}
2004	10 111	4 875	21. 50	9. 40	107. 10	18. 20	99. 50	99. 50	99. 80	99. 50	87. 00	2. 90
2005	10 842	5 281	21. 60	9. 20	109. 90	18. 70	99. 80	99. 80	100. 00	98. 90	88. 00	2. 57
2006	12 326	5 555	20. 30	9. 00	108. 30	19. 50	99. 90	99. 80	99. 80	99. 00	88. 10	2. 21
2007	16 208	6 809	16. 00	6. 90	105. 00	23. 00	99. 90	99. 90	99. 80	99. 60	88. 00	1. 52
2008	19 973	8 278	13. 80	7. 50	116. 40	31. 20	100. 00	99. 90	99. 90	99. 80	91. 80	1. 10
2009	21 889	9 929	12. 30	7. 00	107. 60	32. 10	100. 00	100. 00	100. 00	99. 80	92. 70	0. 72
2010	24 528	10 648	11. 20	6. 30	105. 70	34. 60	100. 00	100. 00	100. 00	99. 70	92. 60	0. 76
2011	26 688	11 846	10. 30	6. 00	109. 40	39. 10	100. 00	100. 00	100. 00	99. 40	92. 20	0. 72
M	17 821	7 903	15. 88	7. 66	89. 00	19. 00	99. 89	99. 86	99. 91	99. 46	90. 05	1. 56

3. 指标指数化　令各指标实际值为 X_i，转化后指数值为 Y_i，标准值为各指标历年的平均值(M_i)，则对高优指标 $Y_i=X_i/M_i$，对低优指标 $Y_i=M_i/X_i$，中优指标 $Y_i=M_i/(M_i+|X_i-M_i|)$，各指标指数化处理结果见表 18-15。

表 18-15　某医院 2004—2011 年主要医疗指标指数化后的结果

年度	工作负荷		工作效率				诊断质量			治疗质量		
	Y_1	Y_2	Y_3	Y_4	Y_5	Y_6	Y_7	Y_8	Y_9	Y_{10}	Y_{11}	Y_{12}
2004	0. 567 4	0. 616 9	0. 738 6	0. 814 9	0. 831 0	0. 959 6	0. 996 1	0. 996 4	0. 998 9	1. 000 4	0. 966 1	0. 537 9
2005	0. 608 4	0. 668 2	0. 735 2	0. 832 6	0. 809 8	0. 984 5	0. 999 1	0. 999 4	1. 000 9	0. 994 4	0. 977 2	0. 607 0
2006	0. 691 7	0. 702 9	0. 782 3	0. 851 1	0. 821 8	0. 974 4	1. 000 1	0. 999 4	0. 998 9	0. 995 4	0. 978 3	0. 705 9
2007	0. 909 5	0. 861 6	0. 992 5	1. 110 1	0. 847 6	0. 826 1	1. 000 1	1. 000 4	0. 998 9	1. 001 4	0. 977 2	1. 026 3
2008	1. 120 8	1. 047 5	1. 150 7	1. 021 3	0. 764 6	0. 609 0	1. 001 1	1. 000 4	0. 999 9	1. 003 4	1. 019 4	1. 418 2
2009	1. 228 3	1. 256 4	1. 291 1	1. 094 3	0. 827 1	0. 591 9	1. 001 1	1. 001 4	1. 000 9	1. 003 4	1. 029 4	2. 166 7
2010	1. 376 4	1. 347 3	1. 417 9	1. 215 9	0. 842 0	0. 549 1	1. 001 1	1. 001 4	1. 000 9	1. 002 4	1. 028 3	2. 052 6
2011	1. 497 6	1. 498 9	1. 541 7	1. 276 7	0. 813 5	0. 485 9	1. 001 1	1. 001 4	1. 000 9	0. 999 4	1. 023 9	2. 166 7

4. 计算综合指数　按二级指标指数相乘获得一级指标综合指数，而各一级指标指数相加获得年度综合指数的方法来计算。

例如 2011 年该医院的住院医疗质量综合指数计算过程为：

工作负荷的指数 $=Y_1\times Y_2=1.4976\times1.4989\approx2.2447$；

工作效率的指数为 $=Y_3\times Y_4\times Y_5\times Y_6=1.5417\times1.2767\times0.8135\times0.4858\approx0.7781$；

诊断质量的指数为 $=Y_7\times Y_8\times Y_9=1.0011\times1.0014\times1.0009\approx1.0034$；

治疗质量的指数为 $=Y_{10}\times Y_{11}\times Y_{12}\approx0.9994\times1.0239\times2.1667\approx2.2171$。

2011 年度住院医疗质量的综合指数为：

$$I=2.2447+0.7781+1.0034+2.2171=6.2433$$

同理,计算出 2004—2010 年各年度综合指数,然后按综合指数越大则排名越靠前的原则进行排序,详见表 18-16。

表 18-16 各年度综合指数及排序

年度	综合指标				综合指数	排序
	工作负荷	工作效率	诊断质量	治疗费用		
2004	0.350 0	0.480 0	0.991 4	0.519 9	2.341 3	8
2005	0.406 5	0.488 0	0.999 4	0.589 8	2.483 8	7
2006	0.486 2	0.533 1	0.998 4	0.687 4	2.705 1	6
2007	0.783 6	0.771 5	0.999 4	1.004 4	3.558 9	5
2008	1.173 9	0.547 2	1.001 4	1.450 7	4.173 3	4
2009	1.543 1	0.691 7	1.003 4	2.238 1	5.476 3	3
2010	1.854 4	0.797 1	1.003 4	2.115 9	5.770 8	2
2011	2.244 7	0.778 1	1.003 4	2.217 1	6.243 3	1

综合指数值越大表示医疗质量越好。结果显示:2004—2011 年该医院医疗质量综合指数持续上升,2011 年综合指数是 2004 年的 2.67 倍,反映出 8 年间该医院住院医疗质量不断提高。

三、医学科技成果的综合评价

综合评分法是常见的综合评价方法,在卫生事业管理中应用广泛,包括医院管理、科研管理及医学教育管理等。医学作为科技创新的重要阵地,近年来产出了大量科技成果,是医学科研管理的重要内容。由于医学科技成果涉及不同的学科领域,如何对科技成果进行科学、客观、准确的综合评价,是科研管理工作者急需解决的重要课题。目前,科技成果评审、评价工作常以专家的主观判断为主,缺乏客观的评价标准。因而越来越多的研究者探索采用综合评分法,建立一个综合评价的指标体系,基于一定的评价标准和方法,遵循一定的评价原则和程序,对科技成果的质量和水平进行综合评价。例如郭洁等结合湖南医学科技奖评审工作实际,构建了湖南医学科技奖评审指标体系,促进了科技成果评审、评价工作的科学化、客观化、规范化。通过对医学类科技成果的成果水平、国际学术价值、国内学术价值、成果效益共 4 个方面进行评分,结合各指标的权重后用累加法求加权总分,得分越高,科技成果的水平越好。

(一) 构建指标体系基本框架

基于医学科技评价理论体系,通过文献研究,进行目标分解和归类合并,选取有代表性、实用性强的指标,对临床医学、基础医学、流行病与卫生统计学、科研管理等领域共 9 名专家进行深度访谈,根据专家意见进行调整,初步建立由 4 个一级指标(成果水平、国际学术价值、国内学术价值、成果效益)和 16 个二级指标构建的湖南医学科技奖评审指标基本框架。

(二) 确定各级指标权重

以湖南省医学会各专业委员会副主任委员以上任职的专家库为基础,根据权威性、代表性和专业相关性的原则,共遴选学术权威、评审经验丰富的 20 名专家进行咨询。采用半开放式调查问卷,请专家判断指标体系框架的指标、评分标准设置是否合理,各级指标权重赋值是否恰当,一共进行两轮专家咨询。

第一轮咨询中,专家对一级指标设置无异议;对于二级指标,4 名(20%)专家建议删除"推广应用";5 名(25%)专家建议"单篇最大影响因子",同时考虑 JCR 分区作为评分标准;16 名(80%)专家建议分别以 SCI 论文和统计源期刊论文的收录数量、他引频次、影响因子总和作为评价指标，且 SCI 论文的权重应为统计源期刊论文权重的两倍；5 名（25%）专家建议增加“专利”的权重。根据咨询结果，考虑评审的客观性、合理性以及全面性，决定采纳专家意见，调整相关指标设置、权重分配和二级指标评分标准，再进行第二轮专家咨询。第二轮咨询中，2 名（10%）专家建议增加二级指标“SCI 论文收录”“SCI 论文他引”的权重。考虑科技奖励评审指标体系的导向作用，不宜过多鼓励优秀论文向国外期刊投稿，未予采纳此建议，仍维持原有的权重设置，最终构建了包括 4 个一级指标、15 个二级指标的湖南医学科技奖评审指标体系，各级指标的权重系数见表 18-17。

（三）综合评价模型构建

1. 采用加权法来计算评价总分　先按照湖南医学科技评奖指标体系的二级指标评分标准给对某个参评项目的二级指标进行打分，然后同一个一级指标下的各二级指标加权后求和得到一级指标分数，最后对 4 个一级指标分数再次加权后求和即得到该参评项目的评价总分，二级指标评分标准详见表 18-17。

表 18-17　湖南医学科技评奖加权评分法综合评价模型

一级指标	二级指标	二级指标评分标准	
成果水平（0.4）	创新性（0.4）	国际领先或国际先进	9~10 分
		国内领先或国内先进	7~8 分
		省内领先	5~6 分
		省内先进	3~4 分
		省内一般水平	0~2 分
	科学性（0.2）	设计非常严谨、资料很完整、数据准确、结果很可靠、结论很合理	9~10 分
		设计严谨、资料完整、数据准确、结果可靠、结论合理	7~8 分
		设计较严谨、资料较完整、数据较准确、结果较可靠、结论较合理	5~6 分
		设计基本严谨、资料基本完整、数据基本准确、结果基本可靠、结论基本合理	3~4 分
		设计不严谨、资料不完整、数据基本准确、结果欠可靠、结论欠合理	0~2 分
	课题来源（0.2）	国家级	9~10 分
		省部级	7~8 分
		市局级	5~6 分
		单位课题	3~4 分
		自选课题	0~2 分
	难易与复杂程度（0.1）	涉及学科领域很广，技术难点很多，技术要求很复杂	9~10 分
		涉及学科领域广，技术难点多，技术要求复杂	7~8 分
		涉及一定学科领域，有一定技术难点，技术要求有一定难度	5~6 分
		涉及学科领域单一，技术难点少，技术要求简单	3~4 分
		一般	0~2 分

续表

一级 指标	二级 指标	二级指标评分标准	
成果水平 （0.4）	成熟程度 （0.1）	形成非常完善的全新或重大理论体系，技术方法，应用例数较多，很成熟	9~10 分
		在现有理论体系上有重大补充，技术方法，应用例数一般，比较成熟	7~8 分
		对现有理论体系的比较重要补充，试用期	5~6 分
		对现有理论体系的有益补充，应用前实验研究	3~4 分
		对现有理论体系的一般补充，尚未完成应用前实验研究	0~2 分
国际学术价值 （0.2）	SCI 论文数量 （0.3）	>12	9~10 分
		7~12	7~8 分
		3~6	5~6 分
		1~2	3~4 分
		0	0~2 分
	SCI 论文他引 （0.3）	>50 次	9~10 分
		15~50 次	7~8 分
		4~14 次	6~6 分
		1~3 次	3~4 分
		0 次	0~2 分
	SCI 论文影响因子总和（0.3）	IF>25	9~10 分
		IF（10，25]	7~8 分
		IF（2，10]	5~6 分
		IF（0，2]	3~4 分
		IF=0	0~2 分
	单篇最大影响因子（0.1）	IF>10 或 1 区	9~10 分
		IF（3，10]或 2 区	7~8 分
		IF（1，3]或 3 区	5~6 分
		IF（0.15，1]或 4 区	3~4 分
		IF≤0.15	0~2 分
国内学术价值 （0.1）	统计源期刊论文收录数量（0.3）	>20	9~10 分
		14~20	7~8 分
		7~13	5~6 分
		4~6	3~4 分
		1~3	0~2 分
	统计源期刊论文他引（0.3）	>50 次	9~10 分
		41~50 次	7~8 分
		31~40 次	5~6 分
		11~30 次	3~4 分
		0~10 次	0~2 分

续表

一级指标	二级指标	二级指标评分标准	
国内学术价值(0.1)	统计源期刊论文影响因子总和(0.4)	IF>20	9~10分
		IF(7,20]	7~8分
		IF(4,7]	5~6分
		IF(1,4]	3~4分
		IF≤1	0~2分
成果效益(0.3)	经济效益(0.2)	减少医疗成本或减轻社会负担:>100万元	9~10分
		51~100万元	7~8分
		26~50万元	5~6分
		11~25万元	3~4分
		≤10万元	0~2分
	社会效益(0.6)	对理论研究、技术发展有重大推动或贡献,社会效益大	9~10分
		对理论研究、技术发展有较大推动或贡献,社会效益较大	7~8分
		对理论研究、技术发展有一定推动或贡献,有一定社会效益	5~6分
		对理论研究、技术发展有推动或一般贡献,社会效益一般	3~4分
		无明显社会效益	0~2分
	专利(0.1)	发明专利	6~10分
		实用新型专利	1~5分
		无专利	0分

2. 模型的信度和效度　以2018年湖南医学科技奖的48个获奖项目作为研究样本,以指标体系为测评工具,模拟实际评审流程,每个项目均邀请5名专家进行评分,以平均分作为该项目的最终得分,构建结构方程模型,一阶和二阶验证性因子分析提示样本数据和理论模型契合,该指标体系具有较好的效度;通过测量内部一致性信度,得Cronbach α 为0.82,该指标体系的信度较好。

(四)专家水平及专家评分一致性评价

1. 专家积极系数　专家的积极系数表示专家对本研究的关心程度,一般以专家咨询问卷的有效回收率表示。两轮专家咨询中,专家的关心和支持程度很高,具有很好的专家积极系数。每轮咨询发放问卷20份,回收有效问卷20份,两轮咨询问卷回收率均为100%。

2. 专家权威程度　专家的权威程度与预测精度呈一定的函数关系。一般来说,预测精度随着专家权威程度的提高而提高,权威系数 *Cr* 不小于0.7即可以接受。本研究专家对评价指标的熟悉程度的平均系数为0.91,专家的判断依据的平均系数为0.94,专家的权威程度平均系数为0.93,表明所选专家在行业内具有较高的权威性。

3. 专家意见协调系数　判断专家对每项指标的评价是否存在较大分歧,采用协调系数(Kendall's *W*)。*W* 值介于0~1之间,其值越大说明专家意见协调程度越高,是咨询结果可信度的指标。本研究第一轮专家咨询的协调系数为0.855(χ^2=290.811,P<0.001)。对指标体系进行调整修改后第二轮专家咨询协调系数为0.975(χ^2=331.368,P<0.001)。按照 α=0.05的检验水准,两轮专家咨询的协调系数均大于0.8,有统计学意义,表明专家意见的协调性较好。

（五）应用前景

湖南医学科技奖评审指标体系以得分高者为优，得分越高，实际可获奖的等次越高。目前，已应用于湖南医学科技成果评审、评价工作实践，并取得较好的应用效果。此外，该指标体系也可为其他各级各类医学科技成果评审、评价工作提供借鉴，为各医疗机构、科研院所等部门的科技成果评价工作提供参考，为有关部门制定科技成果评价的政策提供决策依据，以期更好地服务医学科技成果的评价和管理工作，提高科技管理水平。

（孟 琼 郭 洁）

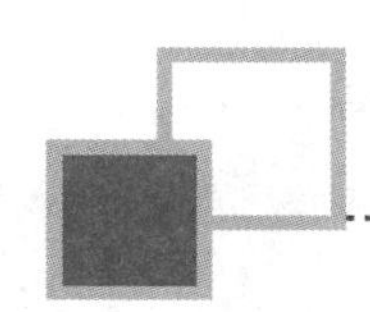

第十九章　综合评价方法在糖尿病转归风险评估中的应用

第一节　概　　述

一、基本概念

糖尿病已成为21世纪世界范围内危害人类健康的高发病。目前全球糖尿病患者已超过4.63亿，中国患者已超过1.16亿，位居世界第一。据世界卫生组织统计，糖尿病并发症有100多种，是目前已知并发症最多的一种疾病。然而，不同患者是否出现并发症、发生并发症的种类、发展速度以及结局各异，急需精准预测与防治的个体化策略。图19-1为风险评估模型的构建思路，通过综合分析糖尿病患者的基本信息、体格检查指标和实验室检测指标，可评估糖尿病患者的健康水平进行转归风险预测。在现有医学研究的基础上，将各种有关因素的信息集中，用数理统计方法构建恰当的评价模型，以谋求对糖尿病患者进行分类，为糖尿病的管理提供客观的判断，辅助医疗诊断与决策。数智化的综合评价模型对糖尿病进行管理，可从“控制代谢”向“并发症的精准预与防治”转化，从而实现医疗资源的最大化获益。

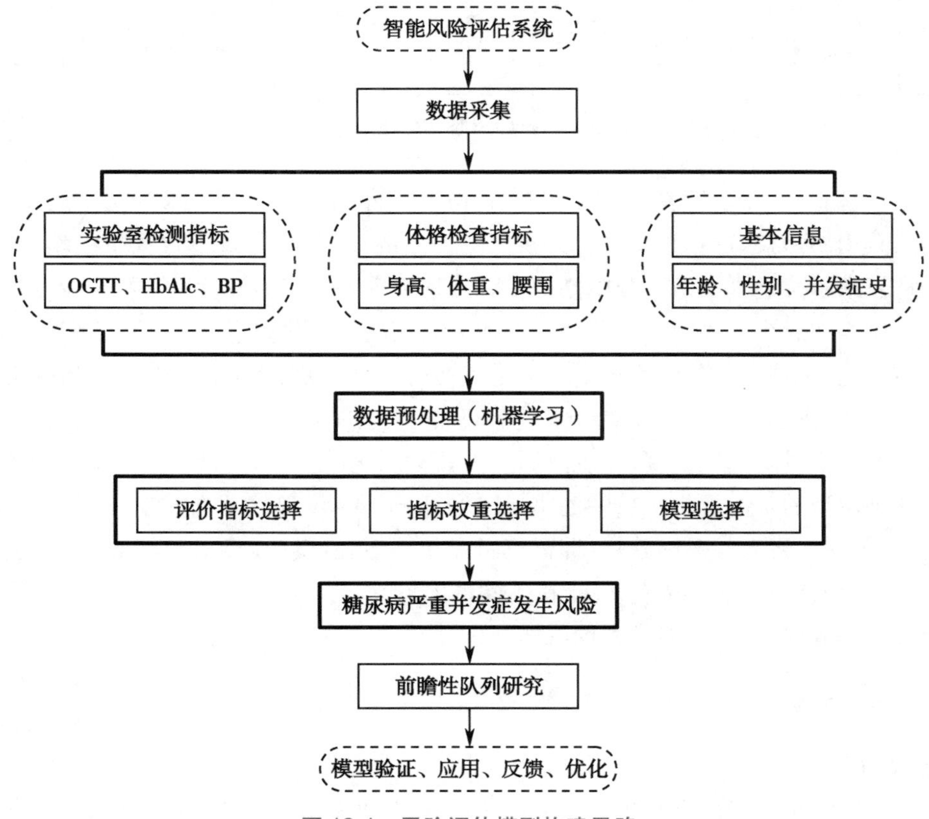

图19-1　风险评估模型构建思路

基于已有研究大数据分析，通过糖尿病智能诊疗平台可向医务工作者提供不同个体的精准诊断、精准治疗和精准预后。智能化管理糖尿病患者可及时评估患者发生严重并发症的风险并进行预警，为医务人员院外管理糖尿病患者提供了可行的思路。

糖尿病转归风险评估模型是三诺生物自主研发的一个评价模型，它主要通过糖尿病风险评估问卷和各类仪器设备自动上传的监测指标数据来评估患者的健康状况。目前糖尿病患者严重并发症发生率的相关研究较少，主要原因在于常用的队列研究耗时较长，严重并发症一般在确诊糖尿病 10 年后才会出现，且研究对象容易失访。研发团队基于多年积累的糖尿病管理对象相关信息，将糖尿病严重并发症，如双目失明、足部截肢、急性心肌梗死、慢性肾功能衰竭尿毒症期、脑卒中设为患病组，并与无糖尿病严重并发症的患者进行比较。然后通过回归分析，找出不同因素与严重并发症发生的关联性，并将其定义为潜在的风险因素。再对这些风险因素赋予合适的权重，构建模型来预测患者出现严重并发症的风险。糖尿病转归风险评估基于综合评价的理论基础，同时参照了国内外糖尿病相关研究，并结合大数据和机器学习的方法，用于糖尿病严重并发症的预测。

图 19-2 为糖尿病转归风险评估模型的理论结构，模型包括三个一级评价指标：患者的基本信息、风险加成和指标加成。在常用的患者健康评估的基本信息指标、临床指标和实验室检测指标中经初步指标筛选，查找与糖尿病严重并发症有关联性的指标作为自变量，应用 Cox 比例风险回归，构建严重并发症风险预测模型，评估不同患者糖尿病严重并发症的发生风险。

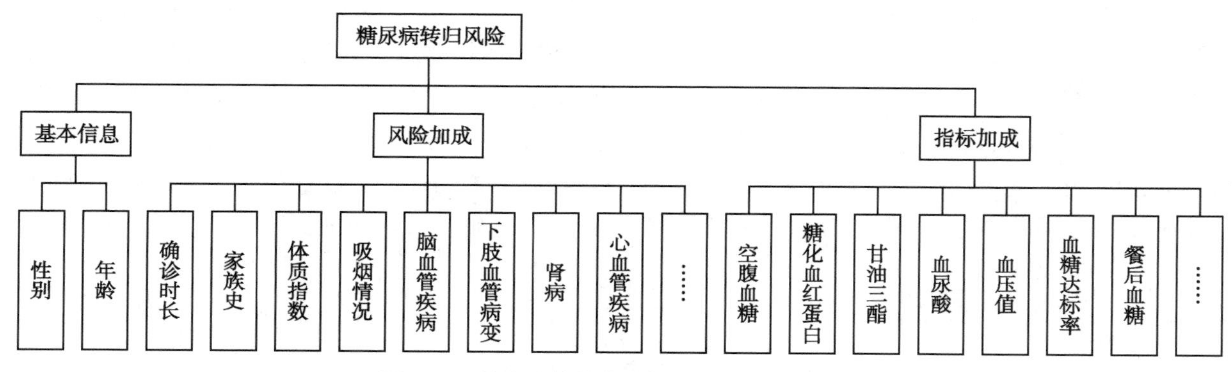

图 19-2 糖尿病转归风险评估模型结构示意图

在建模过程中，通过机器学习算法如 K 个最近邻居（K nearest neighbors，KNN）来训练计算机识别协变量中所缺少的数据，并对其进行合理的补全来优化模型的预测能力，随着数据量的增加，模型中协变量的回归系数将越来越接近真实值。其中基础发病概率可理解为年龄和性别这两个维度将对严重并发症发生的影响。风险加成维度为糖尿病严重并发症关联较高的危险因素，即一旦出现这类因素，对身体会产生难以逆转的危害，该类数据以静态形式为主。指标加成维度的协变量则是判断目前身体状况的潜在检测数据，通过分析指标是否属于高于或远高于正常范围，可客观地评判目前疾病进展的严重程度。其数据特征不同于风险加成维度，在观测周期内是动态化的，其归类指标通过增长趋势反映患者将来的转归。该评价模型的基本思想是患者健康状况的评分不应该仅停留在目前和过去的身体状况，而是根据患者过去、现在和将来的发展趋势，即不仅考虑指标值在不同评价对象间的差异（横向差异），也关注其在不同时间点的差异（纵向差异），能在不同的时间点，给出各个阶段的评价结果。本章分别构建了静态和动态的综合评价模型，对患者糖尿病严重并发症风险进行预测。

二、数据采集与预处理

（一）数据采集

三诺生物通过监测与教育建立医生跟患者之间的连接，推动糖尿病精准治疗的效率和质量。通过不同型号的智能血糖仪、血压计和血尿酸仪等检测设备的蓝牙或通用分组无线服务技术（general packet radio service，GPRS）自动上传用户检测的血糖值、收缩压、舒张压和血尿酸等各项指标。云平台每个月可以收集到上百万条数据，通过不同设备的唯一识别码来对关联患者的数据进行抽取和整理。通过多个线上用户平台收集用户的监测数据、饮食数据、运动数据、用药数据等，同时通过糖尿病管理中心为用户提供健康管理服务，再以随访的方式让患者填写评估问卷来完善个人的健康情况，并进行定期回访。合并智能检测设备的指标类数据与随访问卷及线上数据可生成完整的用户画像，为糖尿病临床决策支持提供所需的第一手材料，并可以有效地保证数据的准确性、及时性、适用性和经济性。所收集的数据主要分为以下两种类型：

（1）静态数据：指在糖尿病患者的追踪管理过程中主要作为控制或参考用的数据，它们在很长的一段时间内不会变化，比如患者基本信息、家族史、疾病史等。其主要数据来源为跟踪随访表格/问卷、电子病历、医院/医保健康档案获取相关体征信息、临床基本信息数据等。

（2）动态数据：即糖尿病患者管理中随时间变化而改变的数据，比如患者自我监测数据、饮食数据、运动数据、用药数据、健康评估数据等。其主要数据来源为患者自主记录数据、检测设备自动上传至云平台、检测报告、医院/医保健康档案获取相关检测指标数据等。

静态数据可转变为动态数据，如患者在研究周期内有多次体重记录，那么体重可被定义为动态数据进行分析；动态数据亦可转化为静态数据进行研究，如患者检测数据可取最新一条的数据或者取平均数进行分析。

（二）数据预处理

数据的可靠性直接影响到评价的客观性，分析前，需要将评估问卷中非结构化数据转化为结构化数据，并进行数据清洗。通过识别随访结果中的离群值、缺失值，更正常见错误来确保数据的可靠性。

（1）对原始数据中缺失或重复，对各项目之间存在的矛盾和不合理现象，应立即核实，并予以补充，剔除或修正。

（2）对单变量离群值的查找，可以通过直方图、箱式图、P-P 图和 Q-Q 图等方式。核实产生离群值的原因，并据此给予对应的处理。

（3）缺失数据是随访问卷收集的过程中常见的问题之一，如果数据为随机缺失，且缺失值数量不大（如不超 5%），可删除缺失数据或进行缺失值估计。除了常用的缺失值估计方法，评价模型还运用了机器学习的算法如 KNN、K-均值（Kmeans）等对缺失数据进行优化。

（三）变量赋值

本研究变量赋值见表 19-1。

表 19-1　2 型糖尿病患者糖尿病严重并发症影响因素变量赋值

一级指标	二级指标	符号	赋值说明
基础信息	年龄	X_1	39 岁及以下=0，40~49 岁=1，50~59 岁=2，60 岁及以上=3
	性别	X_2	女=0，男=1
风险加成	吸烟情况	X_3	不吸烟=0，吸烟=1
	体重指数（BMI）	X_4	[0,24]=0，(24,30]=1，(30,+∞)=2
	糖尿病家族史	X_5	无家族史=0，有家族史=1
	确诊时长	X_6	低于 2 年=0，2~10 年=1，超过 10 年=2
	并发症类型	X_7	伴酮症酸中毒=1，不伴酮症酸中毒=0
		X_8	伴肾的并发症=1，不伴肾的并发症=0
		X_9	伴眼的并发症=1，不伴眼的并发症=0

续表

一级指标	二级指标	符号	赋值说明
风险加成	并发症类型	X_{10}	伴神经并发症=1,不伴神经并发症=0
		X_{11}	伴下肢血管病变=1,不伴下肢血管病变=0
		X_{12}	伴有其他特指的并发症=1,不伴有其他特指的并发症=0
	是否伴有合并症	X_{13}	伴合并症=1,不伴合并症=0
	合并症类型	X_{14}	伴高血压=1,不伴高血压=0
		X_{15}	伴高尿酸=1,不伴高尿酸=0
		X_{16}	伴脑血管疾病=1,不伴脑血管疾病=0
		X_{17}	伴心血管疾病=1,不伴心血管疾病=0
		X_{18}	伴肝病=1,不伴肝病=0
		X_{19}	伴肿瘤=1,不伴肿瘤=0
		X_{20}	伴皮肤病=1,不伴皮肤病=0
指标加成	血糖达标率	X_{21}	(90%,100%]=0,(70%,90%]=1,(40%,70%]=2,(0,40%]=3
	血尿酸	X_{22}	正常=0,偏高=1,严重高=2
	糖化血红蛋白	X_{23}	正常=0,偏高=1,严重高=2
	空腹血糖	X_{24}	正常=0,偏高=1,严重高=2
	血压	X_{25}	正常=0,偏高=1,严重高=2

三、评价方法的选择与步骤

建立糖尿病严重并发症综合评价模型包括以下基本步骤:

1. 选择合适的评价指标、确定评价指标权重。通过经验分析法,逐步回归分析法选择评价指标,确定指标权重。

2. 根据评价目的,数据特征,选择合理的评价模型的形态(Cox 回归模型)。对选用的评价模型进行考察,并不断的修改优化。

3. 基于 Cox 回归模型计算出的预后指数进行综合评价,并找出理论最高初分和理论最低初分。

4. 基于个体预后指数计算个体患糖尿病严重并发症风险指数(0~100 分),并对此进行等级划分。分数越高则该个体患糖尿病严重并发症风险越高。

(一)评价指标的选择

1. 文献复习与核心组讨论形成评价指标池　通过文献复习与核心组讨论,挑选出具有代表性、实用性,有一定区别能力又互相独立的指标组成评价指标体系。如糖尿病并发症发生风险可以参考《中国 2 型糖尿病防治指南(2012 年版)》中的风险评分表(表 19-2)。

该风险评分表提示与 2 型糖尿病相关的指标主要有:年龄、性别、收缩压、体重指数(BMI)、腰围和糖尿病家族史等。结合其他风险加成和指标加成指标,形成评价指标条目池。

2. log-rank 检验进行评价指标初筛　采用 log-rank 检验进行单变量分析。筛选出具有统计学意义的变量,继续进行多元 Cox 回归分析。反之,亦可剔除在同一检验水准下不具有统计学意义的协变量。需注意的是如果某些协变量有明确专业意义,无论它们在单变量分析中有无统计学意义均可纳入 Cox 回归模型。

表 19-2 中国糖尿病风险评分表必备指标

评分指标	分组
年龄/岁	20~24
	25~34
	35~39
	40~44
	45~49
	50~54
	55~59
	60~64
	65~74
收缩压/mmHg	<110
	110~119
	120~129
	130~139
	140~149
	150~159
	≥160
体重指数(BMI)/(kg/m^2)	<22.0
	22.0~23.9
	24.0~29.9
	≥30.0
腰围/cm	男性<75.0,女性<70.0
	男性 75.0~79.9,女性 70.0~74.9
	男性 80.0~84.9,女性 75.0~79.9
	男性 85.0~89.9,女性 80.0~84.9
	男性 90.0~94.9,女性 85.0~89.9
	男性≥95.0,女性≥90.0
糖尿病家族史	无
	有
性别	女
	男

3. Cox 比例风险回归模型优选评价指标 采用生存分析(survival analysis)方法进行糖尿病转归风险评估。以糖尿病患者为研究对象,以确诊糖尿病为起始事件(initial event),以患者初次出现严重并发症住院为终点事件(terminal event)。从起始事件到终点事件之间经历的时间跨度为生存时间(survival time),记为随机变量 T,$T \geqslant 0$ 其取值记为 t。Cox 比例风险回归模型的优势在于不仅考虑事件(糖尿病严重并发症发生)是否出现,而且也考虑事件出现的时间长短。将患者出现严重并发症住院可能的风险因素作为协变量纳入模型,并进行指标筛选。

（二）指标权重的确定

以 Cox 比例风险回归模型中各自变量的标准化回归系数为相应的权重。

（三）评价模型的构建

本例采用综合指数法构建综合评价模型。应用 Cox 比例风险回归模型构建具有协变量 X 的个体在时刻 t 时发生糖尿病严重并发症的风险函数：

$$h(t,X)=h_0(t)\exp(\beta' X)=h_0(t)\exp(\beta_1X_1+\beta_2X_2+\cdots+\beta_mX_m) \quad (19\text{-}1)$$

其中 t 为生存时间，$X=(X_1,X_2,\cdots,X_m)'$ 是可能影响严重并发症出现时间的有关因素，也称协变量，这些变量可以是定量的，也可以是定性的。$h_0(t)$ 是所有协变量取值为 0 时的风险函数，称为基线风险函数（baseline hazard function）。$\beta=(\beta_1,\beta_2,\cdots,\beta_m)'$ 为 Cox 模型的回归系数，是一组待估的回归参数。其中，

$$PI=\beta_1X_1+\beta_2X_2+\cdots+\beta_mX_m \quad (19\text{-}2)$$

在 Cox 回归模型中线性部分 $\beta_1X_1+\beta_2X_2+\cdots+\beta_mX_m$ 越大，则风险也越大，因此模型的线性部分反映了一个个体的预后，因此 $PI=\beta_1X_1+\beta_2X_2+\cdots+\beta_mX_m$ 为预后指数（prognosis index，PI）。PI 越大，预后越差，患者出现糖尿病严重并发症风险越大；反之 PI 越小，预后越好，患者出现糖尿病严重并发症风险越小。

因为 PI 可能出现负值或正值不便于相互比较，对 PI 进行一定的转换即可得到糖尿病严重并发症风险指数（risk index，RI），RI 得分越高则其患糖尿病严重并发症风险越高，它的转换公式为：

$$RI=\frac{PI-B}{W-B}\times 100 \quad (19\text{-}3)$$

式中 B 和 W 分别为考虑到各因素的风险情况而算得的 PI 可能的最小值和最大值。

第二节 应用实例

一、静态糖尿病转归风险评估

例 19-1 根据三诺生物多年在全国范围内进行的临床随访研究数据，记录糖尿病患者直至发生严重并发症的相关信息，如：双目或单目失明、足部截肢、急性心肌梗死、慢性肾功能衰竭尿毒症期和脑卒中等（status=1 为已发生糖尿病严重并发症，status=0 为未发生过糖尿病严重并发症）。在研究周期 2019 年 5 月 12 日至 2020 年 4 月 11 日，随访时长最长为 12 个月，最短为期 1 个月，在随访时长中记录每个随访对象的基本信息、体征数据、临床数据和检测指标数据，总共招募 6 685 位 2 型糖尿病患者作为糖尿病转归风险评估模型的基础数据，在随访过程中有共计 391 位糖尿病患者临床出现糖尿病严重并发症。其详情如表 19-3。

表 19-3 糖尿病转归风险评估模型的数据概况

患者类型	总例数
未发生糖尿病严重并发症	6 294
发生糖尿病严重并发症	391
总数	6 685

如图 19-3 所示，研究样本 2 型糖尿病患者主要分布在 30 到 70 岁之间。

例 19-1 的起始事件是“确诊 2 型糖尿病”，终点事件为“患糖尿病严重并发症”。从随访对象确诊糖尿病到发生糖尿病严重并发症的时间即为生存时间，同时该数据也收集了未发生糖尿病严重并发症的

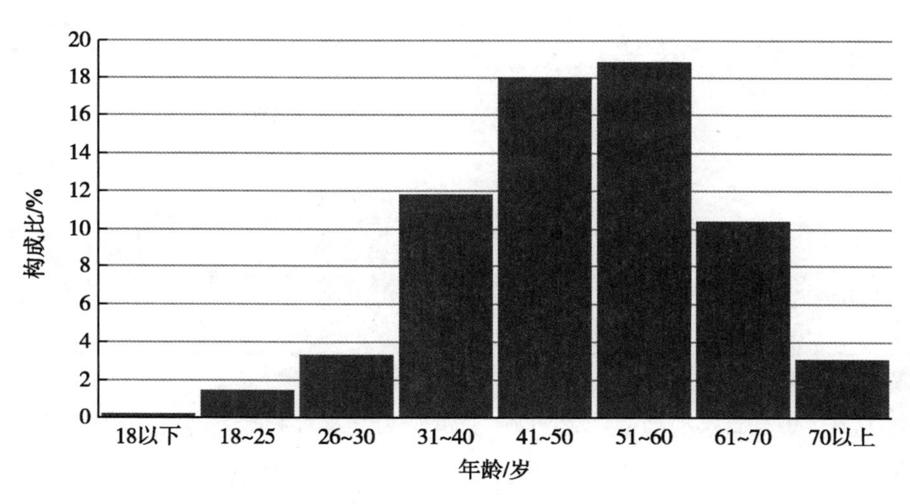

图 19-3 随访患者的年龄分布

随访对象的资料进行对照，该类人群的同样也有发生糖尿病严重并发症的风险，其生存时间可以视为从研究开始日期至研究截止日期。

（一）评价指标的选择与权重估计

经单因素分析，选择确诊时长、吸烟情况、BMI、合并高血压、合并高尿酸、合并心血管疾病、合并肾病、合并下肢血管病变和血糖达标率这 9 个指标为评价指标，生存时间按确诊时长以年为单位计算。以生存时间与生存结局为应变量，进行 Cox 逐步回归分析，$\alpha_{入}=0.05$，$\alpha_{出}=0.1$，得到的回归模型拟合结果如表 19-4 所示。

表 19-4 糖尿病严重并发症 Cox 比例风险回归模型结果*

二级评价指标	变量	分组	赋值	回归系数	*RR*	*P* 值
吸烟情况	X_3	不吸烟	0	—	—	0.067
		吸烟	1	0.20	1.22	
BMI	X_4	[0,24]	0	—	—	0.083
		(24,30]	1	0.15	1.16	
		(30,+∞)	2	0.30	1.35	
确诊时长	X_6	低于 2 年	0	—	—	< 0.001
		2~10 年	1	0.51	1.67	
		超过 10 年	2	1.02	3.00	
合并肾病	X_8	无	0	—	—	< 0.001
		有	1	0.73	2.29	
合并下肢血管病变	X_{11}	无	0	—	—	0.003
		有	1	0.30	1.35	
合并高血压	X_{14}	无	0	—	—	< 0.001
		有	1	0.11	1.12	
合并高尿酸	X_{15}	无	0	—	—	< 0.001
		有	1	0.27	1.31	

续表

二级评价指标	变量	分组	赋值	回归系数	*RR*	*P* 值
合并心血管疾病	X_{16}	无	0	—	—	< 0.001
		有	1	0.64	1.90	
血糖达标率（当月）	X_{21}	(90%,100%]	0	—	—	0.032
		(70%,90%]	1	0.19	1.21	
		(40%,70%]	2	0.38	1.46	
		(0,40%]	3	0.57	1.77	

* 似然比检验结果：165.4（$df=9$），$P<0.001$，$n=6\ 685$，事件数=391

在回归类分析中，各自变量的偏回归系数值，即可视为各指标权重分配的依据。例如表 19-4 中，X_6 是否确诊时长超过 10 年的回归系数值最高，该因素对于模型的贡献最大，是糖尿病严重并发症风险最重要预测指标。权重居次位的是 X_8 是否合并肾病。标准回归系数可以用来比较各个自变量 X_j 在综合评价模型中的贡献，通常在有统计学意义的前提下，回归系数的绝对值越大说明相应自变量对风险预测的作用越大。各风险预测指标按贡献从高至低可排序为确诊时长>合并肾病>合并心血管疾病>血糖达标率>BMI>合并下肢血管病变>合并高尿酸>吸烟情况>合并高血压。

（二）综合评价模型构建

根据表 19-4 的 Cox 回归模型，试用以上预后指标对例 19-1 资料中 6 685 例 2 型糖尿病患者中进行转归风险的综合评价。

1. 确定 *PI* 可能的最小值和最大值。

PI 可能的最小值为：

$$
\begin{aligned}
B &= \min_{1\leqslant i\leqslant n}\{PI\} \\
&= \{PI \mid X_3=0, X_4=0, X_6=0, X_8=0, X_{11}=0, X_{14}=0, X_{15}=0, X_{16}=0, X_{21}=0\} \\
&= 0+0+0+0+0+0+0+0+0 \\
&= 0
\end{aligned}
$$

PI 可能的最大值为

$$
\begin{aligned}
W &= \max_{1\leqslant i\leqslant n}\{PI\} \\
&= \{PI \mid X_3=1, X_4=1, X_6=2, X_8=1, X_{11}=1, X_{14}=1, X_{15}=1, X_{16}=1, X_{21}=3\} \\
&= 0.2+0.3+1.02+0.73+0.3+0.11+0.27+0.64+0.57 \\
&= 4.14
\end{aligned}
$$

2. 按公式(19-3)计算各评价对象 *RI* 值，结果见表 19-5。患者编号 7 根据表 19-4 的 Cox 回归模型其 *PI* 为：

$$
\begin{aligned}
PI &= \{PI \mid X_3=0, X_4=0, X_6=1, X_8=1, X_{11}=0, X_{14}=0, X_{15}=0, X_{16}=0, X_{21}=2\} \\
&= 0+0+0.51+0.73+0+0+0+0+0.38 \\
&= 1.62
\end{aligned}
$$

该患者 *RI* 值为：

$$RI=\frac{1.62-0}{4.14-0}\times 100=39.1$$

根据评价分数可看出目前该评价对象的评分更为接近最低初得分，所以该患者患糖尿病严重并发症的风险较低。

表 19-5　2 型糖尿严重并发症风险指数

患者编号	年龄/岁	确诊时长/a	吸烟情况	BMI/（kg/m^2）	高血压	高尿酸	心血管疾病	肾病	下肢血管病变	血糖达标率/%	*PI*	*RI*	风险等级
1	58	2~10	不吸	<24	无	无	无	无	无	82	0.70	16.9	低风险
2	42	<2	不吸	24~30	无	无	无	无	无	72	0.34	8.2	低风险
3	70	2~10	不吸	24~30	有	有	有	无	无	36	2.25	54.3	中风险
4	65	2~10	吸烟	<24	有	有	无	有	有	76	2.31	55.8	中风险
5	59	2~10	戒烟	24~30	有	有	有	有	无	78	2.53	61.1	高风险
6	51	<2	戒烟	<24	无	有	无	有	无	88	1.39	33.6	中风险
7	50	2~10	不吸	<24	无	无	无	有	无	61	1.62	39.1	中风险
8	64	2~10	不吸	24~30	有	有	有	有	无	33	2.98	72.0	高风险
9	54	>10	戒烟	24~30	有	无	有	有	有	66	3.80	91.8	高风险
10	35	<2	不吸	24~30	无	无	无	无	无	92	0.15	3.6	低风险
⋮	⋮	⋮	⋮	⋮	⋮	⋮	⋮	⋮	⋮	⋮	⋮	⋮	⋮
2 011	32	2~10	不吸	≥30	有	有	无	无	无	64	1.57	37.9	中风险
2 012	28	<2	吸烟	≥30	无	无	无	无	无	45	0.88	21.3	低风险
⋮	⋮	⋮	⋮	⋮	⋮	⋮	⋮	⋮	⋮	⋮	⋮	⋮	⋮
6 684	40	2~10	不吸	≥30	无	无	无	无	无	23	1.38	33.1	中风险
6 685	45	<2	不吸	≥30	有	无	无	无	无	55	0.79	19.1	低风险

根据例 19-1 所述的步骤可依次计算出每一位患者的个体评分，参考美国凯撒集团疾病管理模型可按比例将患者进行三级分类，详情见图 19-4。

如图 19-5 所示，2 型糖尿病患者的 *RI* 值分布如下：

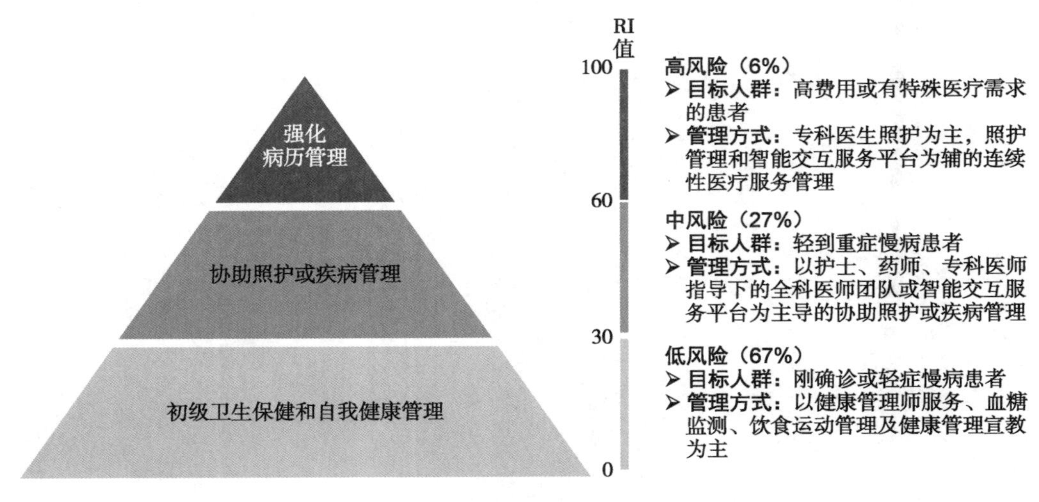

图 19-4　糖尿病转归风险评估疾病管理模型

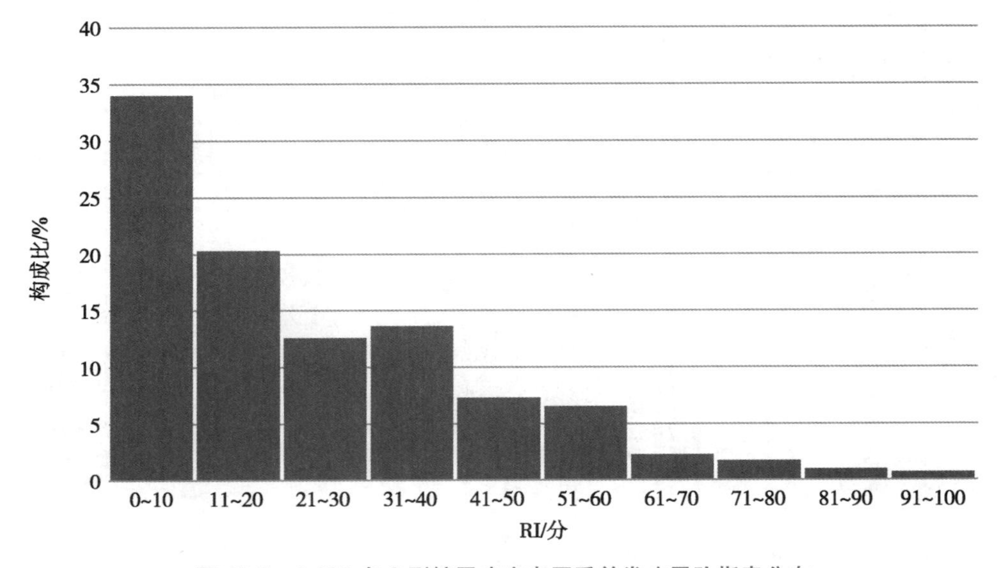

图 19-5　6 685 名 2 型糖尿病患者严重并发症风险指表分布

根据该分布形态结合美国凯撒集团疾病管理模型可将患者人群分为三级，其中低风险占比在 65%～80%之间，中风险在 20%～30%之间，高风险在 1%～5%之间。结合上述分布形态分布，可定义 0～30 分为低风险（占比 67%，共计 4 472 名患者），31～60 分为中风险（占比 27%，共计 1 834 名患者），60 分以上为高风险（占比 6%，共计 379 名患者）。根据不同的风险等级，医生可对患者采取针对性的管理手段，并合理分配医师团队资源。如低风险人群可采取生活方式的干预来预防并发症，服务由健康管理师主导；中风险人群除生活方式干预外可添加药物治疗，其管理方式则以护士、药师、专科医师指导下的全科医师团队或智能交互服务平台为主导；而高风险人群则需要密切关注，警惕糖尿病严重并发症的发生，其管理方式为专科医生照护为主，照护管理和智能交互服务平台为辅的连续性医疗服务管理。

如表 19-5 所示，前 10 位患者 1、2、10 综合评价为低风险，患者 5、8、9 为高风险，患者 3、4、6、7 评价为中风险。平台可根据风险等级采取对应的管理方式。

二、动态糖尿病转归风险评估

静态糖尿病转归风险评估模型的评价结构是以患者的基本信息、风险加成为主,指标加成为辅。当需要综合考虑不同时点患者的检测指标,如血糖值,来评估患者目前的健康状况时则需要考虑动态综合评价。因为患者会持续地产生监测数据,比如 2 型糖尿病患者每天会检测血糖值 2~6 次。同时这些指标数据也是评估患者目前的患病情况最为恰当的评价指标。当患者新记录一次指标,动态评估模型将考虑该记录对现有评估结果的影响并做出相对应的调整。

某时期内的血糖达标率为复合型指标,它既结合了不同时间段的血糖值标准(如空腹血糖的正常范围通常为 3.9~6.1mmol/L,而餐后 2 小时血糖正常范围是小于 7.8mmol/L),又同时关注低血糖以及血糖波动。结合血糖达标率、时间权向量和数据量的权重可组成动态糖尿病转归风险评估模型。

例 19-2　根据例 19-1 的资料,从 6 685 名随访患者中抽取前 10 名患者,根据其确诊时长、吸烟情况、BMI、合并高血压、合并高尿酸、合并心血管疾病、合并肾病、合并下肢病变和血糖达标率 9 个指标,结合 10 位患者过去 6 个月的血糖达标率数据(表 19-6),其余 8 个指标维持不变(表 19-5)的基础上重新计算 RI 值,应用动态评估方法评估每个对象发生糖尿病严重并发症的风险。

表 19-6　10 名患者过去 6 个月的血糖达标率　　单位:%

患者编号	1 月	2 月	3 月	4 月	5 月	6 月
1	66	89	70	75	71	82
2	67	53	52	76	56	72
3	36	39	13	22	45	36
4	0	22	36	33	30	76
5	87	89	92	91	90	78
6	99	95	91	90	96	88
7	70	75	87	88	99	61
8	33	19	22	25	34	33
9	20	55	45	32	70	66

(1) 计算 *PI* 值:根据例 19-1 得到这 10 名糖尿病患者过去 6 个月发生严重并发症的 *PI* 值,见表 19-7。

表 19-7　10 名患者过去 6 个月的 *PI* 值

患者编号	1 月	2 月	3 月	4 月	5 月	6 月
1	0.89	0.70	0.70	0.70	0.70	0.70
2	0.53	0.53	0.53	0.34	0.53	0.34
3	2.25	2.25	2.25	2.25	2.06	2.25
4	2.69	2.69	2.69	2.69	2.69	2.31
5	2.53	2.53	2.34	2.34	2.34	2.53
6	1.20	1.20	1.20	1.20	1.20	1.39
7	1.43	1.43	1.43	1.43	1.24	1.62
8	2.98	2.98	2.98	2.98	2.98	2.98
9	3.99	3.80	3.80	3.99	3.61	3.80
10	0.34	0.53	0.34	0.34	0.15	0.15

（2）计算 RI 值，按公式（19-3）计算，将得出百分制的最终评分，见表 19-8。评分越小表示对该评价对象越优，即糖尿病严重并发症发病风险越低。

表 19-8 10 名患者过去 6 个月的 RI 值

患者编号	1 月	2 月	3 月	4 月	5 月	6 月
1	21.5	16.9	16.9	16.9	16.9	16.9
2	12.8	12.8	12.8	8.2	12.8	8.2
3	54.4	54.4	54.4	54.4	49.8	54.4
4	65.0	65.0	65.0	65.0	65.0	55.8
5	61.1	61.1	56.5	56.5	56.5	61.1
6	29.0	29.0	29.0	29.0	29.0	33.6
7	34.5	34.5	34.5	34.5	30.0	39.1
8	72.0	72.0	72.0	72.0	72.0	72.0
9	96.4	91.8	91.8	96.4	87.2	91.8
10	8.2	12.8	8.2	8.2	3.6	3.6

（3）确定时间权向量：时间权向量 W_k 反映了对不同时刻的重要程度，W_k 在[0,1]之间，且 $\sum_{k=1}^{t} W_k=1$。根据专家评估，近期的指标数据更能反映目前的身体状况，结合专家意见设置了以下时间权向量（表 19-9）：

表 19-9 过去 6 个月的时间权向量

t	1	2	3	4	5	6
W_k	0.02	0.03	0.06	0.13	0.25	0.50

（4）根据时间权向量 W_k 综合这 10 名患者过去 6 个月的风险指数可计算出患者的动态风险指数，并根据分值进行风险等级划分，如表 19-10 所示。患者 1、2、10 根据动态综合评价为低风险，患者 4、8、9 为高风险，患者 3、5、6、7 评价为中风险。对比不同月份的静态 RI 值和最近 1 个月的动态 RI 值，可分析 RI 值的改变方向，其中患者 1、2、3、4、5、9、10 对比 1 个月的静态 RI 值均有较为明显的改善，而患者 6、7 对比 1 个月的静态 RI 值出现恶化的趋势。

表 19-10 10 名患者的动态糖尿病严重并发症风险评估结果对比

患者	第 1 个月静态 RI	第 1 个月静态风险等级	第 6 个月静态 RI	第 6 个月静态风险等级	第 6 个月动态 RI	第 6 个月动态风险等级	改变方向
1	21.5	低风险	16.9	低风险	17.0	低风险	改善
2	12.8	低风险	8.2	低风险	9.9	低风险	改善
3	54.4	中风险	54.4	中风险	53.2	中风险	改善
4	65.0	高风险	55.8	中风险	60.4	高风险	改善
5	61.1	高风险	61.1	高风险	59.1	中风险	改善
6	29.0	低风险	33.6	中风险	31.3	中风险	恶化
7	34.5	中风险	39.1	中风险	35.7	中风险	恶化
8	72.0	高风险	72.0	高风险	72.0	高风险	不变
9	96.4	高风险	91.8	高风险	91.3	高风险	改善
10	8.2	低风险	3.6	低风险	4.9	低风险	改善

血糖监测是糖尿病管理的主要内容之一，贯穿了糖尿病治疗与管理的全过程。传统的血糖监测指标包括空腹血糖、餐后血糖和糖化血红蛋白。空腹血糖和餐后血糖都是“点”血糖，反映的是瞬间血糖水平。而血糖不仅受进餐的影响，还受运动、应激等其他因素的影响，一天内的血糖不是一成不变的，某个“点”血糖不能反映全天的血糖水平。

糖化血红蛋白目前作为血糖控制的“金标准”，在血糖控制评估以及临床决策中占重要地位。但糖化血红蛋白反映的是患者 3 个月的平均血糖水平，对血糖评估存在延迟效应，不能及时反映血糖水平的快速变化。因此，寻找新的更准确的监测评估指标作为补充具有重要的临床意义。

以血糖达标率作为评估指标依赖于患者持续上传血糖数据，但若患者依从性降低则会出现数据的缺失。动态血糖监测系统（continuous glucose monitoring system，CGMS）的技术可通过皮下植入的传感器与数据上传功能，实时上传并记录血糖数据，并从中获得葡萄糖目标范围内时间（time in range，TIR）这一关键性血糖控制指标。TIR 指的是 24 小时内葡萄糖在正常范围内的时间，或者其所占的百分比。

AGEscan 检测通过眼底筛查仪器利用荧光强度与糖基化终末产物（advanced glycation end products，AGEs）积聚水平来实现糖尿病风险筛查。由于 AGEs 的稳定、不可逆特性，其具有超强的“记忆力”，与其他糖尿病监测指标相比，高 AGEs 水平能够反映更长时间异常血糖和氧化应激对身体的累积损伤，可作为糖尿病早期和并发症的预警信号。

随着新检测设备和技术的普及，未来以 TIR 和 AGEs 作为动态转归风险评估模型的评价指标可弥补血糖达标率作为评估指标的不足，可更为全面的评估血糖控制水平且提供更为精准的糖尿病转归评估模型。

（李少波　唐洋）

第二十章　综合评价方法在中医药研究中的应用

第一节　概　　述

中医学作为中国传统文化的经典,历史悠久,独具特色。历代医家长期以来都以传统的方式进行中医药学理论和应用方面的研究,近40年来,中医药科学研究取得了较大成绩。近年,尤其重视吸收现代科学技术和方法,综合评价方法已被广泛应用于中医药研究中,如:中医证候临床诊断,中药材质量评价和中医疗效的评价等。

辨证论治是中医学的基本特点,“辨证”就是把四诊(望诊、闻诊、问诊、切诊)所收集的资料、症状和体征,通过分析、综合,辨清疾病的病因、性质、部位,以及邪正之间的关系,概括、判断为某种性质的证。中医证型的研究是中医药科学研究的重要内容,但是中医证候诊断试验的评价指标有灵敏度、特异度、约登指数、漏诊率、误诊率、阳性预测值和阴性预测值等,并且其指标之间常出现此好彼差的现象。对此,只有通过综合评价,才能准确反映中医证候临床诊断的价值。

中药是中医治疗疾病最为重要的物质基础之一,因此,中医药科学研究的另一个重要内容是中药质量的研究。评价中药材质量的好坏,常用方法是理化鉴别中药材所含有的有效化学成分,鉴定指标有总灰分、酸性不溶灰分、浸出物、挥发油、有效成分含量、二氧化硫含量、重金属及有害元素、农药残留、微生物等。目前,评价和控制中药材质量主要参考现行版《中国药典》标准,由于中药材种类繁多,每一味中药材的化学成分又具有复杂性和多样性,因此,在确定中药材内在化学成分指标时,不能只进行单一活性成分的定性鉴别和含量测定,而应该研究其有效化学成分群的组成和含量,以充分反映中医用药所体现的整体疗效。如利用指纹图谱技术,建立药材的化学成分指纹图谱库,并将其作为中药材的质量标准和评价指标,现行版《中国药典》就收载了部分中成药品种的指纹图谱。化学成分指纹图谱整体反映的是中药材含有的多种化学成分对质量标准的贡献,指标评价体系能全面整体地反映中药材化学成分群中每个单体种类和相对含量,特别适合对中药材进行质量评价。

中医学的另一个基本特点是整体观念,即中医学非常重视人体的统一性、完整性及其与自然界的相互关系,它认为人体是一个有机整体,构成人体的各个组成部分之间,在结构上不可分割,在功能上相互协调、相互为用,在病理上相互影响。所以中医的疗效评价强调患者的主观感受,中医药作用于人体具有多靶点、多系统,整体调节的作用,单一实验室指标的评价很难全面反映中医的疗效。鉴于此,须从多维度综合评价中医药的疗效,这种综合评价是客观与主观、近期与远期的结合,客观指标有实验室检测指标、患者躯体症状和功能障碍情况等,主观指标包括患者治疗满意度和心理状态等;近期指标如治愈率、有效率和好转率等,远期指标有病死率、生存率等。通过综合评价,中医治疗的综合效应能更好地表达健康内涵,体现具有生物、心理、社会属性的人的整体性和全面性,对患者的生活质量和生存时间进行更好整合。

第二节　应 用 实 例

一、中医症征诊断临床证候

设中医证候有 $g(g \geqslant 2)$ 类，记为 $Y_i, i=1,2,\cdots,g$，临床主要中医症征有 n 个，记为 $X_j, j=1,2,\cdots,n$，设中医第 j 个症征的第 k 个表现记为 $X_{jk}, k=1,2,\cdots,m_j$。中医证候的诊断可以最大似然判别法为例进行介绍。最大似然判别法的应用条件是判别指标彼此独立。最大似然判别法的总体参数是不同证候下个体的临床症征各种表现的条件概率，记为：$\pi(X_{jk} \mid Y_i)$。

例 20-1　某课题组根据各证型的辨证标准，从中筛选出对临床辨证诊断意义较大的 11 项症征来诊断中医心病气血辨证中的心气虚证、心血虚证和心脉瘀证。根据表 20-1 中医心病辨证主要临床条件概率，试建立诊断指数表。假设某患者心痛胸闷但不含硝酸甘油、心悸怔忡小于 3 次/周、无健忘失眠、胁痛偏硬、日常活动时短气乏力、大于日常活动时头晕眼花、少汗、无面色浅淡、月经量少色暗、舌象正常，脉象正常，试采用最大似然判别法对该患者进行临床证候诊断。

（1）确定评价目的：使用 11 个临床症征来诊断中医心病气血辨证，即根据某患者的 11 个临床症征来判断中医心病气血的证候类型。

（2）确定评价指标：本例中医心病气血的证候类型分心气虚证（Y_1）、心血虚证（Y_2）和心脉瘀证（Y_3）3 种，临床症征包括心痛胸闷（X_1）、心悸怔忡（X_2）、健忘失眠（X_3）、胁痛胁胀（X_4）、短气乏力（X_5）、头晕眼花（X_6）、自汗易感（X_7）、面色浅淡（X_8）、月经异常（X_9）、舌象（X_{10}）和脉象（X_{11}）11 个，详见表 20-1。

（3）计算第 i 类证候第 j 类症征第 k 类表现的条件概率估计值 $\hat{\pi}(X_{jk} \mid Y_i)$：通常采用历史数据，根据公式 $\hat{\pi}(X_{jk} \mid Y_i)=P(X_{jk} \mid Y_i)=\dfrac{n_{ijk}}{n_{ij}}$进行计算，并整理成表 20-1 第（1）~（5）列。

（4）计算诊断指数：根据 $L_{ijk}=[\lg P(X_{jk} \mid Y_i)+1]\times 10$ 计算每个症征表现的条件概率对应的诊断指数，如表 20-1 的第（6）~（8）列。注：当条件概率为 0 时，采用 1% 来估计。诊断指数的取值范围为 $[-10,10]$。

（5）根据表 20-1，由待诊断患者的具体症征表现查出其临床症征相对应的诊断指数：本例，心痛胸闷（X_1），但不含硝酸甘油，心悸怔忡（X_2）是每周小于 3 次，健忘失眠（X_3）为无，胁痛胁胀（X_4）是胁痛偏硬，短气乏力（X_5）是日常活动量时发生，头晕眼花（X_6）是多于日常活动量时发生，自汗易感（X_7）是少汗，面色浅淡（X_8）是无，月经异常（X_9）是量少色暗，舌象（X_{10}）是正常或其他，脉象（X_{11}）是正常或其他，分别从表 20-1 的第（6）~（8）列查出心气虚证、心血虚证和心脉瘀证 3 种证候的诊断指数，见表 20-1 第（9）~（11）列。如：心痛胸闷（X_1），但不含硝酸甘油，从第（6）~（8）列可以查出待判别患者为心气虚证的诊断指数为 $L_{11}=6$，心血虚证的诊断指数为 $L_{21}=5$，心脉瘀证的诊断指数为 $L_{31}=4$。同理，可以查出该患者其他临床症征的诊断指数。

（6）求出每位患者各中医心病气血证候的诊断指数和 L_i，根据最大值原则对待诊断患者进行判别诊断。本例患者的各中医心病气血证候诊断指数和分别为 $L_1=42, L_2=14, L_3=33$，因为 $L_1>L_3>L_2$，所以，将该患者诊断为心气虚证。

二、中药药材质量综合评价

例 20-2　14 份五味子药材实验室检测结果见表 20-2，试对各样品药材质量进行综合评价。

表 20-1 中医心病心血辨证主要症征的条件概率及诊断指数

症征(X_j) (1)	表现(X_{jk}) (2)	条件概率/%			诊断指数(L_{ijk})			待判别个体的诊断指数		
		心气虚证(Y_1) (3)	心血虚证(Y_2) (4)	心脉瘀证(Y_3) (5)	L_{1jk} (6)	L_{2jk} (7)	L_{3jk} (8)	L_{1j} (9)	L_{2j} (10)	L_{3j} (11)
心痛胸闷(X_1)	无(X_{11})	40.0	44.4	26.3	6	6	4			
	有，但不含硝酸甘油(X_{12})	37.5	30.6	26.3	6	5	4	6	5	4
	有，或含硝酸甘油(X_{13})	17.5	23.2	34.2	2	4	5			
	有，必含硝酸甘油(X_{14})	5.0	2.8	13.2	−3	−6	1			
心悸怔忡(X_2)	无(X_{21})	7.5	8.3	26.3	−1	−1	4			
	<3 次/周(X_{22})	47.5	30.6	28.9	7	5	5	7	5	5
	3~5 次/周(X_{23})	32.5	55.6	36.9	5	7	6			
	>5 次/周(X_{24})	12.5	5.5	7.9	1	−3	−1			
健忘失眠(X_3)	无(X_{31})	37.5	13.9	28.9	6	1	5	6	1	5
	<3 次/周(X_{32})	30.0	50.0	34.2	5	7	5			
	3~5 次/周(X_{33})	27.8	31.6	29.4	4	5	5			
	>5 次/周(X_{34})	5.0	8.3	5.3	−3	−1	−3			
胁痛胁胀(X_4)	无(X_{41})	95.0	100.0	94.7	10	10	10			
	胁痛未及痞(X_{42})	0.0	0.0	5.3	−10	−10	−3			
	胁痛痞较软(X_{43})	5.0	0.0	0.0	−3	−10	−10			
	胁痛偏硬(X_{44})	0.0	0.0	0.0	−10	−10	−10	−10	−10	−10
短气乏力(X_5)	无(X_{51})	5.0	19.4	18.4	−3	3	3			
	大于日常活动量时有(X_{52})	47.5	44.4	50.0	7	6	7			
	日常活动量时有(X_{53})	37.5	22.2	21.1	6	3	3	6	3	3
	小于日常活动量时有(X_{54})	10.0	14.0	10.5	0	1	0			
头晕眼花(X_6)	无(X_{61})	17.5	5.5	31.6	2	−3	5			
	大于日常活动量时有(X_{62})	50.0	41.7	36.8	7	6	6	7	6	6
	日常活动量时有(X_{63})	22.5	44.4	21.1	4	6	3			
	小于日常活动量时有(X_{64})	10.0	8.3	10.5	0	−1	0			

续表

症征（X_j）(1)	表现（X_{jk}）(2)	条件概率/%			诊断指数（L_{ijk}）			待判别个体的诊断指数		
		心气虚证（Y_1）(3)	心血虚证（Y_2）(4)	心脉瘀证（Y_3）(5)	L_{1jk} (6)	L_{2jk} (7)	L_{3jk} (8)	L_{1j} (9)	L_{2j} (10)	L_{3j} (11)
自汗易感（X_7）	无（X_{71}）	17.5	61.1	39.5	2	8	6			
	微汗（X_{72}）	40.0	33.3	52.6	6	5	7			
	少汗（X_{73}）	43.5	2.8	7.9	6	−6	−1	6	−6	−1
	多汗（X_{74}）	0.0	2.8	0.0	−10	−6	−10			
面色浅淡（X_8）	无（X_{81}）	27.5	22.2	44.7	4	3	7	4	3	7
	色泽淡白（X_{82}）	20.0	41.7	13.2	3	6	1			
	色泽㿠白（X_{83}）	50.0	36.1	13.2	7	6	1			
	色泽青白（X_{84}）	2.5	0.0	28.9	−6	−10	5			
月经异常（X_9）	无（X_{91}）	25.0	15.7	23.7	4	2	4			
	量少色淡（X_{92}）	50.0	66.6	13.2	7	8	1			
	量少色暗（X_{93}）	17.5	11.1	47.4	2	0	7	2	0	7
	刺痛有块（X_{94}）	7.5	5.6	15.7	−1	−3	2			
舌象（X_{10}）	正常或其他（X_{101}）	40.0	33.3	21.1	6	5	3	6	5	3
	舌质浅淡（X_{102}）	25.0	50.0	7.9	4	7	−1			
	舌淡而胖（X_{103}）	25.0	13.9	13.2	4	1	1			
	舌暗或瘀（X_{104}）	10.0	2.8	57.3	0	−6	8			
脉象（X_{11}）	正常或其他（X_{111}）	15.0	16.7	21.1	2	2	3	2	2	3
	脉虚或细（X_{112}）	62.5	55.5	10.5	8	7	0			
	脉弦（X_{113}）	2.5	13.9	42.2	−6	1	6			
	脉涩、结、代（X_{114}）	20.0	13.9	26.3	3	1	4			

表 20-2 14 份五味子样品检测项测定结果

样品号	杂质/%	水分/%	总灰分/%	酯甲含量/%
1	0.65	14.9	6.08	0.57
2	0.89	12.1	3.47	0.49
3	0.21	8.2	4.01	0.56
4	0.87	14.4	3.21	0.69
5	0.58	11.2	4.31	0.00
6	0.50	13.8	5.19	0.52
7	0.33	8.6	3.32	0.76
8	0.26	8.9	3.87	0.77
9	0.76	8.9	4.21	0.79
10	0.72	10.2	4.86	0.51
11	0.57	9.6	5.21	0.00
12	0.86	8.3	4.21	0.58
13	0.88	9.8	4.38	0.71
14	0.25	10.9	3.23	0.64
标准*	≤1	≤12	≤6	≥0.2

* 根据《中华人民共和国药典》标准

采用 TOPSIS 法进行综合评价。

（1）根据评价目的确定评价指标：本例包含杂质、水分、总灰分和酯甲含量 4 个评价指标，见表 20-2。

（2）指标同趋势化：杂质、水分、总灰分为低优指标，酯甲含量为高优指标。对 3 个低优指标取倒数转化成高优指标，对高优指标保留原始数据，转换后数据见表 20-3。

表 20-3 14 份五味子样品检测项测定值的同趋势化结果

样品号	杂质/%	水分/%	总灰分/%	酯甲含量/%
1	1.54	0.07	0.16	0.57
2	1.12	0.08	0.29	0.49
3	4.76	0.12	0.25	0.56
4	1.15	0.07	0.31	0.69
5	1.72	0.09	0.23	0.00
6	2.00	0.07	0.19	0.52
7	3.03	0.12	0.30	0.76
8	3.85	0.11	0.26	0.77
9	1.32	0.11	0.24	0.79
10	1.39	0.10	0.21	0.51

续表

样品号	杂质/%	水分/%	总灰分/%	酯甲含量/%
11	1.75	0.10	0.19	0.00
12	1.16	0.12	0.24	0.58
13	1.14	0.10	0.23	0.71
14	4.00	0.09	0.31	0.64

（3）指标无量纲化处理：根据公式 $z_{ij}=\dfrac{X_{ij}}{\sqrt{\sum_{i=1}^{14} X_{ij}^2}}$（本例 $i=1,2,\cdots,14;j=1,2,3,4$），对表 20-3 中的各指标进行归一化处理，见表 20-4。

表 20-4　14 份五味子样品检测项测定值的标准化结果

样品号	杂质/%	水分/%	总灰分/%	酯甲含量/%
1	0.167 9	0.007 3	0.018 0	0.062 2
2	0.122 6	0.009 0	0.031 5	0.053 5
3	0.519 7	0.013 3	0.027 2	0.061 1
4	0.125 4	0.007 6	0.034 0	0.075 3
5	0.188 2	0.009 7	0.025 3	0.000 0
6	0.218 3	0.007 9	0.021 0	0.056 8
7	0.330 7	0.012 7	0.032 9	0.082 9
8	0.419 8	0.012 3	0.028 2	0.084 0
9	0.143 6	0.012 3	0.025 9	0.086 2
10	0.151 6	0.010 7	0.022 5	0.055 7
11	0.191 5	0.011 4	0.020 9	0.000 0
12	0.126 9	0.013 1	0.025 9	0.063 3
13	0.124 0	0.011 1	0.024 9	0.077 5
14	0.436 5	0.010 0	0.033 8	0.069 8

（4）确定最优方案和最劣方案：根据表 20-4 得到最优值向量，即最优方案 $\mathbf{A}^+$，以及最劣值向量，即最劣方案 $\mathbf{A}^-$。

$$\mathbf{A}^+=(0.519\ 7,0.013\ 3,0.034\ 0,0.086\ 2)$$

$$\mathbf{A}^-=(0.122\ 6,0.007\ 3,0.018\ 0,0.000\ 0)$$

（5）计算与最优方案及最劣方案的距离：综合 4 个指标，计算各评价对象与最优方案及最劣方案的距离 D_i^+ 与 D_i^-，结果见表 20-5。

表 20-5　14 份五味子样品检测综合评价结果

样品号	D_i^+	D_i^-	相对接近度 C_i	排序
1	0.088 3	0.019 2	0.178 6	7
2	0.099 6	0.013 8	0.121 7	14
3	0.006 5	0.100 5	0.939 3	1
4	0.098 6	0.019 3	0.163 7	10

续表

样品号	D_i^+	D_i^-	相对接近度 C_i	排序
5	0.085 7	0.016 5	0.161 4	11
6	0.075 8	0.027 8	0.268 3	5
7	0.047 3	0.056 1	0.542 6	4
8	0.025 0	0.077 2	0.755 4	3
9	0.094 0	0.022 3	0.191 7	6
10	0.092 4	0.015 7	0.145 2	12
11	0.084 9	0.017 3	0.169 3	8
12	0.098 4	0.016 1	0.140 6	13
13	0.099 0	0.019 5	0.164 6	9
14	0.021 2	0.080 5	0.791 5	2

（6）计算与最优方案的相对接近度：根据公式 $C_i=\frac{D_i^-}{D_i^+ + D_i^-}$ 计算各评价对象与最优方案的相对接近度 C_i，结果见表 20-5。

（7）优劣排序：依 C_i 大小对评价对象进行排序，结果见表 20-5。相对接近度越大，说明药材质量越好。本例样品 3 药材质量最好，样品 14 次之，随后是样品 8、样品 7、样品 6，药材质量最差的是样品 2。

三、中医药疗效综合评价

中医药疗效综合评价的备选方案是各可能的治疗方案，评价指标包括生物学指标、生活质量和中医症候 3 个方面，并且每个维度指标下有多个观察值，可以选择加权综合评分法进行综合评价，其中权重的大小采用熵权法确定，计算公式是：$W_j=\frac{1-e_j}{\sum_{j=1}^{m}(1-e_j)}$，$j=1,2,\cdots,m$，其中 m 为评价指标个数，e_j 为第 j 个指标的熵值，计算公式为：$e_j=-\frac{1}{\ln n}\sum_{i=1}^{n}\frac{X_{ij}}{\sum_{i=1}^{n}X_{ij}}\ln\left(\frac{X_{ij}}{\sum_{i=1}^{n}X_{ij}}\right)$，式中 n 为患者例数。

例 20-3　以导升明（羟苯磺酸钙胶囊）为阳性对照对中药复方芪明颗粒治糖尿病视网膜病变的疗效进行综合评价。44 例患者随机分成 2 组，试验组采用中药复方芪明颗粒，对照组采用导升明治疗糖尿病视网膜病变，其效果分别见表 20-6 第(3)~(4)列。

采用综合评分法对中药复方芪明颗粒治疗糖尿病视网膜病变的疗效进行综合评价，基本步骤如下：

（1）根据评价目的建立评价指标：本例评价目的是对中药复方芪明颗粒和导升明治疗糖尿病视网膜病变的效果进行综合评价，一级评价指标为患者生物学指标、生活质量和中医证候，二级指标共 23 个，观测值见表 20-6 第(3)~(4)列。

（2）指标同趋势化：微血管瘤数、硬性渗出、软性渗出、出血、低切变化、高切变化、中医证候积分和视物昏花、目睛干涩、神疲乏力、五心烦热、口渴喜饮、自汗盗汗、便秘、腰膝酸软、头晕、耳鸣、舌红少津和脉细数是低优指标，空腹血糖、餐后血糖和糖化血红蛋白为中优指标，视力是高优指标。采用倒数法将低优指标转换成高优指标。本例观测值均为正，采用公式 $X_{ij}'=\frac{M}{M+|X_{ij}-M|}$ 将中优指标转换成高优指标，其中 M 为 95% 医学参考值范围的中点值。同趋势化后的指标见表 20-6 第(5)~(6)列。

（3）指标无量纲化处理：由于本例资料分布不明，采用对同趋势化后指标除以均数的方法进行无量纲化。结果见表 20-6 第(7)~(8)列。

(4) 确定权重:本例二级指标由熵权法确定,结果见表 20-6 第(9)列。一级指标权重按专家意见确定为三者权重相等,为 1/3,则组合权重为一级指标权重与二级指标权重之乘积。

(5) 计算综合评分:用加权综合评分法对评价对象进行评价。总分越高,代表越优。计算得到试验组综合评分=0.38+0.12+0.12=0.62,对照组综合评分=0.40+0.10+0.10=0.60。

(6) 结果的专业解释:中药复方芪明颗粒治疗糖尿病视网膜病变的疗效试验组优于对照组。

表 20-6　中药复方芪明颗粒治疗糖尿病视网膜病变效果及综合评价结果

一级指标(1)	二级指标(2)	观测值		同趋势化值		标化值		二级指标权重(9)	组合权重(10)	二级指标评分		一级指标评分	
		试验组(3)	对照组(4)	试验组(5)	对照组(6)	试验组(7)	对照组(8)			试验组(11)	对照组(12)	试验组(13)	对照组(14)
生物学指标	微血管瘤数	1.20	1.30	0.83	0.77	0.82	0.85	0.14	0.05	0.04	0.04	0.38	0.40
	硬性渗出	0.65	0.64	1.54	1.56	1.53	1.73	0.01	0.00	0.01	0.01		
	软性渗出	0.33	0.30	3.03	3.33	3.01	3.69	0.20	0.07	0.20	0.25		
	出血	0.65	0.62	1.54	1.61	1.53	1.78	0.05	0.02	0.03	0.03		
	空腹血糖	8.66	8.92	0.61	0.14	0.61	0.15	0.02	0.01	0.00	0.00		
	餐后血糖	12.60	12.59	0.49	0.07	0.49	0.08	0.00	0.00	0.00	0.00		
	糖化血红蛋白/%	5.99	6.81	0.81	0.44	0.8	0.49	0.37	0.12	0.10	0.06		
	低切变化	20.45	20.91	0.05	0.05	0.05	0.06	0.01	0.00	0.00	0.00		
	高切变化	5.72	6.28	0.17	0.16	0.17	0.18	0.20	0.07	0.01	0.01		
生活质量	视力	3.47	3.18	3.47	3.18	1.04	0.96	0.09	0.03	0.01	0.01	0.12	0.10
	中医证候积分和	7.24	9.53	0.14	0.11	1.14	0.86	0.91	0.30	0.11	0.09		
中医证候	视物昏花	1.29	1.64	0.78	0.61	1.12	0.88	0.06	0.02	0.01	0.01	0.12	0.10
	目睛干涩	0.86	1.16	1.16	0.86	1.15	0.85	0.08	0.03	0.01	0.01		
	神疲乏力	0.55	0.80	1.82	1.25	1.19	0.82	0.13	0.04	0.02	0.01		
	五心烦热	0.33	0.48	3.03	2.08	1.19	0.82	0.13	0.04	0.02	0.01		
	口渴喜饮	0.59	0.80	1.70	1.25	1.15	0.85	0.09	0.03	0.01	0.01		
	自汗盗汗	0.44	0.66	2.27	1.52	1.00	0.80	0.15	0.05	0.02	0.01		
	便秘	0.47	0.61	2.13	1.64	1.13	0.87	0.06	0.02	0.01	0.01		
	腰膝酸软	0.61	0.85	1.64	1.18	1.16	0.84	0.10	0.03	0.01	0.01		
	头晕	0.39	0.50	2.56	2.00	1.12	0.88	0.06	0.02	0.01	0.01		
	耳鸣	0.39	0.57	2.56	1.75	1.19	0.81	0.13	0.04	0.02	0.01		
	舌红少津	0.68	0.72	1.47	1.39	1.03	0.97	0.00	0.00	0.00	0.00		
	脉细数	0.69	0.75	1.45	1.33	1.04	0.96	0.01	0.00	0.00	0.00		

(李秀央　彭丽丽)

第二十一章　综合评价方法在临床实践中的应用

第一节　概　　述

一、应用背景

随着医学科技的发展和大数据时代的到来,现代医学模式正在经历一场创新性的革命——医学的任务将从以防病治病为主逐步转向以维护和增强健康、提高人民的生命质量为主。2016 年 10 月 25 日,中共中央、国务院印发了《"健康中国 2030"规划纲要》,提出要"全方位、全周期保障人民健康,大幅提高健康水平"。2017 年 10 月 18 日,"健康中国"战略的提出,进一步强调要"为人民群众提供全方位全周期健康服务"。现代医学模式正从"生物—心理—社会医学模式"逐渐走向"4P 医学模式"。

4P 医学即医学的预防性(preventive)、预测性(predictive)、个体化(personalized)和参与性(participatory),强调预防与治疗并重,主动预测、预防并早期干预。4P 医学模式以解决慢性疾病问题为首要目标,其兴起与老龄化社会息息相关。2019 年 6 月,《柳叶刀》杂志发布了 2017 年中国疾病负担,报告显示近 30 年来我国疾病谱发生了重大变化,慢性非传染性疾病(卒中、缺血性心脏病等)成为我国疾病负担的主要原因,并提出中国医疗系统的首要目标应是防控慢性疾病,尤其是在老年人群中。目前,我国 60 岁以上老年人口已达 1.43 亿;预计 2050 年,60 岁以上的人口将占我国总人口的三分之一,人口老龄化带来了愈发严峻的慢性病患病情况。如果适当地在心脑血管疾病、癌症、糖尿病高危人群中开展预防,将显著降低这些疾病的发病率。

新的医疗模式意味着新的医疗理念,新的医疗理念要求结合现代化科技手段,在临床实践中对患者的躯体、心理、社会问题进行全面综合评价,制订和启动个体化的疾病防治计划,实行全人和全程管理,主动改变疾病的走向,最终维持机体健康状态。

二、综合评价方法在临床实践中的应用范围

在现代医学模式顺应时代发展变革的进程中,综合评价方法在临床实践中已引起了越来越多的重视,并被广泛应用于疾病预防、诊断、治疗及预后判断的诊疗全程中,涉及临床实践的各个学科。

(一)综合评价方法在疾病预防中的应用

新的 4P 医学理念认为,健康和疾病是可预测的。以困扰我国多年的糖尿病为例,预测就起到了极其重要的作用。中国作为世界糖尿病第一大国,四分之一的"糖人"在中国。截至 2016 年,我国糖尿病患病人数已达 1.1 亿,并以每天 3 000 人的速度递增。这对糖尿病防控来说是一个非常大的挑战。中国大部分糖尿病患者不知道自己患病,只有 35% 的患者接受了治疗。其中 2 型糖尿病在整个糖尿病发病中占 85%~90%,是当前病因最为复杂、与遗传因素最为密切的慢性疾病。2 型糖尿病有很强的遗传基础,在过去数十年中,中国学者已经鉴定了 *NOS1AP*、*G6PC2*、*PAX4* 等 11 个中国及东亚人群 2 型糖尿病易感基因。通过 4P 医学理念可预测糖尿病罹患风险。该方法通过监测易患糖尿病高危人群的基因、糖

代谢异常因素，以及体重、生活方式、代谢的异常因素、生理生化检测等指标，对身体健康状况进行综合分析评估，在疾病发生之前进行有针对性的预防，有望成为糖尿病预测预防的新模式。

（二）综合评价方法在疾病诊断中的应用

疾病的正确诊断是临床实践的基础，只有正确的诊断，才能保证有效的干预。尽管单项指标评价简单易操作，但基于复杂的生物医学环境，临床医生通常结合多项临床指标、检查结果甚至多种方法综合进行判断。比如，Apgar 评分为传统的临床新生儿窒息诊断和评价工具，其操作简单、便捷，且不会对新生儿造成任何创伤，但是其会受到评价者主观因素的影响。而临床上认为血气分析可准确反映新生儿有无缺氧和二氧化碳潴留，因此两种方法联合应用，评价的准确性更高，临床价值更为显著。

临床医生常使用综合评分法在疾病诊断上进行综合评价。例如，Carle 等报道的英国国家重症监护审计和研究中心产科早期预警评分系统通过对孕产妇血压、呼吸、心率、血氧饱和度、体温、意识状态的评估（每个指标均为 0~3 分），对危重孕产妇采取相应的救治措施：0 分常规监护，1~3 分低级应答（增加监护的频率，呼叫主管护士），4~5 分或 1 个变量达到 3 分中级应答（同时紧急呼叫主管医师和具有处理急症能力的专业人员），≥6 分高级应答（紧急呼叫危急重症救治小组）。通过综合评价正确、及时诊断产科危重患者病情严重程度，是提供有效救治、降低孕产妇死亡率的有效途径。

随着诊断性试验技术的发展，越来越多的诊断新技术被应用于临床，对临床医生决策和诊断带来了巨大挑战。新诊断性试验应用于临床诊断之前，需要与既往的“金标准”或参考标准进行对比，以评价新诊断性试验的诊断价值。近年来，临床医生开始通过使用诊断性试验网状 meta 分析在疾病诊断领域进行综合评价，该方法可有效帮助临床医师在众多的诊断性试验中选择最佳诊断技术，改善临床实践。

（三）综合评价方法在疾病治疗方案选择中的应用

2004 年诺贝尔化学奖得主阿龙・切哈诺沃认为，今后必将进入“个体化医疗”新时代。新的 4P 医学理念认为，随着大数据时代的来临，未来的治疗方案将根据患者的信息量身定制。在未来的十年里，围绕每一个人都会形成一个包含百万级数据量的虚拟云，用专业计算工具进行综合评价，从而实现针对不同个体、优化健康、降低疾病风险的健康管理全新方式。

仍以糖尿病为例，4P 医学模式下将综合个体生活中的危险因素、血糖等生化指标的评价结果，建立个性化的“身心健康专属档案”，从而有针对性地提供膳食处方、运动处方、用药指导、中医调理、体质调理、血糖血脂调理等多方面的糖尿病个性化健康管理系统解决方案，并定期通过可穿戴设备监控，形成一个全生命周期的有效健康管理体系。此外，目前在癌症、心脑血管病、老年性痴呆等慢性病患者的治疗中，综合评价方法均已被积极应用，帮助个体在疾病时期能个性化选择治疗方案、提高疗效。

基于多项指标的综合评价亦已广泛应用于多种外科疾病诊断指南、权威发布等，进行评估标准制定与影响因素分析。比如，美国 2015 年版《成人甲状腺结节与分化型甲状腺癌诊治指南》详细介绍了患者的术前准备及评估。通过术前 B 超、CT、磁共振检查及淋巴结大小、转移情况、有无声音改变等综合评估，采取不同的手术方案。另外，凌萝达等设计的“头位分娩评分法”就是据骨盆大小、胎儿大小、胎头位置及产力强弱四个项目分别打分。有利于正常分娩给高分，反之给低分，然后以累加合计总分，据总分高低估计难产发生的可能性。规定当总分低于 10 分时，进行剖宫产；当总分等于或高于 10 分时，先试产，若试产失败，再做手术产。头位分娩评分法将决定分娩的三大因素（产道、胎儿、产力）结合起来综合分析，互相转化，在临床上得到了广泛应用。

（四）综合评价方法在疾病预后判断中的应用

综合评价方法也已在疾病预后判断中被广泛应用。例如，心内科常见的疾病——慢性心力衰竭，其属于复杂的临床综合征，为不同类型心脏病的严重阶段，严重威胁患者的生命。慢性心力衰竭预后较差，针对患者预后影响因素，如年龄、肥胖及体重指数、左室射血分数及伴发疾病（肾功能不全、高尿酸血症等）进行综合评价，可针对性地进行预后判断并及时给予正确治疗，对提高临床疗效具有重要意义。

第二节 综合评价方法在老年人吞咽障碍评价中的应用

一、基本概念

吞咽障碍是由于下颌、双唇、舌、软腭、咽喉、食管等器官结构和/或功能受损，不能安全有效地把食物由口送到胃内的一种临床表现。吞咽的安全性减退是指会厌保护性升高反应减弱，咽反射启动不及时，导致食物在通过咽腔后出现可能误入下呼吸道的情况。误吸是吞咽安全性减退后最常见的并发症，发生率约 24.2%，是指口咽部内容物或胃内容物进入呼吸道真声襞水平下的现象，而误吸可以导致吸入性肺炎、窒息等严重的呼吸系统并发症。吞咽的有效性减退是指吞咽启动后，口腔内食物无法完全进入胃腔的现象，如吞咽后滞留口咽，常见滞留部位包括会厌谷以及梨状窝，从而使患者无法摄取足够的热量、营养和水分，出现营养不良及脱水。我国流行病学调查显示，养老机构中高达 60% 的老年人存在吞咽障碍。老年人吞咽障碍可表现为吞咽困难，难以吮吸、饮水、咀嚼、进食、控制唾液、服药或保护呼吸道。吞咽障碍不仅会导致老年人误吸、肺炎、营养不良、脱水、心理与社会交往障碍的发生，还会降低个体生活质量，而且增加病死率及预后不良风险，已成为威胁老年人健康的重大公共卫生问题。

老年人吞咽障碍早期症状隐匿，在主诉吞咽困难前，部分老年患者已出现了体重减轻、进食时间延长、情绪低落、疲劳等非特异性改变，所以《中国吞咽障碍评估与治疗专家共识》推荐对老年虚弱人群常规进行综合评价筛查吞咽障碍。综合评价的目的包括了解患者是否存在吞咽问题，初步评估吞咽障碍的程度，找出高危人群，决定是否需要进一步的临床功能评估与仪器检查。

二、评价工具

吞咽障碍筛查常用的综合评价工具有 7 个：①反复唾液吞咽试验；②饮水试验；③改良饮水试验；④染料测试；⑤进食评估问卷调查工具-10（10-item eating assessment tool，EAT-10）；⑥多伦多床旁吞咽筛查试验（Toronto bedside swallowing screening test，TOR-BSST）；⑦吞咽功能性交流测试评分（functional communication measure swallowing，FCM）。本文将重点介绍进食评估问卷调查工具-10 这一综合评价工具。

进食评估问卷调查工具-10（EAT-10）是由 Belafsky 等人于 2008 年研发的吞咽障碍的自评工具。该工具的研发是由多学科专家根据系统分析法和文献资料分析优选法挑选出了 20 个条目，利用条目间相关性和重测信度删除了冗余和不可信的条目共 10 个。EAT-10 最终由 10 个问题组成，包括各种吞咽障碍症状、临床特点、心理感受、社交影响等问题，每个问题被赋予相等的权重，每个问题利用专家评分法分为 5 个等级计分：没有（0 分）、轻度（1 分）、中度（2 分）、重度（3 分）、严重（4 分）。利用累加法计算出量表总分即综合评分，通过在正常人群中测试所得均值加 2 个标准差设定为量表正常值的上限，于是得到 EAT-10 总分≥3 为异常，表示受试者可能在吞咽的安全性和有效性方面存在问题，建议进行详细的吞咽功能检查，并且分数越高，提示受试者吞咽障碍越严重。该量表具体内容见表 21-1。

三、应用实例

肖某，男性，68 岁，因“发热、咳嗽咳痰 1 周”入院，既往有“高血压”病史，2 个月前发生“脑干梗死”，目前需轮椅出行，经口进食水，无明显呛咳，近 2 个月体重下降约 5kg。体格检查：神志清楚，言语流畅，声音嘶哑，音量小，吐词欠清，问答切题，查体合作。双侧额纹对称，眼球活动可，双侧瞳孔等大等圆，对光反射灵敏。左侧鼻唇沟浅，伸舌左偏，悬雍垂右偏，双侧咽反射减弱。右侧肢体肌张力高，右侧肢体

表 21-1　进食评估问卷调查工具-10

评价指标	等级评分				
	没有	轻度	中度	重度	严重
1. 我的吞咽问题已让我体重减轻	0	1	2	3	4
2. 我的吞咽问题影响到我在外就餐	0	1	2	3	4
3. 喝液体时费力	0	1	2	3	4
4. 吃固体食物费力	0	1	2	3	4
5. 吞药片(丸)费力	0	1	2	3	4
6. 吞东西时有疼痛	0	1	2	3	4
7. 我的吞咽问题影响到我享用食物时的乐趣	0	1	2	3	4
8. 我吞东西时有食物卡在喉咙里的感觉	0	1	2	3	4
9. 我吃东西时会咳嗽	0	1	2	3	4
10. 我吞咽时紧张	0	1	2	3	4

Brunnstrom 分期:上肢-手-下肢,3-2-3 期。右侧肢体腱反射活跃,右侧 Hoffmann 征、巴氏征阳性。辅助检查:肺部 CT 示双下肺渗出灶,考虑吸入性肺炎。吞咽障碍综合评价(EAT-10):患者的吞咽问题使体重中度下降,得 2 分,患者吞咽时无疼痛及咳嗽,均得 0 分,其他各项均存在轻度的临床症状、心理感受或社交影响,各得 1 分,总得分 9 分,可能存在吞咽障碍。

患者吞咽障碍综合评价结果异常,考虑可能存在吞咽障碍,予临床吞咽功能评估及吞咽造影检查,诊断患者存在吞咽障碍(口腔期、咽期),并发隐性误吸及吸入性肺炎。予以间歇管饲进食、吞咽训练及吞咽电刺激治疗,于治疗 4 周后再次进行吞咽障碍综合评价,EAT-10:患者的吞咽问题中度影响其在外就餐及享用食物时的乐趣,各得 2 分,总得分 4 分,吞咽障碍严重程度较前下降。

患者吞咽障碍综合评价仍为异常结果,复查临床吞咽功能评估及吞咽造影检查,诊断患者仍存在吞咽障碍(咽期),饮水时并发渗漏,未见误吸。予经口进食,饮水加入增稠剂,小口反复吞咽,继续行吞咽训练及吞咽电刺激治疗。

吞咽障碍的综合评价可以帮助临床医生判断患者是否存在吞咽障碍及是否需要转诊至言语治疗师处进行详细的吞咽评估及检查,从而明确患者的诊断并制定最佳的治疗方案,同时还可以评价治疗效果,为改善患者症状及提高患者生活质量而服务。

第三节　综合评价方法在痴呆的认知和功能评估中的应用

一、基本概念

痴呆是由于脑功能障碍而产生的获得性、持续性智能损害综合征,核心症状是认知功能的减退,根据病因或大脑损害部位的不同,出现记忆、执行功能、语言、运用、视空间结构技能等其中两项或两项以上认知域受损,并导致患者的日常或社会能力明显减退。痴呆患者除以上认知症状外,还可伴发精神行为的异常。精神情感症状包括幻觉、妄想、淡漠、意志减退、不安、抑郁、焦躁等；行为异常包括徘徊、多动、攻击、暴力、捡拾垃圾、藏匿东西、过食、异食、睡眠障碍等。有些患者还有明显的人格改变。

阿尔茨海默病（Alzheimer disease，AD）是老年期最常见的痴呆类型，占老年期痴呆的50%～70%。AD是发生于老年和老年前期、以进行性认知功能障碍和行为损害为特征的中枢神经系统退行性病变。临床上表现为记忆障碍、失语、失用、失认、视空间能力损害、抽象思维和计算力损害、人格和行为改变等。通常隐匿起病，持续进行性发展。应用最广泛的AD诊断标准是由美国国立神经语言障碍卒中研究所和阿尔茨海默病及相关疾病学会（National Institute of Neurological and Communicative Diseases and Stroke/Alzheimer's Disease and Related Disorders Association，NINCDS-ADRDA）1984年制定的，2011年美国国立老化研究所和阿尔茨海默协会对此进行了修订，制定了AD不同阶段的诊断标准（NIA-AA），并推荐AD痴呆阶段和轻度认知障碍（mild cognitive impairment，MCI）期的诊断标准用于临床。AD痴呆阶段的临床诊断标准又分为很可能的AD痴呆和可能的AD痴呆。

（一）AD痴呆阶段的临床诊断标准

1. 很可能的AD痴呆

（1）核心临床标准：①符合痴呆诊断标准；②起病隐袭，症状在数月至数年中逐渐出现；③有明确的认知损害病史；④表现为遗忘综合征（学习和记忆下降，伴1个或1个以上其他认知域损害）或者非遗忘综合征（语言、视空间或执行功能三者之一损害，伴1个或1个以上其他认知域损害）。

（2）排除标准：①伴有与认知障碍发生或恶化相关的卒中史，或存在多发或广泛脑梗死，或存在严重的白质病变；②有路易体痴呆的核心症状；③有额颞叶痴呆的显著特征；④有原发性进行性失语的显著性特征；⑤有其他引起进行性记忆和认知功能损害的神经系统疾病，或非神经系统疾病，或药物过量或滥用证据。

（3）支持标准：①在以知情人提供和正规神经心理测验得到的信息为基础的评估中，发现进行性认知下降的证据；②找到致病基因（*APP*、*PS1* 或 *PS2*）突变的证据。

2. 可能的AD痴呆：有以下任一情况时，即可诊断。

（1）非典型过程：符合很可能的AD痴呆核心临床诊断标准中的第①条和第④条，但认知障碍突然发生，或病史不详，或认知进行性下降的客观证据不足。

（2）满足AD痴呆的所有核心临床标准，但具有以下证据：①伴有与认知障碍发生或恶化相关的卒中史，或存在多发或广泛脑梗死，或存在严重的白质病变；②有其他疾病引起的痴呆特征，或痴呆症状可用其他疾病和原因解释。

（二）AD源性MCI的临床诊断标准

1. 符合MCI的临床表现：①患者主诉，或者知情者、医师发现的认知功能改变；②一个或多个认知域受损的客观证据，尤其是记忆受损；③日常生活能力基本正常；④未达痴呆标准。

2. 发病机制符合AD的病理生理过程：①排除血管性、创伤性、医源性引起的认知功能障碍；②有纵向随访发现认知功能持续下降的证据；③有与AD遗传因素相关的病史。

根据认知损害的程度，AD大致可以分为轻、中、重3度。对AD的认知功能评估领域应包括记忆功能、言语功能、定向力、应用能力、注意力、知觉（视、听、感知）和执行功能7个领域。临床上常用的工具可分为：

（1）大体评定量表：如简易精神状态检查量表（mini-mental state examination，MMSE）、蒙特利尔认知评估量表（Montreal cognitive assessment，MoCA）、阿尔茨海默病评定量表认知分量表（Alzheimer's disease assessment scale-cognitive subscale，ADAS-cog）、长谷川痴呆量表（Hasegawa dementia scale，HDS）、Mattis痴呆量表、认知能力筛查量表（cognitive abilities screening instrument，CASI）等。

（2）分级量表：如临床痴呆评定量表（clinical dementia rating scale，CDR）和总体衰退量表（global deterioration scale，GDS）。

（3）精神行为评定量表：如 Hamilton 抑郁量表（Hamilton depression scale，HAMD）、神经精神问卷（neuropsychiatric inventory，NPI）。

（4）用于鉴别的量表：如 Hachinski 缺血量表（Hachinski ischemic scale，HIS）。血管性痴呆（vascular dementia，VaD）是老年期第二常见的痴呆类型，占老年期痴呆的 10%～20%。包括缺血性和出血性脑血管病，或者是心脏和循环障碍引起的低血流灌注所致的各种临床痴呆，是痴呆的常见类型之一。AD 与 VaD 在临床表现上有不少类似之处，但病因、病理大相径庭，治疗和预后也不相同。VaD 多在 60 岁以后发病，男性多见，有卒中史，呈阶梯式进展，波动病程，表现为认知功能显著受损达到痴呆标准，伴有局灶性神经系统受损的症状体征。但部分皮质下小血管病导致的痴呆可以缓慢起病，持续进展，临床缺乏明确的卒中病史。VaD 的常见特征为额叶-皮质下功能损害，抽象思维、概念形成和转换、信息处理速度等执行功能损害突出，而记忆力相对保留，但执行功能障碍不能作为 VaD 的特征性诊断标准，应对 VaD 进行全面的神经心理学评估。Hachinski 缺血量表≥7 分支持 VaD 诊断，≤4 分提示 AD，5 分或 6 分提示为混合性痴呆，可用与 AD 等神经变性疾病鉴别。

二、评价工具

（一）常用大体评定量表

使用大体评定量表进行总体认知评估是痴呆诊疗的重要环节，包括多个认知域的测查项目，能较全面地了解患者的认知状态和认知特征，对认知障碍和痴呆的诊断及病因分析有重要作用。《2018 中国痴呆与认知障碍诊治指南》A 级推荐尽可能对所有患者进行相应的认知评估，推荐将 MMSE 用于痴呆的筛查。B 级推荐 MoCA 用于 MCI 的筛查，ADAS-cog 用于轻中度 AD，血管性痴呆评估量表（vascular dementia assessment scale-cog，VaDAS-cog）用于轻中度 VaD 药物疗效评价。

1. 简易精神状态评价量表 MMSE 由 Folstein 等人于 1975 年编制，是国内外应用最广泛的认知筛查量表，内容覆盖定向力、记忆力、注意力、计算力、语言能力和视空间能力。Mitchell、Velayudhan、Blackburn 等都对 MMSE 进行了研究，发现在记忆门诊等专业机构或者在社区医院中，MMSE 区别正常老人和痴呆的灵敏度和特异度均达到 80% 以上，对筛查痴呆有较好的价值，但对识别正常老人和 MCI 以及区别 MCI 和痴呆作用有限（均为 Ⅰ 级证据），具体见表 21-2。

判定标准：最高得分为 30 分，分数在 27～30 分为正常，分数<27 为认知功能障碍。痴呆严重程度分级方法：轻度 MMSE≥21 分，中度 MMSE 10～20 分，重度 MMSE≤9 分。

表 21-2 简易精神状态评价量表

维度	条目	得分
定向力（10 分）	1. 今年是哪一年	1 0
	现在是什么季节？	1 0
	现在是几月份？	1 0
	今天是几号？	1 0
	今天是星期几？	1 0
	2. 你住在哪个省？	1 0
	你住在哪个县（区）？	1 0
	你住在哪个乡（街道）？	1 0
	咱们现在在哪个医院？	1 0
	咱们现在在第几层楼？	1 0

续表

维 度	条 目	得 分
记忆力 (3分)	3. 告诉你三种东西,我说完后,请你重复一遍并记住,待会还会问你(各1分,共3分)	3 2 1 0
注意力和 计算力(5分)	4. 100-7=? 连续减5次(93、86、79、72、65。各1分,共5分。若错了,但下一个答案正确,只记一次错误)	5 4 3 2 1 0
回忆能力 (3分)	5. 现在请你说出我刚才告诉你让你记住的那些东西?	3 2 1 0
语言能力 (9分)	6. 命名能力	
	出示手表,问这个是什么东西?	1 0
	出示钢笔,问这个是什么东西?	1 0
	7. 复述能力 我现在说一句话,请跟我清楚地重复一遍(四十四只石狮子)!	1 0
	8. 阅读能力 (闭上你的眼睛)请你念念这句话,并按上面意思去做!	1 0
	9. 三步命令 我给您一张纸请您按我说的去做,现在开始:"用右手拿着这张纸,用两只手将它对折起来,放在您的左腿上。"(每个动作1分,共3分)	3 2 1 0
	10. 书写能力要求受试者自己写一句完整的句子	1 0
	11. 结构能力 (出示图案)请你照上面图案画下来!	1 0

2. 神经功能及精神心理评定量表 MoCA是由Nasreddine教授于2004年研究编制,覆盖注意力、执行功能、记忆、语言、视空间结构技能、抽象思维、计算力和定向力等认知域,旨在筛查MCI患者。以26分为分界值,MoCA识别正常老人和MCI及正常老人和轻度AD的敏感度分别为90%和100%,明显优于MMSE(分别为18%和78%),而且有较好的特异度(87%)(Ⅱ级证据)。MoCA对识别帕金森病导致的认知障碍及血管性认知障碍也优于MMSE(Ⅱ级证据),具体见图21-1。

总分:把右侧栏目中各项得分相加即为总分,满分30分。量表设计者的英文原版应用结果表明,如果受教育年限≤12年则加1分,最高分为30分。≥26分属于正常。

(二)常用分级量表

《2018中国痴呆与认知障碍诊治指南》B级推荐CDR用于痴呆严重程度的分级评定和随访。

CDR最早由美国华盛顿大学Hughes教授等于1982年建立,1993年由美国Morris教授团队对其再次修订,临床主要用于AD严重程度的评估。包括记忆、定向、判断和解决问题、工作及社交能力、家庭生活和爱好、独立生活能力6个认知及功能域。通过询问知情者和患者本人,对每个项目进行评分,最后综合6项评分,作出"正常CDR=0、可疑痴呆CDR=0.5、轻度痴呆CDR=1、中度痴呆CDR=2、重度痴呆CDR=3"五级判断。还可以使用CDR-SOB(clinical dementia rating scale sum of boxes)得分指标,即将6个项目的得分简单相加。CDR-SOB=0表示被试正常,CDR-SOB=0.5~4.0为可疑认知受损(其中0.5~2.0分为可疑受损,2.5~4.0分为极轻痴呆),CDR-SOB=4.5~9.0为轻度痴呆,CDR-SOB=9.5~15.5

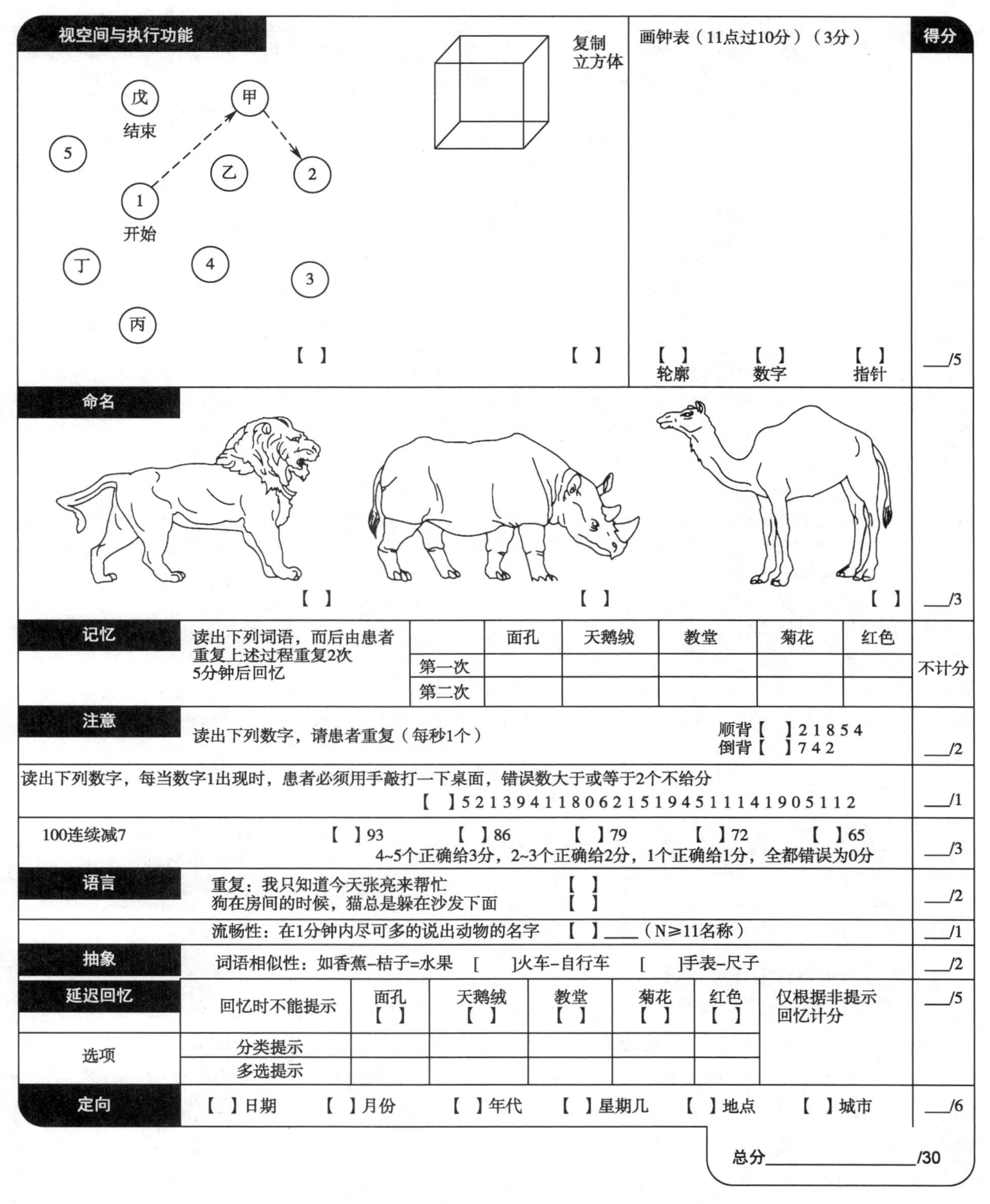

视空间与执行功能			得分
戊 结束；甲；5；乙；2；1 开始；丁；4；3；丙　【 】	复制立方体　【 】	画钟表（11点过10分）（3分）　【 】轮廓　【 】数字　【 】指针	___/5
命名			
【 】	【 】	【 】	___/3

记忆	读出下列词语，而后由患者重复上述过程重复2次 5分钟后回忆		面孔	天鹅绒	教堂	菊花	红色	不计分
		第一次						
		第二次						

项目	内容	得分
注意	读出下列数字，请患者重复（每秒1个）　顺背【 】21854　倒背【 】742	___/2
	读出下列数字，每当数字1出现时，患者必须用手敲打一下桌面，错误数大于或等于2个不给分　【 】52139411806215194511141905112	___/1
	100连续减7　【 】93　【 】86　【 】79　【 】72　【 】65　4~5个正确给3分，2~3个正确给2分，1个正确给1分，全都错误为0分	___/3
语言	重复：我只知道今天张亮来帮忙【 】 狗在房间的时候，猫总是躲在沙发下面【 】	___/2
	流畅性：在1分钟内尽可多的说出动物的名字【 】____（N≥11名称）	___/1
抽象	词语相似性：如香蕉-桔子=水果 [ ]火车-自行车 [ ]手表-尺子	___/2

延迟回忆	回忆时不能提示	面孔【 】	天鹅绒【 】	教堂【 】	菊花【 】	红色【 】	仅根据非提示回忆计分	___/5
选项	分类提示							
	多选提示							

定向	【 】日期　【 】月份　【 】年代　【 】星期几　【 】地点　【 】城市	___/6

总分________________/30

图 21-1　神经功能及精神心理评定量表(MoCA 量表)

为中度痴呆,CDR-SOB＝16.0~18.0 为重度痴呆(Ⅱ级证据)。根据额颞叶退行性变修订的 CDR(fronto-temporal lobar degeneration-Mcdr, FTLD-mCDR),在原来 CDR 基础上增加了“行为紊乱”和“语言评估”这 2 项,已证实可以有效反映额颞叶退行性变的病情严重程度(表 21-3)。

表 21-3 临床痴呆评定量表

维度	健康 CDR=0	可疑痴呆 CDR=0.5	轻度痴呆 CDR=1	中度痴呆 CDR=2	重度痴呆 CDR=3
记忆力	无记忆力缺损或只有轻微不恒定的健忘	轻微、持续的健忘；对事情能部分回忆："良性"健忘	中度记忆缺损；对近事遗忘突出；缺损对日常生活活动有妨碍	严重记忆缺损；仅能记着过去非常熟悉的事情；对新发生的事情则很快遗忘	严重记忆力丧失；仅存片断的记忆
定向力	完全正常	除在时间关系定向上有轻微困难外，定向力完全正常	在时间关系定向上有中度困难；对检查场所能作出定向；对其他的地理位置可能有定向	在时间关系上严重困难，通常不能对时间作出定向；常有地点失定向	仅有人物定向
判断和解决问题的能力	能很好地解决日常、商业和经济问题，能对过去的行为和业绩作出良好的判断	仅在解决问题、辨别事物间的相似点和差异点方面有轻微的损害	在处理问题和判断问题上有中度困难；对社会和社会交往的判断力通常保存	在处理问题、辨别事物的相似点和差异点方面有严重损害；对社会和社会交往的判断力通常有损害	不能作出判断，或不能解决问题
社会事物	在工作、购物、一般事务、经济事务、帮助他人和与社会团体社交方面，具有通常水平的独立活动能力	在这些活动方面有损害的话，仅是可疑的或轻微的损害	虽然仍可以从事部分活动，但不能独立进行这些活动；在不经意的检查中看起来表现正常	很明显地不能独立进行室外活动；但看起来能够参加家庭以外的活动	不能独立进行室外活动，看起来病得很重，也不可能参加家庭以外的活动
家庭生活业余爱好	家庭生活，业余爱好、智力均保持良好	家庭生活，业余爱好、智力活动仅有轻微的损害	家庭生活有轻度而肯定的损害，较困难的家务事被放弃；较复杂的业余爱好和活动被放弃	仅能做简单的家务事；兴趣减少且非常有限，做得也不好	在自己卧室多，不能进行有意义的家庭活动
个人照料	完全自理	完全自理	需要监督	在穿衣、个人卫生以及保持个人仪表方面需要帮助	个人照料需要更多帮助；通常不能控制大小便

注：只有当损害是由于认知功能缺损引起才进行记分，由其他因素（如肢体残疾）引起的不记分

（三）常用精神行为评定量表

NPI 是由美国神经精神医学家 J. L. Cummings 等于 1994 年编制的用于评定痴呆受检者的精神行为症状的他评量表。99% 以上的痴呆患者都可能伴发多种精神行为症状（behavioral and psychological symptoms of dementia，BPSD），《2018 中国痴呆与认知障碍诊治指南（十）：痴呆精神行为症状鉴别诊断和治疗》B 级推荐对所有痴呆的患者都要进行精神行为症状的评估。结合 NPI 量表要素分析，可将 BPSD 大致分为 4 个症状群：①情感症状，包括抑郁、焦虑、易怒等；②精神病样症状，包括淡漠、幻觉、妄想等；③脱抑制症状，包括欣快、脱抑制等；④活动过度症状，包括易激惹、激越、行为异常、攻击性等（Ⅳ级证据）。

NPI 量表包含妄想、幻觉、激越、心情不悦、焦虑、欣快、淡漠、失控、暴躁易激惹、不寻常举动、夜间行为改变、食欲及进食改变等 12 个领域。每个领域都通过一个筛检问题确定该领域行为症状是否存在。若存在，则进一步评定这种 BPSD 的频率和严重性及苦恼程度得分。频率利用 4 分量表评价，1＝"偶尔（每周小于 1 次）"；2＝"经常（每周约 1 次）"；3＝"频繁（每周数次，但不是每天都有）"；4＝"非常频繁（每天 1 次或数次）"；严重性使用 3 分量表评价，从 1＝"轻度：对病人几乎没有造成困扰"；2＝"中度：对

病人造成较多困扰，但照顾者能改变病人行为”；3 =“非常严重：病人的障碍大，行为难以改变”。苦恼程度：0 = 一点不苦恼，1 = 有一点苦恼，2 = 轻度苦恼，3 = 中度苦恼，4 = 重度苦恼，5 = 非常严重的苦恼。NPI 总分等于每个领域得分之和，得分越高则表示 BPSD 症状越严重（表 21-4）。

表 21-4　神经精神问卷

条目	有	无	严重度	发生频率	苦恼程度
妄想 患者是否一直都有不真实的想法？比如说，一直坚持认为有人要害他/她，或偷他/她的东西	□	□	1 2 3	1 2 3 4	0 1 2 3 4 5
幻觉 患者是否有幻觉，比如虚幻的声音或影像？他/她是否看到或听到并不存在的事情？	□	□	1 2 3	1 2 3 4	0 1 2 3 4 5
激惹/攻击行为 患者是否有一段时间不愿意和家人配合或不愿别人帮助他/她？他/她是否很难处理？	□	□	1 2 3	1 2 3 4	0 1 2 3 4 5
抑郁/心境不悦 患者是否显得悲伤或忧郁？他/她是否曾说过他/她的心情悲伤或忧郁？	□	□	1 2 3	1 2 3 4	0 1 2 3 4 5
焦虑 患者是否害怕和你分开？他/她是否会有其他神经质的症状，比如：喘不过气、叹气、难以放松或过分紧张？	□	□	1 2 3	1 2 3 4	0 1 2 3 4 5
过度兴奋/情绪高昂 患者是否感觉过分的好或者超乎寻常的高兴？	□	□	1 2 3	1 2 3 4	0 1 2 3 4 5
淡漠/态度冷淡 患者是否对他/她常做的事情和别人的计划、事情不感兴趣？	□	□	1 2 3	1 2 3 4	0 1 2 3 4 5
行为失控 患者是否显得做事欠考虑？例如，对陌生人夸夸其谈，或者出口伤人？	□	□	1 2 3	1 2 3 4	0 1 2 3 4 5
易怒/情绪不稳 患者是否不耐烦和胡思乱想？是否无法忍受延误或等待已经计划好的活动？	□	□	1 2 3	1 2 3 4	0 1 2 3 4 5
异常举动 患者是否有不断的重复行为，如在房子里走来走去、不停地扣扣子、把绳子绕来绕去或者重复地做其他事情？	□	□	1 2 3	1 2 3 4	0 1 2 3 4 5
自主神经功能					
夜间行为 患者是否半夜会吵醒你？是否起来太早？或者在白天睡得太多？	□	□	1 2 3	1 2 3 4	0 1 2 3 4 5
食欲/饮食变化 患者的体重有没有增加或减轻？他/她喜欢的食物种类有没有变化？	□	□	1 2 3	1 2 3 4	0 1 2 3 4 5
总分					

（四）常用鉴别量表

Hachinski 缺血量表（HIS 量表）由 Hachinski 于 1975 年编制，临床上广泛应用于 AD 和 VaD 的鉴别诊断。HIS 的评定必须在痴呆诊断确立后进行，评分的依据主要来源于病史、体格检查和精神检查。它由 13 个条目组成，有 Hachinski 与 Rosen 两种记分法。Hachinski 评分满分为 18 分，得分在 4 分以下属于 AD；7 分及以上属于 VaD。Rosen 评分满分 13 分，≥4 分为 VaD。本量表操作简单方便，具有良好的灵敏度和特异度，是临床鉴别 VaD 的有效工具（表 21-5）。

表 21-5 Hachinski 缺血量表

条目	得分(是)	得分(否)	条目	得分(是)	得分(否)
1. 急性起病	2	0	8. 情绪不稳定	1	0
2. 阶梯性恶化	1	0	9. 既往有高血压史	1	0
3. 波动性病程	2	0	10. 卒中史	2	0
4. 夜间谵妄	1	0	11. 合并动脉硬化	1	0
5. 人格保持良好	1	0	12. 神经系统局灶性症状	2	0
6. 抑郁	1	0	13. 神经系统局灶性体征	2	0
7. 诉说躯体症状	1	0			

《2018 中国痴呆与认知障碍诊治指南》则以专家共识水平推荐痴呆的认知功能评估可分为两步进行:临床筛查与临床诊断。对认知主诉的就诊者,选择 MMSE 和 MoCA 量表组合或类似的筛查量表组合进行初步筛查。筛查阳性者针对不同的认知域选择标准化测验进行系统评估。第 2 阶段评估的主要目的是临床诊断与分类,针对不同的认知域选择标准测验进行评估,有助于绘制认知损害轮廓图,帮助进行病因诊断。一般包括记忆、语言、注意、执行、视空间、运用、社会认知等 7 个认知领域。推荐以下测验作为基本测验组合:记忆功能采用听觉词语学习测验(备选逻辑记忆测验、非语言记忆测验)、语言功能采用言语流畅性测验(备选 Boston 命名测验、汉语失语检查法)、注意功能采用数字广度测验(备选数字-符号转化测验、听觉连续加法测验)、执行功能采用连线测验(备选 Stroop 色词测验与交替流畅性)、视空间功能采用复杂图片临摹测验(备选画钟测验、线方向判断测验、视觉物体与空间感知测验剪影分测验)等。有条件的单位可以加前瞻性记忆测验、语义记忆测验、威斯康星卡片分类测验、爱荷华博弈测验等。值得注意的是,列举的测验大部分有不同的版本,比如听觉词语学习测验与连线测验都有 3 个以上版本,研究者在应用的时候,应该注明采用的是何种版本;每个单位尽可能完成自己所在地区的正常对照组或地方性常模。另外,完整的全套测验还必须包括情绪、行为、功能活动等方面的评估。

三、应用实例

李某,男,78 岁,因"记忆力减退 5 年,加重半年"就诊。患者 5 年前开始无明显诱因逐渐出现记忆力减退,近事遗忘为主,后加重,渐累及远期记忆,并逐渐出现言语重复、外出迷路、买东西找错钱。伴性格改变,较前变得暴躁、易怒,经常对家人大喊大叫。无头昏、头痛等不适。至当地医院就诊,查头部 MRI 检查示"脑萎缩、脑白质病变",未坚持服药治疗。近半年上述症状加重,并出现不知饥饱,有时自言自语,怀疑家人偷自己的钱,夜间不愿入睡、反复强行要外出。至当地医院复查头部 MRI 检查示"多发腔隙性脑梗死,脑萎缩、脑白质病变"。既往史:有高血压病、2 型糖尿病、高脂血症 20 余年,长期坚持服用降压药、降糖药、调脂药及阿司匹林,血压、血糖、血脂控制尚可。神经系统查体:神清语利,自动体位。脑神经(-),四肢(-)。

继续对该患者进行综合评价:

第一步,评估是否存在认知障碍及明确认知障碍严重程度分级:予完善 MMSE 量表筛查。该患者"定向力"得 2 分、"记忆力"得 1 分、"语言能力"得 5 分,故总得分为 8 分,考虑诊断"痴呆(重度)";

第二步,因患者有脑卒中危险因素(高血压病、2 型糖尿病、高脂血症),且复查头部 MRI 检查示"多发腔隙性脑梗死",需鉴别 AD 与 VaD:予完善 HIS 量表。该患者"既往有高血压史"得 1 分、"卒中史"得 2 分,故总得分为 3 分,考虑诊断"阿尔茨海默病(重度)";

第三步，因患者有多种精神行为症状（情感症状、精神病样症状），予进一步进行精神行为评定。患者无明显抑郁症状，选用 NPI 量表。该患者“妄想”得 7 分、“行为失控”得 5 分、“易怒/情绪不稳”得 5 分、“夜间行为”得 4 分、“食欲/饮食变化”得 2 分，故总得分为 23 分，考虑患者 BPSD 症状较严重。

第四节　综合评价方法在支气管哮喘评估中的应用

一、基本概念

支气管哮喘是一种常见的呼吸系统疾病，是由多种细胞及细胞组分参与的慢性气道炎症性疾病，临床表现为反复发作的喘息、气急，伴或不伴胸闷或咳嗽等症状，同时伴有气道高反应性和可变的气流受限，随着病程的延长可能导致气道发生结构改变，即气道重塑。通常是由运动、过敏原或刺激物暴露、天气变化或病毒性呼吸道感染等因素引起的。

2020 年全球支气管哮喘防治创议指南指出全球约有 4 亿支气管哮喘患者，在不同国家发病率为 1%～18%。在中国，由于流行病学调查采用的抽样方法以及对支气管哮喘的定义差异，不同的调查得出的结果差异较大。2012 年至 2015 年，在中国 10 个省市进行的“中国肺健康研究”共纳入 57 779 名 20 岁以上受调查者，其中 50 991 名完成了支气管哮喘调查问卷，并有吸入支气管舒张剂后质控合格的肺功能检测，该调查显示我国 20 岁及以上人群的支气管哮喘患病率为 4.2%，其中 26.2% 的支气管哮喘患者已经存在气流受限。

典型支气管哮喘的临床症状和体征包括：反复发作性喘息、气促，伴或不伴胸闷或咳嗽，夜间及晨间多发，常与接触变应原、冷空气、物理、化学性刺激以及上呼吸道感染、运动等有关；发作时及部分未控制的慢性持续性哮喘，双肺可闻及散在或弥漫性哮鸣音，呼气相延长；上述症状和体征可经治疗后缓解或自行缓解。可变气流受限的客观检查包括：①支气管舒张试验阳性；②支气管激发试验阳性；③呼气流量峰值（peak expiratory flow，PEF）平均每日昼夜变异率>10%，或 PEF 周变异率>20%。符合上述症状和体征，同时符合气流受限客观检查，并除外其他疾病所引起的喘息、气促、胸闷及咳嗽，可以诊断为支气管哮喘。临床上还存在无喘息症状、也无哮鸣音的不典型哮喘，包括咳嗽变异性哮喘、胸闷变异性哮喘和隐匿性哮喘等。

根据临床表现，支气管哮喘可分为急性发作期、慢性持续期和临床控制期。支气管哮喘急性发作时指喘息、气促、咳嗽、胸闷等症状突然发生，或原有症状加重，并以呼气流量减低为特征，常因接触变应原、刺激物或呼吸道感染诱发。慢性持续期是指每周均不同频率和/或不同程度出现喘息、气促、胸闷、咳嗽等症状。临床控制期是指患者无喘息、气促、胸闷、咳嗽等症状 4 周以上，1 年内无急性发作，肺功能正常。

如前所述，支气管哮喘是一种慢性气道炎症性疾病，需要在医生的指导下长期坚持治疗。然而，大多数支气管哮喘患者长期控制水平不佳，2008 年在中国大陆 10 个一线城市的三甲医院呼吸专科门诊进行的支气管哮喘控制现状的调查结果显示，仅有 27.8% 的患者达到哮喘控制。2017 年在我国 30 个省市城区门诊支气管哮喘患者控制水平调查中，共纳入 3 875 例患者，结果显示我国城区支气管哮喘整体控制率为 28.5%。控制水平不佳除了受支气管哮喘发病机制的复杂性和缺乏规范化治疗的影响外，也与支气管哮喘患者治疗依从性差和自我管理能力有限相关，目前国内外大量的研究已证实，支气管哮喘通常进展隐匿，并且多数哮喘急性发作是可以预防的。近半数的患者对呼吸困难的感受度较差，哮喘急性发作时处理不当，对药物治疗的依从性过低导致哮喘未控制，多次因急性加重而就医。因此，规范化支气管哮喘患者的自我管理对于支气管哮喘的控制和防治急性发作是非常重要的，医疗工作者应该加强支气管哮喘患者的健康教育，指导患者开展有效的自我管理，以达到支气管哮喘的完全控制。

二、评价工具

支气管哮喘患者进行自我病情评估和检测，应该熟练掌握病情监测工具，包括哮喘问卷评估工具和使用峰流速仪进行每日呼气流量峰值监测。

（一）哮喘控制测试问卷

哮喘控制测试（asthma control test，ACT）问卷是一种以问答的形式评估支气管哮喘控制水平的问卷，适合病情未完全控制的患者使用，这是一项综合评价方法成功应用于临床实践的例证。首先根据医学理论与临床实践，选择支气管哮喘对日常生活的影响、呼吸困难次数、哮喘症状、急救药物的使用和哮喘控制自评这5个项目作为评价指标，并且赋予相等的权重，然后确定各个指标5个评价等级的界限以及5个分值的评分标准，见表21-6。然后通过累加法累计评估对象各项评价指标的评分，并确定完全控制、良好控制、未控制3个等级的数量界限。通过长期临床应用，这一问卷仍是支气管哮喘患者进行哮喘控制水平评估的最常用方法之一。

表21-6 哮喘控制测试问卷评分标准

问题	1分	2分	3分	4分	5分
1. 在过去4周内，在学习、工作或家中，有多长时间哮喘妨碍您的日常活动？	所有时间	大多数时间	有些时间	很少时间	没有
2. 在过去4周内，您有多少次呼吸困难？	每天不止1次	每天1次	每周3~6次	每周1~2次	完全没有
3. 在过去4周内，因为哮喘症状（喘息、咳嗽、呼吸困难、胸闷或疼痛），您有多少次在夜间醒来或比平时早醒？	每周4晚或更多	每周2~3晚	每周1次	1~2次	没有
4. 在过去4周内，您有多少次使用急救药物治疗（如沙丁胺醇）？	每天3次以上	每天1~2次	每周2~3次	每周1次或更少	没有
5. 您如何评估过去4周内您的哮喘控制情况？	没有控制	控制很差	有所控制	控制良好	完全控制

哮喘控制测试问卷包括白天症状、夜晚症状、活动受限程度、药物使用与自我评估5个方面。患者通过这一测试问卷对病情控制情况进行综合评价。评分方法为：每个问题由患者根据自身情况记录评分，再将每一题的分数相加得到总分，范围为5~25分。ACT评分分数越高表示控制情况越好，ACT总分25分提示支气管哮喘完全控制，稳定3~6个月可考虑降级治疗；20~24分提示支气管哮喘良好控制，需要继续用药以达到完全控制；<20分提示支气管哮喘未控制，应再次评估病情，调整治疗方案。

（二）哮喘控制调查问卷

哮喘控制调查问卷（asthma control questionnaire，ACQ）是由加拿大学者Juniper开发，同样是以问卷的形式进行支气管哮喘患者自评，从而获得对于自身哮喘控制情况的了解，适用于5岁以上的哮喘患者。与ACT问卷不同的是，ACQ问卷包含了肺功能的客观指标，因而在进行肺功能检查不便的偏远地区以及由于自身状况不允许进行肺功能检查的患者当中，使用具有局限性，具体见表21-7。

表 21-7 哮喘控制调查问卷

仔细阅读下列问题,根据你过去一周的实际情况在适当的数字上画圈。	
1. 平均来说,在过去的1周里,你有多少次因哮喘而在夜间醒来?	0 从来没有 1 几乎没有 2 少数几次 3 有几次 4 许多次 5 绝大多数时候 6 因哮喘而无法入睡
2. 平均来说,在过去的1周里,当你早上醒来时,你的哮喘症状有多严重?	0 没有症状 1 很轻微的症状 2 轻微的症状 3 中等程度的症状 4 较严重的症状 5 严重的症状 6 很严重的症状
3. 总的来说,在过去的1周里,你的活动因哮喘受到何种程度的限制?	0 无任何限制 1 很轻微的受限制 2 轻微受限制 3 中等程度受限制 4 很受限制 5 极度受限制 6 完全受限制
4. 总的来说,在过去的1周里,你因为哮喘而呼吸困难吗?	0 没有呼吸困难 1 很少呼吸困难 2 有些呼吸困难 3 中等程度呼吸困难 4 较严重的呼吸困难 5 很严重呼吸困难 6 非常严重的呼吸困难
5. 总的来说,在过去的1周里,你有多少时候出现喘息?	0 没有 1 几乎没有 2 有些时候 3 经常 4 许多时候 5 绝大部分时间 6 所有时间
6. 平均来说,在过去的1周里,你每天使用多少喷/吸短效支气管扩张剂(如沙丁胺醇)?(如不能确定如何回答,可寻求帮助)	0 没有 1 每天1~2喷/吸 2 每天3~4喷/吸 3 每天5~8喷/吸 4 每天9~12喷/吸 5 每天13~16喷/吸 6 每天超过16喷/吸

续表

仔细阅读下列问题,根据你过去一周的实际情况在适当的数字上画圈。	
7. 使用支气管扩张剂前的第一秒用力呼气量(FEV_1):	0 >95% 预计值 1 95% ~ 90% 预计值 2 89% ~ 80% 预计值 3 79% ~ 70% 预计值 4 69% ~ 60% 预计值 5 59% ~ 50% 预计值 6 <50% 预计值

ACQ 问卷共纳入 7 个评价指标,赋予相等的权重,确定各个指标 7 个评价等级的界限以及 7 个分值的评分标准,建立如表 21-7 所示的问卷评分标准。取 7 项得分的均数作为 ACQ 问卷分值。评分方法为:每个问题由患者根据自身情况记录评分,然后将各个项目的得分取均数,得分范围为 0~6 分。分数越高表示患者哮喘症状控制情况越差:0~0.75 分表示支气管哮喘良好控制;0.75~1.5 分表示“灰色区域”,支气管哮喘控制不佳;>1.5 分表示支气管哮喘控制情况较差。

(三)呼气流量峰值监测

为了方便支气管哮喘患者评估自己的病情,另一推荐的方法是使用呼气峰流速仪每日进行呼气流量峰值监测。呼气峰流速仪携带方便,操作简单,是一种简单而有效的工具,患者可在家中自我检测 PEF,能够直接反映气道通气情况,预测是否会急性发作,有助于及时采取有效措施防止或减少急性发作的次数。

目前 PEF 监测已经被广泛应用于支气管哮喘患者的自我管理之中,PEF 是客观判断病情最常用的手段,对于支气管哮喘治疗依从性和吸入技术评估的监测也十分重要。PEF 监测分为短期监测和长期监测。短期监测的主要目的为急性加重后监测恢复情况和调整治疗后评估治疗反应。长期监测主要适用于预测支气管哮喘的急性发作,尤其是那些对气流受限程度感知不敏感患者、既往有突发的严重发作者以及难治性支气管哮喘患者等。个人 PEF 最佳值的获取方法是支气管哮喘患者在很好控制支气管哮喘两周以上,没有任何症状,并且自我感觉良好的情况下,认真使用呼气峰流速仪测量两周 PEF 值,所能取得的最高值。当患者出现症状时应当加测 PEF 值,如 PEF 下降至个人最佳值的 60%~80% 或更低,提示哮喘急性发作先兆或哮喘控制不佳,应及时干预,减少支气管哮喘急性发作。如不知道个人最佳值,PEF 较平常的基础值降低 20% 以上,也需要特别注意。

正确使用呼气峰流速仪进行 PEF 监测是支气管哮喘患者自我管理的重要内容之一,可有效地预防和减少支气管哮喘发作的次数。通过 PEF 基础与发作时的数值,也有助于医生与患者对哮喘严重程度、控制水平及治疗的反应进行正确的评估,可以帮助总结和分析支气管哮喘发作与治疗的规律,并且具有指导治疗方案的参考意义。

三、应用实例

患者唐某,女性,47 岁。因“反复胸闷气促 30 余年,急性加重 4 天”入院。患者患有支气管哮喘病史 30 余年,未规律用药。4 天前因受凉出现胸闷气促加重症状,活动明显受限,伴咳嗽、咳白黏痰,无发热、畏寒,无胸痛、咯血,自行服药(具体不详)后未好转,遂来我院门诊。既往史、个人史、月经史、婚育史、家族史无特殊。体格检查:体温 36.6℃,脉搏 66 次/min,呼吸 27 次/min,血压 103/72mmHg,精神可,口唇发绀,呼吸急促,双肺叩诊过清音,听诊双下肺湿啰音,其余查体无特殊。肺功能检查 FEV_1 占预计值 77%,诊断为轻度阻塞性通气功能障碍,支气管舒张试验阳性[吸入万托林(硫酸沙丁胺醇吸入气雾剂)400μg,FEV_1 改善 12%,绝对值增加 240ml],该患者以“支气管哮喘急性发作”收住入院。

患者平日对自身哮喘症状进行长期监测，本次出现症状后患者在就诊前运用量表与工具进行综合评价：

（1）ACT 问卷：患者进行自评，在过去 4 周内，哮喘有些时间妨碍日常活动得 3 分，每周 3~6 次呼吸困难得 3 分，出现 2~3 次因哮喘症状在夜间醒来得 2 分，使用急救药物 1 次得 4 分，认为哮喘控制很差得 2 分。将总分相加得到 ACT 评分为 14 分，提示支气管哮喘未控制。

（2）ACQ 问卷：患者进行自评，在过去 1 周内，有几次因哮喘而醒来得 3 分，早上醒来有较严重的症状得 4 分，日常活动有中等程度受限得 3 分，有中等程度呼吸困难得 3 分，许多时候出现喘息症状得 4 分，每天使用短效支气管舒张剂 3~4 喷得 2 分，FEV_1 占预计值 77% 得 3 分。将各项得分取平均分得到 ACQ 评分为 3.143 分，提示支气管哮喘控制情况较差。

（3）PEF 监测：患者长期记录 PEF 值，个人最佳值为 376L/min，本次发病时为 192L/min，下降至个人最佳值的 51%，提示支气管哮喘急性发作。

患者入院治疗 5 天后出院，出院后避免或减少接触室内外过敏原、病毒感染、烟草烟雾、药物等危险因素，在药物治疗的基础上进行呼吸锻炼。规律服用布地奈德/福莫特罗吸入剂，每次 1 吸，每天 2 次；孟鲁司特钠片，每晚 1 次，每次 1 片。出院后 3 个月于呼吸与危重症医学科支气管哮喘专科门诊进行复诊，患者再次对病情进行综合评价：

（1）ACT 问卷：患者进行自评，在过去 4 周内，哮喘未妨碍患者日常生活得 5 分，完全没有呼吸困难得 5 分，没有夜间症状得 5 分，没有使用急救药物得 5 分，认为哮喘控制良好得 4 分。将总分相加得到 ACT 评分为 24 分，提示支气管哮喘控制。

（2）ACQ 问卷：患者进行自评，在过去 1 周内，没有因哮喘而醒来得 0 分，早上醒来无症状得 0 分，无日常活动受限得 0 分，无呼吸困难得 0 分，几乎无喘息症状得 1 分，未使用短效支气管扩张剂得 0 分，FEV_1 占预计值 92% 得 1 分。将各项得分取平均分得到 ACQ 评分为 0.286 分，提示支气管哮喘控制情况良好。

（3）PEF 监测：患者近 1 个月 PEF 值在 360~375L/min，提示患者支气管哮喘控制情况较好。

通过患者对支气管哮喘的长期自我综合评估，在急性发作时有助于临床医生结合患者既往支气管哮喘控制情况，进行病情诊断，确定最佳治疗方案。在日常生活中，患者的自我评估有助于判断自我管理是否合理有效，在医生患者的共同努力下达到完全控制的目标，获得良好的预后，以达到延长寿命、改善生活质量的双重目标。

第五节 综合评价方法在新生儿危重症状态评估中的应用

一、基本概念

高危新生儿指已发生或可能发生危重情况的新生儿，需密切观察和监护。符合下列条件可定为高危儿：①母亲存在高危因素，如年龄>40 岁或<16 岁；合并疾病，如糖尿病、肾脏疾病、心脏疾病、肺部疾病、高血压、贫血、血小板减少症、出血等。②出生过程存在高危因素，如羊水过多或过少；胎儿胎位不正，臀位产；早产或过期产，急产或滞产；羊水被胎粪污染，胎膜早破和感染；脐带过长（>70cm）、过短（<30cm）或被压迫；剖宫产等。③胎儿和新生儿存在高危因素，如多胎、宫内窘迫、胎儿心率或节律异常，有严重先天畸形，窒息，新生儿出生时面色苍白或青紫，呼吸异常，低血压等。

新生儿危重症状态评估是危重新生儿临床诊治的必要前提。中华医学会急诊学会儿科学组和中华医学会儿科学分会急诊学组、新生儿学组于 2001 年制订的《新生儿危重病例评分法（草案）》，内容包含两部分：①新生儿危重病例单项指标评价；②新生儿危重病例多指标综合评价。

二、评价模型

(一)新生儿危重症状态单项指标评价标准

凡符合下列指标1项或以上者可确诊为新生儿极危重病例:

1. 需行气管插管机械辅助呼吸者或反复呼吸暂停对刺激无反应者。

2. 严重心律紊乱,如阵发性室上性心动过速合并心力衰竭、心房扑动和心房纤颤、阵发性室性心动过速、心室扑动和心室纤颤、房室传导阻滞(Ⅱ度Ⅱ型以上)、心室内传导阻滞者(双束支以上)。

3. 弥散性血管内凝血者。

4. 反复抽搐,经处理抽搐仍持续24小时以上不能缓解者。

5. 昏迷患儿,弹足底5次无反应,体温≤30℃或>41℃者。

6. 硬肿面积≥70%。

7. 血糖<1.1mmol/L(20mg/dl)。

8. 有换血指征的高胆红素血症。

9. 出生体重≤1 000g。

(二)新生儿危重症状态多指标综合评价

除单项指标确诊外,多项指标遵循等权综合评分法(表21-8),每项指标按情况可赋4、6、10分,总分110分。分值越高,说明新生儿危险系数越低。判定标准:总分>90为非危重,70~90为危重,<70为极危重。

表21-8 新生儿危重入院评分

检查项目	测定值	得分
心率(次/min)	<80或≥180	4
	80~99或160~179	6
	100~159	10
血压:收缩压(mmHg)	<40或≥100	4
	40~49或90~99	6
	50~89	10
呼吸(次/min)	<20或≥100	4
	20~25或60~99	6
	25~59	10
PaO_2(mmHg)	<50	4
	50~59	6
	≥60	10
pH值	<7.25或≥7.55	4
	7.25~7.29或7.50~7.54	6
	7.30~7.49	10
Na^+(mmol/L)	<120或≥160	4
	120~129或150~159	6
	130~149	10
K^+(mmol/L)	<2或≥9	4
	2~2.8或7.5~8.9	6
	2.9~7.4	10

续表

检查项目	测定值	得分
Cl^-(μmol/L)	≥132.6	4
	114~132.6 或<87	6
	87~113	10
血尿素氮(mmol/L)	≥14.3	4
	7.1~14.2	6
	<7.1	10
血细胞比容	<0.2	4
	0.2~0.3	6
	≥0.4	10
胃肠表现	腹胀并消化道出血	4
	腹胀或消化道出血	6
	无腹胀和消化道出血	10
合计		110

注:①选 24 小时内最异常检测值进行评分;②首次评分,若缺项,可按上述标准折算评分。如临床常见缺 2 项,总分则为 90,分值>72 为非危重,56~72 为危重,<56 为极危重(但需加注说明病情,何时填写);③当某项测定值正常,临床考虑短期内变化可能不大,且取标本不便时,可按测定正常对待,进行评分(但需加注说明病情、时间);④不吸氧条件下测 PaO_2;⑤1mmHg=0.133kPa

三、应用实例

案例 1 2020 年 1 月 12 日,张女士的新生儿孕 28^{+3}周顺产娩出,超早产,男,出生体重 1 200g,入院测血糖 0.9mmol/L,生后出现呼吸急促、呻吟伴吸气性胸凹陷,根据单项指标评估标准,血糖<1.1mmol/L,判断为极危重,告病危,送入重症监护室,采取保温、静脉推注 10% 葡萄糖注射液 2ml/kg,持续静脉输液维持血糖、改善循环、预防感染、同步无创正压通气、气管内给药(肺泡表面活性物质)等措施。10 分钟后复测血糖 2.7mmol/L,提示已恢复正常(2.2~7.0mmol/L),每 2 小时动态监测血糖均处正常范围。

案例 2 2019 年 10 月 15 日,李女士的新生儿 33^{+5}周,因胎盘早剥急诊剖宫产娩出,女,出生体重 1.1kg,出生后呼吸急促,全身皮肤欠红润,毛细血管再充盈时间 4 秒,入院心率 150 次/min,Na^+ 140mmol/L,K^+ 3.7mmol/L,收缩压 47mmHg,呼吸 62 次/min,PaO_2 70mmHg,pH 7.248,Cl^- 118μmol/L,胃肠无腹胀和消化道出血。根据多项指标综合评分法,此案例缺血尿素氮和血细胞比容,血压得 6 分,呼吸得 6 分,pH 值得 4 分,Cl^-值得 6 分,心率、PaO_2、Na^+、K^+、胃肠表现 5 项指标均得 10 分,总分 72 分,入院评估为危重。告病危,送入重症监护室,采取保温,生理盐水扩充血容量及静滴多巴胺、多巴酚丁胺血管活性药物改善循环,无创正压通气等措施。治疗 1 小时后复测血压 52/37(平均动脉压:42)mmHg,呼吸 55 次/min,复查血气分析 pH 7.37,Cl^- 97μmol/L。入院后第二天病情转稳定,呼吸 50 次/min,血压 62/44(平均动脉压:50)mmHg,监测血气分析 pH 7.4,Cl^- 103μmol/L。

(曾 艺 罗 红 王海琴 谢冬华)

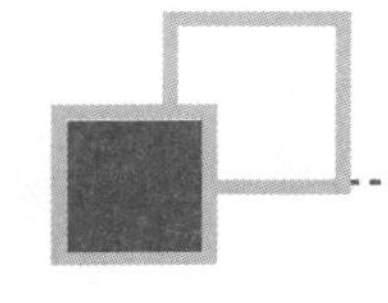

第二十二章　综合评价方法在心理和精神卫生领域中的应用

第一节　概　　述

一、基本概念及研究背景

随着社会经济的快速发展，心理问题和精神卫生问题也日渐突出。2010年世界卫生组织全球疾病负担报告显示，精神障碍已成为全球疾病负担的主要原因，精神卫生问题已经严重影响社会经济的发展和公共卫生安全的建设。

精神障碍(mental disorder)是以个体认知、情感或意志行为障碍为特征的一种综合征，即情绪、思维和行为的疾病。心理健康是指心理的各方面及活动过程处于一种良好或正常的状态。心理健康的理想状态是保持性格完好、智力正常、认知正确、情感恰当、意志合理、态度积极、行为恰当、适应良好的状态。美国心理学家马斯洛和密特尔曼综合其内涵的各个方面提出的心理健康10条标准，被公认为“最经典的标准”，包括：①充分的安全感；②充分了解自己，并对自己的能力做适当的评价；③生活的理想与目标切合实际；④与周围的环境保持良好的接触；⑤能保持人格的完整与和谐；⑥具备从经验中学习的能力；⑦能保持良好的人际关系；⑧适度地表达与控制自己的情绪；⑨在社会规范的范围内，适度地满足个人的基本需求；⑩在集体要求的前提下，较好地发挥自己的个性。由此可见，心理健康与精神卫生都涵盖了多方面内涵，对其准确而可靠的评价需借助于综合评价的方法。

实际应用中，常常根据不同研究目的，采用综合评价的方法，编制所需量表，对心理和精神卫生问题做出综合评价和分析。目前，在心理和精神卫生领域常用的量表包括：①心理评估量表，如症状自评量表(self-reporting inventory, SCL-90)、抑郁自评量表(self-rating depression scale, SDS)、Hamilton抑郁量表(Hamilton depression scale, HAMD)、贝克焦虑量表(Beck anxiety inventory, BAI)、状态-特质焦虑问卷(state-trait anxiety inventory, STAI)；②认知功能障碍和痴呆筛查评估量表，如简易精神状态检查量表(mini-mental state examination, MMSE)、蒙特利尔认知评估量表(Montreal cognitive assessment, MoCA)、阿尔茨海默病评定量表认知分量表(Alzheimer's disease assessment scale-cognitive subscale, ADAS-cog)、Mattis痴呆评估量表(Mattis dementia rating scale, DRS)等；③行为评估量表，如儿童行为量表(child behavior checklist, CBCL)、疼痛行为评估量表、自伤行为评估量表、精神行为状况评估量表等。

量表从不同的维度，采用不同的指标综合评价心理及精神卫生状况，常见的指标有睡眠状况、饮食状况、人际关系、记忆能力、语言表达能力、定向力等。考虑到各个指标的影响程度及重要性可能不同，在量表设计过程中需要对各指标的权重进行考量。在量表编制过程中，可以选择恰当的方法确定各评价指标的权重，并选定累计总分的方案以及综合评价等级的总分范围。此外，也可借助于量表的信度及效度来验证选取指标的合适程度。例如SCL-90就是从躯体化、强迫症状、人际关系敏感、抑郁、焦虑、敌对、恐怖、偏执和精神病性9个维度来评定心理健康程度。该量表包含了广泛的精神症状学内容，感觉、情感、思维、意识、行为以及生活习惯、人际关系和饮食等方面均有涉及，能准确刻画被试者的自觉症状，较好反映被试者的心理问题及其严重程度。另外，MoCA 通过 8 个认知领域，视空间与执行功能、命名、记忆功能、注意力、语言功能、抽象能力、延迟回忆和定向力对认知功能进行快速筛查，因其敏感性高，测试时间短，在临床中被广泛应用。

作为心理与精神卫生领域的标准化测量工具，量表在临床应用中能帮助医生快速识别患者，协助临床诊断，评估所患疾病的严重程度，并指导治疗，进行效果评价。一些自评量表还能帮助患者认识自身心理疾病状况，以更好地配合治疗。

二、精神与心理评价工具的研制

（一）精神与心理量表编制

量表测评在医学中最早应用于心理健康和精神病学，包括心理和精神疾患的诊断和疗效评价。精神与心理健康量表的编制需要充足的理论依据，应基于相关领域专家提出的理论框架来编制。在编制量表时，需要按照以下步骤进行：

1. 明确量表的使用者、适用对象和评估目的　首先要确定量表是自评还是他评，由于不同的评价对象看问题的角度不同，因此需根据量表的完成形式选择自评或者他评量表。适用对象指量表的适用人群，如普适性量表适用于一般人群，而专用量表适用于特殊人群。另外，还应明确量表的评估目的，精神与心理健康评价不仅可以用于疾病预防，评估个体的某种心理变化或行为倾向，早期识别存在某种精神与心理障碍的人群；还可以应用于疾病诊断，评估疾病类型及其严重程度；或者用于疗效评价，评估患者治疗过程中的康复程度。

2. 确定样本含量　应根据精神与心理资料的特点和研究目的，提出样本含量估计的原则。如果测评目的是反映一般人群的精神心理健康状况，样本含量可适当大一些（比如每层要 100 例以上）。尤其是在制定精神与心理领域评估常模时，样本含量还可更大一些，这样得出来的结果较稳定。如果研究目的是用于临床上分析治疗前后的差异，样本含量可小一些，以能显示差异为宜。

3. 成立研究工作组　研究工作组应包括精神与心理领域有关的专家，包括医学研究专家、测量专家、临床医生、护士等，还应该包括被测量的对象，例如患者及正常人等。研究工作组包括选题小组（focus group）和议题小组（nominal group）。

4. 定义测量概念　通过文献复习和专家咨询的方法深入了解所测量概念的内涵及外延，给出量表测量概念的可操作化定义及构成。

5. 提出量表的条目池　选题人员向议题小组人员解释所测概念、维度（一级指标）等的定义和内涵。由议题小组成员根据其个人理解和经验写出与以上概念有关的条目（二级指标）建议。然后整理汇总。

6. 编制条目及选项　根据已定义的框架，对收集到的内容进行整理分析，形成条目。采用并列直进式（按照量表维度归类，每一维度按照题目由易至难排列）或混合螺旋式（各维度和难度条目交叉排列）进行编排。答案选项多采用线性或等级形式，前者给出标准化单位的线段标尺和各刻度表示的选项，由被测者在其感受最接近之处勾选，后者则需要选择适当的程度副词表示不同的等级选项，例如总是、经常、有时、较少、偶尔、罕见、从不等。

7. 筛选条目　对各条目进行测评，筛选较优条目构成初步量表。量表条目的筛选类似于综合评价指标的筛选，所使用的定量和定性方法也基本相同。一个好的条目应具有意义重要、敏感性高、独立性强、代表性好、确定性好的特点，并具有一定的可操作性和可接受性。具体可以采用以下方法进行分析和筛选：

（1）主观评价法：也称专家法，主要测评指标的重要性。

（2）离散趋势法：主要测评指标的敏感性。指标的变异程度越小，说明其区分能力越差，对被测对象的差异不敏感。一般可用标准差或变异系数表示，如果测定值不服从正态分布，需先作适宜的变量变换,然后再计算标准差。

（3）相关系数法:主要测评量表各条目的代表性和独立性。一个较好的条目应与所属维度或量表总分有较紧密的关联,而与其他维度关联较弱。任意两条目的相关系数反映这两条目的独立性和代表性。

（4）主成分分析和因子分析法:这是从代表性角度筛选出能较好反映量表结构的条目。

（5）聚类分析法:也是从代表性角度筛选条目。先采用聚类分析方法(一般采用系统聚类法)对各条目进行条目聚类分析,把关系密切的条目聚成一类,然后从每一类中选择有代表性的条目。

（6）基于重要性评价的逐步筛选法:是主观评价法的推广,类似于 Delphi 法。

（7）逐步回归法:在预调查中除要求被测者回答各条目外,还要求对其总的精神心理状况进行评价,获得总评分。将总评分作为因变量,各条目作为自变量,进行多元逐步线性回归分析筛选对因变量影响较大的条目。

（8）逐步判别法:选择不同心理健康状态的人群,用待评量表测定其心理状况。用逐步判别分析筛选对不同心理健康状态人群鉴别能力有较大贡献的条目,这些条目将使量表具有较好的区分度。

（9）项目反应理论(item response theory, IRT):通过区分度(discrimination)和难度(difficulty)参数筛选条目,区分度指某条目区分被试者水平高低特性的能力,区分度越大说明该条目对受试者的区分程度越高,通常要求不低于 0.50,否则可考虑剔除该条目。难度为条目本身固有的特性,不随被试者的能力变化而变化,难度参数应与被试者的能力水平相当,不能过难或过易,通常要求介于-3 和 3 之间,否则可考虑剔除条目。

总之,条目的筛选可以用多种方法,各种方法的筛选结果可能不尽相同,建议结合几种方法的结果,筛选结果较一致的指标。

8. 量表修订和完善 根据预调查和量表考评的结果,进一步对量表进行修订完善,形成量表的最终版本。

（二）精神与心理量表评价

通常,在量表使用前,需进行信度和效度评价,以确保该量表可以稳定有效地测量到研究者想要测定的内容。

1. 信度(reliability) 信度也称可重复性(reproducibility)、一致性(concurrence)、精确度(precision),包括重测信度、分半信度、内部一致性信度等。主要评价量表的精确性、稳定性和一致性,即测量过程中随机误差造成的测定值变异程度的大小,包括跨时间稳定性、跨条目稳定性、跨评价人员稳定性。常用的信度评价指标有重测信度(test-retest reliability)系数、分半信度(split-half reliability)系数、克朗巴赫 α 系数(Cronbach's alpha coefficient, Cronbach's α)、评价者信度(rater reliability)系数。

（1）重测信度:重测信度是量表前后两次测量同一批被试者量表得分的线性相关系数 r,一般要求达到 0.70 以上。计算重测信度时要特别注意两次测量间隔时间的选取。因为重测信度评价是基于在间隔一段时间后,所测量内容在评价对象身上没有发生明显改变的前提下进行的。如果间隔时间选择过长,所测量内容在此过程中发生了变化,重测信度的计算就失去了意义。如果间隔时间选择过短,所测量内容在此过程中确实没有发生变化,但容易受被试者的记忆效应的影响,特别是当量表过长并且被试者不愿花时间仔细看每个条目时,就可能根据第一次填写过程中的印象完成第二次填写。重测间隔时间的选取可通过文献或预调查来确定。

（2）分半信度:将量表各条目分成两半,如分前后两个部分或按条目序号的奇偶分两个部分。计算两个部分得分的简单相关系数 r。分半信度的 Spearman-Brown 计算公式为:

$$R=\frac{2r}{1+r} \tag{22-1}$$

（3）克朗巴赫系数:是最常用的信度系数,其公式为:

$$\alpha=\frac{k}{k-1}\times\left(1-\frac{S_i^2}{{S_T}^2}\right) \quad (22\text{-}2)$$

式中，k 为量表中条目的总数，S_i^2 为第 i 条目得分的题内方差，${S_T}^2$ 为全部条目总得分的方差。从公式中可以看出，α 系数评价的是量表中各条目得分间的一致性，属于内在一致性系数。总量表的信度系数最好在 0.80 以上；分量表的信度系数最好在 0.70 以上。

（4）评价者信度系数：主要用于他评方式，评价不同调查人员对同一批对象评价的一致性。它一方面反映了评价的质量，另一方面反映了量表的表面效度。

2. 效度(validity)　效度主要评价量表的有效性、真实性或准确性，即测定值与目标真实值的偏差大小。效度是检测量表品质优劣最重要的指标，即一个量表在多大程度上能够测到他期望测量的特质。效度通常分为：

（1）内容效度(content validity)：即量表包含的条目是否充分准确涵盖了测量特质的内涵。例如：量表条目是否属于测量领域、量表是否覆盖测量领域所有方面、量表指标比例是否符合测量领域的结构分布等。

（2）效标关联效度(criterion-related validity)：是以一个公认有效的量表作为标准，检验新量表与标准量表测定结果的相关性，以两量表测定得分的相关系数表示。效标关联效度可分为同时效度和预测效度。

（3）结构效度(construct validity)：是指量表的各内在成分是否与设计者打算测量的维度一致，结构效度主要用因子分析的方法来评价。因子分析分为探索性因子分析和验证性因子分析两种。探索性因子分析是在未知潜在结构的情况下，依据实测数据，得出因子的过程。通常借助于验证性因子分析考评量表结构效度。验证性因子分析是在已知量表理论框架的前提下，检验实测数据拟合量表理论框架的程度。

（4）区分效度：又称反应度(responsibility)或响应度(responsiveness)，指量表能测出不同对象、不同时间心理变化的能力，即反映对象心理变化的敏感度。若被测对象发生变化，而量表却不能检测出这种变化，则量表的区分效度就较差。对于纵向设计的区分效度评价，可计算量表得分(X)的效应尺度(effect size，ES)：

$$效应尺度=(\bar{X}_{治疗后}-\bar{X}_{治疗前})/S_{治疗前} \quad (22\text{-}3)$$

对于横断面设计的区分效度评价，可采用经典的统计方法进行分析，如 t 检验、方差分析、秩和检验等。

3. 可行性(feasibility)　主要解决量表是否容易被受试者接受及量表的质量问题，包括：

（1）量表的内容是否适合研究对象，条目是否通俗易懂。

（2）量表的条目数及完成所需时间是否合适。量表的条目一般控制在 30 个左右，平均测试时间应控制在 20 分钟内。

（3）量表回收率和有效率也是评价可接受性的重要指标，通常要求量表的回收率和合格率达到 85% 以上。

（4）量表完成方式包括自填、访谈及他填。自填方式效果较好，但有时因研究对象的文化程度低、身体条件差等原因，自填会遇到一定的困难，可转由研究对象照顾者或医护人员来完成。

4. 适应度(adaptability)　对于国外现有的评价工具，引进时必须进行文化适应性调整和跨文化修订，因为不同国度、地区、民族、时代有不同的文化烙印及文化背景倾向。

三、评估工具在心理与精神卫生领域的应用

在心理与精神卫生领域，此类疾病的预防、诊断和疗效评价等方面都采用了量表进行评估。

（一）预防

通过量表评估个体的某种心理变化或行为倾向，能在早期识别存在心理问题或精神障碍的人群，从而采取有针对性的、个体化的防护措施。近年来，随着精神病学科临床实践与研究的不断发展，开发了多项精神卫生领域的行为风险评估工具。例如在行为风险评估中，最常用的《自杀风险评估量表》，从绝望感、情绪低落、计划采取自杀行动、近亲人死亡或重要关系丧失、自杀未遂史 5 个方面对自杀行为进行风险评估，其中 0~5 分为低自杀风险、6~8 分为中自杀风险、9~11 分为高自杀风险、≥12 分为极高自杀风险，从而准确判断出个体发生自杀行为的风险。

（二）诊断

由于精神障碍与心理疾病主要是反映个体的主观体验和精神状态，缺乏客观的检查手段和仪器，一般运用量表来协助临床诊断，以评估疾病类型及其严重程度，主要包括以下几类：

1. 司法鉴定与伪装甄别 能力测验或症状量表能为司法鉴定时量化和判断行为能力和责任能力提供客观依据；人格测验对违法行为的动机、过程和因果关系分析有重要的帮助。

2. 区分功能性障碍和器质性障碍 如 Hachinski 缺血量表（Hachinski ischemic scale，HIS）专门用于区分阿尔茨海默病与血管性痴呆，满分 18 分，≤4 分属于阿尔茨海默病；≥7 分属于血管性痴呆。

3. 确定病变部位 通过量表的测评确定病变是在左脑还是右脑、病变具体位于哪个脑叶、病变是在皮质还是皮质下，病变是局限性的还是弥漫性的等。例如：语言能力评估量表便可检测大脑颞叶、海马以及海马旁回等区域的功能。

4. 确定认知功能障碍的性质和程度 通过测评可以确定脑损伤造成的认知障碍属于哪个认知功能领域，明确认知功能障碍的性质和程度。例如 Mattis 痴呆评定量表包括注意、启动与保持、概念形成、结构、记忆等方面的评估，系统地评价患者认知功能状态，可以识别和判断痴呆严重程度。

（三）疗效评价

量表还可以用来评估患者治疗过程中心理健康状态与精神障碍的恢复程度，辅助医生合理制订康复计划，以促进患者心理和社会功能的恢复。

量表当中包含多个指标，能反映疾病对患者身心影响的特征，对药物治疗和心理治疗方法的选择具有指导意义。在治疗过程中动态观察量表及各维度评分的变化，对治疗方案和用药剂量的调整具有指导价值。人格特点、认知方式、行为模式和生活事件的测量是心理治疗的重要依据，治疗前后心理测验分数的变化率，是治疗效果的量化评价依据。

例如：用行为评估量表对个体疼痛分级评估，将患者自述情况结合已经出现的临床症状和体征进行评价，对疼痛干预以及评价疼痛干预措施效果起着重要作用。

第二节 应用实例

例 22-1 新型冠状病毒肺炎疫情期间某高校学生抑郁状况评估

1. 背景 抑郁症是一种广泛存在的精神障碍，主要表现为情绪低落，缺乏活力，悲伤失眠。由于新型冠状病毒肺炎疫情的暴发，可能引发人们的情绪发生重大变化，因此欲了解新型冠状病毒肺炎疫情期间某高校学生抑郁状况，使用患者健康问卷抑郁量表（patient health questionnaire-9，PHQ-9）对某大学 6 824 名学生进行抑郁状况评估。

2. 方法 PHQ-9 抑郁筛查量表是根据美国精神医学会制定的用于筛查人群抑郁患病情况的量表，该量表共包含 9 个条目，通过测量过去两周里出现某些症状的频率评估受试者的抑郁情况。9 个条目包括无兴趣、心情低落、睡眠障碍、无精力、饮食障碍、自卑倾向、注意力障碍、行动障碍和自伤意念。每个指标采用 0~3 分的 4 级评分法，总分 27 分。总分越高，其抑郁症状越严重。因 PHQ-9 为抑郁筛查量表，临床诊断是否患抑郁症时需结合其他临床检查结果，单独运用此表可评价患者是否出现抑郁症状，见表 22-1。得分≥5 分，提示出现抑郁症状。据此我们可分析该校学生中出现抑郁症状的情况。

表 22-1　患者健康问卷抑郁量表

条目(测量过去 2 周的情况)	没有	有几天	一半以上时间	几乎每天
做事时提不起劲或没有兴趣	0	1	2	3
感到心情低落、沮丧或绝望	0	1	2	3
入睡困难、睡不安稳或睡眠过多	0	1	2	3
感觉疲倦或没有活力	0	1	2	3
食欲不振或吃太多	0	1	2	3
觉得自己很糟，或觉得自己很失败	0	1	2	3
对事物专注有困难	0	1	2	3
动作或说话速度缓慢到别人已经觉察或烦躁或坐立不安、动来动去的情况更胜于平常	0	1	2	3
有不如死掉或用某种方式伤害自己的念头	0	1	2	3

3. 结果　将每个指标得分为 0 分定义为“否”，大于 0 分定义为“是”作为结局变量，结果显示在调查人群中男性中出现抑郁症状的有 268 人(13.22%)，女性出现抑郁症状的有 493 人(10.34%)，不同年级和专业出现抑郁症状分布情况见表 22-2。进一步分析各维度指标在不同性别的分布情况，结果显示男生中出现心情低落(15.61%，12.61%)、行动障碍(10.62%，7.21%)、自杀意念(4.59%，1.77%)的比例高于女生(P<0.001)，见表 22-3。提示男生在疫情期间更易出现心情低落、行动障碍、自杀意念等症状，应重点关注该校男生心理变化情况，及时采取相应的干预措施以预防抑郁发生。

表 22-2　不同特征人群出现抑郁症状分布

变量	分组	人数	出现抑郁症状人数/n(%)	χ^2	P
性别	男	2 024	268(13.24)	12.67	<0.001
	女	4 800	493(10.27)		
年级	大一年级	1 615	164(10.15)	24.08	<0.001
	大二年级	1 346	127(9.43)		
	大三年级	1 380	136(9.90)		
	大四年级	1 257	158(12.39)		
	大五年级	537	72(13.41)		
	硕士研究生	689	104(15.09)		
专业	临床	2 973	348(11.71)	26.56	<0.001
	预防	339	23(6.78)		
	中医	344	55(15.99)		
	蒙医药	743	55(7.40)		
	药学	902	103(11.42)		
	护理	962	113(11.75)		
	基础	443	51(11.51)		
	其他	116	13(11.21)		

表 22-3 不同性别大学生抑郁症状分布与比较

变量	男/n(%)	女/n(%)	χ^2	P
无兴趣	736(36.36)	1 675(34.52)	1.34	0.247
心情低落	316(15.61)	608(12.67)	10.55	<0.001
睡眠障碍	409(20.21)	1 025(21.35)	1.13	0.288
无精力	425(21.00)	981(20.44)	0.27	0.601
饮食障碍	412(20.36)	1 027(21.40)	0.93	0.336
自卑倾向	286(14.13)	682(14.21)	0.01	0.993
注意力障碍	355(17.54)	847(17.65)	0.01	0.961
行动障碍	215(10.62)	346(7.21)	21.99	<0.001
自伤意念	93(4.59)	85(1.77)	44.69	<0.001

(王学梅)

第二十三章　综合评价方法在公共卫生与预防医学领域中的应用

第一节　概　　述

一、应用背景

当前,由于工业化、城镇化、人口老龄化以及疾病谱、生态环境、生活方式不断变化,我国正面临如传染病、慢性病、精神性疾病等多重疾病威胁,不良生活习惯、职业危害以及环境恶化等多种健康影响因素交织的复杂局面,面临比以往任何时期都要复杂得多的公共卫生问题。由于医学现象是受多个因素影响的复杂系统,故在医疗和公共卫生工作的经验总结、效果考核、方案选择、绩效评定、卫生与健康状况评估、水平评估和趋势分析等多个方面,均迫切需要简易、实用、有效的综合评价方法,以决定优劣取舍,支持决策。综合评价是在公共卫生与预防医学领域中做出科学决策的前提,其方法学原理已在当今社会重大疾病的防治研究、疾病危害程度评价、生存质量评价、卫生服务水平与管理效率评价以及卫生技术评价等医学科研中得到成功应用。

从广义来说,目前常用的多种医学统计分析方法及其衍生的方法都可用于综合评价,因为任何统计指标都综合了一定的信息。如平均预期寿命,就综合了某地某年居民的健康状况、卫生状况、经济条件以及社会政治等诸多方面的信息,或者说,这个指标可用于对某人群上述几个方面的状况进行综合评价。此外,如多维列联表分析方法、析因设计方法、正交设计分析方法等,都可综合多个因素对某一结果进行综合评价。近年来,多元统计分析方法,如多元回归和逐步回归分析等,已经在很多疾病的诊断、治疗、预后评估、危险因子分析以及儿童生长发育等方面得到成功应用,无疑可作为综合评价方法加以运用。随着模糊数学的发展而发展起来的模糊多元分析方法,如模糊综合评价方法,也丰富了综合评价方法学的内容。

二、常用的综合评价方法及应用范围

在公共卫生与预防医学领域中应用较多的有 TOPSIS 法、层次分析法、秩和比法、综合指数法、模糊综合评价法、综合评分法等综合评价方法,功效系数法及数据包络分析法也有一定应用。

(一) 综合评价方法在卫生学中的应用

1. 综合评价方法在环境卫生学中的应用　环境卫生学是以自然和生活环境以及人类的健康为研究对象,发现其中的关系,并探索环境的有益与有害因素的利用与预防,以此来提高人类健康的学科。环境包括与人类生存和生活相关的各个领域,是一个比较复杂的因素集合,在对环境因素进行评价时,应采用综合评价方法,有利于对环境中的所有信息进行整合,使评价结果更加合理,从而为环境保护与健康促进提供数据支持。如运用 TOPSIS 法进行水体环境污染综合评价、运用灰色关联法评价公共场所卫生质量、运用逼近理想解主成分分析法进行我国农村环境卫生综合评价、运用德尔菲法和层次分析法进行洪涝灾害公共卫生风险评估、运用综合指数法评价生活饮用水水质及公共场所环境卫生质量以及运用模糊综合评价进行旅客列车二次供水水质的综合评价等。

王婧等基于TOPSIS法评价湖北省农村厕所现状，共调查400个村，合计169 970户，选取卫生厕所普及率、无害化卫生厕所率、厕所清洁率、厕所无臭味率、厕所无蝇蛆率、厕所粪便暴露率、厕所粪便直接施肥率7个指标，得出我国农民相对薄弱的卫生意识以及农家肥的使用习惯等问题，不仅需要在硬件上进行农村厕所改造，更需要加大卫生意识宣传教育的力度，重点宣传无害化卫生厕所重要性高于卫生厕所，卫生厕所仅仅满足了农户的外在干净需求，无害化卫生厕所才能既解决外在环境卫生问题又有效预防疾病的发生。

殷海荣等运用综合指数法进行公共场所环境卫生质量评价，随机选取2014年12月份苏州市姑苏区的5家普通旅店、招待所客房的监督采样数据作为原始数据，以室温、一氧化碳、二氧化碳、空气细菌数、台面照度和茶具细菌总数作为监测指标，从整体上判断旅店环境质量的好坏，也知晓了每个指标对整体环境的影响大小。

2. 综合评价方法在职业卫生学中的应用 职业卫生学是研究各种职业活动中生产性危害因素对人体健康产生影响的临床表现以及作用机制，并提出科学的卫生改善措施的学科。其目的在于预防职业病，减少与工作有关的疾病和伤残发生，保护、促进职业人群的健康，提高工作效率，并为劳动卫生立法、执法提供科学依据和实施策略。近年的全国职业病报告显示，我国职业病危害形势依然十分严峻。要维护劳动者的健康权益，促进经济建设，促使我国企业走向国际市场参与国际经济竞争，减少或避免职业病造成的巨大经济损失，有效地控制职业危害是重中之重，而综合评价方法是发现职业危害的重要方法。如运用AHP-TOPSIS法进行职业病报告管理质量评价、运用TOPSIS法对放射卫生监督工作质量进行多指标综合评价、TOPSIS法和秩和比法联合运用对职业卫生标准应用情况综合评价、运用模糊层次分析法进行煤矿生产性噪声危害分级综合评价、运用层次分析法确立职业性慢阻肺诊断指标体系权重、运用秩和比法综合评价农药中毒防治效果、运用综合指数法进行职业健康风险综合评价、运用模糊综合评价法进行建筑企业职业健康安全管理体系综合评价、运用功效系数法进行职业卫生监督工作质量的综合评价以及运用数据包络分析法评估工作场所健康促进效率等。

杨秋月等通过文献查询和TOPSIS法筛选了常见58种粉尘的固有健康危害因素指标并确定权重，通过流行病学数据和毒理学数据确定每种指标的健康危害分值，运用“危害分值×权重=危害指数”计算综合评价指数。根据综合评价指数将58种粉尘固有健康危害分为4类，即极度危害（4种）、高度危害（8种）、中度危害（24种）、轻度危害（22种），为粉尘固有健康风险量化评估及分级管理提供科学依据，其结果便于相关从业人员对各类粉尘进行信息查询和分类管理。

王海椒等选取年产原煤120万吨、原煤生产工人226人、采取露天开采方式的某煤矿企业，运用模糊层析分析法对该煤矿企业的噪声风险进行评估。邀请职研中心5名长期参与煤矿噪声防治工作的专家讨论分析，最终构建了包括6项一级指标和24项二级指标的煤矿噪声风险评价指标体系，发现护听器的选择及规范使用、护听器的发放与更换、工人对岗位噪声的了解、噪声岗位教育培训的权重较大，说明落实这几项指标内容能有效降低噪声职业危害的风险。

3. 综合评价方法在食品与营养卫生学中的应用 食品与营养卫生学是研究食物、营养与人体健康关系的一门学科，具有很强的科学性、社会性和应用性，与国计民生关系密切，在增进我国人民体质、预防疾病、保护和提高健康水平等方面起着重要作用。综合评价方法在食品与营养卫生中的应用也十分广泛。如运用TOPSIS法进行食堂及餐馆食品安全状况评价、运用加权秩和比法进行餐饮卫生监督工作质量综合评价、TOPSIS法与RSR法相结合综合评价食品卫生质量、运用层次分析法进行食堂卫生综合评价及食品安全风险评价指标体系研究、运用层次分析法对出口水产品中呋喃残留进行风险评价、运用层次分析法进行成年人营养膳食评价、运用秩和比法进行食品安全卫生检测结果综合评价、运用综合质量指数法评价食品卫生状况、运用模糊综合评价法对奶粉卫生质量进行综合评价以及运用功效系数法进行餐厅环境质量进行综合评价等。

张春生等实地调研在昆明的本科、独立和高职高专院校各1所，随机选取每类院校各2个集体食堂，结合HACCP体系(hazard analysis and critical control point, HACCP)运用层次分析法构建了涵盖采购、贮存、加工、销售4个一级指标和原料采购渠道等23个二级指标的高校食堂食品安全风险评价指标体系。邀请来自食品营养卫生、安全监管、教学科研和食堂管理领域从业5年以上的资深人士，基于高校食堂食品安全关键控制点的研判与个人从业经验分别对各层指标就重要程度进行两两比较赋值并填写调查问卷。结果表明，采购和加工很大程度上直接决定了高校食品安全的风险水平，属高校食堂食品安全危害防范最为关键的两大控制环节。高校应将建立最严苛的原料渠道管控制度置于“从食材到餐桌”风险防控的首要和突出位置，直接入口食品的存放及其温度控制是高校食堂消费终端食品安全最后一道重要防线，成品销售时应重点关注。

4. 综合评价方法在儿童少年卫生与妇幼保健学中的应用　妇幼保健是国家卫生保健工作的重要组成部分，主要致力于依法保障妇女、儿童、孕产妇以及婴幼儿身心健康，对全人群健康水平和民族素质的提高具有重大影响。近年来，随着妇幼健康工作的不断开展，我国妇幼保健服务项目在质与量上都有明显进步。儿童健康水平是反映国家健康状况敏感且重要的指标，儿童保健对保障儿童健康、促进儿童健康发展具有重要价值，科学合理地分析儿童保健状况对了解现行儿童保健工作质量、指导下一步儿童保健工作具有重要意义。综合评价方法也是在该领域运用非常多的方法。如密切值法与TOPSIS法联用或线性插值法与秩和比法联用进行儿童保健工作质量评价、运用TOPSIS法、秩和比法及两者模糊联合法综合评价孕产妇保健情况、TOPSIS法和秩和比法综合评价妇幼卫生管理质量、运用层次分析法对孕产妇保健服务利用指标权重综合评价、运用综合指数法进行孕产妇保健费用投入额度测算以及运用Malmquist-数据包络分析法进行产前超声筛查服务效率评价等。

李向云等根据《中国卫生和计划生育统计年鉴》2015卷，选取产后访视率、产前检查率、住院分娩率、孕产妇系统管理率、妇女病检查率、查出妇女病率、3岁以下儿童系统管理率、出生体质量<2 500g婴儿比重、5岁以下儿童中重度营养不良患病率、7岁以下儿童保健管理率、新生儿访视率、围生儿死亡率等12项指标，运用TOPSIS法和秩和比法综合评价我国妇幼保健工作质量。研究结果表明各省妇幼保健工作的开展存在较大差异，东部较发达地区妇女保健工作质量明显优于西部开发地区，妇女病筛查率各省市普遍偏低，仍需落实相关法律法规，提高妇女病防治的服务条件和能力，以宫颈癌、乳腺癌为重点保障妇女健康的合法权益。

（二）近二十年常用综合评价方法在公共卫生与预防医学领域的应用情况

为了解综合评价方法在公共卫生与预防医学领域的应用情况，现基于CNKI数据库，文献分类限定于预防医学与卫生学（涵盖环境卫生、劳动卫生、放射卫生、营养与食品卫生、个人卫生与保健、计划生育与妇幼保健，以及流行病学与疾病预防等领域），发表时间范围限定为2001年1月1日至2020年12月31日，以常用的综合评价方法分别作为关键词进行检索，结果如下。

1. TOPSIS法　该方法在公共卫生与预防医学领域中应用最多，主要用于环境卫生综合评价、职业病危害程度综合评价、职业性放射性疾病监测、食堂及餐馆食品安全状况评价、艾滋病防治工作效果评价、妇幼保健工作质量评价、医疗机构传染病报告质量评价等方面。TOPSIS法可有效纠正监测合格率的偏性，使评价更具整体性和良好可比性。

2. 层次分析法　层次分析法是把复杂的问题分解成各个组成因素，再将这些因素按支配关系组成递阶层次结构，通过两两比较的方式确定层次中各因素的相对重要性，进行综合判断并对各因素的相对重要性排序。从而充分考虑主观条件因素，以优劣的排序形式表现出来并得出明确的定量化的结论。在公共卫生与预防医学领域中的应用仅次于TOPSIS法。主要用于职业健康管理评价研究、辐射突发事件应急预案的评价体系的构建、高校食堂食品安全风险评价指标体系研究、老年人肢体运动检测分析及其能力评估、出生缺陷三级干预综合评价指标体系的构建、传染病公共卫生风险评估。

3. 秩和比法　应用第三多的是秩和比法。该方法主要应用于空气质量综合评价、职业病危害因素分析、医疗机构放射防护质量、食物中毒事故中可疑食物判定、儿童保健工作质量、新冠肺炎区域公共卫生风险评估等方面。

4. 综合指数法 该方法主要用于环境监测与安全评价，如用于空气污染监测、水环境安全评价及放射卫生管理状况综合性评价等。由于各污染源中的污染物种类及浓度不同，很难通过简单比较来判断主要污染物和污染源，常用综合指数法（如大气质量指数、水质质量指数）构建环境质量评价指标体系。综合指数法在营养状况评价、学龄前儿童生长发育评价、食品卫生监督工作质量综合评价及艾滋病综合防治工作评价中也有应用。

5. 模糊综合评价法 该方法已广泛应用于土壤环境质量、水体环境质量、大气环境质量和城市生态安全的评价，可有效地解决评价标准边界模糊和监测误差等问题对评价结果的影响。近年来，在疾病负担综合评价、农村厕所改造效果评价与优化对策研究、职业健康安全管理体系、医用放射性设备安全评价、餐饮业卫生学评价、老年人肢体运动检测分析及其能力评估等方面也有较多应用。

6. 综合评分法 该方法主要在流产后计划生育服务的影响因素分析及服务质量的综合评价、传染病信息报告质量综合评价中应用较多。

7. 功效系数法 该方法主要在公共场所卫生监督工作质量综合评价、职业卫生监督工作质量的综合评价、餐厅环境质量综合评价和艾滋病预防控制效果评价中有一些应用。

8. 数据包络分析法 该方法在公共卫生与预防医学领域中应用相对较少。在传染病防疫效率、健康促进效率评估、产前超声筛查服务效率评价和基层精神卫生服务效率评价等方面有少量应用。

第二节 应用实例

例 23-1 综合指数法在生活饮用水评价中的应用

水是生命之源，饮用水安全直接影响民众健康，选择一套科学合理的评价方法对于客观反映生活饮用水的总体质量尤为重要。综合指数评价法作为一种常用的环境综合评价方法，具有计算简单、意义明确和灵活性强等优点，不仅能对整体水质做定量描述，而且便于在时间、空间上进行比较，是一种非常适用于水质评估的综合评价方法。

1. 数据来源 某年某市所有自来水水厂的出厂水、管网末梢水和二次供水水质监测数据。

2. 生活饮用水综合指数 在水质评价领域，常用的综合指数为水质质量指数（water quality index，WQI），其各类别综合指数用 WQI_j 表示。

（1）I_i 的计算：计算 WQI_j 前先计算各指标的分指数（index I，I_i），即以各指标的实测浓度除以相应的标准限值，即：

$$I_i = C_i / S_i \tag{23-1}$$

式中，C_i 为 i 指标的实测浓度，S_i 为相应的国家标准值。

通常规定：

1）当实际分指数低于 0.10 或实测值低于最低检出值时，定义分指数为 0.10。

2）对于细菌总数，当实测值低于限值 100CFU/ml 时，以实测值除以 100 作为分指数 I_i；当实测值高于限值时，计算公式为：

$$I_i = 1.00 + 1\mathrm{g}(C_i / S_i) \tag{23-2}$$

3）若有肉眼可见物检出，则统一规定分指数为 1.50。

4）臭和味按检出级数作为分指数值。

5）对于总大肠菌群，若检出，则计算方法为：

$$I_i = 1.00 + 0.50(n-1) \tag{23-3}$$

式中，n 为检出标本个数。

6）对于游离性余氯，国家标准中规定了最低限值，分指数计算公式为：

$$I_i = C_i / S_i \tag{23-4}$$

7）对于 pH 值，由于过高和过低均不合格，国家标准中规定了最高限值和最低限值，因而其分指数的计算公式为：

$$I_i = \left| C_i - (S_{max} + S_{min})/2 \right| / \left[S_{max} - (S_{max} + S_{min})/2 \right] \tag{23-5}$$

式中，S_{max} 为上限值，S_{min} 为下限值。

（2）WQI_j 常用计算方法

1）最差因子判别法：以各指标的分指数 I_i 的最大值作为该类别的 WQI_j，可提示最严重的污染问题，计算公式为：

$$WQI_j = I_i(\max) \tag{23-6}$$

式中，$I_i(\max)$ 为分指数中的最大值。

2）内梅罗法：该法在突出最大分指数的同时，兼顾了其他分指数对综合指数值的影响，有重点地反映了水体中各项指标对总体水质的影响。公式为：

$$WQI_j = \sqrt{\left[(I_i(\text{average}))^2 + (I_i(\max))^2 \right] / 2} \tag{23-7}$$

式中，$I_i(\text{average})$ 和 $I_i(\max)$ 分别表示各分指数的均值和最大值。

3）加权平均法：在对评价指标按健康意义分类，计算类综合指数后，需要根据各类指标的健康影响程度，对各分类的类综合指数进行加权综合，以求得水体的综合评价指数。公式为：

$$WQI = \sum_{i=1}^{n} W_j \cdot WQI_j \tag{23-8}$$

式中，W_j 为各分类的相对权重值。各类指标权重值见表 23-1。

表 23-1　生活饮用水水质评价指标分类及权重

分类	出厂水	末梢水和二次供水	权重
感官和一般化学指标	色度、浑浊度、pH、总硬度、铝、铁、锰、挥发酚类、阴离子合成剂、硫酸盐、氯化物	色度、浑浊度、臭和味、肉眼可见物、铁、锰	0. 10
有机污染指标	耗氧量、氨氮、亚硝酸盐、硫酸盐、总有机碳	耗氧量、氨氮、亚硝酸盐	0. 15
致癌指标	Ⅰ类：砷、铬；ⅡA 类：硝酸盐氮；ⅡB 类：铅、三氯甲烷、四氯化碳；Ⅲ类：氯化物、汞	ⅡA 类：硝酸盐氮；ⅡB 类：铅、氯仿、四氯化碳	0. 32
一般毒性指标	砷、铬、硝酸盐氮、铅、氯仿、四氯化碳、氯化物、汞、氰化物	硝酸盐氮、铅、氯仿、四氯化碳	0. 20
肠道传染病指标	总大肠菌群、菌落总数	细菌总数、总大肠菌群、游离余氯	0. 23

根据各类指标对人体健康的危害程度，对各类水质综合指数（WQI_j）进行加权综合，有机污染指标、一般毒性指标和各类致癌性指标，由于其对健康的危害较大，均采用最差因子判别法；感官和一般化学类指标，由于其仅影响生活饮用水的感官性状，并不能对居民健康产生显著的危害，宜采用内梅罗法进行评价；最后采用加权平均法对各分类的类综合指数进行加权综合。

（3）评价等级的确立：水质以 *WQI* 是否低于 1. 00 作为合格与否的标准，具体的分级标准见表 23-2。

3. 评价结果　运用上述公式，计算出全部生活饮用水水样的综合指数。然后把全部综合指数按照市区与郊区、四个季度、不同原水和水厂级别以及出厂水、管网末梢水和二次供水分为不同的类别，计算出每一类别水样的综合指数均值及标准差（$\bar{X} \pm S$），见表 23-3。

表 23-2 生活饮用水水质等级的划分及意义

等级级别	*WQI* 值	意义
1 级	0. 00~0. 50	水质优良,达到饮用水水质要求,可放心饮用
2 级	0. 51~1. 00	水质较好,可放心饮用
3 级	1. 01~1. 50	轻度污染,可酌情饮用
4 级	1. 51~2. 00	中度污染,深度处理且检验合格后方能饮用
5 级	2.00 以上	重度污染,不宜饮用

表 23-3 某年某市生活饮用水水质综合指数

分类		出厂水			管网末梢水			二次供水		
		样本含量/*n*	$\bar{X}\pm S$	合格率/%	样本含量/*n*	$\bar{X}\pm S$	合格率/%	样本含量/*n*	$\bar{X}\pm S$	合格率/%
地区	市区	47	0. 77±0. 25	47	717	0. 57±0. 22	97	549	0. 54±0. 21	96
	郊区	636	0. 78±0. 31	636	949	0. 57±0. 19	95	597	0. 54±0. 20	96
季度	一季度	172	0. 90±0. 51	172	410	0. 70±0. 26	89	288	0. 67±0. 29	87
	二季度	169	0. 70±0. 28	169	411	0. 53±0. 17	98	286	0. 50±0. 20	98
	三季度	171	0. 71±0. 31	171	413	0. 52±0. 18	97	287	0. 48±0. 16	98
	四季度	170	0. 65±0. 25	170	413	0. 52±0. 27	97	286	0. 48±0. 25	97
水源	深井	112	0. 63±0. 26	112	52	0. 47±0. 18	100	12	0. 39±0. 21	100
	长江	76	0. 51±0. 24	76	235	0. 47±0. 12	99	200	0. 43±0. 12	100
	黄浦江	119	0. 78±0. 25	119	871	0. 57±0. 18	97	660	0. 55±0. 21	97
	就近河道	376	0. 81±0. 44	376	380	0. 63±0. 26	88	196	0. 58±0. 31	92
水厂分级	市级	60	0. 59±0. 16	60	684	0. 55±0. 18	98	712	0. 52±0. 18	98
	区县级	184	0. 68±0. 38	184	440	0. 56±0. 20	94	256	0. 55±0. 26	95
	唧站	43	0. 79±0. 30	43	327	0. 57±0. 32	95	80	0. 57±0. 46	91
	单位自备级	220	0. 78±0. 38	220	16	0. 61±0. 32	87	—	—	—
	乡镇级	268	0. 79±0. 42	268	175	0. 64±0. 30	89	100	0. 56±0. 34	90

(1) 市区与郊区的饮用水水质分析:郊区与市区的出厂水、管网末梢水和二次供水的平均综合指数值均在 0. 51~1. 00 之间,总体水质较好,合格率均较高,并且市区与郊区差别无统计学意义。

(2) 四个季度的饮用水质分析:四个季度的各种生活饮用水水质均合格,其中二次供水的水质在第二、三、四季度还达到了优良的标准;第一季度水质均较差,出厂水的综合指数值甚至达到了 0. 90,接近水质合格的限值,明显劣于其他三个季度;随着季度的后移,生活饮用水水质有渐好的趋势。水样的水质合格率也可反映出这一明显趋势。

(3) 不同水源来源的饮水水质分析:总体上,取自各水源的三种生活饮用水水质均合格,但不同水源的饮用水水质有所不同,由优至劣顺序为:长江、深井、黄浦江、就近河道。其中源于长江的生活饮用水几乎都达到了优良标准,水质合格率居各水源之首。

(4) 不同级别水厂处理过的饮用水水质分析:总体上,经各种水厂处理过的水质均符合要求,但经不同级别水厂处理后的水质合格率差别较大。水质由优至劣为:市级、区县级、唧站、单位自备级、乡镇级。水样水质的合格率亦反映了这种优劣关系。

例 23-2 模糊综合评价在大气环境质量评价中的应用

近年来，雾霾天气出现频率越来越高引起了人们的广泛关注。严重的大气污染带来了很大的负面影响，不但影响地区经济的发展，还对人类健康造成很大的威胁。如何合理客观地对大气环境质量进行定量评价也变得尤为重要。模糊综合评价法是从系统角度出发，对多因素综合效应进行宏观评价的有效方法。其评价对象更适合于较大区域、较长时间变化的系统。而大气环境是一多因素耦合复杂动态系统，并受多种因素控制。应用模糊综合评价方法既可以客观地反映污染因子共同作用下的大气环境状况，又能突出主要污染因子和评价对象的隶属程度。

1. 数据来源 2006—2012年某市统计年鉴和某市环境保护局公布的该市环境状况公报。目前该市环境空气检测项目有 SO_2、NO_2、PM_{10}、CO、O_3 等，但是影响大气环境质量的主要因子为 SO_2、NO_2、PM_{10}，因此本例选取这三个污染因子为评价因子。

2. 确定因素集 为了对大气环境质量进行研究，要先定义因素集U，即影响大气环境质量的几个因子所组成的论域。本例选取 SO_2、NO_2、PM_{10} 三个污染因子作为评价参数，则U为各项评价参数的集合，即 $U=\{u_1,u_2,u_3\}=\{SO_2,NO_2,PM_{10}\}$。

3. 确定评价集 评价集V为各评价级别所组成的论域。根据我国《环境空气质量标准》(GB 3095—1996)，将环境控制质量分为三级，并规定了每一级中各项污染物不允许超过的浓度限值（表23-4）。因此，本例令评价集合 $V=\{V_{i1},V_{i2},V_{i3}\}$ = {一级，二级，三级}，其中一级为空气清洁，二级为轻度污染，三级为重度污染。

表23-4 大气环境质量分级评价标准（浓度限值） 单位：mg/m^3

级别	SO_2	NO_2	PM_{10}
一级	0.02	0.04	0.04
二级	0.06	0.04	0.10
三级	0.10	0.08	0.15

4. 隶属函数的确立 隶属函数是模糊数学中的基本概念。只有借助于隶属函数才能够对模糊集合进行量化，从而使用精确的数学方法分析和处理信息成为可能。

设论域U中的模糊集合A，是以隶属函数 μ_A 为表征集合。即

$$\mu_A \to [0,1]$$

$$\mu \to \mu_A$$

μ_A 称为A的隶属函数，$\mu_A(\mu)$ 表示元素 $\mu \in U$ 属于A的程度。$\mu_A(\mu)$ 越接近于1，表示 μ 隶属于A的程度越大；反之，$\mu_A(\mu)$ 越接近于0，表示 μ 隶属于A的程度越小。

确定隶属函数的方法有很多种，指派方法是其中使用最普遍的一种方法。它是根据问题的性质套用现成的某些形式的模糊分布，然后根据测定数据确定分布中所含的参数。隶属函数的理论分布有很多种，常见的有正态隶属函数、梯形隶属函数、矩形隶属函数、降半正态隶属函数、降半梯形隶属函数等。本例采用降半梯形隶属函数，表达式如下：

$$\text{一级 } r_{i1}=\begin{cases}1, u_i \leqslant \nu_{i1} \\ \dfrac{\nu_{i2}-u_i}{\nu_{i2}-\nu_{i1}}, \nu_{i1}<u_i<\nu_{i2} \\ 0, u_i \geqslant \nu_{i2}\end{cases} \tag{23-9}$$

$$\text{二级 } r_{i2}=\begin{cases}\dfrac{u_i-\nu_{i1}}{\nu_{i2}-\nu_{i1}}, \nu_{i1}<u_i<\nu_{i2} \\ \dfrac{\nu_{i3}-u_i}{\nu_{i3}-\nu_{i2}}, \nu_{i2}<u_i<\nu_{i3} \\ 0, u_i \leqslant \nu_{i2}, u_i \geqslant \nu_{i3}\end{cases} \tag{23-10}$$

$$三级\ r_{i3}=\begin{cases}0, u_i \leqslant \nu_{i2} \\ \dfrac{u_i-\nu_{i2}}{\nu_{i3}-\nu_{i2}}, \nu_{i2}<u_i<\nu_{i3} \\ 1, u_i \geqslant \nu_{i3}\end{cases} \tag{23-11}$$

式中：u_i 为第 i 种污染因子的年平均浓度；

r_{i1}, r_{i2}, r_{i3}分别为第 i 种污染因子对第一级、二级、三级的隶属度；

$\nu_{i1}, \nu_{i2}, \nu_{i3}$分别为第 i 种污染因子的第一级、二级、三级评价标准。

将每一个污染因子的数值代入隶属函数表达式，得到矩阵 **R**。本例中污染因子为三个，评价标准分为三级，因此得到一个 3×3 阶的隶属度矩阵

$$\underset{\sim}{\mathbf{R}}=\{V_{i1}, V_{i2}, V_{i3}\} \tag{23-12}$$

5. 确定权数 由于 SO_2、NO_2、PM_{10}对空气质量的影响程度不同，因此相应地应对不同的影响因子赋予不同的权重，以突出各污染因子对大气环境质量不同程度的作用。本例选用超标倍数赋值法，确定污染因子的权重，计算公式为：

$$W_i=\frac{u_i}{\nu_i} \tag{23-13}$$

其中

$$\nu_i=\frac{\nu_{i1}+\nu_{i2}+\nu_{i3}}{3} \tag{23-14}$$

式中，W_i 为污染物 i 的权重；ν_i 为污染物 i 各级标准数值的均数。

各污染因子的数值代入式中将 W_i 归一化，得到一个 1×3 阶的矩阵 **W**，矩阵 **W** 中的数值表示各单项因子对大气质量影响的贡献率占总贡献率的百分比。

6. 综合评判 采用 M(∧, ∨)算子，确定模糊评价集 S，S=W∘R，并按照加权平均原则进行评判，将评判等级一级、二级、三级分别赋值为 1，2，3，得到模糊综合指数（FCI）（表 23-5）。

表 23-5 各污染物权重及大气质量综合评价

年份	权重			综合评判			FCI
	SO_2	NO_2	PM_{10}	一级	二级	三级	
2006 年	0.36	0.07	0.55	0	0.36	0.55	2.40
2007 年	0.22	0.35	0.43	0.22	0.35	0.43	2.21
2008 年	0.21	0.34	0.45	0.21	0.45	0.44	2.41
2009 年	0.20	0.35	0.45	0.20	0.45	0.42	2.35
2010 年	0.18	0.37	0.44	0.18	0.35	0.44	2.20
2011 年	0.17	0.39	0.44	0.17	0.44	0.38	2.18
2012 年	0.18	0.38	0.44	0.18	0.44	0.30	1.96

7. 评价结果

（1）从 FCI 变化可看出，2006—2012 年大气环境质量展现了逐步好转的趋势，说明该市对空气污染的治理有一定成效，但是大气环境质量仍处于轻度污染水平。

（2）在 2006 年，PM_{10}权重最大为 0.55，其次为 SO_2，所占权重为 0.36，NO_2 所占权重最小，为 0.07；PM_{10}是对空气污染影响最大的因子，在 2007—2012 年 PM_{10}仍是三个主要污染物中所占比重最大的因子，不过所占权重有所下降，在 0.43~0.45 之间；而 NO_2 在 2006 年所占权重仅为 0.07，是 3 个主要污染物中所占比重最小的因子；2007 年发生转变，到 2012 年为止，NO_2 取代 SO_2 成为三个主要污染物第二大

影响因子，权重范围在 0.34~0.39 之间。说明近些年来，NO_2 污染呈明显上升趋势，而 SO_2 污染呈下降趋势，PM_{10}污染仍最为严重，是空气污染的主要来源。

例 23-3　秩和比法在碘缺乏病防治效果综合评价中的应用

碘缺乏病是我国重点防治的地方病之一。为了动态了解居民碘营养状况和甲状腺病情的消长趋势，并为适时采取针对性防治措施和科学调整干预策略提供技术支持，我们进行碘缺乏病防治效果的监测是十分必要的。秩和比法可综合多项评价指标信息，能够消除评价指标量纲不同带来的影响，计算方便，能够用于医疗卫生工作决策中。以下案例运用秩和比法综合评价某市 2017 年碘缺乏病防治效果，来科学反映该市碘缺乏病防治工作质量。

1. 数据来源　某市 17 个地区（A~Q）共 300 份盐样的采集和盐碘含量检测数据。

2. 评价指标　选用碘盐覆盖率 X_1、碘盐合格率 X_2、合格碘盐食用率 X_3、儿童尿碘中位数 X_4、孕妇尿碘中位数 X_5、儿童尿碘适宜值百分比 X_6、孕妇尿碘适宜值百分比 X_7 及儿童甲状腺肿大率 X_8，共 8 项指标对碘缺乏病防治效果进行综合评价。

碘盐覆盖率为碘含量≥5mg/kg 的盐样占检测盐样份数的百分率；碘盐合格率为碘含量在 21~39mg/kg 的盐样占碘含量≥5mg/kg 的盐样份数的百分率；合格碘盐食用率为碘含量在 21~39mg/kg 的盐样占检测盐样份数的百分率；儿童尿碘适宜范围为 100~200μg/L，孕妇尿碘适宜范围为 150~250μg/L。

3. 分析步骤

（1）2017 年某市 17 个地区碘缺乏病监测数据收集：将各评价对象的各评价指标值共同建立为原始数据矩阵 $\mathbf{Z}(i,j)$（$i=1,2,\cdots,n,j=1,2,\cdots,m$）（表 23-6）。

表 23-6　2017 年某市 17 个地区碘缺乏病监测数据

地区	X_1/%	X_2/%	X_3/%	X_4/（μg/L）	X_5/（μg/L）	X_6/%	X_7/%	X_8/%
A	92.33	88.81	82.00	170.50	114.70	36.50	20.00	2.50
B	95.33	73.78	70.33	115.50	159.65	44.02	32.00	0.00
C	74.58	77.13	57.53	123.60	122.70	36.36	21.90	2.88
D	99.00	91.25	90.33	145.60	159.95	47.00	37.00	4.50
E	79.33	64.29	51.00	144.38	167.11	48.50	30.00	4.50
F	78.00	84.19	65.67	166.65	183.80	41.00	38.00	3.50
G	96.33	94.46	91.00	132.00	139.70	54.00	33.33	3.00
H	67.67	86.70	58.67	148.50	154.00	42.50	38.00	2.00
I	60.00	70.00	42.00	236.50	139.00	26.00	32.00	4.50
J	83.72	75.00	62.79	174.44	156.79	40.78	33.98	1.93
K	80.67	89.67	72.33	178.53	175.96	44.50	41.00	0.50
L	91.33	94.16	86.00	180.03	175.27	39.00	37.00	2.50
M	84.33	84.98	71.67	177.50	152.74	37.56	44.66	3.81
N	89.33	83.58	74.67	153.01	134.92	50.72	26.17	1.45
O	87.74	66.54	58.39	206.00	155.00	34.47	26.42	0.00
P	81.67	84.49	69.00	184.80	135.65	46.50	23.00	0.00
Q	95.33	95.80	91.33	170.59	124.62	40.00	21.00	1.00

（2）编秩：确定每项指标各评价对象的秩次，建立秩次矩阵 $\mathbf{R}(i,j)$。高优指标从小到大编秩，低优指标从大到小编秩，同一指标数值相同者编以平均秩。儿童甲状腺肿大率为低优指标，其余均为高优指标（孕妇尿碘中位数在研究实测范围内，可看作高优指标），得到如下秩次矩阵（表 23-7）。

表 23-7 2017 年某市 17 个地区碘缺乏病监测各项指标秩次及 *RSR* 计算

地区	X_1	X_2	X_3	X_4	X_5	X_6	X_7	X_8	*RSR*	排序
A	13	12	13	9	1	4	1	8.5	0.45	14
B	14.5	4	9	1	12	11	8.5	16	0.56	7
C	3	6	3	2	2	3	3	7	0.21	17
D	17	14	15	5	13	14	12.5	2	0.68	3
E	5	1	2	4	14	15	7	2	0.37	15
F	4	8	7	8	17	9	14.5	5	0.53	10
G	16	16	16	3	7	17	10	6	0.67	4
H	2	11	5	6	9	10	14.5	10	0.50	12
I	1	3	1	17	6	1	8.5	2	0.29	16
J	8	5	6	11	11	8	11	11	0.52	11
K	6	13	11	13	16	12	16	14	0.74	1
L	12	15	14	14	15	6	12.5	8.5	0.71	2
M	9	10	10	12	8	5	17	4	0.55	8
N	11	7	12	7	4	16	5	12	0.54	9
O	10	2	4	16	10	2	6	16	0.49	13
P	7	9	8	15	5	13	4	16	0.57	6
Q	14.5	17	17	10	3	7	2	13	0.61	5

（3）计算秩和比 *RSR*：根据 *RSR* 值对评价对象的优劣进行直接排序。由表 23-8 可知 17 个地区碘缺乏病防治工作质量从优至差的排序为 K、L、D、G、Q、P、B、M、N、F、J、H、O、A、E、I、C。

$$RSR_i = \frac{1}{mn}\sum_{j=1}^{m} R_{ij} \tag{23-15}$$

（4）确定 *RSR* 值的分布：编制各评价对象 *RSR* 值的频数分布表；列出各组频数 f 并计算累计频数 Σf；确定各组 *RSR* 的秩次 R 及平均秩次 $\bar{R}$；计算向下累计频率 $p=\bar{R}/n$，并换算为对应的概率单位值 *Probit*（表 23-8）。

表 23-8 *RSR* 值的分布

地区	*RSR*	f	Σf	R	$\bar{R}$	$(\bar{R}/n)\times100\%$	*Probit*
C	0.21	1	1	1	1	5.88	3.43
I	0.29	1	2	2	2	11.76	3.82
E	0.37	1	3	3	3	17.65	4.07
A	0.45	1	4	4	4	23.53	4.28
O	0.49	1	5	5	5	29.41	4.46
H	0.50	1	6	6	6	35.29	4.62
J	0.52	1	7	7	7	41.18	4.78
F	0.53	1	8	8	8	47.06	4.92
N	0.54	1	9	9	9	52.94	5.07
M	0.55	1	10	10	10	58.82	5.22
B	0.56	1	11	11	11	64.71	5.38

续表

地区	RSR	f	Σf	R	$\bar{R}$	$(\bar{R}/n)\times100\%$	$Probit$
P	0.57	1	12	12	12	70.59	5.54
Q	0.61	1	13	13	13	76.47	5.72
G	0.67	1	14	14	14	82.35	5.93
D	0.68	1	15	15	15	88.24	6.19
L	0.71	1	16	16	16	94.12	6.56
K	0.74	1	17	17	17	98.53	7.17

（5）计算回归方程：以累计频率对应的概率单位值 $Probit$ 为自变量，以 RSR 为因变量，计算回归方程 $RSR=a+b\times Probit$。经相关和回归分析，RSR 与 $Probit$ 具有线性相关（$r=0.961$，$P<0.001$），求得线性回归方程为：

$$\hat{RSR}=0.137Probit-0.173$$

经 F 检验（$F=178.76$，$P<0.001$），方程有统计学意义。

（6）分档结果：将 17 个地区碘缺乏病防治效果拟分为优、中、差 3 档，以 3 档对应的概率单位 $Probit$ 值代入回归方程推算所对应的 $\hat{RSR}$ 估计值，据其进行分档排序（表 23-9）。

表 23-9　2017 年某市 17 个地区碘缺乏病防治效果分档排序

等级	$\hat{RSR}$	分档排序结果
差档	<0.375	E、I、C
中档	~0.649	Q、P、B、M、N、F、J、H、O、A
优档	>0.649	K、L、D、G

（7）结果分析

1）2017 年该市 17 个地区碘缺乏病监测数据显示，根据国家碘缺乏病消除标准中各单项指标的要求，碘盐覆盖率达标的为 4 个区，合格碘盐食用率达标的有 3 个区，孕妇尿碘中位数达标的有 10 个区，儿童尿碘中位数和儿童甲状腺肿大率均达标。数据显示，该市碘缺乏病防治工作各地区开展不平衡。

2）通过采用秩和比法对监测结果进行综合评价，防治效果由优至差依次为：K、L、D、G、Q、P、B、M、N、F、J、H、O、A、E、I、C。进一步合理分档后，防治效果优档为 K、L、D、G 4 个地区，中档为 Q、P、B、M、N、F、J、H、O、A 10 个地区，差档为 E、I、C 3 个地区。

例 23-4　半定量综合指数法在矽尘作业环境有害因素风险评价中的应用

矽尘是我国煤炭、采矿、陶瓷、耐火材料、玻璃、冶金、铸造、石雕等多种行业的主要职业病危害因素之一。面对各生产企业矽尘危害的严峻态势，开展矽尘作业环境的有害因素风险评价极为重要。半定量综合指数法可综合考虑化学有害因素的理化性质、工程防护、职业病防护用品、职业卫生管理、使用量和接触时间，为企业起到预测预估化学有害因素职业健康风险的目的。

1. 数据来源　选取某市家具制造企业生产过程中产生矽尘的典型岗位为评价对象，开展现场职业卫生调查、工作场所典型岗位矽尘浓度检测，应用国内《工作场所化学有害因素职业健康风险评估技术导则》（GBZ/T 298—2017）中推荐的半定量综合指数法对企业矽尘岗位进行有害因素风险评价。

2. 现场职业卫生调查　根据半定量综合指数法的要求，制订调查表，对家具企业开展现场职业卫生调查，调查内容包括：企业基本情况、设备设施、物料及工艺、劳动者工作日写实、职业病防护设施、个人防护用品、职业卫生管理及职业健康检查等情况。

3. 现场检测 根据《工作场所空气中粉尘测定第 1 部分:总粉尘浓度》(GBZ/T 192.1—2007)对研究对象岗位进行个体采样,通过称重法对粉尘质量浓度(E)进行测定,计算 8 小时加权平均浓度(C_{TWA}),并与《工作场所有害因素职业接触限值第 1 部分:化学有害因素》(GBZ 2.1—2007)相应的职业接触限值(OEL)相比得出接触比值比(E/OEL)。

4. 半定量综合指数法评价步骤

(1) 确定危害等级(HR):危害等级是根据化学物急性毒性实验的半数致死量(LD_{50})和半数致死浓度(LC_{50})进行化学物的危害分级(表 23-10)。

表 23-10 职业性接触毒物危害程度分级

接触方式		极度危害 5 级	高度危害 4 级	中度危害 3 级	轻度危害 2 级	轻微危害 1 级
急性吸入 LC_{50}	气体/(cm^3/m^3)	<100	≥100~<500	≥500~<2 500	≥2 500~<20 000	≥20 000
	蒸汽/(mg/m^3)	<500	≥500~<2 000	≥2 000~<10 000	≥10 000~<20 000	≥20 000
	粉尘和烟雾/(mg/m^3)	<50	≥50~<500	≥500~<1 000	≥1 000~<5 000	≥5 000
急性经口 LD_{50}/(mg/kg)		<5	≥5~<50	≥50~<300	≥300~<2 000	≥2 000
急性经皮 LD_{50}/(mg/kg)		<50	≥50~<200	≥200~<1 000	≥1 000~<2 000	≥2 000

(2) 确定接触分级(ER):先根据危害因素的动力学直径、接触比值比、接触时间等因子确定各接触指数(EI)(表 23-11),再通过公式(23-15)确定 ER 等级。其中,接触比值比(E/OEL)= 接触浓度(E)/职业接触限值(OEL)。

然后,根据半定量综合指数法中的接触指数分级表进行赋值,见表 23-12。

$$ER=(EI_1 \times EI_2 \times \cdots \times EI_n)^{1/n} \tag{23-16}$$

式中,ER 为接触分级;EI 为接触指数;n 为接触因素的个数。

表 23-11 化学毒物接触指数分级

接触因素	接触指数				
	一级	二级	三级	四级	五级
蒸汽压	<0. 1mmHg	≥0. 1mmHg 且<1mmHg	≥1mmHg 且<10mmHg	≥10mmHg 且<100mmHg	≥100mmHg
颗粒物大小(空气动力学直径)	粗大或潮湿的物质	粗大而干燥的物质	干的小颗粒物;大于 100μm	干的细颗粒物;10~100μm	干细粉末物质;小于 10μm
OEL	<0. 1	0. 1~0. 5	0. 5~1	1~2	≥2
周使用用量	几乎可以忽略的使用量(<1kg 或 1L)	小用量(1~10kg 或 1~10L)	中等用量(10~100kg 或 10~100L),使用者接受过培训	大用量(100~1 000kg 或 100~1 000L),使用者接受过培训	大用量(>1 000kg 或 1 000L),使用者未接受过培训
每周暴露时间(单人)	<8h	≥8h 且<16h	≥16h 且<24h	≥24h 且<32h	≥32h

表 23-12　接触指数分级表

E/OEL	接触分级(EI)	E/OEL	接触分级(EI)
<0.1	1	1.0~2.0	4
0.1~0.5	2	≥2.0	5
0.5~1.0	3		

(3) 风险等级计算

按照 GBZ/T 298—2017,通过公式(23-16)计算各危害因素风险等级(risk, R):

$$R=\sqrt{HR\times ER} \tag{23-17}$$

其中,R 为风险等级,按《工作场所空气中粉尘测定第 1 部分:总粉尘浓度》(GBZ/T 192.1—2007)标准分为 1~5 级,分别为可忽略、低、中、高及极高风险。

5. 结果评价

该家具制造企业从事石英石橱柜台面生产,包括开料、铣边、开孔、水磨、加工工艺,可接触矽尘;岗位总定员 80 人,白班制,每周工作 5 天,8h/d,经采样检测,现场沉降尘游离二氧化硅质量分数 23.3%。现场查看 2018 年在岗期间职业健康检查报告发现该家具制造企业 1 名水磨工及 1 名加工工人肺功能检查显示轻度阻塞性肺通气功能障碍,其余调查岗位作业工人粉尘必检项目未见异常。企业现场职业卫生调查及检测情况(表 23-13)。

表 23-13　家具制造企业粉尘典型岗位职业卫生现场调查及检测情况

岗位	粉尘种类	C_{TWA}/(mg/m³)	PC-TWA/(mg/m³)	接触时间/(h/d)*	工程防护	职业病防护用品	职业卫生管理	职业健康检查
开料	矽尘	总尘:1.30 呼尘:0.62	总尘:1.0 呼尘:0.7	4	湿式作业不定期维护			未见异常
铣边	矽尘	总尘:5.60 呼尘:0.42	总尘:1.0 呼尘:0.7	4	湿式作业不定期维护			未见异常
开孔	矽尘	总尘:0.60 呼尘:0.13	总尘:1.0 呼尘:0.7	4	湿式作业不定期维护	正确佩戴防尘口罩,有 QS 标志;符合性、有效性满足要求;无领用和培训记录	建立有 12 条职业卫生管理制度,6 条落实情况良好	未见异常
水磨	矽尘	总尘:1.90 呼尘:0.26	总尘:1.0 呼尘:0.7	4	湿式作业不定期维护			1 名轻度阻塞性肺通气功能障碍
加工	矽尘	总尘:1.60 呼尘:0.16	总尘:1.0 呼尘:0.7	4	设备密闭除尘定期维护			1 名轻度阻塞性肺通气功能障碍

* 所有企业岗位均工作 5d/周

根据 GBZ 2.1—2007,家具制造企业石英石板材产生的矽尘含结晶性二氧化硅,属确认人类致癌物(G1),HR 为 5。粉尘的粒子直径为 0.1~10.0μm,烟的粒子直径<0.1μm。综合接触比值比、粉尘颗粒大小、卫生工程防护、职业病防护用品、职业卫生管理、周接触时间 6 个暴露因子计算家具制造企业各岗位风险水平。

例:开料岗位中接触比值比赋值为 4、粉尘颗粒大小赋值为 5、卫生工程防护赋值为 2、职业病防护用品赋值为 3、职业卫生管理赋值为 2、周接触时间赋值为 3,根据公式(23-16)确定 ER 等级为 2.99,再通过公式(23-17)计算危害因素风险等级 R 为4级。

计算得出家具制造企业中开料、铣边、开孔、水磨、加工岗位风险水平为高风险(表23-14)。

表23-14 半定量综合指数法各因素赋值及各岗位评估结果

岗位	危害因素	*HR*	*E/OEL*	颗粒大小	危害控制措施			周接触时间	*ER*	*R*	风险水平
					卫生工程防护	职业病防护用品	职业卫生管理				
开料	矽尘	5	4	5	2	3	2	3	2.99	4	高
铣边	矽尘	5	5	5	2	3	2	3	3.11	4	高
开孔	矽尘	5	3	5	2	3	2	3	2.85	4	高
水磨	矽尘	5	4	5	2	3	2	3	2.99	4	高
加工	矽尘	5	4	5	1	3	2	3	2.67	4	高

该方法评估结果与工作场所粉尘检测结果及工人职业健康检查结果吻合度较高,说明该方法能全面、准确地评估、预测粉尘的职业健康风险并对矽尘作业环境有害因素的风险进行评价。

(龙鼎新)

第二十四章　突发公共卫生事件应对能力的综合评价

第一节　概　　述

一、应用背景

自20世纪下半叶以来，受多种不可控因素的影响，全球逐渐进入了突发公共卫生事件的高发时期，人类的生命财产安全受到了严重威胁。

（一）突发公共卫生事件

1. 突发事件　2007年11月1日起施行的《中华人民共和国突发事件应对法》中，将突发事件定义为：突然发生，造成或者可能造成严重社会危害，需要采取应急处置措施予以应对的自然灾害、事故灾难、公共卫生事件和社会安全事件。

2. 突发公共事件　2006年1月8日发布并施行的《国家突发公共事件总体应急预案》中将突发公共事件定义为：突然发生，造成或者可能造成重大人员伤亡、财产损失、生态环境破坏和严重社会危害、危及公共安全的紧急事件。根据突发公共事件的发生过程、性质和机制，将突发公共事件分为以下四类：

（1）自然灾害：主要包括水旱灾害、气象灾害、地震灾害、地质灾害、海洋灾害、生物灾害和森林草原火灾等。

（2）事故灾难：主要包括工矿商贸等企业的各类安全事故、交通运输事故、公共设施和设备事故、环境污染和生态破坏事件等。

（3）公共卫生事件：主要包括传染病疫情、群体性不明原因疾病、食品安全和职业危害、动物疫情，以及其他严重影响公众健康和生命安全的事件。

（4）社会安全事件：主要包括恐怖袭击事件、经济安全事件和涉外突发事件等。

3. 突发公共卫生事件　美国相关法律条例将突发公共卫生事件（public health emergency）定义为：某种疾病的发生或健康问题的出现，这类事件同时要具备以下两个条件：

第一，被认为是由以下任一种原因引发：①生物恐怖；②新发传染病或者已经得到控制或消灭的传染病或生物毒素；③自然灾害、化学武器袭击、意外事故、核攻击或事故。

第二，很可能出现以下任一种危害：①受影响人群出现大量死亡；②受影响人群出现大量严重的或长期的伤残情况；③受影响人群广泛暴露于传染源或有毒物品。

2006年卫生部公布的《国家突发公共卫生事件应急预案》中对突发公共卫生事件的定义为：突然发生，造成或者可能造成社会公众身心健康严重损害的重大传染病、群体性不明原因疾病、重大食物和职业中毒以及因自然灾害、事故灾难或社会安全等事件引起的严重影响公众身心健康的公共卫生事件。

突发公共卫生事件的分级：根据突发公共卫生事件性质、危害程度、涉及范围，将突发公共卫生事件划分为特别重大（Ⅰ级）、重大（Ⅱ级）、较大（Ⅲ级）和一般（Ⅳ级）四级。

其中，特别重大突发公共卫生事件主要包括：

（1）肺鼠疫、肺炭疽在大、中城市发生并有扩散趋势，或肺鼠疫、肺炭疽疫情波及 2 个以上的省份，并有进一步扩散趋势。

（2）发生传染性非典型肺炎（严重急性呼吸综合征）、人感染高致病性禽流感病例，并有扩散趋势。

（3）涉及多个省份的群体性不明原因疾病，并有扩散趋势。

（4）发生新传染病或我国尚未发现的传染病发生或传入，并有扩散趋势，或发现我国已消灭的传染病重新流行。

（5）发生烈性病菌株、毒株、致病因子等丢失事件。

（6）周边以及与我国通航的国家和地区发生特大传染病疫情，并出现输入性病例，严重危及我国公共卫生安全的事件。

（7）国务院卫生行政部门认定的其他特别重大突发公共卫生事件。

（二）突发公共卫生事件应对能力

联合国可持续发展项目组将能力定义为：组织或个体有效地、持续地和高效地执行其既定职能的本领。此定义强调了能力是一个持续的过程，而不是一个被动的状态。人力因素是能力发展的核心，组织和个体存在的自然环境和社会环境是制定能力发展战略必须考虑的因素。2007 年美国兰德公司专家小组会议将突发公共卫生事件应对能力定义为：公共卫生机构、医疗保健系统、社区和个人联合起来共同预防和对抗突发卫生事件，以及对突发卫生事件做出快速响应和事件结束后快速恢复的能力，尤其是针对影响范围广、持续时间长、难以预测的突发公共卫生事件。突发公共卫生事件的日常准备包括基于绩效评价和持续改进的有组织的、长期的预案制定和实施过程。

二、常用评价工具

突发公共卫生事件应对能力建设是应急体系建设的核心，对突发公共卫生事件应对能力的测量和评价研究是提高应对能力的关键手段和应急管理工作的基础。通过测量、分析和评价，有利于研究者和管理者理解突发公共卫生事件应对能力建设中的需求信息、薄弱环节和不足之处，为后期政策制定提供依据，进一步促进突发公共卫生事件的成功应对。

依据实施方法的不同，当前的突发公共卫生事件应对能力评价可分为基于书面的评价和基于实战演习的评价。

1. 基于书面的评价工具 基于书面的评价是根据现有的经验和知识，针对拟评估的系统、机构或个人设计调查表，主要目的是了解被评价目标的应急准备状态，从而制订新的计划，是目前各国广泛采用的一种突发公共卫生事件应对能力评价方法。

（1）国外主要评价工具：国外针对突发公共卫生事件应对能力评价方面的研究主要集中在美国，特别是“9·11”恐怖袭击事件之后，美国联邦政府、地方州政府和研究机构掀起了突发公共卫生事件的研究高潮，下面简要介绍突发公共卫生事件应对能力评价工具。

1）州突发事件应对能力评价工具：州突发事件应对能力评价工具（CAR）是由美国国家突发事件管理协会（NEMA）和联邦突发事件管理局（FEMA）联合研制的一个专门用于评价州、地区或岛屿突发事件应对能力的自评工具。CAR 包括 13 项突发事件管理功能，每项功能又被分解为不同的“属性”，大多数属性再进一步被分解为“特征”。CAR 中的“属性”和“特征”都属于评价指标，只是属性指标比特征指标的评价范围更广泛，特征指标则是对属性指标中更具体的内容进行评价。整个评价工具共包括 13 项突发事件管理功能、104 个属性指标、451 个特征指标（表 24-1）。

表 24-1 美国州突发事件应对能力评价工具结构

突发事件管理功能	属性指标数目	特征指标数目
1. 立法与授权	2	17
2. 风险识别和风险评价	8	37
3. 风险缓解	28	120
4. 资源管理	5	19
5. 预案	4	23
6. 指挥、控制和协调	20	73
7. 沟通和预警	4	25
8. 实施及步骤	6	17
9. 后勤和设施	7	22
10. 培训	3	27
11. 演习、评价和校正	5	30
12. 危机交流、公众教育和信息	2	17
13. 财政和管理	8	37
合计	104	451

CAR 中评价指标的标度划分均采用 6 选项形式,6 个选项分别对应“1、2、3、4、5、当地不适用”。在选项 1~5 之间呈明显程度差别,其中:“1”表示根本不具备指标所问内容方面的能力;“2”表示仅具备一点能力,距离理想状况相差甚远;“3”表示已具备一定的能力,要达到理想状况仍需大量努力;“4”表示已具备较高的能力,距离理想状况仅差一步;“5”表示某方面能力已达到理想状况,仅需对其进行日常维护。

2)州和地方公共卫生准备和应对能力工具:州公共卫生准备和应对能力工具和地方公共卫生准备和应对能力工具是由美国疾病预防控制中心(CDC)为评价“生物恐怖的公共卫生准备和响应”项目进展情况专门研制的一套快速评价工具,主要用于评价公共卫生机构应对公共卫生威胁和突发事件的能力。这两份问卷的基本结构相同,仅适用范围有所区别。每份问卷均包括 6 个核心领域,根据州/地方机构承担的公共卫生职能的差异,将两份问卷中的 6 个领域分别细化为不同的指标。其中,州评价问卷包括 77 个评价指标,地方评价问卷包括 79 个评价指标(表 24-2)。

表 24-2 美国州和地方公共卫生准备和应对能力工具结构

工具	核心领域	指标数目
州评价工具	1. 应急预案和准备状况评价	20
	(1)指挥、评价和协作	8
	(2)恐怖准备和应急预案	12
	2. 监测和流行病学能力	16
	(1)公共卫生监测和诊断	6
	(2)流行病学调查和反应	10
	3. 实验室能力	8
	4. 卫生发布警告网络/交流能力以及信息技术能力	13
	5. 风险交流及健康信息发布、传播能力	10
	6. 教育和培训能力	10

续表

工具	核心领域	指标数目
地方评价工具	1. 应急预案和准备状况评价	18
	（1）指挥、评价和协作	8
	（2）恐怖准备和应急预案	10
	2. 监测和流行病学能力	14
	（1）公共卫生监测和诊断	6
	（2）流行病学调查和反应	8
	3. 实验室能力	14
	4. 卫生发布警告网络/交流能力以及信息技术能力	13
	5. 风险交流及健康信息发布、传播能力	10
	6. 教育和培训能力	10

3）公共卫生绩效评估——突发事件准备评价工具：公共卫生绩效评估——突发事件准备评价工具是美国疾病预防控制中心为评价生物性、化学性和放射性突发事件的应对能力，在国家公共卫生绩效标准项目工作的基础上，结合突发事件的特点制定的一份评价问卷。该问卷包括两个部分，第一部分由20个指标组成，主要评价当地公共卫生系统的综合能力；第二部分则按照10项基本公共卫生服务设计，共包括130个指标（表24-3）。

表24-3 公共卫生绩效评估——突发事件准备评价工具结构

基本服务	指标数目
1. 人群健康监测	31
（1）早期发现方面的监测	14
（2）危害分析和风险评价	17
2. 对公共卫生问题和威胁进行确认和流行病学调查	30
（1）信息系统能力	5
（2）流行病学调查、评价和分析能力	18
（3）实验室能力	7
3. 对公众进行健康宣传教育	13
（1）公共信息	3
（2）相关响应机构和人员间的信息沟通	5
（3）信息沟通系统和仪器设备	5
4. 动员社会力量参与卫生工作	6
5. 制订卫生政策和发展规划	4
6. 制定相关法律法规	6
（1）回顾和评价应急处理措施的法律授权	2
（2）进一步完善现有法律法规	4
7. 满足公众卫生服务需求	14
（1）确保公民在紧急情况下得到关键医疗服务	2
（2）确保紧急情况下医疗服务的有效管理	12

续表

基本服务	指标数目
8. 建立一支高素质的公共卫生队伍	15
（1）工作人员能力评价	2
（2）人员培训和继续教育	12
（3）提供能力定位和培训确保流行病学工作人员的人文素质	1
9. 评价个体和人群卫生服务的有效性、可及性和质量	7
（1）演习	5
（2）持续地对第1～9项服务项目的质量进行改进	2
10. 对卫生问题进行创新性研究	4
（1）开展潜在公众健康威胁问题研究和监测的能力	2
（2）研究结果的共享和创新性	2

4）流行病学能力评价工具：流行病学能力评价工具（epidemiology capacity assessment，ECA）是根据10项基本公共卫生服务编制的一份专门用于流行病调查能力评价的问卷。整个问卷由两部分组成：第一部分包括22个指标，主要针对流行病学调查机构的总体能力进行评价；第二部分包括86个指标，主要评价传染病和突发事件管理方面的流行病能力。其中，第二部分指标是根据10项基本公共卫生服务项目设置的，但具体内容则根据流行病学工作的特点进行了调整（表24-4）。

表24-4　流行病学能力评价工具结构

基本服务	指标数目
1. 人群健康监测	10
（1）定期提供人群健康状况监测报告	3
（2）提供扩大流行病学监测系统能力	6
（3）向基层季节性公共卫生监测提供支持	1
2. 对公共卫生问题和威胁进行确认和流行病学调查	10
（1）对疾病暴发和危机事件做出流行病学响应	7
（2）针对特定问题开展流行病调查和研究	3
3. 对公众进行健康宣传教育	5
（1）就流行病学调查和研究结果进行交流	3
（2）呼吁新闻媒介开展有效的宣传教育活动	2
4. 动员社会力量参与卫生工作	9
（1）与州和地方公共卫生部门建立协作关系	3
（2）与州、教育机构、医疗卫生服务部门以及联邦政府机构中关键人员建立协作关系	4
（3）与社区内相关机构和团体建立协作关系	2
5. 制订卫生政策和发展规划	11
（1）州卫生部门对流行病学项目的支持	7
（2）流行病学项目对其他州政策和规划的影响	4
6. 制定相关法律法规	5
（1）对疾病报告、病例随访和调查予以法律授权	2
（2）对州法律法规制定和法律提案的影响	3

续表

基本服务	指标数目
7. 满足公众卫生服务需求	2
对州干预策略的制定、执行、评价的影响	2
8. 建立一支高素质的公共卫生队伍	12
（1）提高能力定位、提供培训和技术支持确保对流行病学队伍人员的素质	7
（2）对高级流行病学人员进行继续教育以提高其专业技术能力和领导能力	4
（3）提供能力定位和培训确保流行病学工作人员的人文素质	1
9. 评价个体和人群卫生服务的有效性、可及性和质量	11
（1）对州流行病监测系统进行评估和质量控制	6
（2）利用质量控制提高流行病学工作的绩效	5
10. 对卫生问题进行创新性研究	11
（1）对公共卫生研究和立项的开展情况	8
（2）确保最新公共卫生知识的正确应用	3

该问卷的填写人员是州流行病学专家或流行病学人员代表。问卷中绝大多数问题采用 4 选项形式，反映当地对某个具体流行病学问题的工作能力情况，分别对应 4 种不同的能力满足程度。其中：选项 1 表示“几乎不行”（0~24.99%），选项 2 表示“部分可以”（25%~49.99%），选项 3 表示“绝大部分可以”（50%~74.99%），选项 4 表示“完全可以”（75%~100%）。

5）医院应对能力评价工具：医院应对能力评价工具（HCAR）是由夏威夷卫生管理协会编制的用于评价医院突发事件应对能力的问卷。HCAR 参照了州突发事件准备状况能力评价工具（CAR），共包括 13 项危机管理功能：①领导能力；②风险识别、分析和控制；③制定应急预案；④指挥、协调和控制；⑤结合医院的特点；⑥信息沟通和预警；⑦实施和工作程序；⑧资源管理；⑨后勤和设施；⑩公共信息；⑪能力定位和人员培训；⑫演习；⑬绩效改进。

6）生物恐怖和突发事件公共卫生人员能力标准：生物恐怖和突发事件公共卫生人员能力标准是美国哥伦比亚大学护理学院卫生政策中心在国家 CDC 的资助下，按照生物恐怖和突发事件应对工作要求，提出的一套公共卫生人员能力标准。该套能力标准包括 9 个子标准，分别针对卫生领导人员、传染病人员、医务人员、环境卫生人员、实验室人员、验尸人员、信息人员、其他公共卫生专业人员、兼职人员和后勤人员 9 类公共卫生工作人员。该套能力标准对每类人员的生物恐怖和突发事件应对能力都做了详细描述，但没有制定配套的能力评价指标。

此外，该标准还提出了 9 条适用于所有公共卫生工作人员的核心标准，包括：①清楚公共卫生在突发事件处理中的作用；②清楚突发事件应急指挥的工作流程；③熟悉当地突发事件应急预案；④清楚本人在突发事件应急处理中的职责，并能在日常的定期演习中认真执行自己的职责；⑤能正确使用突发事件信息沟通设备，如传真机、电话、广播等；⑥清楚突发事件处理中沟通的重要性，包括与法定相关机构沟通、与新闻媒体沟通、与公众沟通、与家人和邻居沟通；⑦清楚自己在应急处理知识、技能和工作职权等方面的局限性，并知道如何去弥补知识和技能方面的不足，在突发事件处理超出本人工作职权后应采取什么措施；⑧识别突发事件发生的异常征兆，按要求采取正确应对举措；⑨在本人职权范围内，采用创新性的灵活思维方式应对突发事件造成的挑战。

（2）国内相关评价工具：国内学者对于突发公共卫生事件应对能力的研究处于起步阶段，目前尚缺乏全面、统一的标准化评价工具，而一些学者进行的应对能力评价，均采用自行设计的调查问卷。基于对突发公共卫生事件执行主体的不同，学者们分别从系统、机构和个体三个层面构建了省市、社区、医院、疾病预防控制中心、医务人员等基于书面的突发公共卫生事件应急能力评价工具。

1）系统层面的评价工具：胡国清等采用文献复习、概念建模技术、利益相关方分析、专题小组讨论、访谈法和 Delphi 法建立了一个二维的突发公共卫生事件应对能力的概念模型，并根据该概念模型研制了一份包括 10 个维度、204 个指标的省/地市级突发公共卫生事件应对能力问卷。

申井强等根据突发公共卫生事件发生前、中、后的应对程序，借鉴城市灾害、社会卫生服务、医学质量评价、城市搜索和救援能力、城市防震减灾等评价指标体系，构建了我国城市突发公共卫生事件应对能力的评价指标体系（图 24-1）。

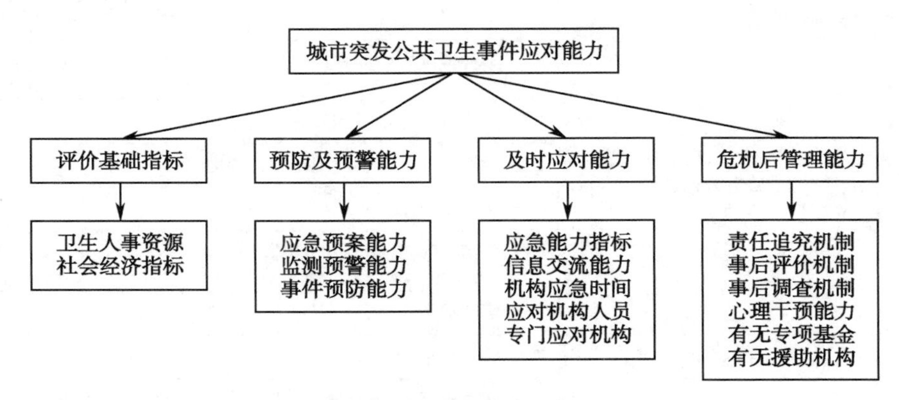

图 24-1　城市突发公共卫生事件应对能力

2）医疗机构突发公共卫生事件应对能力的评价工具：医疗机构是为突发公共卫生事件提供医疗救助与心理服务的关键场所，其应急能力的强弱直接影响到突发公共卫生事件预防和控制进程，因而加强医疗机构在突发公共卫生事件中应对能力的研究，对提升我国突发公共卫生事件应对能力具有重要意义。

张慧等通过对北京市 153 家二级和三级医院突发公共卫生事件应对能力现状的调查，构建了医院突发公共卫生事件应对能力评价指标体系框架和综合评价模型，以指导医疗机构定期进行突发公共卫生应对能力评价。该指标体系框架包括应急指挥协调机制、应急预案、监测预案、监测预警、实验室管理及诊断、信息报告与交流、应急人员、应急床位、应急药品储备、医疗救治措施、消毒净化、个人防护设备储备、其他应急物资储备和教育培训等 13 个维度 40 个具体指标（图 24-2）。

陈虹通过文献调研、专家访谈法和层次分析法等分析了数字化医院突发公共卫生事件应对能力的影响因素，并构建了初步评价指标体系：包括 6 个一级指标（应急制度、监测预警、院内外医疗处置、应急储备、人员和设备安全、教育与改进）、21 个二级指标和 63 个三级指标（表 24-5）。

此外，朱德香等采用德尔菲法筛选出医院应急能力评价指标，并运用层次分析法确定各级指标的权重，最后采用综合评分法建立了包含 7 个一级指标、18 个二级指标以及 32 个三级指标的医院应急能力综合评价模型。

阮建锋等采用自拟调查表对广东省 227 家医院的应急机构、应急制度、突发公共卫生事件监测与预警、现场救援和医疗诊治、应急后勤保障、应急培训与演练、公众宣传教育进行评价，发现指定应急的医院应急能力高于非指定应急医院。

3）疾病预防控制机构突发公共卫生事件应对能力的评价工具：疾病预防控制机构是实施卫生防制职能的专业技术机构，是调查处置突发公共卫生事件的技术保障部门。

徐凌忠等在对威海市疾病预防控制机构装备与检验能力进行调查时采用的调查问卷是依据《疾病预防控制机构建设指导意见》中提出的专业设备装备标准和检验能力要求自行制定的。段琼红等人采用问卷调查（自行设计的调查表）和半结构式访谈对基层疾病预防控制中心应对突发公共卫生事件能力进行了评价。赵根明等人在原卫生部应急办的支持下，采用自行设计的调查表对多省突发公共卫生事件应对能力现状进行了调查。

医院突发公共卫生事件应对能力评价指标体系框架
A1 应急指标协调机制
B1 应急指挥部门/人员
B2 突发公共卫生事件应对专家库
B3 与其他部门的协作关系
A2 应急预案
B4 应急预案种类
B5 预案内容的全面性
B6 案例的调查处理
B7 检验检测
A3 监测预警
B8 常规监测项目的种类
B9 监测结构的系统分析
B10 某种情况发生频率超过正常时，及时向有关人员汇报
A4 实验室管理及诊断
B11 严格的操作规程和管理制度
B12 迅速扩大处理和检测标本的能力
B13 负压空气室或头罩
B14 分离、鉴定致病源的能力
A5 信息报告与交流
B15 培训医务人员识别和报告突发事件
B16 监测结果的系统分析
B17 某种情况发生频率超过正常时，及时向有关人员汇报
A6 应急人员
B18 专门的突发公共卫生事件应急小组
B19 急诊科医护人员
B20 传染科医护人员
B21 感染管理人员
B22 应急人员储备
A7 应急床位
B23 临时应急可加床位
B24 急诊科床位
B25 ICU床位
B26 隔离病房床位
B27 增加备用床位措施
A8 应急药品储备
B28 应急药品储备
A9 医疗救治措施
B29 收治不同突发公共卫生事件受害者具体方案
B30 不同突发公共卫生事件所致疾病治疗方案
B31 转移患者的能力
A10 消毒净化
B32 指定的消毒净化部门
B33 消毒净化用品的储备
B34 消毒净化规范
A11 个人防护设备储备
B35 个人防护设备储备
A12 其他应急物资设备储备
B36 水、电、氧气、急诊医疗设备储备
A13 工作人员的教育培训
B37 专人负责突发公共卫生事件的培训工作
B38 培训包括的个体内容
B39 接受培训人员的覆盖面
B40 对培训工作的考核评价

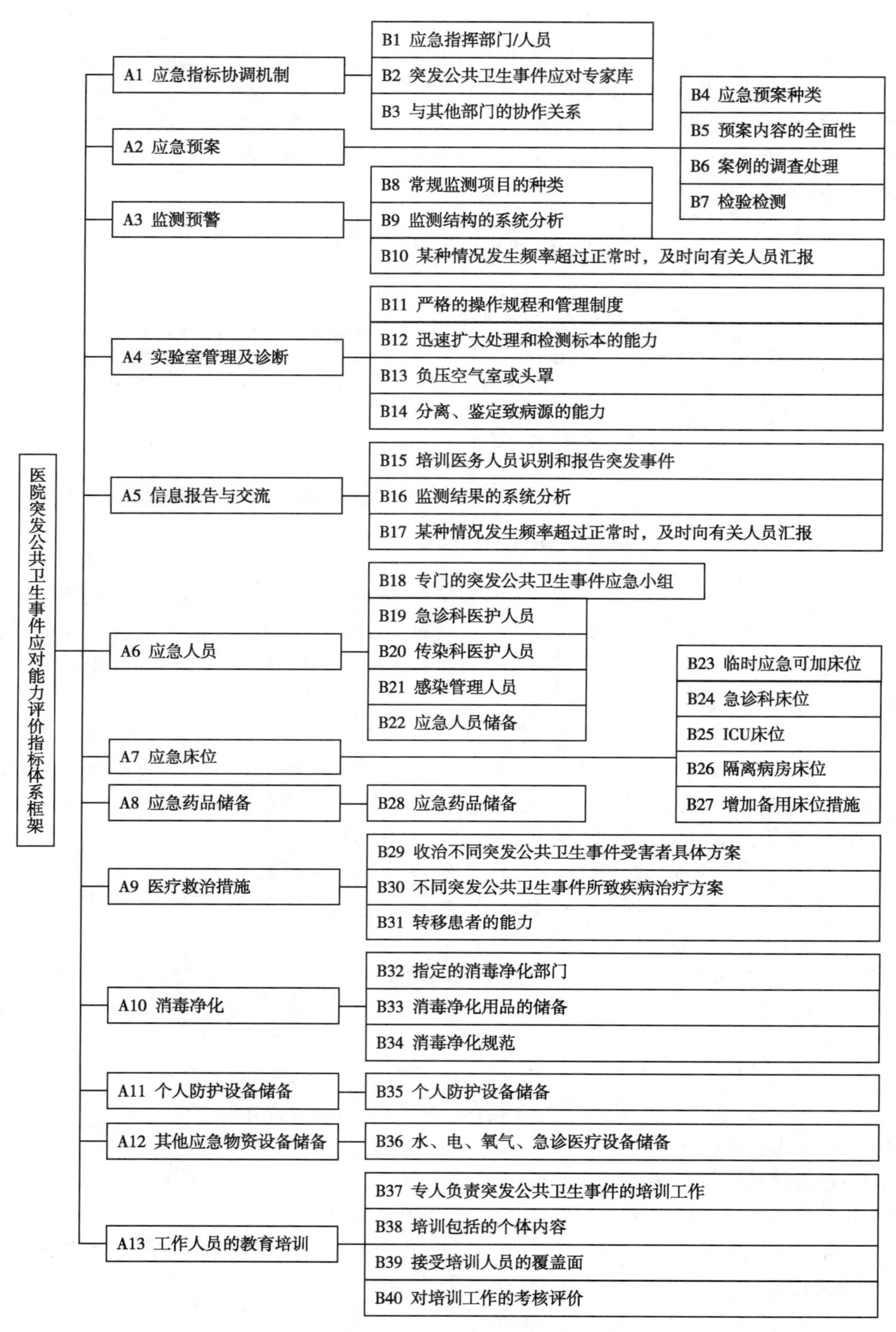

图 24-2 医院突发公共卫生事件应对能力评价指标体系框架

表 24-5 数字化医院突发公共卫生事件应对能力初步评价指标体系

一级指标	二级指标	三级指标数目
A1 应急制度	B1 应急指挥	4
	B2 应急预案	4
	B3 院内及院外协作	3
A2 监测、预警	B4 常规监测项目的实施	3
	B5 预警级别、阈值和上报	3
	B6 监测结果的系统分析	2
A3 院内外医疗处置	B7 紧急救援	4
	B8 转诊和途中监护	3
	B9 医疗救治专家库	2
	B10 接收不同患者的方案	2
	B11 不同患者的救治方案	2
	B12 实验室诊断能力	5
A4 应急储备	B13 应急人员	2
	B14 应急床位	2
	B15 应急药品储备	2
	B16 应急资金	3
A5 人员和设备安全	B17 人员安全	4
	B18 设备安全	2
A6 教育与改进	B19 演习的评估与改进	4
	B20 事件处置的评估与改进	3
	B21 人员的教育与培训	4

刘军秀等使用自制调查问卷，对北京市 21 所疾病预防控制中心进行调查，采用评分法和数据标准化法评价传染性非典型肺炎后北京市疾病预防控制机构突发公共卫生事件的应对能力。该研究主要调查了疾病预防控制中心的基本情况、突发公共卫生事件预备状态、参与区域突发公共卫生事件的预备和反应能力、监测和流行病学能力、实验室能力、险情通报与卫生信息发布能力、教育与培训能力、预备状态预算能力等情况，每个方面包括若干项测评指标。

杨莹等利用监测数据，采用 TOPSIS 法对福建省 9 地市疾病预防控制中心的突发公共卫生事件应急响应与处置总体水平进行综合评价。评价指标主要采用各式当年报告起数、监测敏感性、控制效果、报告及时性、事件完整性与准确率。

谈晔等运用德尔菲法、层次分析法等构建了基层预防保健所应急能力构成要素及评价指标体系，包括 5 个一级指标和 24 个二级指标，并提出了应急能力综合模型和评价标准（图 24-3）。

李玉亮等对黑龙江省 19 所市、县级疾病控制机构应急能力进行调查，通过专家咨询、聚类分析和模糊综合评价法等构建了针对市、县级疾病控制机构突发事件应急能力评价的指标体系。

申锦玉等运用综合文献研究和专家咨询构建了疾病控制机构突发公共卫生事件应对能力指标框架，以评价厦门市疾病控制机构的应急能力。

此外，徐枫、周志衡等对社区医院和社区卫生服务中心的突发公共卫生事件中应对能力和存在问题进行评价和分析。

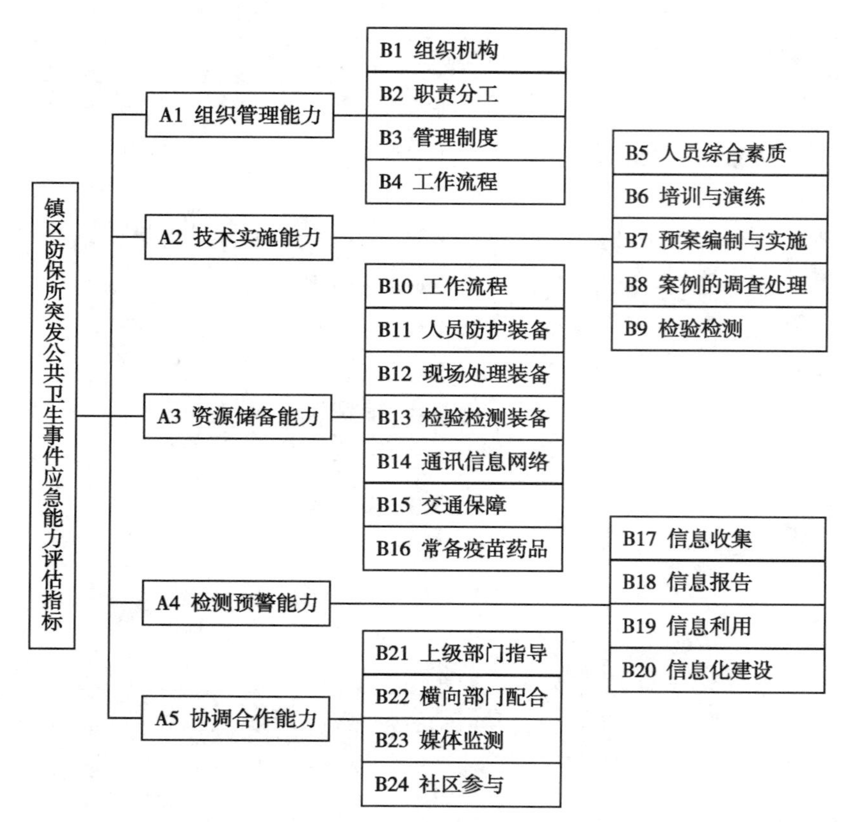

图 24-3 基层预防保健所突发公共卫生事件应急能力评估指标体系

4）个体层面的评价工具：国内在个体层面的突发公共卫生事件评价工具较少，吕筠等参考美国疾病预防控制中心与州和地区流行病学专业人员委员会制定的《政府公共卫生机构中流行病学专业人员应具备的应用流行病学能力》，对其进行汉化和部分修改，提出了我国流行病学专业人员的核心能力评价草案，主要针对正在政府公共卫生机构中从事流行病学专业工作、履行公共卫生基本职能或准备从事此项工作的人员进行评价。该草案主要包括：分析和评价能力、公共卫生基础知识和技能、交流能力、对多元文化的理解能力、财务管理和运筹规划的能力、领导力和系统思维的能力、发展政策的能力等。

杨风综合运用德尔菲法、文献分析法、专家访谈法等，对突发公共卫生事件中医务人员的应对能力评价指标体系进行了较为系统的研究，拟定了包含基本概念、知识结构、实践和技能 3 个一级指标和 19 个二级指标的两层结构指标体系框架（表 24-6）。

表 24-6 突发公共卫生事件医务人员应对能力评价指标

一级指标	二级指标	指标内涵
A1 基本概况	B1 年龄	实际年龄
	B2 工作时间	从事医疗工作时间
	B3 学历	最高学历
	B4 职称	专业技术职称
	B5 健康状况	适合突发公共卫生事件处理的身体素质
	B6 学术任职	在与突发公共卫事件有关的管理、疾病控制、传染病或创伤等相关专业委员会中担任职务
	B7 专业背景	从事与突发公共卫事件相关的专业如急诊医学传染病、创伤骨科等专业

续表

一级指标	二级指标	指标内涵
A2 知识体系	B8 基本认知	对突发公共卫生事件医院的作用、应急指挥系统及流程、应急预案、自己职责等的了解
	B9 基础知识	与突发公共卫事件相关的专业如症状监测、卫生防护、风险识别和控制等相关的知识体系
	B10 专业知识	本专业知识的掌握程度
	B11 管理知识	风险管理、危机管理和领导应急团队所需的管理知识
	B12 法律知识	对与突发公共卫生事件相关的条例、法规、传染病防治等知识的掌握
	B13 心理知识	能进行自我心理调节和心理干预治疗等相关的心理知识
	B14 其他知识	如与突发公共卫生事件相关通信、中文写作等知识
A3 实践和技能	B15 专业技术	专业技术等级
	B16 培训、演练	参加突发公共卫生事件培训、模拟演习的经历
	B17 参与经历	参加过突发公共卫生事件的次数
	B18 沟通、协调	与上级、相关机构、新闻媒体、公众的沟通协调
	B19 风险承担	在压力、风险条件下的决策、工作能力

2. 基于操作演练的评价工具　基于操作演练的评价工具是通过各种手段，直接地观察评价卫生系统和机构在应对突发公共卫生事件实际操作过程中的应对水平，如圆桌演习、现场模拟演习、专家组评价法、观察法、计算机模拟、案例评价等。

（1）圆桌演习：圆桌演习是指有目的地组织突发公共卫生事件应对机构的负责人、主管公共卫生的政府官员代表、公共卫生管理机构代表、公共卫生专家等一起讨论现有的应对能力水平、发现问题并提出解决策略的一种方法，被认为是较好的突发公共卫生应对能力评价方法，该方法能够比较准确地反映应对机构能力的真实水平。

（2）现场模拟演习：现场模拟演习也称现场演习，是部队训练评价的最常用方式。在突发公共事件应对能力评价研究中是指模拟突发公共卫生事件发生时的情况进行人员、资源的调配和疏散。

（3）专家组评价法：该方法是根据专家逻辑判断、知识和经验，对机构要评价的内容有一个明确表述的定性与定量研究相结合的评价方法。此方法被广泛应用于各个领域，其最早在公共卫生领域的应用是 1999 年美国疾病预防控制中心采用该方法评价潜在的生物恐怖突发公共卫生事件的应对能力。

（4）观察法：观察法起源于西方社会学研究方法，是评价者根据评价目的和要求，用自己的感官和辅助工具去直接观察被评价对象，从而获得资料的一种方法。根据评价对象的不同，可将观察法评价分为指导者观察评价、同行观察评价和自我观察评价。

（5）计算机模拟：从 20 世纪 90 年代初起，美国率先将虚拟现实技术用于军事领域。计算机模拟是把全过程结构组成和大部分规定事先编入计算机程序，然后用计算机语言描述事件发生的过程，并采用计算机进行处理的一种新型模拟方法。其后该方法也被应用于公共卫生等领域，主要用来评价突发公共卫生事件的应对能力，并通过可视化找出突发公共卫生事件应对中的薄弱环节。

（6）案例评价：案例评价是一种以个别突发事件为案例进行深入调查，从而分析和评价机构或个人突发公共卫生事件应对能力的一种方法。

目前，我国突发公共卫生事件的模拟演练主要存在两个问题：一是突发公共卫生事件管理观念落后，公共卫生部门对突发公共卫生事件一直采取被动防御方针，对模拟演练的重要性缺乏认识。二是演习规模小，我国突发公共卫生事件的模拟演练，一般都是小规模的演习，很少形成跨部门或跨地区的演习。

第二节 应用实例

例 24-1 新型冠状病毒肺炎疫情下区域安全性评价

1. 背景 2020 年 1 月 31 日，世界卫生组织宣布新型冠状病毒感染的肺炎（后文简称新冠肺炎）疫情已构成国际关注的突发公共卫生事件。全面、定量评估新冠肺炎疫情带来的安全威胁是制订全球疫情防控战略措施的重要途径之一。深度学习小组（deep knowledge group）通过构建“COVID-19 区域安全评价指数”，对全球 200 个国家和地区在新冠肺炎大流行期间的安全性、社会稳定性和经济恢复力等方面进行综合评价和排序。

2. 方法

（1）数据来源：官方发布的公开数据，包括世界卫生组织、世界银行、经济合作与发展组织数据、各国政府报告等 500 种数据来源和 11 400 个数据点。

（2）COVID-19 区域安全评价指数：是由深度学习小组构建的一个综合性指标，其分析框架包括 6 个类别、30 个指标和 130 个参数。其中，6 个类别包括：检疫效率、政府风险管理效率、监测和检测、医疗准备、区域恢复力和应急准备。每一类别中均包括多个指标，每个指标由 2～10 个参数构成（图 24-4）。

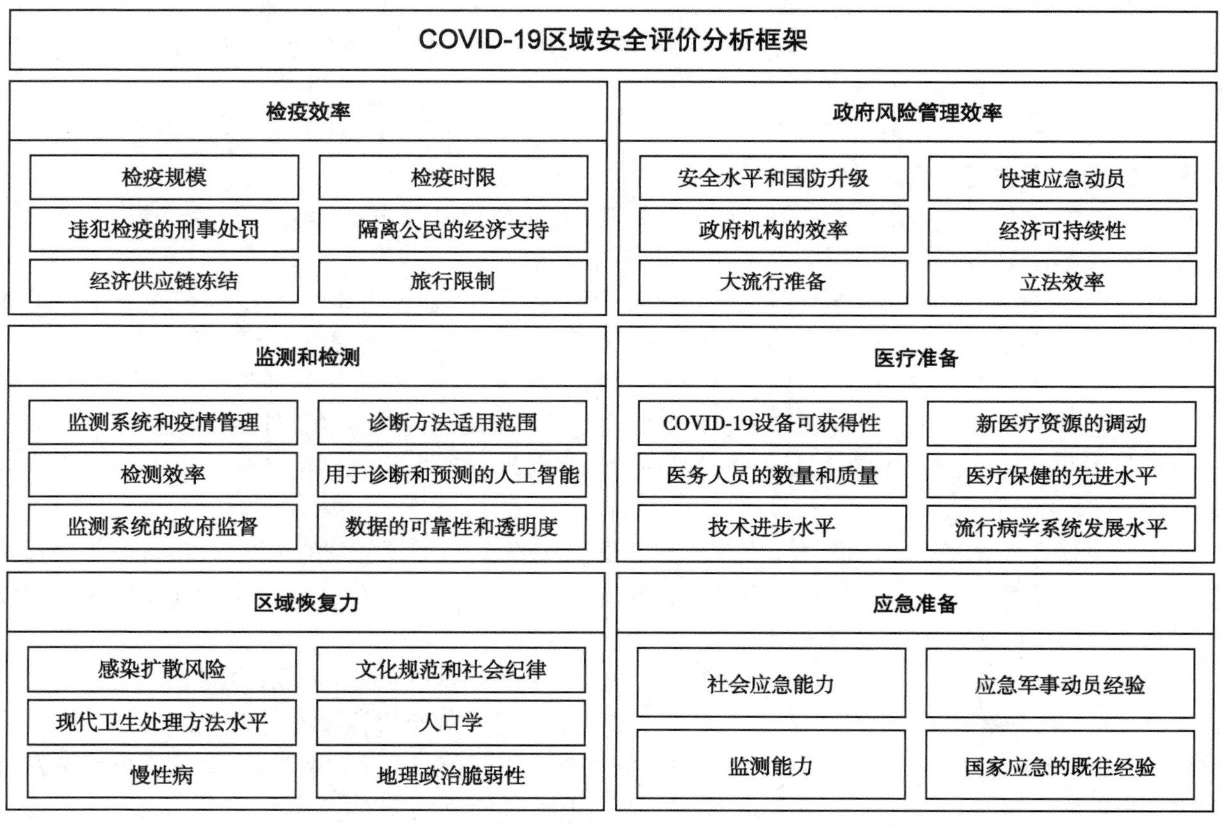

图 24-4 COVID-19 区域安全评价指数分析框架

COVID-19 区域安全评价指数的分析框架中，不同类别和指标分别赋予不同的权重（图 24-5），以反映其对区域安全性影响的相对重要性。COVID-19 区域安全评价指数的计算主要包括以下 3 个步骤：首先，以每个参数的平均值反映其对应的指标得分，即各指标得分是其下属参数的加权平均数；然后，采用各指标得分乘以其对应权重，并进行归一化（乘以 100），再将每个类别中所有归一化指标得分相加获得该类别的总得分；最后，将每一类别的总得分乘以该类别的权重，并将各类别加权总得分求和，最终得到该区域的安全评价指数。COVID-19 区域安全评价指数得分越高，该国家或地区新冠肺炎大流行期间的安全性、社会稳定性和经济恢复力越强；反之，得分越低，该国家或地区的安全性、社会稳定性和经济恢复力越弱。

检疫效率（类别权重：2.20）	指标权重
❑检疫规模	18.00%
❑检疫时限	17.00%
❑违犯检疫的刑事处罚	14.00%
❑隔离公民的经济支持	18.00%
❑经济供应链冻结	15.50%
❑旅行限制	17.50%

政府风险管理效率（类别权重：2.20）	指标权重
❑安全水平和国防升级	17.00%
❑快速应急动员	16.00%
❑政府机构的效率	18.00%
❑经济可持续性	17.00%
❑立法效率	16.00%
❑政治稳定性	16.00%

监测和检测（类别权重：1.50）	指标权重
❑监测系统和疫情管理	18.00%
❑诊断方法适用范围	15.00%
❑检测效率	18.00%
❑用于诊断和预测的人工智能	15.00%
❑监测系统的政府监督	17.00%
❑数据的可靠性和透明性	17.00%

应急准备（类别权重：1.50）	指标权重
❑社会应急能力	27.00%
❑应急军事动员经验	23.00%
❑监测能力	27.00%
❑国家应急的既往经验	23.00%

医疗准备（类别权重：1.30）	指标权重
❑COVID-19设备可获得性	18.00%
❑新医疗资源的调动	17.50%
❑医疗人员的数量和质量	16.00%
❑医疗保健的先进水平	15.00%
❑技术进步水平	17.00%
❑流行病学系统发展水平	16.50%

区域恢复力（类别权重：1.30）	指标权重
❑感染扩散风险	6.50%
❑文化规范和社会纪律	18.00%
❑现代卫生处理方法水平	15.00%
❑人口学	15.50%
❑慢性病	18.00%
❑社会风险	17.00%

图 24-5　COVID-19 区域安全评价指数类别和指标权重

其中，对各指标得分进行归一化所采用的计算公式为：

$$X=\frac{X-X_{\min}}{X_{\max}-X_{\min}}\times 100 \tag{24-1}$$

$X_{\max}$和 $X_{\min}$分别是特定指标 X 中得分最高值和最低值。通过归一化后各指标的得分范围均为 0~100 分，可与其他归一化指标的得分进行直接比较。

（3）分层评价与排序：根据不同国家或地区的数据可及性、数据可靠性和初步分析得到的 COVID-19 区域安全评价指数高低，将 200 个国家或地区划分为 4 个层次。其中，第一层次为初步分析中区域安全性得分最高的 20 个国家或地区；第二、三层次分别包含 20 个和 60 个国家或地区，其区域安全评价指数略低于第一层次；第四层次是由初步分析中得分最低的 100 个国家或地区组成，该层次的国家或地区的数据存在大量的不可及或不可靠问题。

根据每层次的数据可及性和可靠性差异，分别采用不同数量的参数计算其区域安全评价指数，并按照区域安全评价指数的高低，分别对 4 个层次中的国家或地区进行单独排序。其中，第一层次中所有国家或地区均采用分析框架中全部 130 个参数进行评价，第二、三、四层次分别采用 60 个、60 个和 40 个参数进行区域安全性评价。

3. 结果　将 4 个层次的国家或地区按照 COVID-19 区域安全评价指数进行排序。截至 2020 年 11 月，第一层次中 20 个国家或地区的区域安全评价指数得分范围为 637~752 分，其中排名前 5 位的分别是瑞士、德国、以色列、新加坡、日本，其区域安全评价指数得分依次为 752 分、749 分、748 分、744 分和 738 分；我国区域安全评价指数为 717 分，位居第一层次国家的第 7 位；越南是第一层次中得分最低的国家，其区域安全评价指数为 637 分（表 24-7）。

第二层次的 20 个国家或地区中区域安全评价指数得分范围为 550~633 分。其中排名前 5 位的分别是科威特、冰岛、巴林岛、芬兰、卢森堡，其区域安全评价指数得分依次为 633 分、600 分、592 分、584 分和 576 分；本层次中塞浦路斯的区域安全评价指数最低，为 550 分（表 24-8）。

表 24-7 第一层次国家或地区的 COVID-19 区域安全评价指数排序*

排序	国家/地区	得分	排序	国家/地区	得分
1	瑞士	752	11	阿拉伯联合酋长国	700
2	德国	749	12	加拿大	699
3	以色列	748	13	中国香港	698
4	新加坡	744	14	挪威	685
5	日本	738	15	丹麦	671
6	奥地利	726	16	中国台湾	667
7	中国	717	17	沙特阿拉伯	657
8	澳大利亚	716	18	匈牙利	656
9	新西兰	715	19	荷兰	651
10	韩国	712	20	越南	637

*表中得分和国家排序基于 COVID-19 区域安全评价指数和截至 2020 年 11 月各国际组织机构或各国政府发布的公开数据计算获得,解释此结果时应充分考虑此局限性

表 24-8 第二层次国家或地区的 COVID-19 区域安全评价指数排序*

排序	国家/地区	得分	排序	国家/地区	得分
21	科威特	633	31	拉脱维亚	564
22	冰岛	600	32	斯洛文尼亚	564
23	巴林岛	592	33	阿曼	562
24	芬兰	584	34	希腊	560
25	卢森堡	576	35	爱沙尼亚	556
26	卡塔尔	575	36	克罗地亚	556
27	列支敦士登	572	37	土耳其	556
28	波兰	570	38	爱尔兰	551
29	立陶宛	566	39	格鲁吉亚	550
30	马来西亚	565	40	塞浦路斯	550

*表中得分和国家排序基于 COVID-19 区域安全评价指数和截至 2020 年 11 月各国际组织机构或各国政府发布的公开数据计算获得,解释此结果时应充分考虑此局限性

第三层次的 60 个国家或地区中区域安全评价指数得分范围为 440~549 分。其中排名前 5 位的分别是智利、黑山共和国、捷克共和国、马耳他、西班牙,其区域安全评价指数得分依次为 549 分、548 分、545 分、544 分和 543 分;美国、英国的区域安全评价指数分别在本层次中排名第 18 位(530 分)和第 28 位(513 分);巴哈马群岛的区域安全评价指数最低,为 440 分(表 24-9)。

表 24-9 第三层次国家或地区的 COVID-19 区域安全评价指数排序*

排序	国家/地区	得分	排序	国家/地区	得分	排序	国家/地区	得分
41	智利	549	45	西班牙	543	49	格陵兰	538
42	黑山共和国	548	46	葡萄牙	542	50	墨西哥	537
43	捷克共和国	545	47	泰国	541	51	乌拉圭	536
44	马耳他	544	48	保加利亚	541	52	梵蒂冈城	535

续表

排序	国家/地区	得分	排序	国家/地区	得分	排序	国家/地区	得分
53	意大利	533	69	南非	512	85	斯里兰卡	482
54	塞尔维亚	532	70	圣马力诺	509	86	埃及	480
55	菲律宾	532	71	哈萨克斯坦	508	87	突尼斯	478
56	印度	532	72	波斯尼亚和黑塞哥维那	508	88	阿尔巴尼亚	476
57	罗马尼亚	531	73	伊朗	505	89	约旦	475
58	美国	530	74	厄瓜多尔	505	90	巴拿马	471
59	斯洛伐克共和国	530	75	阿塞拜疆	499	91	巴西	470
60	法国	529	76	蒙古	499	92	摩洛哥	465
61	俄罗斯	525	77	黎巴嫩	499	93	阿尔及利亚	461
62	阿根廷	524	78	比利时	498	94	洪都拉斯	457
63	白俄罗斯	523	79	安道尔共和国	498	95	巴拉圭	455
64	摩纳哥	523	80	开曼群岛	491	96	秘鲁	453
65	瑞典	522	81	亚美尼亚	484	97	印度尼西亚	450
66	乌克兰	520	82	摩尔多瓦	483	98	柬埔寨	448
67	直布罗陀	518	83	缅甸	482	99	老挝	442
68	英国	513	84	孟加拉国	482	100	巴哈马群岛	440

* 表中得分和国家排序基于 COVID-19 区域安全评价指数和截至 2020 年 11 月各国际组织机构或各国政府发布的公开数据计算获得，解释此结果时应充分考虑此局限性

第四层次是 200 个国家中区域安全评价指数得分最低的 100 个国家，其得分范围为 300~435 分。其中排名前 5 位的分别是英国属地曼岛、圣卢西亚、北马其顿、多米尼加岛、安提瓜和巴布达，其区域安全评价指数得分依次为 435 分、434 分、431 分、430 分和 429 分；南苏丹的区域安全评价指数仅为 300 分，是本层次和所有 200 个参评国家中区域安全评价指数最低的国家(表 24-10)。

表 24-10　第四层次国家或地区的 COVID-19 区域安全评价指数排序 *

排序	国家/地区	得分	排序	国家/地区	得分	排序	国家/地区	得分
101	英国属地曼岛	435	113	圣多美和普林西比	428	125	哥斯达黎加	413
102	圣卢西亚	434	114	古巴	427	126	苏里南	412
103	北马其顿	431	115	密克罗尼西亚	427	127	多哥	412
104	多米尼加岛	430	116	尼日利亚	426	128	伯利兹城	409
105	安提瓜和巴布达	429	117	帕劳群岛	426	129	朝鲜	408
106	多米尼加共和国	429	118	加蓬	424	130	莫桑比克	407
107	格林纳达	429	119	法属玻利尼西亚	423	131	土库曼斯坦	403
108	吉尔吉斯斯坦	429	120	斐济	421	132	新喀里多尼亚	402
109	毛里求斯	429	121	乌兹别克斯坦	421	133	东帝汶	402
110	巴巴多斯	428	122	博茨瓦纳	419	134	纳米比亚	401
111	百慕大群岛	428	123	萨尔瓦多	416	135	塞舌尔	400
112	马尔代夫	428	124	塔吉克斯坦	414	136	塞拉利昂	399

续表

排序	国家/地区	得分	排序	国家/地区	得分	排序	国家/地区	得分
137	圭亚那	398	159	尼加拉瓜	354	181	厄立特里亚国	332
138	阿鲁巴岛	396	160	安哥拉	350	182	科特迪瓦	331
139	关岛	394	161	英属维尔京群岛	350	183	苏丹	331
140	不丹	392	162	佛得角	350	184	委内瑞拉	331
141	牙买加	391	163	库拉索岛	350	185	贝宁	329
142	尼泊尔	390	164	尼日尔	350	186	塞内加尔	327
143	乌干达	385	165	所罗门群岛	350	187	索马里	326
144	冈比亚	380	166	圣基茨和尼维斯	350	188	刚果	325
145	瓦努阿图	378	167	圣文森特和格林纳丁斯群岛	350	189	也门	325
146	科摩罗	374	168	特立尼达和多巴哥	350	190	中非共和国	323
147	肯尼亚	372	169	吉布提	349	191	伊拉克	323
148	巴基斯坦	370	170	危地马拉	347	192	阿拉伯叙利亚共和国	321
149	赞比亚	369	171	圣马丁	345	193	布基纳法索	318
150	哥伦比亚	367	172	莱索托	343	194	坦桑尼亚	314
151	津巴布韦	367	173	海地	340	195	利比里亚	311
152	马达加斯加岛	364	174	埃塞俄比亚	338	196	阿富汗	310
153	赤道几内亚	363	175	毛里塔尼亚	338	197	乍得	305
154	荷属圣马丁	362	176	玻利维亚	337	198	马里	300
155	巴布亚新几内亚	360	177	几内亚	336	199	卢旺达	300
156	几内亚比绍	358	178	马拉维	336	200	南苏丹	300
157	加纳	356	179	布隆迪	334			
158	利比亚	356	180	喀麦隆	332			

* 表中得分和国家排序基于 COVID-19 区域安全评价指数和截至 2020 年 11 月各国际组织机构或各国政府发布的公开数据计算获得，解释此结果时应充分考虑此局限性

（胡国清　宁佩珊）

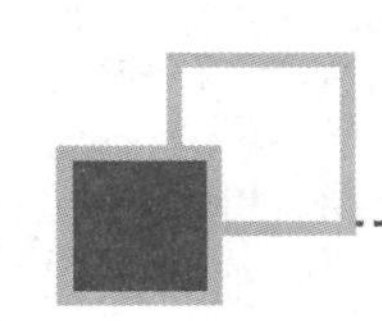

第二十五章　综合评价方法在生活质量评价中的应用

第一节　概　　述

20世纪70年代以来，随着医学的快速发展，医学模式从单纯生物医学模式发展成生物-心理-社会模式，传染性疾病对人类生存的威胁相对下降，而癌症和心脑血管疾病等慢性非传染性疾病的危害日益加大。健康的定义也从单纯没有疾病和虚弱拓展为身体、精神和社会适应的完好状态。因此，传统的死亡率、发病率、患病率等指标已不能完全满足健康评价的需求。在此背景下生活质量（quality of life，QOL）被逐渐引入医学研究领域，并在20世纪80年代形成了健康相关生活质量（health related quality of life，HRQOL）的研究热潮。

生活质量是英文“quality of life”的中文译文，部分学者也将其译为生命质量、生存质量、生命质素等，但这些不同的中文译名仅是对“quality of life”的翻译不同，其涵义与国外学者提出的定义基本一致。目前，生活质量主要从以下4个层面定义：

1. 从客观条件层面定义生活质量　支持此类观点的学者认为，生活质量是客观生活条件的综合反映，生活条件的改善意味着生活质量的提高。20世纪70年代，美国经济学家罗斯托提出生活质量包括自然和社会两个方面。其中自然方面是指居民生活环境的美化和净化，社会方面是指社会教育、卫生保健、交通、生活服务、社会风尚乃至社会治安等条件的改善。罗斯托的定义中强调生活质量与经济发展阶段相联系，是经济增长过程的必然产物。

我国不少学者支持这一观点。其中，经济学家厉以宁认为：“生活质量是反映人们生活和福利状况的一种标志，它包括自然方面和社会方面的内容。生活质量的自然方面是指人们生活环境的美化、净化等；生活质量的社会方面是指社会文化、教育、卫生、交通、生活服务状况、社会风尚和社会秩序等”。此外，陈深将生活质量定义为“反映人类为了生存与提高（生存）机会所进行活动的能力和活动的效率”，活动能力是指人们生存能力和提高生存机会的潜力。

2. 从主观感受层面定义生活质量　持这一观点的主要是西方发达国家学者。1958年，美国经济学者加尔布雷斯在《富裕社会》一书中指出，生活质量是人们在生活舒适、便利程度和精神上获得的享受或乐趣。1957年，古瑞等在美国开展的生活质量调查中明显侧重精神健康相关的生活质量。自20世纪60年代起，生活质量的研究内容更为宽泛，既包含情感和心理健康研究，又包含认知层次的满意度研究，其中以满意度研究占主导地位。1976年，坎贝尔等将生活质量定义为生活幸福的总体感受。Levi提出生活质量是对个人或群体所感到的躯体、心理、社会各方面良好生活适应状态的一种综合测量，其测量结果采用幸福感、满意感和满足感表示。美籍华裔社会学家林南将生活质量定义为人们对生活环境的满意程度和对生活的全面评价。Gill和Feinstein从疾病对健康的影响对生活质量进行定义，他们认为生活质量是个体特异性的感受，包括对自身健康和疾病状态和/或其他非医学方面的整体感受。

此外，世界卫生组织（world health organization，WHO）将生活质量定义为：在一定文化和价值体系下，个体对其生活地位、目标、期望、标准以及所关心的事情的体验。此定义体现了个人的生理健康、心理状态、独立水平、社会关系、个人信仰以及与环境突出特征之间的关系，强调生活质量是在文化、社会和环境情景下的多维度主观评价，而不能将生活质量简单地等同于健康状况、生活方式、生活满意度、精神状态或福利。

3. 从主、客观两层面定义生活质量 此派学者将生活质量定义为社会成员满足生存和发展需要的各方面特征的综合反映，生活质量反映了一定物质条件基础上社会个体对自身和社会环境的认同感。

4. 从生活总体情况层面定义生活质量 此派学者认为生活质量是人们生活的优劣程度，即将生活质量作为生活等级的代名词。对于生活质量优劣的判断标准，日本学者主要从方便、健康、安全和舒适4个方面评判。我国学者卢淑华也认为，将生活质量看作生活等级这一抽象概念的代名词更为恰当，从生活质量主观感受和客观条件2个层面的生活质量定义属于生活质量的操作性定义。

在上述4个层面的定义中，以WHO提出的生活质量定义与医学维度关系最为密切，因此该定义被众多国内外医学研究者接受。

（一）生活质量评价

1. 分类法 生活质量评价实质上是采用综合评价方法从不同层面对研究对象的生存状况进行评价。由于不同学者对生活质量的理解不同，导致当前生活质量的评价内容各有侧重，有的侧重客观指标（如：生存时间、人均收入、生理指标等），有的侧重主观感受（如：主观幸福感、满足感）。根据测量水平的不同，将生活质量评价分为宏观评价和个体评价2类：

（1）宏观层面的生活质量评价：该类评价多采用国家或地区性统计资料，评价国家或地区的综合发展状况，其综合评价方法多采用综合指数法。宏观层面的常用生活质量评价指标主要包括：

1）物质生活质量指数（physical quality of life index，PQLI）：该指标于1975年由美国海外开发委员会提出，1977年正式公布。PQLI主要测量最贫困国家在满足人们基本需要上所取得的成就。PQLI由婴儿死亡率、1岁人群预期寿命和识字率3个指标经转换后简单平均后求得。但该指标未测量自由、公平、安全等社会生活的其他方面，也不包括就业、幸福感、人权等其他社会和心理特征。

2）人类发展指数（human development index，HDI）：该指标由联合国开发计划署在《1990年人类发展报告》中提出，它着眼于人类生活的3个基本方面，包括长寿与健康、获得知识、提高生活水平所需的资源。HDI包括3个子指数，即：人均国内生产总值指数、知识变量指数和平均预期寿命指数。

（2）个体层面的生活质量评价：该类评价常采用标准测量工具法，通过制定问卷或量表对个体生活质量进行评价。个体层面的生活质量评价是目前医学研究中生活质量评价的主要形式，其资料常通过自评或他评方式获得。

2. 应用 生活质量评价是传统健康评价的发展，因此只要涉及健康评价的研究均可根据研究目的引入生活质量评价。当前，生活质量评价主要应用于以下几个方面：

（1）新药与新治疗方法的临床疗效评价：美国食品及药品管理局（food and drug administration，FDA）指出在所有抗癌新药评价中必须引入生活质量评价指标，既要有改善生存时间的评价资料，也要有改善生活质量的资料。

（2）中医中药对生活质量改善的评价：中医中药对于改善癌症、肾功能不全、糖尿病、慢性胃肠疾病和脑卒中后遗症等患者的生活质量具有重要价值，因此当前综合评价方法常被用于中医中药研究领域中生活质量改善的评价。

（3）卫生服务与管理效果评价：在卫生政策研究、社区卫生服务和卫生服务效果监测中，生活质量也是一项重要的考核指标。如：将生活质量评价应用于某些特殊人群（如：老年人、吸毒人群等）、病种或一般人群中，从生活质量改善角度评价某些卫生服务与管理措施的效果。

3. 注意事项 在生活质量评价的应用研究中，应注意以下4个关键问题：

（1）评价指标权重确定：自生活质量研究兴起以来，生活质量总分计算过程中指标权重分配的方法学问题一直是学者们争论的焦点之一。尤其是是否应该使用不等权重法计算综合指数。生活质量研究的开创者莫里埃和许多著名学者认为，从人的全面发展角度出发，不应区分指标的重要程度，而应使用等权重法。相反，以埃斯特斯为代表的一些生活质量研究专家则认为，每个指标不应该被看作同等重要，而应采用不等权重法对不同指标赋予不同权重。但是，如果采用不等权重法则又产生了另一个问题——采用什么方法来分配权重？目前，学者们提出了3类分配权重的方法，包括：主观权重分配法、客观权重分配法、主观与客观相结合的权重分配法。

1）主观权重分配法：主要依靠研究者或有关专家的主观判断来分配权重。虽然此方法依赖主观价值判断分配权重，但却是建立在专家或研究者的知识和经验基础之上，而这些知识和经验的取得来源于专家或研究者对社会生活长期而深入的研究。因此，主观定权法具有一定的客观性和权威性，主要包括Delphi法和层次分析法。

2）客观权重分配法：是采用数理统计方法对客观的原始资料和数据处理后获得权重的方法，主要包括相关系数定权法、多元线性回归法、因子分析法和主成分分析法。采用数理统计的方法虽然能够在一定程度上增加权重的客观性，但这种方法受到原始资料在统计分布上的某些限制。当各指标之间的相关程度不够明显时，不适合采用数理统计的方法确定权重。总体而言，客观定权法虽然可以在一定程度上弥补主观定权法的不足，但由于指标选择、定权方法选择均依靠研究者或专家的主观经验选择，仍存在一定的主观性。

3）主观与客观相结合的权重分配法：在制定权重体系过程中，综合采用主观定权法和客观定权法实现。这样就将定性分析与定量分析有机地结合起来，使指标的权重体系更趋合理化和科学化，尽量避免了单独采用主观定权法和客观定权法的局限性。目前，此类定权法在生活质量研究中的应用日益增加。

（2）生活质量评价的次数及时间跨度：生活质量测量的次数和时间跨度应根据研究目的决定。以临床试验为例，在治疗前需进行生活质量的基线调查，在治疗后进行随访，以评价患者生活质量的变化情况。在能够满足研究目的的前提下，生活质量的测量次数应尽可能减少，避免因多次测量导致的患者配合度下降和失访造成的数据缺失。

（3）样本含量估算：在估算样本含量前，必须清楚研究设计和拟采用的统计方法，获得必要的条件参数。根据研究目的和生活质量资料的特点，样本含量估算应遵循以下原则：

1）若测量目的是反映一般人群的健康状况，样本含量可适当增大（如：每层100例以上）；当制订生活质量常模时，样本含量应更大，这样才能保证得出的结果较为稳定；当研究目的是分析临床治疗前后差异时，样本含量可相对小一些，以能够显示前后差异为宜。

2）由于生活质量评价通常包含多个维度和条目，属于多终点资料，因此可借鉴一般多变量分析的样本含量估计的经验，必要时可用多变量多组比较的样本含量估计方法计算。Kendall认为，样本含量取变量数的10倍可作为粗略估算准则。一般认为，样本含量至少应是变量数的5~10倍。生活质量测定的条目数一般均在20个以上，若将每个条目作为分析变量，则样本含量至少应达到100例。对于较难获得的研究对象，实际获得的样本含量不可能太大，此时不宜将每个生活质量条目都作为分析变量，否则样本含量不够，此时可考虑将各条目的合计维度得分作为分析变量。

3）应尽量减少分析因素，对于需按照某些因素（如：性别、民族、城乡）分层分析时，需保证每层都有足够的样本含量。尤其是按多个因素组合分层时，要使各个组合（如：城市男性、城市女性）的样本含量均达到要求。当分层较多时，所需的总样本含量增加较快，因此需精选分析的因素。

4）应综合考虑全局的样本含量，生活质量常常是整个研究中的一项指标，确定样本含量时应该综合考虑生活质量分析所需样本大小和整个临床试验的样本大小。如果生活质量分析所需样本量远远小于整个临床试验的样本量，那么可以从整个样本中随机抽取一部分对象来测量生活质量以减少测定负担。

（4）生活质量评价结果的解释：如何恰当地解释生活质量评价结果是生活质量研究中一个难以定论的问题。研究人员完成数据分析后通常会获得统计分析结果（如 $P\leqslant 0.05$ 或 $P\leqslant 0.01$），但仅仅根据统计分析结果是否就能说明生活质量改变具有临床实用价值,可以用于辅助临床决策呢?显然,不能简单地根据统计分析结果来回答这一问题。为解决这一问题,有学者提出采用理论得分5%或10%作为判断标准,但这一标准太过武断;也有学者采用效应尺度(effect size)确定此标准,或从数学分布的角度分析生活质量得分与其他判断标准(如:临床诊断)的关系,试图通过寻找二者之间的关系来间接确定生活质量的判断标准。

目前,国际学者主要从最小临床意义变化值的角度探讨生活质量的定量评价。最小临床意义变化值是一个判断具有临床意义的生活质量评价总分或维度分改变量的标准。从不同角度看,最小临床意义变化值可分为2类:

(1)最小可测变化值(smallest detectable difference,SDD):指在一定置信度的前提下,结合评价工具测量误差所确定的最小可测变化。

(2)充分重要变化值(sufficient important difference,SID):指在考虑了成本和副作用后确定的患者最小受益值。

目前,确定最小临床意义变化值主要包括4类方法:

第一,效标法:指采用效标来确定最小临床意义变化值的一类方法。选择的效标必须在专业上易于解释,同时还要与生活质量或临床疗效评分存在较强关联性。Revicki等指出,当效标与生活质量或临床疗效评分间的线性相关系数不低于0.30~0.35时,才能用于确定最小临床意义变化值。校标法虽然可对所确定的最小临床意义变化值给出专业解释,但没有考虑测量误差,选择不同效标会产生不同的最小临床意义变化值,且通常情况下很难找到合适的效标。

第二,分布法:该方法考虑了测量误差,且易于实施,但样本含量较小时,不同样本得出的结果可能存在较大波动,无法为所确定的最小可测变化值给出专业解释,且对于得出的最小可测变化值缺乏公认的判断准则。目前,常参照Cohen提出的效应尺度判断准则,其效应尺度指标主要包括:

1)效应尺度(effect size,ES):目前计算效应尺度应用最多的公式为

$$ES=\frac{\bar{X}_1-\bar{X}_2}{\sqrt{\sum(X_0-\bar{X}_0)^2/(n-1)}} \tag{25-1}$$

其中,X_0是个体基线评分,$\bar{X}_0$为个体基线评分均数,$\bar{X}_1$为第1次评分均数,$\bar{X}_2$为第2次评分均数,n为样本含量。Cohen建议将效应尺度值为0.20、0.50和0.80视为弱效应、中等效应和强效应参考值。值得注意的是,只有当样本含量足够大时,效应尺度才能提供可靠的估计值。

2)标准差:由于在效应尺度计算公式中1/2个标准差对应着0.50的效应尺度,因此也有学者将基线数据的1/2个标准差作为最小临床意义变化值。

3)标准化反应均数(standardized response means,SRM):标准化反应均数的计算公式为

$$SRM=\frac{\bar{X}_1-\bar{X}_2}{\sqrt{\sum(d_i-\bar{d})^2/(n-1)}} \tag{25-2}$$

其中,$\bar{X}_1$为第1次评分的均数(基线数据),$\bar{X}_2$为第2次评分的均数,d_i为个体前后两次得分之差,$\bar{d}$为个体前后两次得分差值的均数,n为样本含量。

4)反应度统计量(responsiveness statistic,RS):反应度统计量的计算公式为

$$RS=\frac{\bar{X}_1-\bar{X}_2}{\sqrt{\sum(d_{i,stable}-\bar{d}_{stable})^2/(n-1)}} \tag{25-3}$$

其中,$\bar{X}_1$为第1次评分的均数(基线数据),$\bar{X}_2$为第2次得分的均数,$d_{i,stable}$为自评干预前后未发生变化的个体前后两次得分差值,$\bar{d}_{stable}$为自评干预前后未发生变化的个体前后两次得分差值的均数,n为

样本含量。

5）标准测量误差（standard error of measurement，SEM）：其计算公式为

$$SEM=\sqrt{\sum(X_0-\overline{X}_0)^2/(n-1)\times\sqrt{(1-r)}} \tag{25-4}$$

其中，X_0 是个体的基线评分，$\overline{X}_0$ 为个体的基线评分均数，n 为样本含量，r 是评价问卷的信度系数（一般采用内部一致性系数表示，信度系数愈高表示该评价问卷的结果愈一致）。标准测量误差不完全依赖于样本信息，在不同研究间稳定性较好，因此标准测量误差优于效应尺度。

6）可靠变化指数（reliable change index，RCI）：其计算公式为

$$RCI=\frac{\overline{X}_2-\overline{X}_1}{\sqrt{2SEM^2}} \tag{25-5}$$

其中，SEM 为标准测量误差（公式 25-4），$\overline{X}_1$ 为第 1 次评分的均数（基线数据），$\overline{X}_2$ 为第 2 次评分的均数。

7）生长曲线分析：其计算公式为

$$C=\frac{B}{\sqrt{V}} \tag{25-6}$$

其中，B 为斜率的经验贝叶斯估计值，V 为斜率标准差的经验贝叶斯估计值。此种方法不受限于设计类型，适用于各种设计类型的资料，但要求很大的样本含量，同时假定数据缺失类型为随机缺失。

第三，专家意见法：此方法完全根据专家的意见来确定最小临床意义变化值，常用方法是 Delphi 法。由于专家意见法依赖专家的主观判断，不能较好地反映患者的观点，只能作为确定最小临床意义变化值的辅助方法。

第四，文献分析法：将 meta 分析结果作为确定最小临床意义变化值。随着临床试验证据的不断积累，将为采用 meta 分析结果确定最小临床意义变化值提供丰富的、有价值的信息。但是文献分析法依赖于第二手文献，在确定最小临床意义变化值时只能起辅助作用。

尽管已有多种方法确定最小临床意义变化值，但该领域仍存在很多问题，应引起研究人员和使用者的注意。

1）基线值的影响：已有研究显示，向均数回归现象、极大值和极小值、生活质量或临床疗效评分分布的不连续性均会造成纵向设计中基线值与前后两次得分差值间存在关联性，这种关联性会在一定程度上影响最小临床意义变化值的确定。

2）最小改善值与最小可测变化值：尽管绝大多数研究没有涉及最小临床意义变化值或最小可测变化值的方向，但有研究显示最小改善值和最小可测变化值的方向并不相同。

3）最小临床意义变化值的标准化：制定一个统一的、适用于不同情况的最小临床意义变化值的判断标准十分必要，不少学者倾向于综合多种方法确定最小临床意义变化值，但如何综合多种方法依然是一个技术难题。

在制定最小临床意义变化值时，笔者建议最好由专业学术委员会联合医疗机构和生物统计学家共同完成。具体做法为：首先，执行分布法，初步界定最小临床意义变化值的参考值；然后，采用效标法界定对患者有意义的最小临床意义变化值；最后，采用专家意见法确定最终的最小临床意义变化值。

（二）常用评价工具

随着生活质量研究的逐渐深入，目前已涌现出许多用于测定生活质量的量表。1975 年，Bregner 等人制订了疾病影响程度量表（sickness impact profile，SIP）。1976 年 Kaplan 等创立了健康质量测定量表（quality wellbeing index，QWB），用于评价不同人群的健康状况。美国医学结局研究组于 20 世纪 80 年代初期开发了一个普适性生活质量测定量表（36-item short form health survey，SF-36），该量表形成了不

同条目、不同语言背景的多种版本。自 1991 年起，世界卫生组织组织 20 多个国家和地区共同研制世界卫生组织生活质量评价量表（world health organization quality of life，WHOQOL）。该量表是跨国家、跨文化并适用于一般人群的普适性量表，目前最常用的是包括 100 个条目的 WHOQOL-100 和包括 26 个条目的简表 WHOQOL-BREF。根据量表的使用目的、测量对象和排列方式等，可以将生活质量量表作不同分类。最常见的分类方法是按照使用对象将生活质量量表分为 3 类：

1. 普适性量表 普适性量表（generic scale）的内容主要包括一般性的生理、心理和社会活动测量。其测评对象往往是一般人群，常用于卫生服务评价、人群健康水平调查和流行病学研究的生活质量测定。此外，普适性量表也可作为制作专用量表的基础，即选用普适性量表的部分条目，再加上针对特定研究对象或目的的条目，构成专用量表；或直接作为某些特定疾病或特殊人群的一般性生理、心理和社会活动测量工具。目前，常用的普适性量表包括 SF-36、WHOQOL-100、WHOQOL-BREF、欧洲五维健康量表（euroQol-5 dimension，EQ-5D）等。

2. 疾病专用量表（disease-specific scale） 包括特定疾病专用量表和特定人群专用量表两类。第一，特定疾病专用量表常用于疾病治疗和预防措施的效果评价，也可用于社会福利和保障系统的效果评价。这类量表较多，如用于癌症患者的癌症患者生命质量测定量表（functional assessment of cancer therapy-general，FACT-G）、肺癌患者生活质量量表（quality of life questionnaire core-30，QLQ-C30）等，用于艾滋病患者的 HIV 感染者医疗结局健康调查表（medical outcomes study-HIV health survey，MOS-HIV）、HIV 感染者特异性多维生命质量量表（multidimensional quality of life questionnaire for HIV/AIDS，MQOL-HIV）、世界卫生组织 HIV 感染者生活质量评价量表（world health organization's quality of life HIV instrument，WHOQOL-HIV）、HIV/AIDS 专用生命质量量表（HIV/AIDS-targeted quality of life instrument，HAT-QOL）等，用于糖尿病患者的糖尿病控制和合并症试验（diabetes control and complications trail，DC-CT）、糖尿病生存质量特异性量表（diabetes specific quality of life scale，DSQL），用于良性前列腺增生症患者的国际前列腺症状评分（benign prostate hyperplasia-quality of life，BPHSQL）。第二，特定人群专用量表用于测定特定对象或人群的生活质量，可以是某些特殊人群，如：吸毒人群、监狱犯人、老年人、聋哑人等；也可以是患特定疾病的患者，如：癌症患者、糖尿病患者、良性前列腺增生症患者、慢性阻塞性肺疾病患者、艾滋病患者等。例如适用于老年人群的（WHOQOL OLD）等。

3. 维度专用量表（domain-specific scale） 用于测定一般人群和特定人群生活质量的某个维度或特定内容，常用于特殊的临床研究。例如 RCSL 侧重疾病症状和治疗副作用的评定，仅从患者对治疗的反应维度来评价生活质量，而不是对生活质量的全面评价，又如 KPS 量表（Karnofsky performance status，KPS）侧重于行为表现功能的测定，测评特殊人群的行为特征。

其中，比较著名的生活质量评价量表有 EQ-5D 量表、SF-36 量表和 WHOQOL-100 量表：

（1）EQ-5D 量表：即欧洲五维健康量表，是由欧洲生活质量小组（EuroQol group）研发的普适性量表，用于评价健康相关生活质量。EQ-5D 由问卷和效用值换算表两部分组成，其中问卷包括健康描述系统和 EQ-VAS 两个部分。EQ-5D 健康描述系统包括 5 个维度：行动能力、自我照顾能力、日常活动能力、疼痛或不适、焦虑或抑郁，每个维度分为 3 个水平（没有任何困难、有些困难、有极度困难）。EQ-VAS 是一个长 20cm 的垂直的视觉刻度尺。顶端为 100 分代表"心目中最好的健康状况"，底端为 0 分代表"心目中最差的健康状况"。效用值换算表可看作一个计算公式，根据该计算公式和受访者在问卷中 5 维度 3 水平上的选择，计算出 EQ-5D 指数得分，从而反映受访者的健康和生活质量。

（2）SF-36 量表：是美国医学结局研究（medical outcomes study，MOS）小组研发的一个普适性量表，共有 36 条问题，分为生理功能、生理职能、躯体疼痛、总体健康、生命活力、社会功能、情感职能和心理健康 8 个维度。

（3）WHOQOL-100 量表：由世界卫生组织牵头、20 多个国家和地区共同研制的跨国家、跨文化并适用于一般人群的普适性量表。量表包括生理维度、心理维度、独立性维度、社会关系维度、环境维度和精神支柱/宗教/个人信仰维度 6 个维度，共包括 24 个方面，每个方面分别从强度、频度、能力和评价 4 个角度提出 4 个条目，加上总体健康的 4 个条目共计 100 个条目（表 25-1）。同时，还研制出仅包含生理维度、心理维度、社会关系维度和环境维度 4 个维度共 26 个条目的简表（WHOQOL-BREF）。

表 25-1　WHOQOL-100 量表结构

Ⅰ. 生理维度	Ⅳ. 社会关系维度
1. 疼痛与不适	13. 个人关系
2. 精力与疲倦	14. 所需社会支持的满足程度
3. 睡眠与休息	15. 性生活
Ⅱ. 心理维度	Ⅴ. 环境维度
4. 积极感受	16. 社会安全保障
5. 思想、学习、记忆和注意力	17. 住房环境
6. 自尊	18. 经济来源
7. 身材与相貌	19. 医疗服务与社会保障：获取途径与质量
8. 消极感受	20. 获取新信息、知识、技能的机会
Ⅲ. 独立性维度	21. 休闲娱乐活动的参与机会与参与程度
9. 行动能力	22. 环境条件（污染/噪声/交通/气候）
10. 日常生活能力	23. 交通条件
11. 对药物及医疗手段的依赖性	Ⅵ. 精神支柱/宗教/个人信仰维度
12. 工作能力	24. 精神支柱/宗教/个人信仰

在选择生活质量评价量表时，通常应考虑以下几个问题：

（1）量表的适用对象及评价内容是否满足所研究项目的要求？

（2）量表是否具有良好的信度和效度？

（3）引进（包括翻译）的生活质量评价工具是否与原评价工具具有等价性，引进（包括翻译）的新量表是否符合最初设计时的应用条件，包括文化习惯、宗教信仰等，量表的翻译和文化调适是否得到了原作者的同意？

（4）量表的可接受性、完成比例及完成所需时间是否适合研究项目的要求？

（5）如果是自制的生活质量评价工具，是否按科学程序对其进行考评，它是否达到了测量工具的要求？

第二节　应用实例

例 25-1　普适性量表应用实例

为综合评价某省城乡居民的生活质量情况，拟采用普适性量表（EQ-5D 量表）从多个维度进行测量和评价。

1. 研究设计与数据来源　依托 2018 年某省卫生服务总调查，采用多阶段分层整群随机抽样抽取研究对象，采用问卷调查获取 14 459 名 15 岁及以上居民的一般人口学资料和自我评价的生活质量情况，其中生活质量采用 EQ-5D 量表进行评价。

2. 量表结构与评分　EQ-5D 量表采用健康描述系统、自评健康得分两部分评价健康状况。第一，健康描述系统包括行动能力、自我照顾能力、日常活动能力、疼痛或不适、焦虑或抑郁 5 个维度，每个维度包含 3 个水平（见表 25-2）；第二，自评健康得分为患者自我评估的当日健康状况评分（评分范围为 0~100 分，其中 100 分表示自评者心目中最好的健康状况，0 表示自评者心目中最差的健康状况）。计算自报的 5 个维度中有些困难或有极度困难的比例，并计算自我评估的当日健康状况评分及其 95% 可信区间（confidence interval，CI）。

表 25-2 EQ-5D 量表

行动能力		疼痛或不适	
今天您在行动方面:		今天您身体疼痛或不舒服方面:	
①可以四处走动,无任何困难	□	①无任何疼痛或不舒服	□
②行动有些不方便	□	②自觉有中度疼痛或不舒服	□
③不能下床活动	□	③自觉极度疼痛或不舒服	□
自我照顾能力		**焦虑或抑郁**	
今天您在自我照顾(盥洗穿衣上厕所等)方面:		今天您在焦虑或抑郁方面:	
①无任何问题	□	①不觉得焦虑或抑郁	□
②有些问题	□	②自觉中度焦虑或抑郁	□
③无法自己盥洗或穿衣服	□	③自觉极度焦虑或抑郁	□
日常活动能力			
今天您从事平常活动(工作、读书或做家务)方面:			
①从事日常活动无任何问题	□		
②有些问题	□		
③无法从事日常活动	□		

如果 0 分是最差,100 分是最好,您给自己今天健康状况打几分?

0 10 20 30 40 50 60 70 80 90 100

最差健康状况 最好健康状况

3. 生活质量评价结果 共获得 14 459 名 15 岁及以上城乡居民,其中城市居民 7 489 人,农村居民 6 970 人。城乡居民在行动能力、自我照顾能力、日常活动能力、疼痛或不适、焦虑或抑郁 5 个维度存在中度或极度困难率分别为 9.78%(6.27%,13.30%)、4.42%(3.45%,5.38%)、7.72%(4.18%,11.26%)、22.97%(19.28%,26.66%)、8.96%(6.55%,11.37%)。城市居民自报的行动能力($\chi^2=11.18$,$P<0.001$)、自我照顾($\chi^2=21.73$,$P<0.001$)、日常活动($\chi^2=10.18$,$P<0.001$)、疼痛或不适($\chi^2=24.83$,$P<0.001$)、焦虑或抑郁($\chi^2=10.98$,$P<0.001$)5 个维度存在中度或极度困难率均明显低于农村居民(表 25-3)。

表 25-3 2018 年某省 15 岁及以上城乡居民生活质量情况

分类	中度困难或极度困难率(%,95% CI)*					当日健康状况评分($\bar{X}\pm S$)
	行动能力	自我照顾	日常活动	疼痛或不适	焦虑或抑郁	
城市	5.35(4.58,6.13)	2.35(1.81,2.90)	3.65(3.24,4.06)	15.34(14.06,16.62)	5.57(4.89,6.25)	78±2
农村	11.87(7.63,16.10)	5.39(4.48,6.30)	9.64(5.34,13.93)	26.56(22.67,27.50)	10.56(7.53,13.60)	71±1
合计	9.78(6.27,13.30)	4.42(3.45,5.38)	7.72(4.18,11.26)	22.97(19.28,26.66)	8.96(6.55,11.37)	73±1

* 为确保结果具有良好的外推性,利用多阶段抽样权重计算中度困难和极度困难率的加权率

此外,城乡居民当日健康状况总体评分为 73 分。其中,城市居民的健康状况评分为 78 分,明显高于农村居民的 71 分($t=2.95$,$P=0.010$)。

例 25-2 特定人群专用量表实例

由于缺乏适用于我国良性前列腺增生患者这一特殊人群的生活质量测量工具,难以综合评价良性前列腺增生患者的生活质量。因此,研究者采用结构化决策方式,编制适合我国良性前列腺增生症患者(benign prostatic hyperplasia,BPH)专用生活质量量表(BPHSQL),为临床诊疗提供一个便捷、有效的综合性测评工具。该量表基于理论构想和国外较为成熟的普适性和 BPH 患者生活质量专用量表形成备

选条目池，并通过议题小组、核心工作组和患者预测试形成初始量表，最后采用 t 检验法、反应度分析、相关系数法、因子分析法进行条目筛选，形成 BPHSQL。

1. 量表结构　BPHSQL 包括疾病、生理、社会、心理、满意度 5 个维度、74 个条目。其中，疾病维度形成 BPH 患者特异条目子量表，包含膀胱充盈症状及下尿路症状对生活的影响、梗阻症状、溢尿、尿痛、对疾病的担心、疾病对性生活的影响 6 个因子，共计 27 个条目（图 25-1）；生理、社会、心理、满意度 4 个维度形成 50 岁以上一般男性人群共性条目子量表，分别包含 4 个、1 个、1 个、1 个因子和 16 个、13 个、10 个、8 个条目（图 25-2）。

2. 量表评分　BPHSQL 采用五点等距评分法，5 个等级依次赋 1~5 分。74 个条目中仅 C4 为正向条目，重新评分与原始分相同；其余 73 个条目为反向条目，重新评分为 6 减去原始分。重新评分后，分数越高表示生活质量越高。维度初始分（X）为该维度包含的所有条目得分之和，经 Z 分转换和 T 转换得到维度分，子量表和量表总分为其包含的各维度得分之和。Z 分转换和 T 转换的计算公式分别为：

$$Z=\frac{X-\bar{X}}{S} \tag{25-7}$$

$$T=10\times Z+50 \tag{25-8}$$

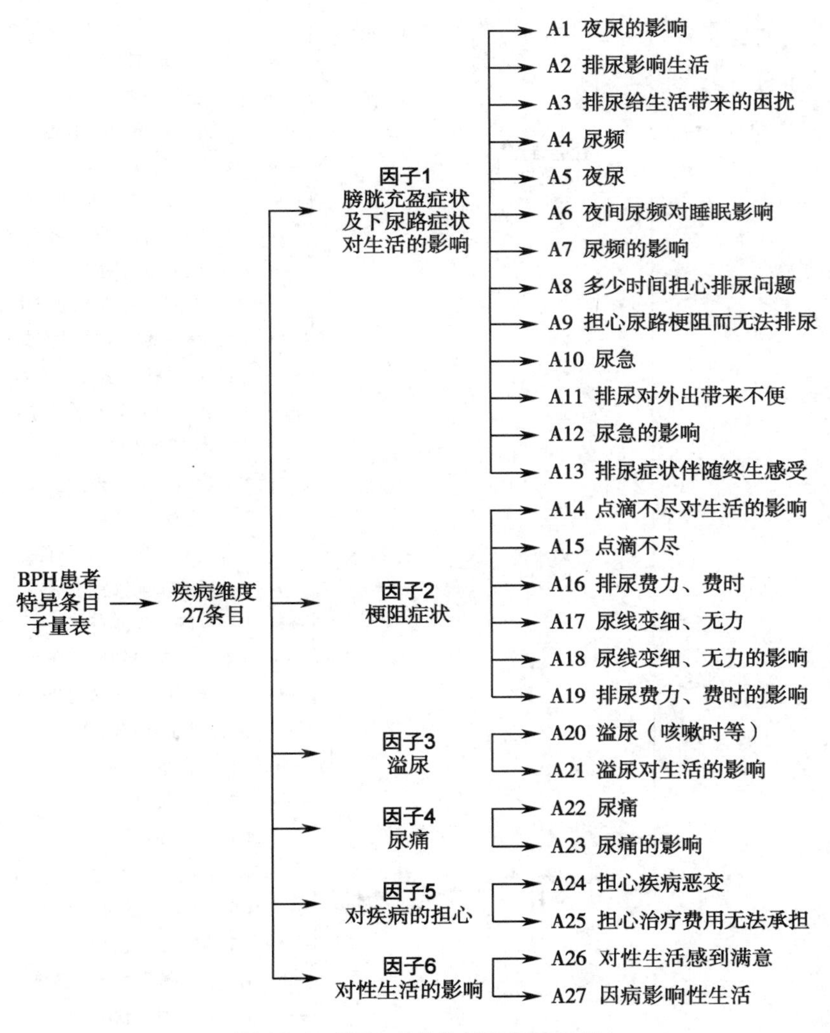

图 25-1　BPH 患者特异条目子量表

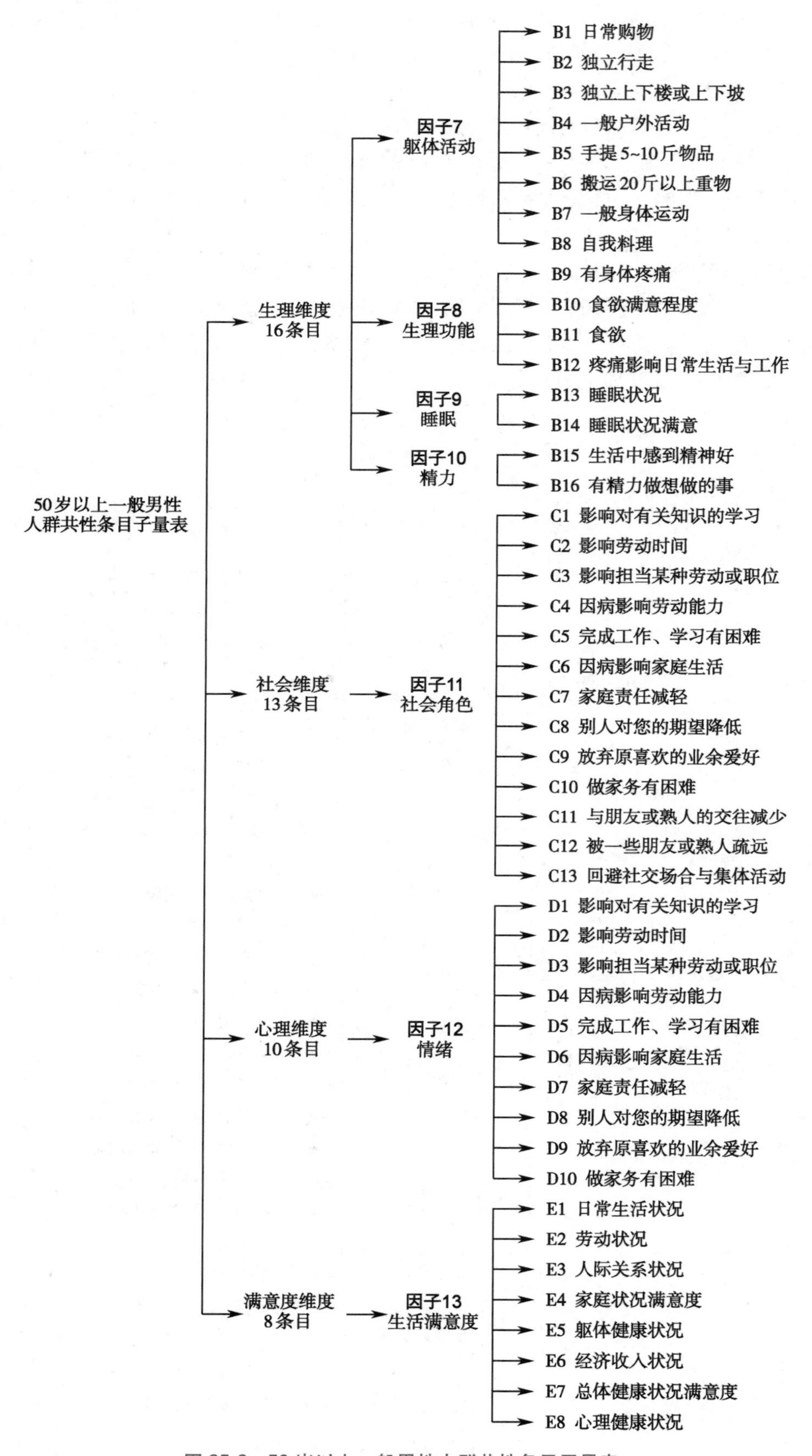

图 25-2 50 岁以上一般男性人群共性条目子量表

3. 量表考评　BPHSQL 具有良好的重测信度（0.91）、分半信度（0.79）和内部一致性（克朗巴赫系数为 0.97）。主成分-因子分析共提取 13 个公因子，解释总方差的 68.36%，经方差最大旋转后的因子结构与理论构想基本一致。以 SF-36 和国外已有 BPH 专用生活质量量表——国际前列腺症状评分（BPH-QOL）为校标，BPHSQL 与 SF-36、BPH-QOL 得分的相关系数分别为 0.78 和 0.76。BPHSQL 可较好地区分 BPH 患者和非 BPH 患者，以及不同病情程度（轻症、中症、重症）、不同来源（住院、门诊、社区）、有无插导尿管、不同年龄（50~59 岁、60~69 岁、70~79 岁、80~89 岁）的 BPH 患者（表 25-4）。

表 25-4　不同群体 BPHSQL 得分比较*

分类		得分（$\bar{X}\pm S$）	统计量	P 值
患者与非患者	BPH 患者	42.84±9.17	t=8.86	<0.001
	非 BPH 患者	57.16±3.63		
病情程度	轻症	62.34±5.83	F=55.65	<0.001*
	中症	55.16±8.67		
	重症	44.66±7.42		
患者来源	住院	45.41±9.02	F=42.12	<0.001*
	门诊	52.28±8.19		
	社区	57.87±8.60		
插导尿管情况	已插导尿管	45.54±8.83	t=4.44	<0.001
	未插导尿管	51.82±9.43		

* S-N-K 法两两比较结果显示，各组间差异均具有统计学意义

（宁佩珊　胡国清）

第四篇　软　件　篇

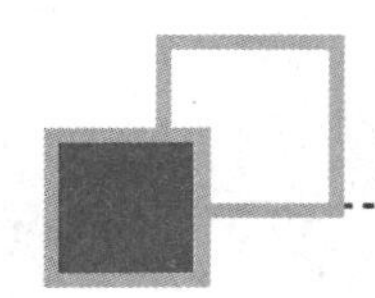

第二十六章　综合评价方法的 R 语言实现

R 软件是一款用于统计分析和制图的软件环境，又称为 R 语言，是一种开源、免费、可编程的语言。R 软件提供了多种不同领域复杂数据处理和分析的专业程序模块（R package），并在持续地更新和增加。本章限于篇幅仅仅介绍几种常用综合评价方法的 R 语言实现。详细内容可参考官方网站、相关著作及学术期刊，如 *Journal of Statistical Software*、*The R Journal*。

第一节　基础知识

一、安装与获取

R 可以在 Comprehensive R Archive Network 上免费下载，Linux、Mac OS X 和 Windows 都有相应编译好的二进制版本。通过安装可选模块（又称为 R 包）可拓展 R 软件的基本功能，轻松实现各种专业、复杂的数据分析技术；安装 RStudio 可美化和增强 R 软件用户界面功能。

二、配置与使用

R 是一种区分大小写的解释型语言，可以在命令提示符后每次输入并执行一条命令，也可以一次性执行写在脚本文件（R script）中的一组命令。R 有多种数据类型，包括向量、矩阵、数组、数据框、列表。R 中的多数功能是由程序内置函数、用户自编函数和对对象的创建和操作所提供的。对于 R 而言，对象可以是任何形式的，例如数据、函数、图形、分析结果等。R 语句由函数和赋值构成，使用“<-”作为赋值符号。例如下列语句，首先创建了一个名为 x 的对象，其取值为 1+3 的计算结果；再创建了一个名为 y 的对象，其取值为根号 x；又创建了一个名为 z 的对象，其取值为字符串“1+3”；最后，查看各对象的取值，其中 x 为 4，y 为 2，而 z 为“1+3”。此外，符号“#”后为注释性语言。

```
x <- 1+3                    # 将 1+3 的计算结果赋予对象 x
y <- sqrt(x)                # 将√x 赋予对象 y
z <- '1+3'                  # 将字符串“1+3”结果赋予对象 z
x                           # 查看对象 x 的取值
y                           # 查看对象 y 的取值
z                           # 查看对象 z 的取值
```

三、对象命名

R 对象（可以是数据、函数、结果等等）须以字母开头（A~Z 或 a~z），中间可以包含数字、点（.）和下划线（_），但不能包含空格和特殊符号。同时，R 对象名称区分大写和小写，例如 x 和 X 代表两个全然不同的对象。表 26-1 给出了一些正确和错误的命名示例。

表 26-1 R对象命名示例

正确命名	错误命名	错误原因
Cat	C a t	包含了空格
a123	123a	以数字开头
Big.Data	Big-Data	使用了点和下划线以外的符号

四、数据类型

R中有多种数据类型,本书仅介绍向量、矩阵和数据框,其余类型请参见网站或相关论著。

(一) 向量

向量(vector)是用于存储同类型数据的一维数组。执行组合功能的函数c()可创建向量。各类向量如下例所示:

```
a <- c(2,15,1,-8,0.3,45)                           # 数值型向量
b <- c(1:10)                                       # 生成一个1~10的数值序列
c <- c('heart','liver','kidney','lung')            # 字符型向量
d <- c(TRUE,FALSE,TRUE,TRUE,FALSE)                 # 逻辑型向量
```

采用方括号读取向量中某个位置的元素,例如:

```
a <- c('apple','cat','boy','egg','dog','flower')   # 生成一个字符型向量
a[3]                                               # 查看第3个元素的取值
a[c(1,5)]                                          # 查看第1和第5个元素的取值
a[c(3:6)]                                          # 查看第3至第6个元素的取值
```

(二) 矩阵

矩阵(matrix)是一个二维数组,每个元素都有相同的类型(数值型、字符型或逻辑型)。通过函数matrix()创建矩阵。使用格式如下:

```
new.matrix <- matrix(c(1:30),          # 把数值序列1~30写入一个6×5的矩阵,byrow=T表示按
ncol=6,nrow=5,byrow=T)                   行填充
new.matrix[1,]                         # 查看该矩阵第1列的所有元素
new.matrix[,3]                         # 查看该矩阵第3行的所有元素
new.matrix[2,c(4,6)]                   # 查看该矩阵第2列第4及6行的元素
```

(三) 数据框

矩阵要求数据模式相同,但实际应用时,不同变量往往具有不同的类型。数据框(data frame)的概念较矩阵来说更为一般化,它与读者在SAS、SPSS和Stata等软件中看到的数据集类似。数据框将是我们在R中最常处理的数据结构。数据框可通过函数data.frame()创建:

```
ID <- c('001','002','003','004')                   # 先创建几个向量(变量)
age < c(38,41,25,66)
sex <- c('M','F','F','M')
BMI <- c(25.6,24.3,21.9,19.8)
```

```
data <- data.frame(ID,age,sex,BMI)          # 把不同类型的向量合并为数据框
data$age                                    # 读取数据框中的变量 age
data[c(2,3)]                                # 读取数据框中第 2、3 个变量
```

以上介绍了 3 种重要的数据类型及其录入和读取方法。还可采用读取外部文件的方法导入数据，但需先安装和加载 R 包“foreign”：

```
install.packages('foreign')                 # 安装 R 包'foreign'
library('foreign')                          # 加载 R 包'foreign'
setwd("E://MyData)                          # 先设置数据文件的存放位置
data <- read.csv("mydata.csv")              # 导入带分隔符的文本数据集(.csv)
data <- read.spss("mydata.sav")             # 导入 SPSS 数据集(.sav)
data <- read.dta("mydata.dta")              # 导入 Stata 数据集(.dta)
```

五、常用函数

表 26-2 列举了本章第二节用到的函数或符号，更多信息请参见网站或相关论著。

表 26-2 R 语言常用函数或符号

类别	用法	含义
系统	<-	赋值符号
	#	注释性语言
	install.packages( )	安装 R 程序包
	library( )	读取 R 程序包
	help( )	查询 R 关于某语句的说明
	print( )	显示对象值
数据	c( )	创建向量
	matrix(X, nrow = , ncol = , byrow =)	创建矩阵(X 为向量，nrow 和 ncol 分别指行数和列数，byrow 表明矩阵应当按行填充(byrow=T)还是按列填充(byrow=F)
	cbind(X,a)	向数据 X 添加列 a(要求行数和对象排序相同)
	rbind(X,b)	向数据 X 添加行 b(要求列数相同)
	t( )	转置矩阵
	data. frame(*col 1* ,*col 2* ,*col 3* ,…)	创建数据框，包含列向量 *col1*、*col2*、*col3* 等
	length( )	计算对象的长度(即包含多少个元素)
算数	mean( )	求均数
	sum( )	求和
	rank(X, ties.method=" ")	给对象 X 编秩(从小到大)，ties.method 表示遇到相同取值时如何编秩，提供了 6 种方法，其中"average"指取平均秩。读者可用 help(rank)获取更多信息
	abs( )	求绝对值
	sqrt( )	求平方根
	X^n	求 X 的 n 次方
	qnorm(p)	计算百分位数 p 对应的标准正态分布离差值 u
	lm(Y~X, data=)	以 X 为自变量、Y 为应变量，拟合直线回归方程

第二节　应用实例

一、综合指数法

以例5-2为例，用11个指标对某医院五个科室的住院医疗工作质量进行综合评价。R代码及注释如下：

```
X1 <- c(33,103,214,189,20)                                  # 录入原始数据
X2 <- c(456,368,436,401,372)
X3 <- c(49.1,96.2,99.3,97.6,97.2)
X4 <- c(100,99.5,100,83.5,99.9)
X5 <- c(95.3,91.2,94.4,94.2,86.2)
X6 <- c(100,13.6,5.6,4.5,7.4)
X7 <- c(20.7,4.9,1.5,1.4,2.3)
X8 <- c(25.4,14.9,45.1,48.1,22.4)
X9 <- c(33.1,31.5,12.3,13.2,17.8)
X10 <- c(3127.9,560.8,1198.2,992.1,896.4)
X11 <- c(29.8,60.2,58.4,51.2,53.6)
X1a <- mean(X1)/(mean(X1)+abs(X1-mean(X1)))                 # 中优指标，按公式(5-2)同趋势化
X2a <- mean(X2)/(mean(X2)+abs(X2-mean(X2)))                 # 中优指标，按公式(5-2)同趋势化
X3a <- X3/90                                                # 高优指标，以90为标准值
X4a <- X4/mean(X4)                                          # 高优指标，按公式(5-1)同趋势化
X5a <- X5/mean(X5)                                          # 高优指标，按公式(5-1)同趋势化
X6a <- X6/mean(X6)                                          # 高优指标，按公式(5-1)同趋势化
X7a <- 10/X7                                                # 低优指标，以10为标准值
X8a <- X8/19                                                # 高优指标，以19为标准值
X9a <- 15/X9                                                # 低优指标，以15为标准值
X10a <- mean(X10)/(mean(X10)+abs(X10-mean(X10)))            # 中优指标，按公式(5-2)同趋势化
X11a <- mean(X11)/X11                                       # 低优指标，按公式(5-1)同趋势化
Data <- cbind (X1a, X2a, X3a, X4a, X5a, X6a, X7a, X8a,      # 将同趋势化数据合并为一个矩阵
        X9a,X10a,X11a)
rownames(Data) <- c('ICU','肝病','心内','消化','老年')       # 给评价对象(科室)赋予标签
wt<- c (0.16,0.08,0.06,0.06,0.06,0.16,0.07,0.04,0.13,       # 录入各评价指标权重
    0.09,0.09)
Index <- t(Data) * wt                                       # 因矩阵运算规则，先用函数t()将矩
                                                            阵Data的行列转置，再与向量wt相
                                                            乘，得到各指标综合指数的矩阵Index
G1 <- sum(Index[,1])                                        # 按公式5-6分别计算每个评价对象的
G2 <- sum(Index[,2])                                        综合指数
G3 <- sum(Index[,3])
```

```
G4 <- sum(Index[ ,4])
G5 <- sum(Index[ ,5])
Result <- c(G1,G2,G3,G4,G5)                              # 把5个对象的综合指数合并为向量
Rank <- rank(1/Result)                                   # 对综合指数进行排序。由于默认为从
                                                           小到大排序,故先取倒数再排序
New.Data <- cbind(t(Index),Result,Rank)                  # 再次转置矩阵 Index,并和综合指数及
                                                           排序合并为一个新矩阵 New.Data
print(New.Data)                                          # 查看结果
```

二、加权秩和比法

以例6-5为例,用8个指标对山西省2008—2014年孕产妇保健工作进行评价。R代码及注释如下:

```
Data <- matrix(c(10.1,11.1,13,13.5,13.9,14.9,15.4,      # 将原始数据录入一个8×7矩阵(8个
                 81.5,84,91.8,93.3,94.2,94.2,95.5,         评价指标,7个评价对象),并按列读
                 69,72.7,79.3,82.2,82.4,84,84.2,           取向量数据(byrow=F)
                 84.4,87.1,92.9,89.6,92.9,90.6,95.1,
                 77.2,79.6,86.8,87.4,90.5,90.6,92.3,
                 94.6,97.2,98.9,99.4,99.8,99.9,99.9,
                 99,100,100,100,100,100,100,
                 28.8,17.3,14.6,16.6,11.7,15.6,14),
                 ncol=8,nrow=7,byrow=F)
rownames(Data) <- c('2008','2009','2010','2011','2012',  # 给评价对象(年份)赋予标签
                    '2013','2014')
wt <- c(0.102,0.141,0.131,0.160,0.154,0.079,0.114,       # 录入各指标权重
        0.119)
R1 <- rank(1/Data[ ,1],ties.method="average")           # 依次给各评价指标编秩。Data[ ,1]表
R2 <- rank(Data[ ,2],ties.method="average")               示数据第一列。函数rank()默认从
R3 <- rank(Data[ ,3],ties.method="average")               小到大编秩,因此低优指标要先取倒
R4 <- rank(Data[ ,4],ties.method="average")               数再编秩。本例中,指标1和8是低
R5 <- rank(Data[ ,5],ties.method="average")               优指标。ties.method="average"表示
R6 <- rank(Data[ ,6],ties.method="average")               遇到相同值时,取平均秩
R7 <- rank(Data[ ,7],ties.method="average")
R8 <- rank(1/Data[ ,8],ties.method="average")
Matrix <- cbind(R1,R2,R3,R4,R5,R6,R7,R8)                 # 把8个指标的秩次向量合并为矩阵
t.Matrix <- t(Matrix) * wt                               # 秩次矩阵与对应的指标权重相乘,得
                                                           到加权后的秩次矩阵。因矩阵运算规
                                                           则,需先用函数t()将矩阵Matrix的
                                                           行列转置,再与向量wt相乘
```

查看t.Matrix,得到秩次与权重相乘后的矩阵:

```
> print(t.Matrix)
```

	2008	2009	2010	2011	2012	2013	2014
R1	0.714	0.612	0.510	0.408	0.306	0.204	0.102
R2	0.141	0.282	0.423	0.564	0.7755	0.7755	0.987
R3	0.131	0.262	0.393	0.524	0.655	0.786	0.917
R4	0.160	0.320	0.880	0.480	0.880	0.640	1.120
R5	0.154	0.308	0.462	0.616	0.770	0.924	1.078
R6	0.079	0.158	0.237	0.316	0.395	0.5135	0.5135
R7	0.114	0.513	0.513	0.513	0.513	0.513	0.513
R8	0.119	0.238	0.595	0.357	0.833	0.476	0.714

请读者留意，因为进行了转置，此时列表示评价对象，而行表示评价指标。接下来计算各评价对象的加权秩和比，对其进行排序，确定其分布，并构建 *WRSR* 与概率单位 *Probit* 的回归方程。

```
WRSR1 <- sum(t.Matrix[ ,1]) / length(t.Matrix[1, ])   # 按公式(6-2)计算各评价对象的加权秩
WRSR2 <- sum(t.Matrix[ ,2]) / length(t.Matrix[1, ])     和比 WRSR_i。函数 sum(t.Matrix[ ,1])
WRSR3 <- sum(t.Matrix[ ,3]) / length(t.Matrix[1, ])     表示对矩阵第一行(即 8 个评价指标)
WRSR4 <- sum(t.Matrix[ ,4]) / length(t.Matrix[1, ])     求和;函数 length(t.Matrix[1, ])
WRSR5 <- sum(t.Matrix[ ,5]) / length(t.Matrix[1, ])     表示计算矩阵第一列的长度(即评价对
WRSR6 <- sum(t.Matrix[ ,6]) / length(t.Matrix[1, ])     象个数)
WRSR7 <- sum(t.Matrix[ ,7]) / length(t.Matrix[1, ])
WRSR <- cbind (WRSR1, WRSR2, WRSR3, WRSR4,            # 把对象的 WRSR_i 合并为向量
               WRSR5,WRSR6,WRSR7)
rownames(WRSR) <- 'WRSR'
r.Rank <- rank(WRSR,ties.method= "average")           # 给 WRSR_i 编秩,得到平均秩次
p.Rank <- r.Rank / length(WRSR)                       # 平均秩次除以评价对象个数得到累计
                                                        频率 p_x = R̄/n;其中 length() 函数用于
                                                        计算对象个数
Probit <- qnorm(p.Rank) + 5                           # 函数 qnorm()用于计算百分率 p_x 对应标
                                                        准正态分布离差 u,再计算 Probit = u+5
```

查看对象值，得到以下结果：

```
> print(Probit)
[1] 3.932429   4.434051   5.180012   4.819988   6.067571   5.565949   Inf
```

不难发现，第 7 个评价对象的百分位数 $p_x=100\%$ 对应的 *Probit* 值是正无穷(Inf)，因此需重新计算，并用新值代替原值。

```
Probit[7] <- qnorm(1-1/(4 * length(WRSR))) + 5       # 按公式[1-1/(4×n)]重新计算 p_x = 100%
                                                       对应的 Probit,并代替原值。Probit[7]表
                                                       示该向量的第 7 个元素
print(Probit)                                        # 再次查看对象,发现已被新值替代
```

```
Data.WRSR <- data.frame(t(rbind(WRSR,Probit)))    # 先用函数 rbind()合并 WRSR 和 Probit
                                                   值,再用 t()转置为常规行列表,最后用
                                                   data.frame()转为数据库
lm(WRSR~Probit,data=Data.WRSR)                    # 构建 WRSR 与 Probit 的直线回归方程
est.WRSR <- 0.2107 * Probit - 0.5364              # 根据 Probit 计算 WRSR 的期望值
cutoff.Probit <- c(4,6)                           # 本例将评价对象分为 3 挡,按表 6-1,
                                                   Probit 界值为 4 和 6
cutoff.WRSR <- 0.2107 *  cutoff.Probit - 0.5364   # 计算对应 WRŜR 的分档界值
```

查看结果,可知 $\hat{WRSR}$ 的分档界值为 0.306 4 和 0.727 8。但只有第一个评价对象的 $\hat{WRSR}$<0.306 4,被分为最低等级。按照分档规则,每档至少有 2 例,故下调第二个评价对象的等级。

```
> print(cutoff.WRSR)
[1] 0.3064   0.7278
> print(est.WRSR)
[1] 0.2921628   0.3978545   0.5550285   0.4791715   0.7420372   0.6363455   0.8969380
```

三、层次分析法

以例 7-1 为例,简要说明 3 个一级指标(医疗质量、医疗工作量、医疗工作效率)成对比较判断矩阵的计算及一致性检验。R 代码及注释如下:

```
install.packages('FuzzyAHP')                      # 首次使用时需安装 FuzzyAHP 包
library('FuzzyAHP')                               # 加载 FuzzyAHP 包
Values <- c(1,2,3,                                # 录入一级指标的对比较判断矩阵,其中反
            NA,1,2,                                 向比较录入为"NA"
            NA,NA,1)
Matrix <- matrix(Values,nrow=3,ncol=3,byrow=T)    # 将上述向量转换为一个 3×3 矩阵
Matrix <- pairwiseComparisonMatrix(Matrix)        # 计算矩阵中的"NA"值(即倒数)
consistencyIndex(Matrix)                          # 计算一致性指数(CI)
consistencyRatio(Matrix)                          # 计算一致性比率(CR)
weights <- calculateWeights(Matrix)               # 计算各指标权重
print(weights)                                    # 显示各指标权重
```

本例中,CI=0.004 6,CR=0.008 8,提示无逻辑混乱。按该方法依次计算各级指标权重和组合权重,然后按综合指数法计算各评价对象的得分并排序,此处不再赘述。

四、TOPSIS 法

以例 8-1 为例,用 11 个指标评价某医院 2011—2016 年的医疗服务能力。R 代码及注释如下:

```
install.packages('topsis')                        # 首次使用时需安装 TOPSIS 包
library('topsis')                                 # 加载 TOPSIS 包
```

```
X1 <- c(3.13,3.47,3.74,4.08,4.54,4.95)                        # 录入原始数据
X2 <- c(314.9,343.7,390.9,414,441.4,459.2)
X3 <- c(30660,37406,38128,43625,47708,53677)
X4 <- c(7131,7786,8153,8336,9153,9853)
X5 <- c(2086,2175,2285,2428,2417,2420)
X6 <- c(16091,17463,19096,20568,22483,25517)
X7 <- c(4559,4936.1,5254.7,5541.5,5576.4,5714.8)
X8 <- c(92.6,106.4,117.5,129,136.6,153.2)
X9 <- c(87.5,88.2,89.1,87.5,84.4,85.5)
X10 <- c(10.5,10.1,10,9.7,9.6,9.6)
X11 <- c(0.9,0.6,0.7,0.7,0.8,0.7)
X10a <- (1/X10) * 100                                          # 低优指标,按公式(8-1)同趋势化
X11a <- 100-X11                                                # 低优指标,按公式(8-2)同趋势化
X1b <- X1/(sqrt(sum(X1^2)))                                    # 按公式(8-3)对数据进行归一化
X2b <- X2/(sqrt(sum(X2^2)))                                      处理
X3b <- X3/(sqrt(sum(X3^2)))
X4b <- X4/(sqrt(sum(X4^2)))
X5b <- X5/(sqrt(sum(X5^2)))
X6b <- X6/(sqrt(sum(X6^2)))
X7b <- X7/(sqrt(sum(X7^2)))
X8b <- X8/(sqrt(sum(X8^2)))
X9b <- X9/(sqrt(sum(X9^2)))
X10b <- X10a/(sqrt(sum(X10a^2)))
X11b <- X11a/(sqrt(sum(X11a^2)))
Dmat <- cbind(X1b,X2b,X3b,X4b,X5b,X6b,X7b,X8b,X9b,             # 将归一化数据合并为一个矩阵
              X10b,X11b)
rownames(Dmat) <- c('2011','2012','2013','2014','2015',        # 给评价对象(年份)赋予标签
                    '2016')
print(Dmat)                                                    # 查看矩阵 Dmat
wt<- c(0.1049,0.1303,0.1359,0.0882,0.0792,0.0994,0.0760,       # 录入各评价指标权重
       0.0912,0.0510,0.0741,0.0698)
imp<- c('+','+','+','+','+','+','+','+','+','+','+')           # 给各评价指标赋予方向,其中"+"
                                                                 表示高优指标,"-"表示低优指标
                                                                 (本例已进行同趋势化,故均设
                                                                 为"+")
result <- topsis(decision=Dmat,weights=wt,impacts=imp)         # 运行 TOPSIS 过程,函数 topsis()
                                                                 需分别定义决策矩阵、权重和指标
                                                                 方向
```

运行 TOPSIS 过程后得到以下结果,其中 alt.row 表示评价对象所在行号,score 表示各评价对象与正理想解的相对接近程度 C_i 值,rank 表示排序。该结果与表 8-4 一致。

```
result
```

alt.row	score	rank
1	0.01450011	6
2	0.23779161	5
3	0.38059341	4
4	0.56949899	3
5	0.75418302	2
6	0.98304801	1

（沈敏学）

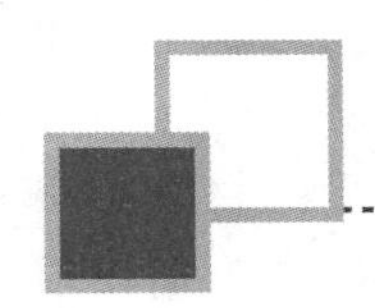

第二十七章 综合评价方法的 SPSS 实现

SPSS(statistical package for the social science)——社会科学统计软件包是国际通用的权威统计分析软件之一。20 世纪 60 年代末,美国斯坦福大学的 3 位研究生研制开发了最早的统计分析软件 SPSS,同时成立了 SPSS 公司,并于 1975 年在芝加哥组建了 SPSS 总部。1984 年 SPSS 总部首先推出了世界第一个统计分析软件微机版本 SPSS/PC+,开创了 SPSS 微机系列产品的开发方向,从而确立了个人用户市场第一的地位。同时 SPSS 公司推行本土化策略,目前已推出 9 个语种版本。SPSS/PC+的推出,极大地扩充了它的应用范围,SPSS 不仅适用于社会科学,同样可应用于自然科学和技术科学,如生物学、心理学、医学、经济学等各个领域。随着产品服务领域的扩大和服务深度的增加,其英文全称于 2000 年更改为“Statistics Product and Service Solutions”即“统计产品与服务解决方案”。2009 年 3 月,SPSS 公司把 SPSS Statistics 改为 PASW(Predictive Analytics Soft Ware)Statistics。此后 SPSS 把 SPSS 17 统计分析软件正式更名为 PASW Statistics 17。2009 年 7 月 28 日,IBM 公司宣布将用 12 亿美元现金收购统计分析软件提供商 SPSS 公司。如今 SPSS 已出至版本 26,而且更名为 IBM SPSS。与其他国际权威软件相比,SPSS 最显著的特点是菜单和对话框操作方式,绝大多数操作过程仅靠点击鼠标即可完成。因此,它以易于操作而成为非统计专业人员应用最多的统计软件。尽管 SPSS 在不断升级,但其基本统计分析的内容并无变动,本书选择介绍 IBM SPSS 25 简体中文版本。对于使用其他版本的用户,本书内容也基本适用。

第一节 基础知识

一、SPSS 主要窗口及其功能

SPSS 25 主要有三大窗口:数据编辑器窗口(Data Editor)、结果输出窗口(Viewer)和程序编辑窗口(Syntax Editor)。

1. 数据编辑窗口 打开数据编辑窗口有以下几种方式:启动 SPSS 以后,数据编辑窗口将首先自动打开;若在 SPSS 运行过程中欲建立新的数据文件,从菜单选择**文件/新建/数据**。

数据编辑窗口主要有建立新的数据文件,编辑和显示已有数据文件等功能。数据编辑窗口由数据窗口(Data View)和变量窗口(Variable View)组成,两个窗口切换单独显示。数据窗口用于显示和编辑变量值;变量窗口用于定义、显示和编辑变量特征。

2. 结果输出窗口 打开结果输出窗口有以下几种方式:在第一次产生分析结果的 SPSS 过程后,结果输出窗口被自动打开;打开新的结果输出窗口,从菜单选择**文件/新建/输出**。

所有统计分析结果,包括文本、图形和表格形式,均显示在结果输出窗口内。在第一次产生分析结果的 SPSS 过程后,结果输出窗口被打开。此后,所有 SPSS 过程的分析结果会陆续写在本结果输出窗口,直至新的结果输出窗口被打开。通过打开新的结果输出窗口的方式,我们可以同时打开数个结果输出窗口,但指定结果输出窗口只有 1 个,即输出结果只写在当前指定的结果输出窗口中。

结果输出窗口又分为两个窗口，左边窗口内为输出结果的标题，称标题窗口；右窗口内为统计分析的具体输出内容，包括统计图、统计表和文字说明，称内容窗口。

根据输出结果的 3 种形式，即文本、图形和表格，结果输出窗口相应地设有 3 个编辑器，即文本编辑器、图表编辑器和统计表编辑器，输出结果可通过激活这些编辑器进行编辑。

3. 程序编辑窗口 打开程序编辑窗口有以下几种方式：在第一次通过对话框选择 SPSS 过程时，单击按钮**“粘贴”**，程序编辑窗口自动打开，执行 SPSS 过程的相应语句写在窗口中；打开新的程序编辑窗口**文件/新建/语法**。

在程序编辑窗口，SPSS 过程以命令语句形式出现。该窗口还可以编辑对话框操作不能实现的特殊过程的命令语句。窗口中所有的命令语句最终形成一个可执行程序文件，存为以**.sps** 为后缀（系统默认）的文件。与结果输出窗口一样，我们可以同时打开数个程序编辑窗口，但指定程序编辑窗口只有一个，对话框所选择的 SPSS 过程只粘贴在当前指定的程序编辑窗口。

建立程序文件的好处在于：处理大型或较复杂的资料时，可将所有分析过程汇集在一个程序文件中，以避免因数据的改动而大量重复分析过程。对一些特殊的或专业性问题，又不能通过菜单和对话框操作方式实现的过程，可通过编辑程序文件实现，例如 TOPSIS 法。

二、数据文件的建立与导入

SPSS 所处理的数据文件有两种来源：一是在 SPSS 环境下新建数据文件；二是从 SPSS 外部调用已建立的数据文件。

1. 文件操作菜单 SPSS 的文件菜单操作（图 27-1）除了与一般应用软件相同的一些基本操作，还有几个特别的功能，简介如下。

（1）导入数据：从菜单选择**文件/导入数据**，会有导入新数据库文件类型可供选择，有 Excel、CSV 数据、文本数据、SAS、Stata、dBase 和 Lotus 等数据库文件类型，为向导式导入方式。

（2）显示数据文件信息：选此项后会给出工作文件（Working File）或外部文件（External File）的详细信息。

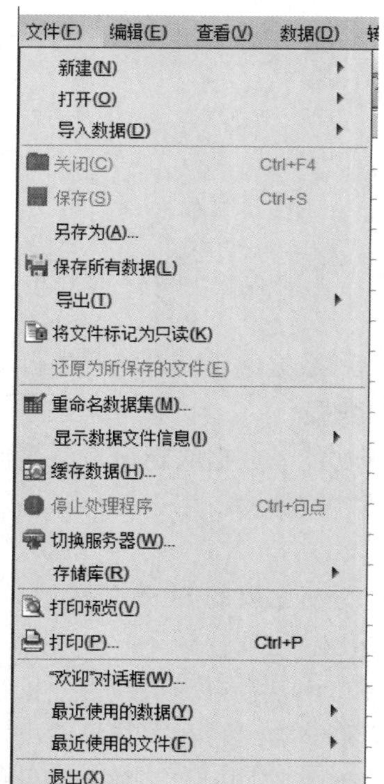

图 27-1 SPSS 的文件操作菜单

（3）缓存数据：选此项后，可以避免每次运行程序都读取数据的过程，从而使运算速度大大加快。

2. 在 SPSS 环境下建立数据文件 启动 SPSS 以后，系统直接进入数据编辑窗口。在数据编辑窗口内直接输入数据，即形成数据文件。如果想清除数据编辑窗口中已有的数据，不必退出程序，从菜单选择**文件/新建/数据**，便会出现一空白的数据编辑窗口。输入数据后，就形成了新的数据文件。

数据文件的格式以每行为一个个案，或称观察单位（Case），每列为一个变量（Variable）。由于不同的数据类型需用不同的统计方法处理，因此，数据文件的具体格式也不相同。

建立数据文件的第一步是定义变量。在数据编辑窗口左下角激活变量视图（Variable View）。定义变量有如下内容：变量名（名称），变量类型（类型），变量宽度（宽度），保留小数位（小数位数），变量标签（标签），变量值标签（值），缺失值（缺失），数据列宽（列），对齐方式（对齐），度量类型（测量），角色（角色）。

3. 调用已建立的数据文件 SPSS 25 可以直接调用 SPSS Statistics（＊.sav、＊.zsav），Excel（＊.xls、＊.xlsx 和＊.xlsm），CSV（＊.csv），文本（＊.txt、＊.dat、＊.csv 和＊.tab），SAS（＊.sas7bdat、＊.sd7、＊.sd2、

.ssd01、.ssd04 和 *.xpt)，Stata(*.dta)，dBASE(*.dbf)等各类数据或数据库文件。

4. 数据存储　SPSS 25 亦可以将数据存为 SPSS Statistics(*.sav、*.zsav)，Excel(*.xls、*.xlsx)，逗号界定(*.csv)，SAS(*.sas7bdat、*.sd7、*.sd2、*.ssd01、*.ssd04 和 *.xpt)，Stata(*.dta)，dBASE(*.dbf)等数据文件形式。

5. SPSS 的文件类型与主要按钮　文件类型主要有：数据文件，扩展名为".sav"；结果文件，扩展名为".spv"；图形文件，扩展名为".cht"；程序文件，扩展名为".sps"。

主要按钮功能有："**确定**"执行已选择的操作；"**粘贴**"将命令语句粘贴到程序编辑窗口中；"**重置**"重新设置选项；"**取消**"取消对话框；"**帮助**"提供相应对话框的帮助。

三、数据的整理与转换

数据的整理与转换主要通过主菜单**数据**和**转换**实现，下面分别介绍。

(一) 数据的整理(数据)

数据菜单见图 27-2，其主要功能是满足各种数据整理的需要。

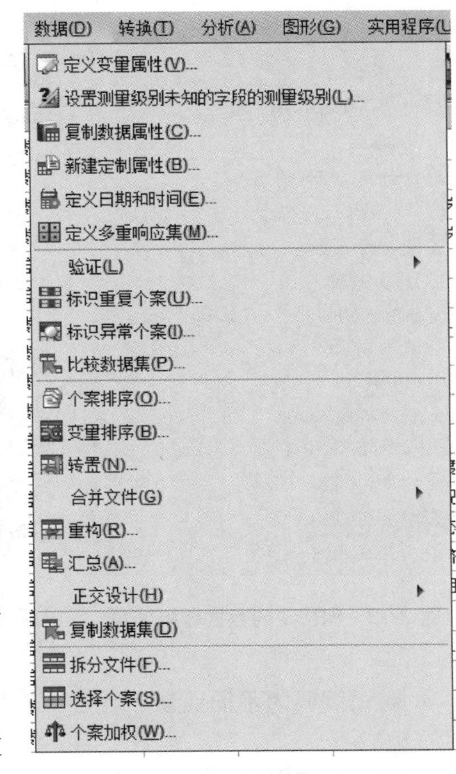

图 27-2　SPSS 的数据整理菜单(数据)

1. 定义变量属性　可对一个或一组变量定义，比在变量定义窗口内定义变量更为灵活。

2. 复制数据属性　可从外部文件或当前工作文件的变量特征复制到一个新文件。

3. 定义日期和时间　本过程主要用于时间序列分析，可参见有关参考书。

4. 个案排序　从菜单选择**数据/个案排序**，弹出**个案排序**对话框。在**排序依据**栏中选入依次进行个案排序的变量。排序方式有升序和降序两种选择。

5. 转置　将原始数据的行和列进行互换，使新文件的行是原文件的列，新文件的列是原文件的行。从菜单选择**数据/转置...**，弹出**转置**(数据转置)对话框。

6. 重构　重建数据结构，选此项可弹出**重构数据向导**对话框，根据所需的数据结构进行调整，产生新的数据文件。

7. 合并文件

(1) 添加个案：将外部文件的观察单位添加到当前数据文件中，合并后新数据文件的观察单位数应为两文件之和。从菜单选择**数据/合并文件/添加个案...**。

(2) 添加变量：从外部文件添加变量到当前数据文件中。从菜单选择**数据/合并文件/添加变量...**。

8. 汇总　数据处理中，有时需要将某些中间变量，如均数、标准差、最小值、最大值等，形成一个新的数据文件，此时可应用数据分类汇总功能实现这一目的。具体过程略。

9. 标识重复个案　从菜单选择**数据/标识重复个案**，弹出标识重复个案对话框，定义匹配个案的依据框选入某一个变量后，数据文件将该变量值相同的观察单位相邻排列，这项功能对数据核查很有帮助。

10. 正交设计　SPSS 25 提供的正交设计主要是配合联合分析用的，需要特别指出，这里产生的正交设计方案在分析交互效应时并不能保证完全正交，也就是说设计方案只适合于分析主效应，因此，如果需要分析交互效应，仍需要根据专业书籍提供的正交设计表头指导此过程。

11. 拆分文件　数据处理有时需要将某些分类变量进行分层分析，又称固定水平分析，例如对性别中的男性和女性分别进行分析，此时要通过拆分文件实现。从菜单选择**数据/拆分文件**，弹出**拆分文件**对话框。

12. 选择个案 数据分析中，有时可能只对某一分类变量的其中几个水平(组)感兴趣；或者在判别分析时，可能用其中90%的观察单位建立判别函数，用其余10%观察单位考核判别函数；或者只对某一段时间或某一编号范围的观察单位感兴趣，此时，可通过下述操作实现。从菜单选择**数据/选择个案...**，弹出**选择个案**对话框。

13. 个案加权 个案加权是指对变量，特别是频数变量赋以权重，常用于计数频数表资料，如列联表和等级资料频数表，加权后的变量被说明成频数。从菜单选择**数据/个案加权...**，弹出**个案加权**对话框。

(二) 数据文件的转换(转换)

在许多情况下，原始数据难以满足数据分析的全部要求，此时，需要将原始数据进行适当的转换。SPSS 25具有强大的数据转换功能，它不仅可以进行简单的变量变换和重新建立分类变量，还可以进行复杂的统计函数运算以及逻辑函数运算。

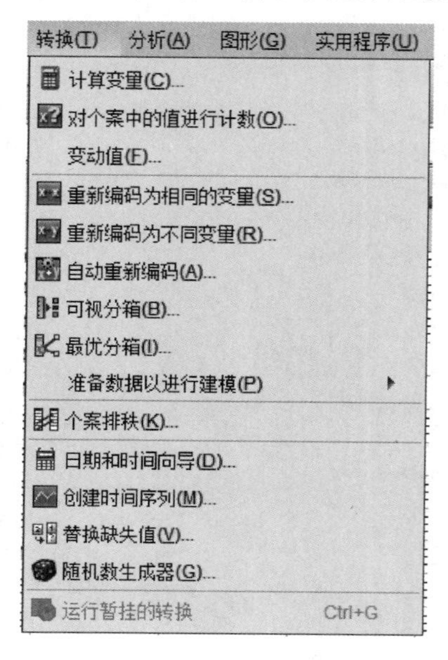

图27-3 SPSS的数据转换菜单

点击主菜单的**转换**，弹出数据转换子菜单，见图27-3，其主要功能有：计算变量，重新编码为相同的变量，重新编码为不同变量，可视分箱，对个案中的值进行计数，个案排秩，自动重新编码，创建时间序列，替换缺失值，随机数生成器。

1. 计算变量 计算变量是指根据已存在的变量，经函数计算后，建立新变量或替换原变量值。从菜单选择**转换/计算变量...**，弹出**计算变量**对话框。

2. 重新编码为相同的变量 问卷调查中，正向问题和负向问题往往会同时出现在一张问卷中，由此造成答案编码与实际赋值不符，而数据是按答案编码录入的，因此需要将某些变量的观察值重新赋值。从菜单选择**转换/重新编码为相同的变量**，弹出**重新编码为相同的变量**对话框。将变量选入**变量**框内。若同时选2个以上变量，则所选变量的类型(数值型或字符型)应相同。**变量**框内选入变量后，按钮**旧值和新值**被激活。击该按钮，弹出**重新编码为相同变量:旧值和新值**对话框。重新赋值后，新的变量值取代旧变量值。

3. 重新编码为不同变量 若选择**转换/重新编码为不同变量**，则原变量保留，另外产生一列重新赋值的变量。

4. 可视分箱 此过程可以通过可视的某变量的分布自行定义分组，主要用于连续变量的分组。

5. 个案排秩 个案排秩是根据某变量观测值的大小，按一定顺序排秩，生成一代表其秩次的新变量，数据本身顺序并不改变。它与**个案排序**不同，**个案排序**是根据某变量观测值的大小将数据重新排序，并不生成新变量。从菜单选择**转换/个案排秩**，弹出**个案排秩**对话框。

6. 自动重新编码 自动重新编码是将数值变量值或字符变量值转换为从1开始的顺序整数，并存为新变量。从菜单选择**转换/自动重新编码**，弹出**自动重新编码**对话框。将源变量(如"姓名")选入**变量→新名称**(源变量→新变量)对话框内，在**新名称**文本框内添入新变量名(如"姓名1")，**添加新名称**按钮被激活，击该按钮，新变量被确认。

7. 创建时间序列 本过程主要用于时间序列分析，可参见有关参考书。

8. 替换缺失值 缺失数据在统计分析中是一个经常遇到的问题，如常见的量表调查。有些SPSS的统计过程会因缺失数据而不能执行，尤其是某些时间序列资料。因此，为充分利用原始数据的信息，使统计分析过程有效地进行，可根据研究目的和数据分布特征，选用不同的处理方法估计并替换缺失值。从菜单选择**转换/替换缺失值**，弹出**替换缺失值**对话框。

9. **随机数生成器**　从菜单选择**转换/随机数生成器…**，弹出**随机数生成器**对话框。

第二节　应用实例

在数据编辑窗口录入数据或调用已建立的SPSS数据文件(以**.sav**或**.zsav**为后缀)。打开程序编辑窗口粘贴SPSS过程命令或调用已建立的SPSS程序文件(以**.sps**为后缀)。在程序编辑窗口点击Run/All完成计算。在结果输出窗口浏览输出结果。

一、综合指数法

1. 以例5-1为例，某医院管理人员根据2015—2019年该医院的工作报表资料，运用综合指数法对其医疗质量进行综合评价。

数据文件："例05-01.sav"。

数据格式：7列9行，1个字符串变量"评价指标"，共9个评价指标。6个数字变量，"年份2015""年份2016""年份2017""年份2018""年份2019""指标特征"(1表示高优，2表示低优)。

程序：

```
COMPUTE 标准值=(年份2015 + 年份2016 + 年份2017 + 年份2018 + 年份2019) / 5.
EXECUTE.
IF (指标特征 = 1) 指数化后2015=年份2015 / 标准值.
EXECUTE.
IF (指标特征 = 2) 指数化后2015=标准值 / 年份2015.
EXECUTE.
IF (指标特征 = 1) 指数化后2016=年份2016 / 标准值.
EXECUTE.
IF (指标特征 = 2) 指数化后2016=标准值 / 年份2016.
EXECUTE.
IF (指标特征 = 1) 指数化后2017=年份2017 / 标准值.
EXECUTE.
IF (指标特征 = 2) 指数化后2017=标准值 / 年份2017.
EXECUTE.
IF (指标特征 = 1) 指数化后2018=年份2018 / 标准值.
EXECUTE.
IF (指标特征 = 2) 指数化后2018=标准值 / 年份2018.
EXECUTE.
IF (指标特征 = 1) 指数化后2019=年份2019 / 标准值.
EXECUTE.
IF (指标特征 = 2) 指数化后2019=标准值 / 年份2019.
EXECUTE.
FLIP VARIABLES=指数化后2015 指数化后2016 指数化后2017 指数化后2018 指数化后2019
  /NEWNAMES=评价指标.
 FLIP performed on 9 cases and 16 variables, creating 5 cases
and 10 variables.  The working file has been replaced.
```

```
 Variable 评价指标 has been used to name the new variables.   It has
not been transformed into a case.
 A new variable has been created called CASE_LBL.   Its
contents are the old variable names.
 New variable names:
 CASE_LBL 门诊诊疗人次 X1  出院人次 X2  住院手术人次 X3
病床使用率____ X4  病床周转次数 X5  出院者平均住院日_天_ X
住院患者抢救成功率____  好转率____ X8  病死率____ X9
 DATASET NAME 数据集 3 WINDOW=FRONT.
 SAVE OUTFILE='C:\Users\DELL\Desktop\例 05-01-1.sav'
  /COMPRESSED.
COMPUTE 工作强度=门诊诊疗人次 X1 * 出院人次 X2 * 住院手术人次 X3.
EXECUTE.
COMPUTE 工作效率=病床使用率____ X4 * 病床周转次数 X5 * 出院者平均住院日_天_ X.
EXECUTE.
COMPUTE 治疗质量=住院患者抢救成功率____ * 好转率____ X8 * 病死率____ X9.
EXECUTE.
COMPUTE 综合指数 I =工作强度 + 工作效率 + 治疗质量.
EXECUTE.
RANK VARIABLES=综合指数 I (D)
  /RANK
  /PRINT=YES
  /TIES=MEAN.
SAVE TRANSLATE OUTFILE='C:\Users\DELL\Desktop\例 05-01SPSS 结果.xlsx'
  /TYPE=XLS
  /VERSION=12
  /MAP
  /FIELDNAMES VALUE=NAMES
  /CELLS=VALUES
  /REPLACE.
```

2. 以例 5-2 为例，某传染病医院管理人员根据该医院 2017 年统计报表、财务报表及病案统计管理系统中调出的病案首页等信息，采用加权综合指数法对该院 2017 年五个科室的住院医疗工作质量进行综合评价，以准确评价不同科室的住院医疗工作，提高医疗管理水平、做出正确医疗管理决策及改善医疗工作。

数据文件："例 05-02.sav"。

数据格式：9 列 11 行，1 个字符串变量"评价指标"，共 11 个评价指标。8 个数字变量，"ICU""肝病科""心内科""消化内科""老年病科""指标特征"（1 表示高优、2 表示中优、3 表示低优）"权重""标准值"。

程序：

```
IF  (指标特征 = 1) 指数化 ICU=ICU / 标准值.
EXECUTE.
IF  (指标特征 = 3) 指数化 ICU=标准值 / ICU.
```

```
EXECUTE.
IF （指标特征 = 2）指数化 ICU=标准值 /（标准值 + ABS(ICU - 标准值)).
EXECUTE.
IF （指标特征 = 1）指数化肝病科=肝病科 / 标准值.
EXECUTE.
IF （指标特征 = 3）指数化肝病科=标准值 / 肝病科.
EXECUTE.
IF （指标特征 = 2）指数化肝病科=标准值 /（标准值 + ABS(肝病科 - 标准值)).
EXECUTE.
IF （指标特征 = 1）指数化心内科=心内科 / 标准值.
EXECUTE.
IF （指标特征 = 3）指数化心内科=标准值 / 心内科.
EXECUTE.
IF （指标特征 = 2）指数化心内科=标准值 /（标准值 + ABS(心内科 - 标准值)).
EXECUTE.
IF （指标特征 = 1）指数化消化内科=消化内科 / 标准值.
EXECUTE.
IF （指标特征 = 3）指数化消化内科=标准值 /消化内科.
EXECUTE.
IF （指标特征 = 2）指数化消化内科=标准值 /（标准值 + ABS(消化内科 - 标准值)).
EXECUTE.
IF （指标特征 = 1）指数化老年病科=老年病科 / 标准值.
EXECUTE.
IF （指标特征 = 3）指数化老年病科=标准值 / 老年病科.
EXECUTE.
IF （指标特征 = 2）指数化老年病科=标准值 /（标准值 + ABS(老年病科 - 标准值)).
EXECUTE.
COMPUTE ICU 的综合指数 I =权重 * 指数化 ICU.
EXECUTE.
COMPUTE 肝病科的综合指数 I =权重 * 指数化肝病科.
EXECUTE.
COMPUTE 心内科的综合指数 I =权重 *指数化心内科.
EXECUTE.
COMPUTE 消化内科的综合指数 I =权重 *指数化消化内科.
EXECUTE.
COMPUTE 老年病科的综合指数 I =权重 *指数化老年病科.
EXECUTE.
FLIP VARIABLES=ICU 的综合指数 I 肝病科的综合指数 I 心内科的综合指数 I 消化内科的综合指数 I 老年病科的综合指数 I
  /NEWNAMES=评价指标.
 FLIP performed on 11 cases and 23 variables,creating 5 cases
and 12 variables.   The working file has been replaced.
```

```
 Variable 评价指标 has been used to name the new variables.  It has
not been transformed into a case.
 A new variable has been created called CASE_LBL.  Its
contents are the old variable names.
 New variable names:
 CASE_LBL X1 每医师出院人数_天 X2 病床工作日_天
X3 治愈好转率___ X4 三日确诊率___ X5 危重患者抢救成功率__)
X6 疑难危重患者率___ X7 医院感染率___ X8 病床周转次数__次_年
X9 平均住院日_天 X10 床日住院费用_元
X11 药费占总费用百分比(_)
 DATASET NAME 数据集 4 WINDOW=FRONT.
 SAVE OUTFILE='C:\Users\DELL\Desktop\《综合评价方法及其医学应用》\SPSS\综合评价第 2 版例题数据\CH05  例题数据 yu\例 05-02\例 05-02-2.sav'
  /COMPRESSED.
COMPUTE 工作负荷指数=X1 每医师出院人数_天 + X2 病床工作日_天.
EXECUTE.
COMPUTE 工作质量指数=X3 治愈好转率___ + X4 三日确诊率___ + X5 危重患者抢救成功率__) + X6 疑难危重患者率___ + X7 医院感染率___.
EXECUTE.
COMPUTE 工作效益指数=X8 病床周转次数__次_年 + X9 平均住院日_天 + X10 床日住院费用_元 + X11 药费占总费用百分比(_).
EXECUTE.
COMPUTE 综合指数 G=工作负荷指数 + 工作质量指数 + 工作效益指数.
EXECUTE.
RANK VARIABLES=综合指数 G (D)
  /RANK
  /PRINT=YES
  /TIES=MEAN.
SAVE TRANSLATE OUTFILE='C:\Users\DELL\Desktop\例 05-02SPSS 结果.xlsx'
  /TYPE=XLS
  /VERSION=12
  /MAP
  /FIELDNAMES VALUE=NAMES
  /CELLS=VALUES
  /REPLACE.
```

二、TOPSIS 法

以例 8-1 为例,某省评价中医医院的医疗服务能力的评价指标体系及权重如第八章图 8-1,该省中医医院 2011—2016 年的医疗服务能力各项评价指标值见第八章表 8-2,试用 TOPSIS 法对该省中医医院 6 年的医疗服务能力进行综合评价。

数据文件:“例 08-01.sav”。

数据格式:12 列 6 行,1 个字符串变量“年度”,2011—2016 年共 6 个年度。11 个数字变量(医疗服务能力评价指标)，“X1”“X2”“X3”“X4”“X5”“X6”“X7”“X8”“X9”“X10”“X11”。

程序：

```
COMPUTE X10同趋势化=(1 / X10) * 100.
EXECUTE.
COMPUTE X11同趋势化=100 - X11.
EXECUTE.
COMPUTE a1=X1 / SQRT(3.13 ** 2 + 3.47 ** 2 + 3.74 ** 2 + 4.08 ** 2 + 4.54 ** 2 + 4.95 ** 2).
EXECUTE.
COMPUTE a2=X2 / SQRT(314.9 ** 2 + 343.7 ** 2 + 390.9 ** 2 + 414.0 ** 2 + 441.4 ** 2 + 459.2 ** 2).
EXECUTE.
COMPUTE a3=X3 / SQRT(30660 ** 2 + 37406 ** 2 + 38128 ** 2 + 43625 ** 2 + 47708 ** 2 + 53677
 ** 2).
EXECUTE.
COMPUTE a4=X4 / SQRT(7131 ** 2 + 7786 ** 2 + 8153 ** 2 + 8336 ** 2 + 9153 ** 2 + 9853 ** 2).
EXECUTE.
COMPUTE a5=X5 / SQRT(2086 ** 2 + 2175 ** 2 + 2285 ** 2 + 2428 ** 2 + 2417 ** 2 + 2420 ** 2).
EXECUTE.
COMPUTE a6=X6 / SQRT(16091 ** 2 + 17463 ** 2 + 19096 ** 2 + 20568 ** 2 + 22483 ** 2 + 25517
 ** 2).
EXECUTE.
COMPUTE a7=X7 / SQRT(4559.0 ** 2 + 4936.1 ** 2 + 5254.7 ** 2 + 5541.5 ** 2 + 5576.4 ** 2 +
5714.8 ** 2).
EXECUTE.
COMPUTE a8=X8 / SQRT(92.6 ** 2 + 106.4 ** 2 + 117.5 ** 2 + 129.0 ** 2 + 136.6 ** 2 + 153.2 ** 2).
EXECUTE.
COMPUTE a9=X9 / SQRT(87.5 ** 2 + 88.2 ** 2 + 89.1 ** 2 + 87.5 ** 2 + 84.4 ** 2 + 85.5 ** 2).
EXECUTE.
COMPUTE a10=X10同趋势化 / SQRT(9.52 ** 2 + 9.90 ** 2 + 10.00 ** 2 + 10.31 ** 2 + 10.42 ** 2 +
10.42 ** 2).
EXECUTE.
COMPUTE a11=X11同趋势化 / SQRT(99.1 ** 2 + 99.4 ** 2 + 99.3 ** 2 + 99.3 ** 2 + 99.2 ** 2 +
99.3 ** 2).
EXECUTE.
FREQUENCIES VARIABLES=a1 a2 a3 a4 a5 a6 a7 a8 a9 a10 a11
  /FORMAT=NOTABLE
  /STATISTICS=MINIMUM MAXIMUM
  /ORDER=ANALYSIS.
COMPUTE D正 =SQRT((0.1049 * (a1 - 0.501)) ** 2 + (0.1303 * (a2 - 0.472)) ** 2 + (0.1359 * (a3 -
    0.515)) ** 2 + (0.0882 * (a4 - 0.476)) ** 2 + (0.0792 * (a5 - 0.430)) ** 2 + (0.0994 * (a6 -
    0.510)) ** 2 + (0.0760 * (a7 - 0.442)) ** 2 + (0.0912 * (a8 - 0.504)) ** 2 + (0.0510 * (a9 -
    0.418)) ** 2 + (0.0741 * (a10 - 0.421)) ** 2 + (0.0698 * (a11 - 0.409)) ** 2) .
EXECUTE.
```

```
COMPUTE D负=SQRT((0.1049 * (a1 - 0.317)) ** 2 + (0.1303 * (a2 - 0.324)) ** 2 + (0.1359 * (a3 -
    0.294)) ** 2 + (0.0882 * (a4 - 0.345)) ** 2 + (0.0792 * (a5 - 0.369)) ** 2 + (0.0994 * (a6 -
    0.321)) ** 2 + (0.0760 * (a7 - 0.353)) ** 2 + (0.0912 * (a8 - 0.305)) ** 2 + (0.0510 * (a9 -
    0.396)) ** 2 + (0.0741 * (a10 - 0.385)) ** 2 + (0.0698 * (a11 - 0.408)) ** 2) .
EXECUTE.
COMPUTE Ci=D负 / (D正 + D负).
EXECUTE.
RANK VARIABLES=Ci (D)
  /RANK
  /PRINT=YES
  /TIES=MEAN.
SAVE TRANSLATE OUTFILE=
    'C:\Users\DELL\Desktop\例08-01SPSS结果.xlsx'
  /TYPE=XLS
  /VERSION=12
  /MAP
  /FIELDNAMES VALUE=NAMES
  /CELLS=VALUES
  /REPLACE.
```

三、多变量统计分析方法

1. 多元线性回归分析法 以例12-1为例，18名女中学生的体重、胸围、胸围之呼吸差以及肺活量的测量值列于表12-2中，试建立肺活量与其他几项指标的回归方程，计算肺活量的95%容许区间并以此作为综合评价分类标准。某中学女生的体重41kg，胸围73cm，胸围之呼吸差2.6cm，肺活量2 115ml，试用上述资料建立的综合评价模型评估其肺活量是否正常。

数据文件："例12-01.sav"。

数据格式：5列18行。1个应变量"Y"，3个自变量，"X_1""X_2""X_3"，1个标识变量"例数"。

程序：

```
REGRESSION
  /DESCRIPTIVES MEAN STDDEV CORR SIG N
  /MISSING LISTWISE
  /STATISTICS COEFF OUTS R ANOVA
  /CRITERIA=PIN(.05) POUT(.10)
  /NOORIGIN
  /DEPENDENT Y
  /METHOD=ENTER X1 X2 X3.
```

2. 判别分析法 以例12-2为例，某研究为了利用儿童危险行为对儿童意外伤害风险做出快速可靠的评定，对0~6岁儿童过去1年内发生意外伤害的次数进行调查。调查得到16个0次（第1类）、16个1次（第2类）和16个2次的（第3类）共48个儿童的3项指标得分（其中：X_1为跌落伤相关行为得分，X_2为动物咬伤相关行为得分，X_3为碰撞伤相关行为得分）的结果见表12-4。

（1）用这3项指标建立用以判别儿童意外伤害的风险高低的判别函数。

（2）对某儿童做出其伤害风险应归属于哪一类的整体评价？

数据文件:“例 12-02.sav”。

数据格式:5 列 48 行。1 个分类变量“伤害次数”,3 个自变量,“X_1”,“X_2”,“X_3”,1 个标识变量“儿童编号”。

程序:

```
DISCRIMINANT
  /GROUPS=伤害次数(0 2)
  /VARIABLES=X1 X2 X3
  /ANALYSIS ALL
  /PRIORS EQUAL
  /STATISTICS=MEAN STDDEV UNIVF COEFF COV TABLE CROSSVALID
  /CLASSIFY=NONMISSING POOLED.
```

3. 聚类分析法　以例 12-3 为例,为了考核血吸虫病低度流行区血清学查病质量,选择七个综合指标 Youden 指数(J)、诊断指标(DI)、正确诊断指标(V)、Kappa 系数(K)、可用度(U)、效率(E)和信息量(I)(7 个均为高优指标)来对 8 个县的查病质量进行 Q 型样品聚类分析。

数据文件:“例 12-03.sav”。

数据格式:8 列 8 行,1 个标识变量“县编号”。7 个综合指标变量,“J”“DI”“V”“K”“U”“E”“I”。

系统聚类法程序:

```
CLUSTER   J DI V K U E I
  /METHOD WAVERAGE
  /MEASURE=EUCLID
  /PRINT SCHEDULE
  /PRINT DISTANCE
  /PLOT DENDROGRAM
  /SAVE CLUSTER(3).
```

(虞仁和)

参考文献

1. Acz'el J, Saaty TL. Procedures for synthesizing ratio judgements[J]. Journal of Mathematical Psychology, 1983, 27(1): 93-102.

2. Adunlin G, Diaby V, Montero AJ, et al. Multicriteria decision analysis in oncology[J]. Health Expect, 2015, 18(6): 1812-1826.

3. Adunlin G, Diaby V, Xiao H. Application of multicriteria decision analysis in health care: a systematic review and bibliometric analysis[J]. Health Expect, 2015, 18(6): 1894-1905.

4. Ahn D, Yang H, Kang H, et al. Changes in etiology and severity of dysphagia with aging[J]. European Geriatric Medicine, 2020, 11(1): 139-145.

5. Belafsky P, Mouadeb D, Rees C, et al. Validity and Reliability of the Eating Assessment Tool (EAT-10)[J]. Annals of Otology, Rhinology & Laryngology, 2008, 117(12): 919-924.

6. Beynon M, Curry B, Morgan P. The Dempster-Shafer theory of evidence: an alternative approach to multicriteria decision modelling[J]. Omega, 2000, 28(1): 37-50.

7. Bojke L, Claxton K, Sculpher M, et al. Characterizing structural uncertainty in decision analytic models: a review and application of methods[J]. Value Health, 2009, 12(5): 739-749.

8. Briggs AH, Weinstein MC, Fenwick EA, et al. ISPOR-SMDM Modeling Good Research Practices Task Force. Model parameter estimation and uncertainty analysis: a report of the ISPOR-SMDM Modeling Good Research Practices Task Force Working Group-6[J]. Med Decis Making, 2012, 32(5): 722-732.

9. Broekhuizen H, Groothuis-Oudshoorn CG, van Til JA, et al. A review and classification of approaches for dealing with uncertainty in multi-criteria decision analysis for healthcare decisions[J]. Pharmacoeconomics, 2015, 33(5): 445-455.

10. Cooper V, Clatworthy J, Harding R, et al. Measuring quality of life among people living with HIV: a systematic review of reviews[J]. Health Qual Life Outcomes, 2017, 15(1): 220.

11. De Vet HC, Terwee CB, Ostelo RW, et al. Minimal changes in health status questionnaires: distinction between minimally detectable change and minimally important change[J]. Health Qual Life Outcomes, 2006, 4(1): 54.

12. Deep Knowledge Group. COVID-19 regional safety assessment: big data analysis of 200 countries and regions COVID-19 safety ranking and risk assessment[EB/OL]. (2020-06-03)[2021-12-15]. https://www.dkv.global/covid-safety-assessment-200-regions.

13. Farid S, Mehdi H, Davood T, et al. Applying Artificial Neural Networks (ANNs) for prediction of the thermal characteristics of engine oil-based nanofluids containing tungsten oxide -MWCNTs[J]. Case Studies in Thermal Engineering, 2021, 26: 101-122.

14. Global Initiative for Asthma. Global Strategy for Asthma Management and Prevention[EB/OL].

(2020-04-06)[2021-12-15]. http://www.ginasthma.org.

15. Guo YJ, Yao Y, Yi PT. Method and Application of Dynamic Comprehensive Evaluation[J]. Systems Engineering-Theory & Practice, 2007, 27(10):154-158.

16. Hu G, Rao K, Hu M, et al. Preparing for and responding to public health emergencies in China: a focus group study[J]. Journal of Public Health Policy, 2007, 28(2):185-195.

17. Hu G, Rao K, Sun Z, et al. An investigation into local government plans for public health emergencies in China[J]. Health Policy and Planning, 2007, 22(6):375-380.

18. Hu G, Rao KQ, Sun Z. Identification of a detailed function list for public health emergency management using three qualitative methods[J]. Chinese Medical Journal (Engl), 2007, 120(21):1908-1913.

19. International Diabetes Federation. IDF Diabetes Atlas[M]. 9th ed. Belgium: International Diabetes Federation, 2019.

20. Karczmarek P, Pedrycz W, Kiersztyn A. Fuzzy Analytic Hierarchy Processin a Graphical Approach[J]. Group Decis Negot, 2021, 30:463-481.

21. Liang Y, Huan J, Li JD, et al. Use of artificial intelligence to recover mandibular morphology after disease[J]. Scientific Reports, 2020, 10(1):16-43.

22. Lichtenstein MJ, Mulrow CD, Elwood PC. Guidelines for reading case-control studies[J]. Chronic Dis, 1987, 40(9):893-903.

23. Marsh K, IJzerman M, Thokala P, et al. Multiple Criteria Decision Analysis for Health Care Decision Making-Emerging Good Practices: Report 2 of the ISPOR MCDA Emerging Good Practices Task Force[J]. Value Health, 2016, 19(2):125-137.

24. Matteo Brunelli. Introduction to the Analytic Hierarchy Process[M]. Berlin: Springer International Publishing, 2015.

25. Nelson C, Lurie N, Wasserman J, et al. Conceptualizing and defining public health emergency preparedness[J]. American Journal of Public Health, 2007, 97Suppl 1(Suppl 1):S9-S11.

26. Ohan KJ, Rough JN, Evans M, et al. A protocol for the Hamilton Rating Scale for Depression: Item scoring rules, Rater training, and outcome accuracy with data on its application in a clinical trial[J]. Affect Disord, 2016, 200:111-118.

27. Rabin R, de Charro F. EQ-5D: a measure of health status from the EuroQol Group[J]. Ann Med, 2001, 33(5):337-343.

28. Shi J, Sun Z, Cai T, et al. Development and validation of a quality-of-life scale for Chinese patients with benign prostatic hyperplasia[J]. BJU Int, 2004, 94(6):837-844.

29. Thokala P, Devlin N, Marsh K, et al. Health Care Decision Making-An Introduction: Report 1 of the ISPOR MCDA Emerging Good Practices Task Force[J]. Value Health, 2016, 19(1):1-13.

30. van Laarhoven PJM, Pedrycz W. A fuzzy extension of Saaty's priority theory[J]. Fuzzy Sets and Systems, 1983, 11(1-3):229-241.

31. Whiteford HA, Degenhardt L, Rehm J, et al. Global burden of disease attributable to mental and substance use disorders: findings from the Global Burden of Disease Study 2010[J]. Lancet, 2013, 382(9904):1575-1586.

32. Zhou M, Wang H, Zeng X, et al. Mortality, morbidity, and risk factors in China and its provinces, 1990-2017: A systematic analysis forthe Global Burden of Disease Study 2017[J]. Lancet, 2019, 394(10204):1145-1158.

33. 坂野雄二,路培约翰. 幼儿智力测验[M]. 王少湘,译. 长春:妇女儿童出版社,1987.

34. 陈丽文,王一任,李凌江. 我国88家医学期刊编辑部伦理意识现状调查与组合评价[J]. 中南大学学报(医学版),2015,40(9):1029-1034.

35. 陈培仙,张海,杨燕,等. 两种风险评估方法在粉尘职业健康风险评估中的应用比较[J]. 职业卫生与应急救援,2020,38(4):352-356.

36. 陈文. 卫生经济学[M]. 4版. 北京:人民卫生出版社,2017.

37. 陈衍泰,陈国宏,李美娟. 综合评价方法分类及研究进展[J]. 管理科学学报,2004,7(2):69-79.

38. 陈园园,朱滨海. 综合评价方法应用于我国综合医院管理的系统评价[J]. 中国医院,2015,12(4):38-40.

39. 程书栋,鲁子毓,高玉洁,等. 医疗护理员健康促进生活方式现状及影响因素[J]. 中国护理管理,2020,20(7):1038-1042.

40. 程云章,黄芳芳,朱莉花. 基于模糊层次分析法的起搏器寿命风险评估[J]. 中国卫生统计,2013,30(2):245-246,248.

41. 池岩娜,刘西瑶,巨艳丽,等. 焦虑抑郁压力量表在医学生中的信效度检验[J]. 山东大学学报(医学版),2019,57(9):114-118.

42. 邓秋云,唐咸艳,梁江明,等. 广西鼠疫地理信息系统的建立与应用[J]. 中国热带医学,2009,9(4): 745-746.

43. 高九明,熊建新,浦旭姣,等. 睡眠呼吸障碍儿童行为量表的评估[J]. 中国继续医学教育,2018,10(5):85-87.

44. 高欣,邹晨双,段春波,等. 蒙特利尔认知评估量表在北京社区老年人遗忘型轻度认知障碍筛查中的应用[J]. 中国神经免疫学和神经病学杂志,2014,21(4):250-253.

45. 郭杰,邢程,张锦玉. 应用综合指数法分析某院近5年医疗工作质量[J]. 中国卫生统计,2013,30(4):565-566.

46. 郭洁,史静琤,王云芳,等. 湖南医学科技奖评审指标体系的构建[J]. 中华医学科研管理杂志,2020,33(2):91-95.

47. 郭洁,王云芳,史静琤,等. 湖南医学科技奖评审指标体系的应用研究[J]. 中华医学科研管理杂志,2020,33(5):340-345.

48. 郭静. 自杀风险评估量表(NGASr-CN)的重译及信效度检验[D]. 济南:山东大学,2018.

49. 韩春蕾,钱吉丽,韩坤,等. 山东省医养结合养老服务组合评价研究[J]. 中国卫生统计,2020,37(4):530-533.

50. 何巧,刘宇,郭红,等. 慢性病患者健康促进生活方式评价工具研究现状[J]. 护理学杂志,2017,32(5):105-108.

51. 胡成如,王丽,孙茜,等. 体重指数与恶性淋巴瘤关系病例对照研究的Meta分析[J]. 中国循证医学杂志,2012,12(1):55-60.

52. 胡国清,饶克勤,孙振球,等. 省/地市级突发公共卫生事件应对能力评价问卷的编制[J]. 中南大学学报(医学版),2008,33(12):1141-1147.

53. 胡国清,饶克勤,孙振球,等. 我国突发公共卫生事件后勤保障、公众教育和人员培训能力现状评价[J]. 中南大学学报(医学版),2008,33(10):947-951.

54. 胡国清,饶克勤,孙振球,等. 突发公共卫生事件应对能力评价工具研究[J]. 中华医学杂志,2006,86(43):3031-3034.

55. 胡国清,黄琼峰,黄镇南,等. 临床研究中最小临床意义变化值确定方法[J]. 中南大学学报(医学版),2009,34(11):1058-1062.

56. 胡国清. 我国突发公共卫生事件应对能力评价体系研究[D]. 长沙:中南大学,2006.

57. 胡明,孙振球. 生活质量测评在糖尿病患者疗效评价中的应用[J]. 中南大学学报(医学版),2004,29(1):99-101.

58. 湖南省卫生健康委员会.湖南省“十三五”卫生与健康规划[EB/OL].(2016-10-17)[2021-12-15]. http://wjw.hunan.gov.cn/xxgk/ghjh/201610/t20161017_4021153.html.

59. 黄秋兰,唐咸艳,周红霞,等. 四种空间回归模型在疾病空间数据影响因素筛选中的比较研究[J]. 中国卫生统计,2013,30(3):334-338.

60. 黄延彪,邬卫东. 基于综合评价方法的贵州省某三甲医院产科主治医师住院医疗服务绩效评价研究[J]. 医学与社会,2020,33(10):75-79,84.

61. 黄悦勤. 我国精神卫生的现状和挑战[J]. 中国卫生政策研究,2011,4(9):5-9.

62. 黄正南. 医用多因素分析[M]. 3 版. 长沙:湖南科学技术出版社,1995.

63. 季新强,王薇,刘晶. 综合指数法对某肿瘤医院 2004—2011 年住院医疗质量的评价研究[J]. 中国卫生统计,2014,31(2):299-301.

64. 贾建平,陈生弟. 神经病学[M]. 8 版. 北京:人民卫生出版社,2018.

65. 贾品,李晓斌,王金秀. 几种典型综合评价方法的比较[J]. 中国医院统计,2008,15(4):351-353.

66. 贾勇刚,谭惠仪. 儿童疼痛行为评估工具的研究进展[J]. 护理学报,2012,19(4):18-20.

67. 江艳,陆群峰,邵珍珍. 舒适行为量表在危重症儿童中的应用研究进展[J]. 护理学报,2019,26(24):14-18.

68. 蒋雯,邓鑫洋. D-S 证据理论信息建模与应用[M]. 北京:科学出版社,2018.

69. 蒋泽军. 模糊数学原理与方法[M]. 北京:电子工业出版社,2015.

70. 杰伊·巴塔查里亚,蒂莫西·海德,彼得·杜. 健康经济学[M]. 桂林:广西师范大学出版社,2019.

71. 康育慧,曹文君. 组合评价法在山西省孕产妇保健工作质量评价中的应用[J]. 中国卫生统计,2018,35(5):723-725.

72. 邝鉴銮. 产科危重症患者病情评估与预后系统的建立与评价[D]. 广州:广州医学院,2009.

73. 黎天丹,孔萍. 基于功效系数法的 10 家医院费用监控指标综合效益比较[J].中国医院统计. 2018,25(5):325-326.

74. 李安贵,张志宏,孟艳,等. 模糊数学方法及其应用[M]. 2 版. 武汉:冶金工业出版社,2005.

75. 李丹. 医院教学能力评价与管理模式研究[D]. 武汉:华中科技大学,2008.

76. 李丽勤,虞兰香,罗阳峰,等. 应用综合指数法评价住院医疗质量研究[J]. 中国医院管理,2012,32(6):37-39.

77. 李琳. 运用秩和比法对单病种医疗质量进行评价[J]. 中国卫生统计,2019,36(6):930-931.

78. 李明晖,罗南. 欧洲五维健康量表(EQ-5D)中文版应用介绍[J]. 中国药物经济学,2009(1):49-57.

79. 李明明,邓艳蕾,钟少卫,等. 二维、三维超声综合评分法诊断宫腔粘连的临床价值[J]. 中国妇幼保健,2018,33(23):5604-5607.

80. 李沁璘. 人工神经网络综述[J]. 科学与信息化,2021(7):181-182.

81. 李文凤,崔玉山,王洋,等. 2017 年天津市碘缺乏病防治效果综合评价[J]. 公共卫生与预防医学,2018,29(6):51-54.

82. 李晓珍,王彦芳,徐勇. 中国人人格量表的编制现状[J]. 心理医生,2018,24(6):353-354.

83. 李筱玲,邓寒霜. 不同产地五味子药材质量评价[J]. 中国现代中药,2018,20(11):1372-1376.

84. 李雪艳,代杰,赵沙沙,等. 简易认知量表在门诊快速识别轻度认知障碍患者中的价值[J]. 中国老年学杂志,2019,39(5):1128-1130.

85. 李育梅，吴俊霞. 加权综合指数法在临床科室医疗质量评价中的应用[J]. 中国病案，2017，18(10)：11-16.

86. 李长坤. 基于灰色关联分析与因子分析法的卫生资源配置水平综合评价方法研究[J]. 中国卫生统计，2019，36(4)：541-544.

87. 廖虎昌. 复杂模糊多熟悉决策理论与方法[M]. 北京：科学出版社，2016.

88. 林新勤，周树武，梁江明，等. 广西家鼠鼠疫 GIS 研究[Z]. 国家科技成果，2012.

89. 林新勤，周树武，唐咸艳，等. 基于地理信息系统的广西鼠疫预警模型的构建与应用研究[J]. 广西医学，2012，34(2)：157-160.

90. 凌萝达. 头位难产和头位分娩评分法[J]. 中华妇产科杂志，1978，13(3)：104.

91. 刘红，刘姿，石应康，等. 华西医院门诊患者就医等待时间的定量分析与研究[J]. 中国医院，2012，16(11)：36-37.

92. 刘军秀，黄建始，张慧. SARS 后北京市疾控机构突发公共卫生事件应对能力状况调查[J]. 现代预防医学，2008，35(9)：1644-1647.

93. 刘军秀，张慧，胡国清. 卫生机构应对突发公共卫生事件能力评价方法研究进展[J]. 中国预防医学杂志，2008，9(7)：692-694.

94. 刘梦楠. 抑郁自评量表综述[J]. 数字化用户，2018(30)：249-251.

95. 刘松，周伟，易应萍，等. 熵权改进 TOPSIS 法联合 RSR 法综合评价医院医疗质量[J]. 中国卫生统计，2020，37(2)：210-214.

96. 刘旭，郭玉峰，于伯洋，等. 基于 DEA 的火神山医院医疗资源配置效率分析[J]. 解放军医院管理杂志，2020(4)：301-304.

97. 刘云忠，郝原. 统计综合评价方法与应用[M]. 北京：清华大学出版社，2020.

98. 马骏，刘亚平. 公共管理研究(第 9 卷)[M]. 上海：格致出版社，2011.

99. 马媛媛，孙世群. 模糊综合评价在合肥市大气环境评价中的应用[J]. 环境科学与管理，2012，37(5)：188-191.

100. 孟庆跃. 卫生经济学[M]. 北京：人民卫生出版社，2013.

101. 牛晓燕. 超声综合评分法、弹性应变率比值法和钼靶 X 线对触诊阴性乳腺实性肿块的诊断价值研究[D]. 济南：山东大学，2012.

102. 潘志明，刘永前，王晖，等. 多种综合评价方法联合评价医疗质量的探讨[J]. 中国卫生统计，2011，28(1)：72-73.

103. 钱程辉，黄玲，徐红珍，等. 功效系数数据模型在口腔医疗质量综合评价中的应用探讨[J]. 上海口腔医学，2019，28(4)：388-390.

104. 钱梦星. 医科大学科技成果评价指标体系构建与实证研究[D]. 上海：第二军医大学，2015.

105. 覃青连，李峤，颜星星，等. 空间病例对照研究理论方法进展与趋势展望[J]. 中国卫生统计，2021，38(1)：155-160.

106. 覃青连. 二孩政策实施前后南宁市妇幼卫生服务空间可及性的时空趋势研究[D]. 南宁：广西医科大学，2021.

107. 秦寿康. 综合评价原理与应用[M]. 北京：电子工业出版社，2004.

108. 冉川莲. 中医药多维评价疗效分析方法研究[D]. 成都：成都中医药大学，2016.

109. 任宏，姜庆五. 人工神经网络及其在预防医学领域的应用[J]. 上海预防医学杂志，2003，15(1)：22-24.

110. 阮建锋，陈思东，朱德香. 广东省突发公共卫生事件医院应对能力综合评价研究[J]. 中国农村卫生事业管理，2011，31(5)：500-502.

111. 阮顺莉,郭菊红,陈茜,等. 1 025 名居家 60 岁以上老年人吞咽障碍现状及其影响因素分析[J]. 护理学报,2017,24(20):41-44.

112. 邵肖梅,叶鸿瑁,丘小汕. 实用新生儿学[M]. 5 版. 北京:人民卫生出版社,2018.

113. 舍曼 · 富兰德. 卫生经济学[M]. 6 版. 北京:中国人民大学出版社,2011.

114. 申锦玉,朱建军,陈敏,等. 疾控机构突发公共卫生事件应急能力评价指标探讨[J]. 现代预防医学,2011,38(1):64-66.

115. 申井强,徐勇. 现代城市突发公共卫生事件应对能力的评价指标体系投建[J]. 中国卫生事业管理,2007,4:270-272.

116. 申艳娥. 心理健康本质及其标准的再认识[J]. 赣南师范学院学报,2005,26(5):37-39.

117. 施迅,王法辉. 地理信息技术在公共卫生与健康领域的应用[M]. 北京:高等教育出版社,2016.

118. 史健,魏权龄. DEA 方法在卫生经济学中的应用[J]. 数学的实践与认识,2004,34(4):59-66.

119. 史静琤,孙振球,蔡太生. 良性前列腺增生症患者生活质量量表的编制与应用-量表的编制及条目筛选方法[J]. 中国卫生统计,2003,20(3):158-161.

120. 宋安琪,王焕研,祖胥,等. 基于 SCL-90 量表对本科护理学生心理健康状况调查研究[J]. 哈尔滨医科大学学报,2020,54(3):338-343.

121. 孙凤,杨智荣,张天嵩,等. 网络 Meta 分析研究进展系列之一:概述[J]. 中国循证医学杂志,2020,12(6):644-650.

122. 孙振球,王乐三. 综合评价方法及其医学应用[M]. 北京:人民卫生出版社,2014.

123. 孙振球,徐勇勇. 医学统计学[M]. 4 版. 北京:人民卫生出版社,2016.

124. 孙振球,田凤调. 医用综合评价方法[M]. 北京:中国科学技术出版社,1994.

125. 陶欢,杨乐天,平安,等. 随机或非随机防治性研究系统评价的质量评价工具 AMSTAR 2 解读[J]. 中国循证医学杂志,2018,18(1):101-108.

126. 田凤调. 秩和比法的应用[M]. 北京:人民卫生出版社,2002.

127. 田凤调. 秩和比法及其应用[J]. 中国医师杂志,2002(2):115-119.

128. 田凤调. 秩和比法及其应用[M]. 北京:中国统计出版社,1992.

129. 佟春生. 系统工程的理论与方法概论[M]. 北京:国防工业出版社,2005.

130. 万龙,马芹,张建军,等. 黄土高原降雨量空间插值精度比较:KRIGING 与 TPS 法[J]. 中国水土保持科学,2011,9(3):79-87.

131. 王乐三,孙振球,蔡太生,等. 2 型糖尿病患者生活质量量表的研制与考评[J]. 中南大学学报(医学版),2005,30(1): 21-27.

132. 王曼丽,方海清,陶红兵. 基于熵值法和功效系数法的纵向紧密型医疗联合体绩效评价实证[J]. 中国卫生事业管理,2019,36(10):721-725,729.

133. 王培承,王培茜,丁霞云. 基加权 TOPSIS 法在医院医疗质量综合评价中的应用[J]. 中国卫生统计,1999,16(3):160-161.

134. 王启威,刘星星,王筱慧,等. 基于功效系数法的临床路径实施质量评价[J]. 解放军医院管理杂志,2018,25(3):227-229.

135. 王小琴. 基于模糊综合评判法在二级医院绩效评价中的应用[J]. 中国卫生产业,2017,14(5):106-110.

136. 王一任,孙振球,谢江波,等. 医学科研中样本资料的综合评价问题[J]. 中南大学学报:医学版,2014,39(4):416-422.

137. 王一任,孙振球. 医用综合评价方法研究进展[J]. 中南大学学报(医学版),2005,30(2):228-232.

138. 王一任,曾小敏,祝继明,等. 动态综合评价在《卫生统计学》课堂教学评价中的应用[J]. 中国卫生统计,2013,30(3):453-454,457.

139. 王一任,李欢,唐小玲,等. 高校教学质量综合评价方法研究:述评与展望[J]. 西部素质教育,2018,5(3):72-75.

140. 王一任,任力锋,陈丽文,等. 一种新的改良 TOPSIS 法及其医学应用[J]. 中南大学学报:医学版,2013,38(2):196-201.

141. 王一任. 综合评价方法若干问题研究及其医学应用[D]. 长沙:中南大学,2012.

142. 王震,秦天燕,边沁,等. 加权 TOPSIS 法结合 RSR 法评价 2016 年甘肃省各市州新农合运行效果[J]. 中国卫生统计,2018,35(4):563-565.

143. 王宗军. 综合评价的方法、问题及其研究趋势[J]. 管理科学学报,1998,1(1):73-79.

144. 邬顺全,樊小玲,贺佳,等. 军队医院医疗保障综合评价体系设计与应用[J]. 中国卫生统计,2015,32(5):749-752.

145. 吴红燕,程益群,孙业桓,等. 医学教育认证背景下的临床医学专业教学改革探讨[J]. 中国高等医学教育,2013,6:52-54.

146. 吴景玲,葛龙,张俊华,等. 多个诊断性试验准确性的比较:网状 Meta 分析方法介绍[J]. 中国循证医学杂志,2017,17(8):987-992.

147. 吴淼,何春华,刘倩,等. 2006—2014 年新疆地区孕产妇保健工作质量综合评价[J]. 中国卫生统计,2018,35(2):283-285.

148. 吴培培,张永明,汪胜,等. 基于密切值法和 RSR 法的乡镇卫生院合理用药综合评价[J]. 中国卫生统计,2015,32(2):261-263.

149. 吴文江. 数据包络分析及其应用[M]. 北京:中国统计出版社,2002.

150. 武俊青,杨雨田,刘玉枝. 层次分析加权法评价医院质量[J]. 中国卫生统计,1992,3:33-35.

151. 谢颖,赵春翔. 灰色关联分析在中国医疗保障体系评价中的应用[J]. 中国卫生统计,2015,32(6):1012-1013.

152. 谢中华. MATLAB 统计分析与应用[M]. 北京:北京航空航天大学出版社,2010.

153. 徐斌,覃青连,韦雪,等. 南宁市社区卫生服务的空间可及性评估: 高斯两步移动搜索法[J]. 2021,38(6): 852-859.

154. 颜艳,王彤. 医学统计学[M]. 5 版. 北京:人民卫生出版社,2020.

155. 杨风. 突发公共卫生事件医务人员应对能力评价指标选择和初步模型构建[D]. 广州:南方医科大学,2009.

156. 杨红玲. 超声综合评分法联合 MRI 对乳腺肿块良恶性的鉴别诊断价值[J]. 中国 CT 和 MRI 杂志,2020,18(3):69-71.

157. 杨敬宇,丁国武,韩雪梅. 卫生经济学[M]. 3 版. 兰州:兰州大学出版社,2014.

158. 杨丽,董毅. 灰色关联分析在医学人文评价中的应用探讨[J]. 中国卫生统计,2016,33(4):670-671.

159. 杨纶标,高英仪,凌卫新. 模糊数学原理及应用[M]. 广州:华南理工大学出版社,2011.

160. 姚爽. 不完全信息下的综合评价方法研究[D]. 沈阳:东北大学,2010.

161. 叶丽娜. Apgar 评分、脐血动脉血气分析在新生儿窒息病情评价中的应用[J]. 中国卫生标准管理,2020,11(12):56-59.

162. 易平涛,李伟伟,郭亚军. 综合评价理论与方法[M]. 北京:经济管理出版社,2020.

163. 应瑞洁,刘万里,赵珍,等. 3 种综合评价方法对新疆流感监测网络的质量评价[J]. 现代预防医学,2016,43(16):2963-2967.

164. 虞仁和. SPSS18 及其医学应用[M]. 2 版. 长沙:中南大学出版社,2017.

165. 袁东,陈仁杰,钱海雷,等. 城市生活饮用水综合指数评价方法建立及其应用[J]. 环境与职业医学,2010,27(5):257-260.

166. 袁肇凯,周小青,范伏元,等. 中医心病气血辨证临床症征计量诊断研究[J]. 中国医药学报,1998,13(6):18-20,79.

167. 苑津莎,何亚军,秦英. 一种基于改进贝叶斯分类器的基本信任分配构造方法[J]. 电测与仪表,2014,51(18):34-38.

168. 曾雁冰,罗明梁,陈俊泽,等. 基于决策树-马尔科夫模型的麻疹疫苗接种经济学评价[J]. 中国卫生统计,2019,36(2):209-212.

169. 翟静玉,刘洋,刘晨,等. 蒙特利尔认知评估量表在齐齐哈尔社区老年人轻度认知功能障碍筛查中的应用[J]. 中外医学研究,2016,14(16):1-2.

170. 翟诺,陈沛军,李建国. 基于改良 TOPSIS 法的广东省中医医院医疗服务能力综合评价[J]. 中国卫生统计,2019,36(2):291-294.

171. 张驰,郭媛,黎明. 人工神经网络模型发展及应用综述[J]. 计算机工程与应用,2021,57(11):57-69.

172. 张发明. 综合评价基础方法及应用[M]. 北京:科学出版社,2019.

173. 张红军. 军民融合发展模式下军队医学科研绩效评价体系构建及实证研究[D]. 重庆:第三军医大学,2016.

174. 张慧,黄建始,段杰. 医院突发公共卫生事件应对能力综合评价体系[J]. 中国公共卫生,2007,23(12):1505-1508.

175. 张剑敏,倪勤,熊林平,等. 运用数据包络分析中医家庭医生服务效率的初探[J]. 上海医药,2019,40(10):10-13,27.

176. 张利平,高倩倩,马东平,等. 三类模型在医院患者满意度综合评价方案设计中的比较研究[J]. 中国卫生统计,2016,33(3):450-452.

177. 张利平,刘建明,李望晨. 灰色关联分析与可拓关联分析在卫生综合评价建模中的应用比较[J]. 中国卫生统计,2016,33(2):301-303.

178. 张萌谡,刘春天,李希今,等. 基于 K-means 聚类算法的绩效考核模糊综合评价系统设计[J]. 吉林大学学报(工学版),2021,51(5):1851-1856.

179. 张明华. 功效系数法在医疗质量综合评价中的应用[J]. 中国卫生统计,2002,19(6):47-50.

180. 张瑞华,孙渤星,何思长,等. 密切值法视角对四川省医疗机构发展概况的综合分析[J]. 中国卫生统计,2017,34(1):147-149.

181. 张润泽. 基于神经网络的遗传算法研究与分析[J]. 网络安全技术与应用,2021,6:26-27.

182. 张天嵩,孙凤,董圣杰,等. 网络 Meta 分析研究进展系列(二):网络 Meta 分析统计模型及模型拟合软件选择[J]. 中国循证医学杂志,2020,12(7):769-793.

183. 张志杰,姜庆五. 空间流行病学[M]. 北京:高等教育出版社,2020.

184. 赵蓓,周军. 分化型甲状腺癌手术治疗的中美指南比较及手术原则[J]. 广西医学,2018,40(1):86-88.

185. 赵琳,邓应梅,肖蓓,等. 3 种方法综合评价某医院 2010 年—2015 年住院医疗质量[J]. 中国病案,2016,17(11):56-59.

186. 赵瑜. 自杀风险评估量表在住院抑郁障碍患者中的临床应用研究[D]. 武汉:湖北中医药大学,2018.

187. 郑前朗. 高血压脑出血微创手术治疗的疗效对比研究[D]. 广州:广州医科大学,2018.

188. 郑铁洪,曾泰生,冯铁建,等. 血清固定人群神经梅毒筛查的成本效益分析[J]. 中国卫生统计,2016,33(5):829-832.

189. 中国痴呆与认知障碍诊治指南写作组,中国医师协会神经内科医师分会认知障碍疾病专业委员会. 2018中国痴呆与认知障碍诊治指南(三):痴呆的认知和功能评估[J]. 中华医学杂志,2018,98(15):1125-1129.

190. 中国痴呆与认知障碍诊治指南写作组,中国医师协会神经内科医师分会认知障碍疾病专业委员会. 2018中国痴呆与认知障碍诊治指南(十):痴呆精神行为症状鉴别诊断和治疗[J]. 中华医学杂志,2020,100(17):1290-1293.

191. 中华人民共和国国家卫生和计划生育委员会. 工作场所化学有害因素职业健康风险评估技术导则[S]. 北京:中国标准出版社,2018.

192. 中华人民共和国国家卫生和计划生育委员会. 卫生部关于印发《医院管理评价指南(2008版)》的通知.[EB/OL].(2008-05-13)[2021-12-15]. http://www.nhc.gov.cn/xxgk/pages/viewdocument.jsp? dispatchDate=&staticUrl=/zwgkzt/wsbysj/200806/36242.shtml.

193. 中华医学会呼吸病学分会哮喘学组. 支气管哮喘患者自我管理中国专家共识[J]. 中华结核和呼吸杂志,2018,41(3):171-178.

194. 中华医学会呼吸病学分会哮喘学组. 支气管哮喘防治指南(2020年版)[J]. 中华结核和呼吸杂志,2020,43(12):1023-1048.

195. 中华医学会糖尿病学分会. 中国2型糖尿病防治指南(2020年版)[J]. 中华糖尿病杂志,2021,13(4):315-409.

196. 周志华. 机器学习[M]. 北京:清华大学出版社,2016.

197. 朱德香,陈思东. 医院突发公共卫生事件应对能力综合评价研究[J]. 公共卫生与预防医学,2009,20(2):27-30.

198. 朱凤梅. 基于模糊综合评价方法的医疗卫生体制改革评价研究[J]. 中国卫生统计,2016,33(2):267-270.